上海市医疗服务需求方服务利用年度分析报告（2023）

ANNUAL ANALYSIS REPORT ON DEMANDERS' UTILIZATION
OF SHANGHAI MEDICAL SERVICE (2023)

上海市卫生健康统计中心　组编

科学出版社
北京

内 容 简 介

"上海市医疗服务需求方服务利用年度分析报告"是我国首部基于区域诊疗大数据,从医疗服务供给方(医疗机构)和需求方(就诊人口)切入的年度分析系列报告。本报告通过系统梳理 2023 年度上海市医疗服务就诊数据,全方位还原了上海市医疗服务需求与利用全貌。报告分为三部分,第一部分为报告简介,主要介绍报告目的和数据来源。第二部分为整体概况,聚焦 2023 年度上海市卫生资源配置情况,主要包含医疗卫生机构数、床位数、卫生人员数等指标;同时分析 2023 年度上海市医疗服务需求方人口学特征,以及疾病分布。第三部分为上海市医疗服务多维分析,分两章:第三章主要描述就诊人口对门急诊服务的利用程度、就诊费用和处方数量,并在每个维度上展示了资源利用最多的疾病分类;第四章主要描述住院人口对住院服务的利用程度和住院费用,并在每个维度上展示了资源利用最多的疾病分类。

本报告适合医疗卫生行业各类相关人员,具体包括行政管理者、医务工作者、科研工作者等参考使用,其中,行政管理者可将本报告作为区域卫生发展规划等相关政策制定的参考书,科研工作者可将本报告作为研究行业现状的工具书。

图书在版编目(CIP)数据

上海市医疗服务需求方服务利用年度分析报告. 2023 / 上海市卫生健康统计中心组编. --北京:科学出版社,2024. 8. -- ISBN 978 - 7 - 03 - 079112 - 2

Ⅰ. R199.2

中国国家版本馆 CIP 数据核字第 2024BA5013 号

责任编辑:闵 捷 / 责任校对:谭宏宇
责任印制:黄晓鸣 / 封面设计:殷 靓

科学出版社 出版

北京东黄城根北街 16 号
邮政编码:100717
http://www.sciencep.com

南京展望文化发展有限公司排版
苏州市越洋印刷有限公司印刷
科学出版社发行 各地新华书店经销

*

2024 年 8 月第 一 版   开本:787×1092 1/16
2024 年 8 月第一次印刷   印张:26 3/4
字数:640 000

定价:200.00 元
(如有印装质量问题,我社负责调换)

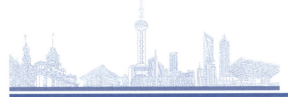

编委会

ANNUAL ANALYSIS REPORT ON DEMANDERS' UTILIZATION
OF SHANGHAI MEDICAL SERVICE (2023)

前　言

　　随着人群健康需求的日益增长、疾病谱的变化和医疗技术的发展，利用门急诊和住院服务人口的构成特征、就医流向和行为模型等也随之发生转变。有鉴于此，本报告编委会整合了上海市卫生健康统计中心的全量诊疗数据资源，从供给方角度对本市医疗服务利用的情况进行总体概述，又从需求方360°视角剖析对医疗服务利用的情况，多维、立体、充分展示本市医疗服务的需求和利用全貌。

　　本报告主要分为三个部分。第一部分为报告简介，主要介绍报告目的和数据来源。第二部分为整体概况，聚焦2023年度上海市卫生资源配置情况，主要包含医疗卫生机构数、床位数、卫生人员数等指标；同时分析2023年度上海市医疗服务需求方人口学特征，以及疾病分布。第三部分为上海市医疗服务多维分析，分两章：第三章主要描述就诊人口对门急诊服务的利用程度、就诊费用和处方数量，并在每个维度上展示了资源利用最多的疾病分类；第四章主要描述住院人口对住院服务的利用程度和住院费用，并在每个维度上展示了资源利用最多的疾病分类。

　　本报告图文并茂，繁简得当，希望医疗卫生工作者将其作为制定卫生发展规划相关政策的参考书，科研工作者则可将本报告作为研究行业现状的工具书。

　　在此特别感谢上海市卫生健康统计中心成员们对本报告无私的付出和奉献。对上海市卫生行业相关专家对本报告提出宝贵意见一并表示诚挚的谢意。

上海市卫生健康统计中心

2024 年 4 月

ANNUAL ANALYSIS REPORT ON DEMANDERS' UTILIZATION
OF SHANGHAI MEDICAL SERVICE (2023)

目　录

ANNUAL ANALYSIS REPORT ON DEMANDERS' UTILIZATION
OF SHANGHAI MEDICAL SERVICE (2023)

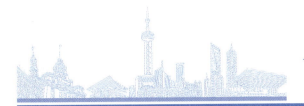

第一部分

报 告 简 介

一、目的

随着人群健康需求的日益增长、疾病谱的变化和医疗技术的发展，门急诊和住院服务利用人群的人口学特征、就医流向和行为模式等也随之发生转变。本报告旨在深度剖析在上海市进行医疗服务需求方体量和结构特征，为制定卫生发展规划相关政策提供客观依据。

二、数据来源及说明

本报告数据来源于《上海市卫生健康统计调查制度》采集的上海市门急诊和住院服务诊疗大数据。其中，第一章、第四章第一节数据来源于《上海市医疗卫生服务年度报告（2023）》。

本报告针对病种的分析，按照《疾病和有关健康问题的国际统计分类（第10次修订本）》[International Statistical Classification of Diseases and Related Health Problems（10th Revision）] 简称《国际疾病分类（第10次修订本）》[International Classification of Disease（10th Revision），ICD－10] 编码归类，疾病分类对应 ICD－10 疾病分类，具体病种对应 ICD－10 亚码（前三位编码）。

本报告首先聚焦本市卫生资源配置情况，主要包含医疗卫生机构数、床位数、卫生人员数等指标；同时分析 2023 年度本市医疗服务需求方人口学特征，以及疾病分布。

本报告第三部分聚焦于展示医疗服务需求方对上海市医疗服务的利用情况。按照人口学特征，具体包括性别、年龄组、支付方式等维度，与服务利用的相关指标进行交叉分析。多维交叉展示时，将就诊人口支付方式分为医保（特指上海市城镇职工基本医疗保险和城镇居民基本医疗保险）支付人口和非医保支付人口；将就诊人口年龄段，按世界卫生组织对年龄段的划分标准，分为儿童 0~14 岁，青年 15~44 岁，中年 45~59 岁，年轻老年人 60 岁~74 岁，老年人 75~89 岁，长寿老年人 90 岁及以上。受制于数据可及性，多维交叉分析仅展示就诊人群在公立医疗机构门急诊和住院服务利用的情况，同时针对机构分类进行适当归并，如将妇幼保健机构和专科疾病防治机构的就诊数据纳入区属二级医院。

三、数据分析方法

本报告利用描述性分析方法，针对 2023 年上海市公立医疗机构的门急诊和住院服务诊疗大数据进行展示，还原上海市医疗服务需求与利用全貌。

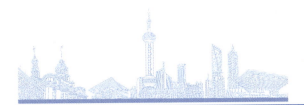

第二部分

整 体 概 况

第一章　卫生资源配置情况

一、医疗卫生机构数

如表 1-1,2023 年,全市各级各类医疗卫生机构总数达 6 531 所(含部队医院),比上年同期新增 110 所。其中,医院 480 所,新增 25 所;基层医疗卫生机构 5 796 所,新增 69 所;专业公共卫生机构 104 所,新增 3 所;其他卫生机构 151 所,新增 13 所。

医院中,公立医院 169 所,其中三级医院 57 所(市属三级 36 所、区属三级 21 所),二级医院 95 所,一级医院 9 所,未评级医院 8 所。民营医院 311 所,其中二级医院 1 所,一级医院 1 所,未评级医院 309 所。

基层医疗卫生机构中,社区卫生服务中心 248 所,减少 1 所;社区卫生服务站 842 所,减少 2 所;门诊部 1 499 所,新增 69 所;诊所、卫生所、医务室和护理站 1 987 所,新增 23 所;村卫生室 1 118 所,减少 24 所。

专业公共卫生机构中,疾病预防控制中心 19 所,卫生监督机构 17 所,妇幼保健机构 19 所,专科疾病防治机构 15 所,急救中心(站)12 所,采供血机构 8 所,健康教育机构 6 所,计划生育服务指导中心 8 所。

表 1-1　2022~2023 年医疗卫生机构数　　　　　　　　　　　　(单位:所)

机 构 类 别	机 构 数	
	2023 年	2022 年
总计	6 531	6 421
按类别分		
医院	480	455
公立医院	169	168
三级医院	57	55
市属三级	36	34
区属三级	21	21
二级医院	95	94
一级医院	9	9
未评级医院	8	10
民营医院	311	287
二级医院	1	1
一级医院	1	—
未评级医院	309	286

续 表

机 构 类 别	机 构 数	
	2023 年	2022 年
基层医疗卫生机构	5 796	5 727
社区卫生服务中心(站)	1 192	1 191
其中:社区卫生服务中心	248	249
门诊部	1 499	1 430
诊所、卫生所、医务室、护理站	1 987	1 964
村卫生室	1 118	1 142
专业公共卫生机构	104	101
疾病预防控制中心	19	19
卫生监督所(中心)	17	17
妇幼保健机构	19	19
专科疾病防治机构	15	15
急救中心(站)	12	12
采供血机构	8	7
健康教育机构	6	5
计划生育服务指导中心	8	7
其他卫生机构	151	138
按性质分(不含内设机构)		
公立医疗机构	2 518	2 540
民营医疗机构	2 963	2 838

注:① 医疗机构不含内设机构,下同;② 其他卫生机构指疗养院、卫生监督检验所(站)、医学科学研究机构、医学教育机构、临床检验中心、其他卫生事业机构等,下同;③ 2023 年 6 月起市属三级医院中新增上海市养志康复医院、上海市老年医学中心。

二、实有床位数

如表1-2,2023 年,全市医疗卫生机构实有床位数18.32 万张,其中,医院16.52 万张(占90.18%),基层医疗卫生机构 1.58 万张(占 8.62%),专业公共卫生机构 0.13 万张(占0.73%),其他机构0.09 万张(占0.47%)。

表1-2 2022~2023 年医疗卫生机构实有床位数 (单位:万张)

机 构 类 别	实 有 床 位 数	
	2023 年	2022 年
总计	18.32	17.36
按类别分		
医院	16.52	15.65
公立医院	11.17	10.87

机 构 类 别	实 有 床 位 数	
	2023 年	2022 年
三级医院	7.04	6.73
市属三级	5.12	4.87
区属三级	1.92	1.86
二级医院	3.79	3.72
一级医院	0.22	0.24
未评级医院	0.12	0.18
民营医院	5.35	4.78
二级医院	0.03	0.03
一级医院	0.01	—
未评级医院	5.31	4.75
基层医疗卫生机构	1.58	1.49
社区卫生服务中心	1.58	1.49
专业公共卫生机构	0.13	0.13
妇幼保健机构	0.11	0.11
专科疾病防治机构	0.02	0.02
其他卫生机构	0.09	0.09
按性质分(不含内设机构)		
公立医疗机构	12.87	12.48
民营医疗机构	5.37	4.79

注：其他卫生机构指疗养院、临床检验中心、卫生监督检验所(站)、医学科学研究机构、医学教育机构、其他卫生事业机构等,下同。

医院中,公立医院 11.17 万张,占全市总床位的 60.99%。其中三级医院 7.04 万张：市属三级 5.12 万张、区属三级 1.92 万张;二级医院 3.79 万张。

民营医院 5.35 万张,其中二级医院 0.03 万张。

三、卫生人员数

如表 1-3,2023 年末,全市卫生人员总数 31.11 万人,比上年新增 1.03 万人。

卫生人员中,卫生技术人员 25.64 万人,占卫生人员总数的 82.41%;其他技术人员 1.42 万人,管理人员 1.36 万人,工勤技能人员 2.69 万人,分别占卫生人员总数的 4.56%、4.39%、8.64%。

卫生技术人员中,执业(助理)医师 9.23 万人(含全科医生 1.18 万人),其中,中医类执业(助理)医师 1.23 万人,公共卫生类执业(助理)医师 0.43 万人;注册护士 11.63 万人。

按 2022 年末全市常住人口 2 475.89 万人计算,每千人口执业(助理)医师 3.73 人,每千人口注册护士 4.70 人。

表 1-3 2022~2023 年上海市卫生人员情况 （单位：万人）

指　　标	2023 年	2022 年
总计	31.11	30.08
卫生技术人员	25.64	24.62
其中：执业（助理）医师	9.23	8.89
内：中医类别	1.23	1.16
公共卫生类别	0.43	0.40
全科医生	1.18	1.12
注册护士	11.63	11.13
药师（士）	1.21	1.18
内：中药师（士）	0.21	0.21
技师（士）	2.18	1.95
其他技术人员	1.42	1.42
管理人员	1.36	1.34
工勤技能人员	2.69	2.70

注：卫生技术人员中包含同时承担临床或监督工作的管理人员。

如表 1-4、表 1-5，从卫生人员机构分布看，医院 20.84 万人（占卫生人员总数的 66.97%），基层医疗卫生机构 8.21 万人（占 26.38%），专业公共卫生机构 1.51 万人（占 4.84%）。

表 1-4 2022~2023 年上海市各医疗卫生机构卫生人员情况 （单位：万人）

机 构 类 别	卫生人员数		卫生技术人员数	
	2023 年	2022 年	2023 年	2022 年
总计	31.11	30.08	25.64	24.62
按类别分				
医院	20.84	19.89	17.76	16.88
公立医院	17.02	16.54	14.93	14.45
三级医院	12.52	12.02	11.02	10.54
市属三级	9.10	8.70	8.00	7.63
区属三级	3.42	3.32	3.02	2.91
二级医院	4.33	4.23	3.77	3.66
一级医院	0.11	0.12	0.09	0.10
未评级医院	0.06	0.18	0.05	0.15
民营医院	3.82	3.35	2.83	2.43
二级医院	0.04	0.04	0.03	0.03
一级医院	0.01	—	0.005	—
未评级医院	3.77	3.31	2.79	2.40

续　表

机 构 类 别	卫生人员数		卫生技术人员数	
	2023 年	2022 年	2023 年	2022 年
基层医疗卫生机构	8.21	8.19	6.56	6.46
社区卫生服务中心	3.98	3.83	3.52	3.36
门诊部	2.50	2.47	2.16	2.13
诊所、卫生所、医务室、护理站	1.70	1.74	0.85	0.82
村卫生室	0.03	0.15	0.03	0.15
专业公共卫生机构	1.51	1.46	1.03	1.00
疾病预防控制中心	0.36	0.34	0.30	0.27
卫生监督所(中心)	0.14	0.14	0.11	0.12
妇幼保健机构	0.28	0.28	0.25	0.25
专科疾病防治机构	0.17	0.17	0.14	0.14
急救中心(站)	0.43	0.42	0.16	0.16
采供血机构	0.08	0.07	0.06	0.05
健康教育机构	0.03	0.03	0.009	0.008
计划生育服务指导中心	0.01	0.01	0.001	0.001
其他卫生机构	0.55	0.54	0.29	0.28
按性质分(不含内设机构)				
公立医疗机构	21.50	20.98	18.87	18.35
民营医疗机构	7.56	7.10	5.40	4.93

表 1-5　2022~2023 年上海市各医疗卫生机构执业(助理)医师及注册护士人员情况

(单位:万人)

机 构 类 别	执业(助理)医师		注 册 护 士	
	2023 年	2022 年	2023 年	2022 年
总计	9.23	8.89	11.63	11.13
按类别分				
医院	5.80	5.51	8.71	8.28
公立医院	4.98	4.77	7.30	7.08
三级医院	3.71	3.50	5.38	5.19
市属三级	2.65	2.48	3.91	3.75
区属三级	1.06	1.02	1.47	1.44
二级医院	1.24	1.21	1.84	1.78
一级医院	0.02	0.02	0.04	0.05
未评级医院	0.01	0.04	0.04	0.06
民营医院	0.82	0.74	1.41	1.20
二级医院	0.01	0.01	0.01	0.01

续　表

机　构　类　别	执业(助理)医师		注　册　护士	
	2023 年	2022 年	2023 年	2022 年
一级医院	0.002	—	0.002	—
未评级医院	0.81	0.73	1.39	1.19
基层医疗卫生机构	2.93	2.92	2.65	2.58
社区卫生服务中心	1.50	1.43	1.29	1.27
专业公共卫生机构	0.43	0.41	0.23	0.22
妇幼保健机构	0.10	0.10	0.11	0.11
专科疾病防治机构	0.07	0.07	0.05	0.05
其他卫生机构	0.06	0.05	0.04	0.05
按性质分(不含内设机构)				
公立医疗机构	6.69	6.47	8.75	8.52
民营医疗机构	1.99	1.89	2.60	2.33

四、医师工作负荷

如表 1 - 6,2023 年,全市医疗机构医师日均担负诊疗人次为 11.47 人次,医师日均担负住院床日 1.71 天。

医院中,公立医院医师日均担负诊疗人次为 12.59 人次,医师日均担负住院床日 2.12 天。其中,三级医院医师日均担负诊疗人次 13.37 人次,医师日均担负住院床日 1.84 天;市属三级医院医师日均担负诊疗人次 13.79 人次,医师日均担负住院床日 1.86 天;区属三级医院医师日均担负诊疗 12.30 人次,医师日均担负住院床日 1.77 天。二级医院医师日均担负诊疗人次 10.55 人次,医师日均担负住院床日 2.81 天。

民营医院中,医师日均担负诊疗人次 7.07 人次,医师日均担负住院床日 4.87 天。其中,二级医院医师日均担负诊疗人次 10.05 人次,医师日均担负住院床日 1.65 天。

社区卫生服务中心中,医师日均担负诊疗人次 19.31 人次,医师日均担负住院床日 0.71 天。

表 1 - 6　2022~2023 年上海市医师工作负荷

机　构　类　别	医师日均担负诊疗人次(人次)		医师日均担负住院床日(天)	
	2023 年	2022 年	2023 年	2022 年
总计	11.47	10.39	1.71	1.44
按类别分				
医院	11.81	11.21	2.51	2.14
公立医院	12.59	11.78	2.12	1.76
三级医院	13.37	12.51	1.84	1.50
市属三级	13.79	12.33	1.86	1.53

机　构　类　别	医师日均担负诊疗人次(人次)		医师日均担负住院床日(天)	
	2023 年	2022 年	2023 年	2022 年
区属三级	12.30	12.94	1.77	1.41
二级医院	10.55	10.16	2.81	2.35
一级医院	1.70	2.34	8.46	8.41
未评级医院	3.33	3.55	8.49	3.31
民营医院	7.07	7.51	4.87	4.60
二级医院	10.05	11.31	1.65	1.76
一级医院	5.43	—	1.42	—
未评级医院	7.03	7.45	4.93	4.65
社区卫生服务中心	19.31	15.78	0.71	0.65
按性质分				
公立医疗机构	14.05	12.70	1.75	1.45
民营医疗机构	5.35	4.78	2.01	1.80

五、护理人员配置

如表 1-7,2023 年,全市医疗机构床护比为 1:0.63,医护比 1:1.26。

公立医院床护比 1:0.65,医护比 1:1.46。三级医院床护比 1:0.77,医护比 1:1.45;其中市属三级床护比 1:0.76,医护比 1:1.48;区属三级床护比 1:0.77,担负医护比 1:1.38。二级医院床护比 1:0.49,医护比 1:1.49。

民营医院床护比 1:0.26,医护比 1:1.72。其中二级医院床护比 1:0.55,医护比 1:1.14。

社区卫生服务中心床护比 1:0.82,医护比 1:0.86。

表 1-7　2022~2023 年上海市护理人员配置情况

机　构　类　别	床　护　比		医　护　比	
	2023 年	2022 年	2023 年	2022 年
总计	1:0.63	1:0.64	1:1.26	1:1.25
按类别分				
医院	1:0.53	1:0.53	1:1.50	1:1.50
公立医院	1:0.65	1:0.65	1:1.46	1:1.48
三级医院	1:0.77	1:0.77	1:1.45	1:1.48
市属三级	1:0.76	1:0.77	1:1.48	1:1.51
区属三级	1:0.77	1:0.77	1:1.38	1:1.42
二级医院	1:0.49	1:0.48	1:1.49	1:1.47
一级医院	1:0.20	1:0.19	1:2.14	1:2.08

续　表

机 构 类 别	床 护 比		医 护 比	
	2023 年	2022 年	2023 年	2022 年
未评级医院	1∶0.22	1∶0.34	1∶2.21	1∶1.41
民营医院	1∶0.26	1∶0.25	1∶1.72	1∶1.62
二级医院	1∶0.55	1∶0.54	1∶1.14	1∶1.21
一级医院	1∶0.25	—	1∶1.24	—
未评级医院	1∶0.26	1∶0.25	1∶1.73	1∶1.63
社区卫生服务中心	1∶0.82	1∶0.85	1∶0.86	1∶0.89
按性质分				
公立医疗机构	1∶0.68	1∶0.68	1∶1.31	1∶1.32
民营医疗机构	1∶0.48	1∶0.49	1∶1.30	1∶1.23

第二章 医疗服务需求方概况

第一节 人口学特征

一、性别

如图2-1,2023年,全市总就诊人口中,男性占比48.0%,女性52.0%,性别比是0.92(以女性为1)。在门急诊就诊人口中,男性占比47.9%,女性52.1%,性别比为0.92。在住院人口中,男性占比47.9%,女性52.1%,性别比为0.92。

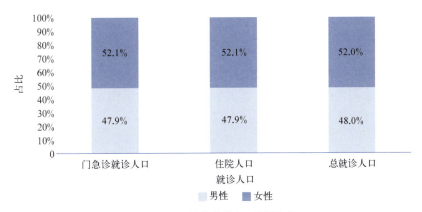

图2-1 2023年就诊人口性别构成

二、年龄

如图2-2,从就诊人口占比随年龄变化来看,呈现多波峰变化。2023年,全市门急诊就

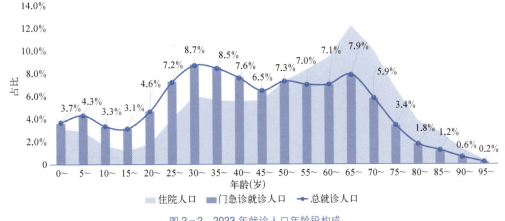

图2-2 2023年就诊人口年龄段构成

诊人口在 30~34 岁(8.8%)及 65~69 岁(7.9%)出现了 2 个波峰;住院人口在 30~34 岁(6.0%)及 65~69 岁(12.2%)出现了 2 个波峰。

如表 2-8,从年龄组角度来看,青年在总就诊人口中占比较高,为 39.8%。在门急诊就诊人口中,青年占比较高,为 40.1%;在住院人口中,年轻老年人占比较高,为 31.7%。

表 2-8 2023 年就诊人口年龄组构成 （单位：%）

年 龄 组	门急诊就诊人口	住 院 人 口	就 诊 人 口
儿童	11.2	7.7	11.4
青年	40.1	24.3	39.8
中年	20.8	21.4	20.9
年轻老年人	20.7	31.7	20.7
老年人	6.4	13.2	6.4
长寿老年人	0.8	1.7	0.8

三、支付方式

如图 2-3,2023 年,全市总就诊人口中,医保支付人口占比 56.1%,非医保支付人口占比 43.9%。门急诊就诊人口中,医保支付人口占比 55.8%,非医保支付人口 44.2%;住院人口中,医保支付人口占比 69.4%,非医保支付人口 30.6%。

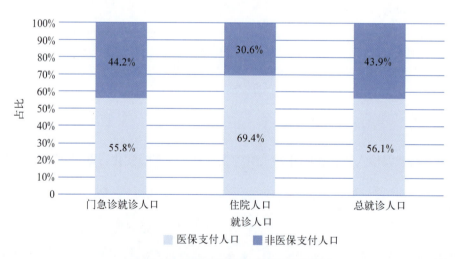

图 2-3 2023 年就诊人口支付方式构成

四、地区来源

如图 2-4,2023 年,全市总就诊人口中,常住人口占比(57.1%)较高,非常住人口为 42.9%。门急诊就诊人口中,常住人口占比 56.9%,非常住人口 43.1%;住院人口中,常住人口占比 69.7%,非常住人口 30.3%。

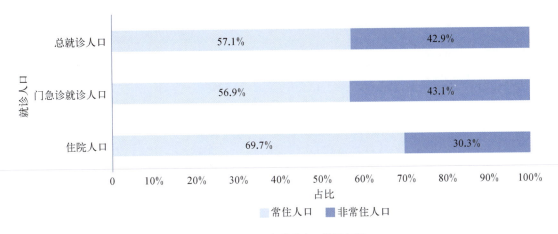

图 2-4　2023 年就诊人口地区来源

　　如表 2-9,非常住人口主要来源地区是江苏省、安徽省、浙江省、河南省和江西省,占比分别为 22.8%、20.2%、9.8%、8.8% 和 6.0%,总计达 67.6%。

表 2-9　非常住人口的主要来源地区(排名前五)及占比

顺　位	门急诊人口		住院人口		总就诊人口	
	地　区	占比(%)	地　区	占比(%)	地　区	占比(%)
1	江苏省	22.6	江苏省	32.0	江苏省	22.8
2	安徽省	20.3	安徽省	18.3	安徽省	20.2
3	浙江省	9.7	浙江省	12.6	浙江省	9.8
4	河南省	8.9	江西省	6.9	河南省	8.8
5	江西省	5.9	河南省	4.8	江西省	6.0

五、机构分布

(一) 不同级别医疗机构就诊人口占比

　　如图 2-5,2023 年,全市不同级别医疗机构门急诊就诊人口和住院人口差异较大:社区卫生服务中心(站)门急诊就诊人口占比(31.8%)远高于住院人口(1.2%);市级三级医院住院人口占比(66.8%)略高于门急诊就诊人口(58.2%)。

(二) 不同类别医疗机构就诊人口占比

　　近年来,中医医院就诊人口占比略有上升。如表 2-10,2023 年,全市门急诊就诊人口中,西医医院就诊人口占比 94.9%,中医医院 17.0%;住院人口中,西医医院住院人口占比 95.1%,中医医院 6.2%。

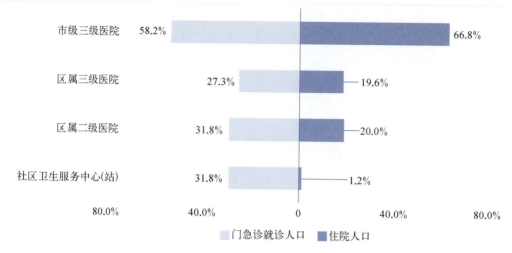

图 2-5　2023 年不同级别医疗机构门急诊就诊人口占比

表 2-10　2023 年不同类别医疗机构就诊人口占比　　　　　　　　　　　（单位：%）

医疗机构类别	门急诊就诊人口	住院人口	总就诊人口
西医医院	94.9	95.1	95.0
中医医院	17.0	6.2	17.1

第二节　疾病分布

一、门急诊就诊人口就诊原因

　　如表 2-11，2023 年，就诊人口门急诊主要就诊原因是呼吸系统疾病（34.0%），症状、体征和临床与实验室异常所见（29.1%），以及消化系统疾病（28.0%）。因呼吸系统疾病就诊的主要病种是急性上呼吸道感染（13.5%）、其他呼吸性疾患（10.2%）、支气管炎（4.6%）、急性支气管炎（4.5%），以及慢性鼻炎、鼻咽炎和咽炎（2.9%）。因症状、体征和临床与实验室异常所见就诊的主要病种是原因不明的发热（4.4%）、腹部和盆腔痛（4.2%）、咳嗽（3.1%）、肺诊断性影像检查的异常所见（3.1%），以及头晕和眩晕（3.0%）。因消化系统疾病就诊的主要病种是胃炎和十二指肠炎（6.7%）、齿龈炎和牙周疾病（5.0%）、其他功能性肠疾患（3.4%）、牙髓和根尖周组织疾病（2.9%），以及龋病（2.7%）。

表 2-11　2023 年就诊人口门急诊主要就诊原因

顺　　位	疾病分类	病　　种	占比（%）
1	呼吸系统疾病		34.0
		急性上呼吸道感染	13.5
		其他呼吸性疾患	10.2

续　表

顺　位	疾病分类	病　种	占比(%)
		支气管炎	4.6
		急性支气管炎	4.5
		慢性鼻炎、鼻咽炎和咽炎	2.9
2	症状、体征和临床与实验室异常所见		29.1
		原因不明的发热	4.4
		腹部和盆腔痛	4.2
		咳嗽	3.1
		肺诊断性影像检查的异常所见	3.1
		头晕和眩晕	3.0
3	消化系统疾病		28.0
		胃炎和十二指肠炎	6.7
		齿龈炎和牙周疾病	5.0
		其他功能性肠疾患	3.4
		牙髓和根尖周组织疾病	2.9
		龋病	2.7

（一）不同支付方式人口门急诊就诊原因

如表2－12,2023年,全市医保支付人口门急诊主要就诊原因是呼吸系统疾病(43.0%)、消化系统疾病(35.5%),以及症状、体征和临床与实验室异常所见(32.8%)。因呼吸系统疾病就诊的主要病种是急性上呼吸道感染(18.1%)、其他呼吸性疾患(12.9%)、支气管炎(6.6%)、急性支气管炎(6.2%),以及慢性鼻炎、鼻咽炎和咽炎(3.8%)。因消化系统疾病就诊的主要病种是胃炎和十二指肠炎(5.6%)、齿龈炎和牙周疾病(4.1%)、其他功能性肠疾患(3.1%)、牙髓和根尖周组织疾病(2.5%),以及龋病(2.4%)。因症状、体征和临床与实验室异常所见就诊的主要病种是原因不明的发热(3.5%)、腹部和盆腔痛(3.0%)、咳嗽(2.6%)、头晕和眩晕(2.3%),以及肺诊断性影像检查的异常所见(1.9%)。

表2－12　2023年医保支付人口门急诊主要就诊原因

顺　位	疾病分类	病　种	占比(%)
1	呼吸系统疾病		43.0
		急性上呼吸道感染	18.1
		其他呼吸性疾患	12.9
		支气管炎	6.6
		急性支气管炎	6.2
		慢性鼻炎、鼻咽炎和咽炎	3.8
2	消化系统疾病		35.5
		胃炎和十二指肠炎	5.6
		齿龈炎和牙周疾病	4.1
		其他功能性肠疾患	3.1
		牙髓和根尖周组织疾病	2.5
		龋病	2.4

续 表

顺 位	疾病分类	病 种	占比(%)
3	症状、体征和临床与实验室异常所见		32.8
		原因不明的发热	3.5
		腹部和盆腔痛	3.0
		咳嗽	2.6
		头晕和眩晕	2.3
		肺诊断性影像检查的异常所见	1.9

　　如表2-13,非医保支付人口门急诊主要就诊原因是症状、体征和临床与实验室异常所见(20.7%),呼吸系统疾病(17.4%),以及消化系统疾病(15.1%)。因症状、体征和临床与实验室异常所见就诊的主要病种是腹部和盆腔痛(2.9%)、肺诊断性影像检查的异常所见(2.8%)、原因不明的发热(2.1%)、头晕和眩晕(1.6%),以及咳嗽(1.3%)。因呼吸系统疾病就诊的主要病种是急性上呼吸道感染(5.3%)、其他呼吸性疾患(5.1%)、急性支气管炎(1.6%)、病原体未特指的肺炎(1.4%),以及支气管炎(1.3%)。因消化系统疾病就诊的主要病种是胃炎和十二指肠炎(2.5%)、齿龈炎和牙周疾病(2.2%)、牙面异常(包括咬合不正)(1.7%)、非感染性胃肠炎和结肠炎(1.2%),以及牙和支持结构的其他疾病(1.1%)。

表2-13　2023年非医保支付人口门急诊主要就诊原因

顺 位	疾病分类	病 种	占比(%)
1	症状、体征和临床与实验室异常所见		20.7
		腹部和盆腔痛	2.9
		肺诊断性影像检查的异常所见	2.8
		原因不明的发热	2.1
		头晕和眩晕	1.6
		咳嗽	1.3
2	呼吸系统疾病		17.4
		急性上呼吸道感染	5.3
		其他呼吸性疾患	5.1
		急性支气管炎	1.6
		病原体未特指的肺炎	1.4
		支气管炎	1.3
3	消化系统疾病		15.1
		胃炎和十二指肠炎	2.5
		齿龈炎和牙周疾病	2.2
		牙面异常(包括咬合不正)	1.7
		非感染性胃肠炎和结肠炎	1.2
		牙和支持结构的其他疾病	1.1

（二）不同性别人口门急诊就诊原因

如表 2-14，2023 年，全市男性门急诊主要就诊原因是呼吸系统疾病（35.7%）、消化系统疾病（28.4%），以及症状、体征和临床与实验室异常所见（27.9%）。因呼吸系统疾病就诊的主要病种是急性上呼吸道感染（14.1%）、其他呼吸性疾患（10.7%）、支气管炎（4.8%）、急性支气管炎（4.7%），以及慢性鼻炎、鼻咽炎和咽炎（2.9%）。因消化系统疾病就诊的主要病种是胃炎和十二指肠炎（6.5%）、齿龈炎和牙周疾病（5.4%）、其他功能性肠疾患（3.4%）、牙髓和根尖周组织疾病（2.9%），以及非感染性胃肠炎和结肠炎（2.7%）。因症状、体征和临床与实验室异常所见就诊的主要病种是原因不明的发热（4.4%）、腹部和盆腔痛（3.9%）、咳嗽（2.9%）、头晕和眩晕（2.6%），以及肺诊断性影像检查的异常所见（2.4%）。

表 2-14　2023 年男性门急诊主要就诊原因

顺　位	疾病分类	病　种	占比(%)
1	呼吸系统疾病		35.7
		急性上呼吸道感染	14.1
		其他呼吸性疾患	10.7
		支气管炎	4.8
		急性支气管炎	4.7
		慢性鼻炎、鼻咽炎和咽炎	2.9
2	消化系统疾病		28.4
		胃炎和十二指肠炎	6.5
		齿龈炎和牙周疾病	5.4
		其他功能性肠疾患	3.4
		牙髓和根尖周组织疾病	2.9
		非感染性胃肠炎和结肠炎	2.7
3	症状、体征和临床与实验室异常所见		27.9
		原因不明的发热	4.4
		腹部和盆腔痛	3.9
		咳嗽	2.9
		头晕和眩晕	2.6
		肺诊断性影像检查的异常所见	2.4

如表 2-15，女性门急诊主要就诊原因是呼吸系统疾病（36.0%），症状、体征和临床与实验室异常所见（31.4%），以及消化系统疾病（30.5%）。因呼吸系统疾病就诊的主要病种是急性上呼吸道感染（14.9%）、其他呼吸性疾患（10.9%）、支气管炎（5.3%）、急性支气管炎（5.0%），以及慢性鼻炎、鼻咽炎和咽炎（3.3%）。因症状、体征和临床与实验室异常所见就诊的主要病种是腹部和盆腔痛（4.8%）、原因不明的发热（4.8%）、头晕和眩晕（3.8%）、咳嗽（3.6%），以及肺诊断性影像检查的异常所见（2.8%）。因消化系统疾病就诊的主要病种是胃炎和十二指肠炎（7.8%）、齿龈炎和牙周疾病（5.5%）、其他功能性肠疾患（4.1%）、龋病（3.5%），以及牙髓和根尖周组织疾病（3.4%）。

表2-15　2023年女性门急诊主要就诊原因

顺　位	疾病分类	病　种	占比(%)
1	呼吸系统疾病		36.0
		急性上呼吸道感染	14.9
		其他呼吸性疾患	10.9
		支气管炎	5.3
		急性支气管炎	5.0
		慢性鼻炎、鼻咽炎和咽炎	3.3
2	症状、体征和临床与实验室异常所见		31.4
		腹部和盆腔痛	4.8
		原因不明的发热	4.8
		头晕和眩晕	3.8
		咳嗽	3.6
		肺诊断性影像检查的异常所见	2.8
3	消化系统疾病		30.5
		胃炎和十二指肠炎	7.8
		齿龈炎和牙周疾病	5.5
		其他功能性肠疾患	4.1
		龋病	3.5
		牙髓和根尖周组织疾病	3.4

（三）不同年龄组人口门急诊就诊原因

如表2-16,2023年,全市儿童门急诊主要就诊原因是呼吸系统疾病(57.9%)、眼和附器疾病(23.1%),以及消化系统疾病(20.0%)。因呼吸系统疾病就诊的主要病种是其他呼吸性疾患(25.7%)、急性上呼吸道感染(24.2%)、急性支气管炎(9.5%)、病原体未特指的肺炎(9.1%),以及支气管炎(7.5%)。因眼和附器疾病就诊的主要病种是屈光和调节疾患(16.6%)、结膜炎(5.1%)、眼睑炎和睑板囊肿(0.9%)、斜视(0.8%),以及眼睑的其他疾患(0.5%)。因消化系统疾病就诊的主要病种是龋病(4.3%)、非感染性胃肠炎和结肠炎(3.4%)、牙齿发育及出牙障碍(3.2%)、牙面异常(包括咬合不正)(2.8%),以及牙髓和根尖周组织疾病(1.9%)。

表2-16　2023年儿童门急诊主要就诊原因

顺　位	疾病分类	病　种	占比(%)
1	呼吸系统疾病		57.9
		其他呼吸性疾患	25.7
		急性上呼吸道感染	24.2
		急性支气管炎	9.5
		病原体未特指的肺炎	9.1
		支气管炎	7.5

续　表

顺　位	疾病分类	病　种	占比(%)
2	眼和附器疾病		23.1
		屈光和调节疾患	16.6
		结膜炎	5.1
		眼睑炎和睑板囊肿	0.9
		斜视	0.8
		眼睑的其他疾患	0.5
3	消化系统疾病		20.0
		龋病	4.3
		非感染性胃肠炎和结肠炎	3.4
		牙齿发育及出牙障碍	3.2
		牙面异常(包括咬合不正)	2.8
		牙髓和根尖周组织疾病	1.9

如表2-17,青年门急诊主要就诊原因是呼吸系统疾病(28.9%),症状、体征和临床与实验室异常所见(28.4%),以及消化系统疾病(25.0%)。因呼吸系统疾病就诊的主要病种是急性上呼吸道感染(11.7%)、其他呼吸性疾患(9.4%)、急性支气管炎(2.6%)、支气管炎(2.4%),以及慢性鼻炎、鼻咽炎和咽炎(2.4%)。因症状、体征和临床与实验室异常所见就诊的主要病种是原因不明的发热(6.3%)、腹部和盆腔痛(4.3%)、咳嗽(3.3%)、咽痛和胸痛(2.0%),以及肺诊断性影像检查的异常所见(1.7%)。因消化系统疾病就诊的主要病种是齿龈炎和牙周疾病(4.5%)、胃炎和十二指肠炎(4.1%)、龋病(3.4%)、包埋牙及阻生牙(3.1%),以及非感染性胃肠炎和结肠炎(2.6%)。

表2-17　2023年青年门急诊主要就诊原因

顺　位	疾病分类	病　种	占比(%)
1	呼吸系统疾病		28.9
		急性上呼吸道感染	11.7
		其他呼吸性疾患	9.4
		急性支气管炎	2.6
		支气管炎	2.4
		慢性鼻炎、鼻咽炎和咽炎	2.4
2	症状、体征和临床与实验室异常所见		28.4
		原因不明的发热	6.3
		腹部和盆腔痛	4.3
		咳嗽	3.3
		咽痛和胸痛	2.0
		肺诊断性影像检查的异常所见	1.7
3	消化系统疾病		25.0
		齿龈炎和牙周疾病	4.5
		胃炎和十二指肠炎	4.1

续 表

顺 位	疾病分类	病 种	占比（%）
		龋病	3.4
		包埋牙及阻生牙	3.1
		非感染性胃肠炎和结肠炎	2.6

　　如表 2-18，中年门急诊主要就诊原因是症状、体征和临床与实验室异常所见（29.6%）、消化系统疾病（26.9%），以及呼吸系统疾病（26.5%）。因症状、体征和临床与实验室异常所见就诊的主要病种是腹部和盆腔痛（4.2%）、肺诊断性影像检查的异常所见（3.8%）、头晕和眩晕（3.3%）、咳嗽（2.9%），以及原因不明的发热（2.8%）。因消化系统疾病就诊的主要病种是胃炎和十二指肠炎（7.3%）、齿龈炎和牙周疾病（4.9%）、牙髓和根尖周组织疾病（3.1%）、牙和支持结构的其他疾病（2.3%），以及肝的其他疾病（2.2%）。因呼吸系统疾病就诊的主要病种是急性上呼吸道感染（10.0%）、其他呼吸性疾患（6.5%）、支气管炎（3.6%）、急性支气管炎（3.4%），以及慢性鼻炎、鼻咽炎和咽炎（2.9%）。

表 2-18　2023 年中年门急诊主要就诊原因

顺 位	疾病分类	病 种	占比（%）
1	症状、体征和临床与实验室异常所见		29.6
		腹部和盆腔痛	4.2
		肺诊断性影像检查的异常所见	3.8
		头晕和眩晕	3.3
		咳嗽	2.9
		原因不明的发热	2.8
2	消化系统疾病		26.9
		胃炎和十二指肠炎	7.3
		齿龈炎和牙周疾病	4.9
		牙髓和根尖周组织疾病	3.1
		牙和支持结构的其他疾病	2.3
		肝的其他疾病	2.2
3	呼吸系统疾病		26.5
		急性上呼吸道感染	10.0
		其他呼吸性疾患	6.5
		支气管炎	3.6
		急性支气管炎	3.4
		慢性鼻炎、鼻咽炎和咽炎	2.9

　　如表 2-19，年轻老年人门急诊主要就诊原因是循环系统疾病（54.5%）、呼吸系统疾病（41.7%），以及消化系统疾病（39.6%）。因循环系统疾病就诊的主要病种是特发性原发性高血压（41.2%）、慢性缺血性心脏病（20.8%）、其他脑血管病（5.9%）、脑梗死（4.7%），以及脑血管病后遗症（3.7%）。因呼吸系统疾病就诊的主要病种是急性上呼吸道感染（17.4%）、其

他呼吸性疾患(9.5%)、支气管炎(8.1%)、急性支气管炎(6.7%),以及上呼吸道的其他疾病(5.2%)。因消化系统疾病就诊的主要病种是胃炎和十二指肠炎(12.6%)、齿龈炎和牙周疾病(8.5%)、其他功能性肠疾患(7.5%)、牙髓和根尖周组织疾病(5.0%),以及牙和支持结构的其他疾病(4.6%)。

表 2-19 2023 年年轻老年人门急诊主要就诊原因

顺 位	疾病分类	病 种	占比(%)
1	循环系统疾病		54.5
		特发性原发性高血压	41.2
		慢性缺血性心脏病	20.8
		其他脑血管病	5.9
		脑梗死	4.7
		脑血管病后遗症	3.7
2	呼吸系统疾病		41.7
		急性上呼吸道感染	17.4
		其他呼吸性疾患	9.5
		支气管炎	8.1
		急性支气管炎	6.7
		上呼吸道的其他疾病	5.2
3	消化系统疾病		39.6
		胃炎和十二指肠炎	12.6
		齿龈炎和牙周疾病	8.5
		其他功能性肠疾患	7.5
		牙髓和根尖周组织疾病	5.0
		牙和支持结构的其他疾病	4.6

如表 2-20,老年人门急诊主要就诊原因是循环系统疾病(73.4%)、呼吸系统疾病(49.9%),以及消化系统疾病(44.8%)。因循环系统疾病就诊的主要病种是特发性原发性高血压(57.1%)、慢性缺血性心脏病(37.8%)、其他脑血管病(10.9%)、脑梗死(10.1%),以及脑血管病后遗症(10.1%)。因呼吸系统疾病就诊的主要病种是急性上呼吸道感染(19.8%)、其他呼吸性疾患(12.2%)、支气管炎(11.2%)、慢性支气管炎(10.3%),以及急性支气管炎(8.6%)。因消化系统疾病就诊的主要病种是胃炎和十二指肠炎(15.0%)、其他功能性肠疾患(14.9%)、齿龈炎和牙周疾病(8.7%)、牙和支持结构的其他疾病(4.7%),以及牙髓和根尖周组织疾病(4.3%)。

表 2-20 2023 年老年人门急诊主要就诊原因

顺 位	疾病分类	病 种	占比(%)
1	循环系统疾病		73.4
		特发性原发性高血压	57.1
		慢性缺血性心脏病	37.8

续　表

顺　位	疾病分类	病　种	占比(%)
		其他脑血管病	10.9
		脑梗死	10.1
		脑血管病后遗症	10.1
2	呼吸系统疾病		49.9
		急性上呼吸道感染	19.8
		其他呼吸性疾患	12.2
		支气管炎	11.2
		慢性支气管炎	10.3
		急性支气管炎	8.6
3	消化系统疾病		44.8
		胃炎和十二指肠炎	15.0
		其他功能性肠疾患	14.9
		齿龈炎和牙周疾病	8.7
		牙和支持结构的其他疾病	4.7
		牙髓和根尖周组织疾病	4.3

　　如表2-21,长寿老年人门急诊主要就诊原因是循环系统疾病(75.8%)、呼吸系统疾病(56.6%),以及消化系统疾病(44.9%)。因循环系统疾病就诊的主要病种是特发性原发性高血压(56.9%)、慢性缺血性心脏病(43.4%)、其他脑血管病(11.1%)、脑血管病后遗症(10.5%),以及脑梗死(10.3%)。因呼吸系统疾病就诊的主要病种是急性上呼吸道感染(20.6%)、其他呼吸性疾患(16.3%)、慢性支气管炎(15.3%)、支气管炎(13.3%),以及急性支气管炎(9.5%)。因消化系统疾病就诊的主要病种是其他功能性肠疾患(21.0%)、胃炎和十二指肠炎(15.6%)、齿龈炎和牙周疾病(6.2%)、消化系统其他疾病(4.9%),以及胆囊炎(3.9%)。

表2-21　2023年长寿老年人门急诊主要就诊原因

顺　位	疾病分类	病　种	占比(%)
1	循环系统疾病		75.8
		特发性原发性高血压	56.9
		慢性缺血性心脏病	43.4
		其他脑血管病	11.1
		脑血管病后遗症	10.5
		脑梗死	10.3
2	呼吸系统疾病		56.6
		急性上呼吸道感染	20.6
		其他呼吸性疾患	16.3
		慢性支气管炎	15.3
		支气管炎	13.3
		急性支气管炎	9.5

续 表

顺　位	疾病分类	病　种	占比（%）
3	消化系统疾病		44.9
		其他功能性肠疾患	21.0
		胃炎和十二指肠炎	15.6
		齿龈炎和牙周疾病	6.2
		消化系统其他疾病	4.9
		胆囊炎	3.9

（四）不同医疗机构就诊人口门急诊就诊原因

1. 不同级别医疗机构就诊人口门急诊就诊原因

如表 2-22，2023 年，全市市级三级医院就诊人口门急诊主要就诊病种是皮炎（6.0%）、其他呼吸性疾患（5.0%）、急性上呼吸道感染（4.7%）、特发性原发性高血压（4.5%）、肺诊断性影像检查的异常所见（4.4%）、屈光和调节疾患（3.9%）、胃炎和十二指肠炎（3.8%）、关节疾患（3.6%）、原因不明的发热（3.6%），以及咳嗽（2.9%）。

表 2-22　2023 年市级三级医院就诊人口门急诊主要就诊病种

顺　位	病　种	占比（%）
1	皮炎	6.0
2	其他呼吸性疾患	5.0
3	急性上呼吸道感染	4.7
4	特发性原发性高血压	4.5
5	肺诊断性影像检查的异常所见	4.4
6	屈光和调节疾患	3.9
7	胃炎和十二指肠炎	3.8
8	关节疾患	3.6
9	原因不明的发热	3.6
10	咳嗽	2.9

如表 2-23，区属三级医院就诊人口门急诊主要就诊病种是急性上呼吸道感染（10.6%）、其他呼吸性疾患（10.0%）、特发性原发性高血压（6.3%）、原因不明的发热（4.7%）、腹部和盆腔痛（4.6%）、胃炎和十二指肠炎（4.5%）、其他传染病（4.4%）、皮炎（3.5%）、背痛（3.1%），以及头晕和眩晕（3.0%）。

表 2-23　2023 年区属三级医院就诊人口门急诊主要就诊病种

顺　位	病　种	占比（%）
1	急性上呼吸道感染	10.6
2	其他呼吸性疾患	10.0

顺　　位	病　　　种	占比(%)
3	特发性原发性高血压	6.3
4	原因不明的发热	4.7
5	腹部和盆腔痛	4.6
6	胃炎和十二指肠炎	4.5
7	其他传染病	4.4
8	皮炎	3.5
9	背痛	3.1
10	头晕和眩晕	3.0

　　如表2－24,区属二级医院就诊人口门急诊主要就诊病种是其他呼吸性疾患(10.8%)、急性上呼吸道感染(8.0%)、特发性原发性高血压(7.8%)、皮炎(4.8%)、龋病(4.3%)、胃炎和十二指肠炎(4.0%)、齿龈炎和牙周疾病(3.8%)、急性支气管炎(3.6%)、腹部和盆腔痛(3.4%),以及牙髓和根尖周组织疾病(3.4%)。

表2－24　2023年区属二级医院就诊人口门急诊主要就诊病种

顺　　位	病　　　种	占比(%)
1	其他呼吸性疾患	10.8
2	急性上呼吸道感染	8.0
3	特发性原发性高血压	7.8
4	皮炎	4.8
5	龋病	4.3
6	胃炎和十二指肠炎	4.0
7	齿龈炎和牙周疾病	3.8
8	急性支气管炎	3.6
9	腹部和盆腔痛	3.4
10	牙髓和根尖周组织疾病	3.4

　　如表2－25,社区卫生服务中心(站)就诊人口门急诊主要就诊病种是特发性原发性高血压(38.6%)、急性上呼吸道感染(19.4%)、慢性缺血性心脏病(19.2%)、脂蛋白代谢疾患和其他脂血症(12.4%)、睡眠障碍(10.5%)、未特指的糖尿病(9.4%)、胃炎和十二指肠炎(8.5%)、支气管炎(8.1%)、其他功能性肠疾患(7.7%),以及结膜炎(7.2%)。

表2－25　2023年社区卫生服务中心(站)就诊人口门急诊主要就诊病种

顺　　位	病　　　种	占比(%)
1	特发性原发性高血压	38.6
2	急性上呼吸道感染	19.4

续 表

顺 位	病 种	占比(%)
3	慢性缺血性心脏病	19.2
4	脂蛋白代谢疾患和其他脂血症	12.4
5	睡眠障碍	10.5
6	未特指的糖尿病	9.4
7	胃炎和十二指肠炎	8.5
8	支气管炎	8.1
9	其他功能性肠疾患	7.7
10	结膜炎	7.2

2. 不同类别医疗机构就诊人口门急诊就诊原因

如表 2-26,2023 年,全市西医医院就诊人口门急诊主要就诊病种是特发性原发性高血压(16.4%)、急性上呼吸道感染(13.2%)、其他呼吸性疾患(10.4%)、慢性缺血性心脏病(7.8%)、皮炎(7.1%)、胃炎和十二指肠炎(6.5%)、脂蛋白代谢疾患和其他脂血症(5.7%)、齿龈炎和牙周疾病(5.1%)、结膜炎(5.0%),以及睡眠障碍(4.9%)。

表 2-26　2023 年西医医院就诊人口门急诊主要就诊病种

顺 位	病 种	占比(%)
1	特发性原发性高血压	16.4
2	急性上呼吸道感染	13.2
3	其他呼吸性疾患	10.4
4	慢性缺血性心脏病	7.8
5	皮炎	7.1
6	胃炎和十二指肠炎	6.5
7	脂蛋白代谢疾患和其他脂血症	5.7
8	齿龈炎和牙周疾病	5.1
9	结膜炎	5.0
10	睡眠障碍	4.9

如表 2-27,中医医院就诊人口门急诊主要就诊病种是急性上呼吸道感染(6.9%)、神经系统的结核病(5.8%)、特发性原发性高血压(5.4%)、胃炎和十二指肠炎(4.3%)、皮炎(3.7%)、背痛(2.9%)、急性支气管炎(2.8%)、原因不明的发热(2.8%)、其他呼吸性疾患(2.6%),以及虚损病(2.6%)。

表 2-27　2023 年中医医院就诊人口门急诊主要就诊病种

顺 位	病 种	占比(%)
1	急性上呼吸道感染	6.9
2	神经系统的结核病	5.8

续　表

顺　位	病　种	占比(%)
3	特发性原发性高血压	5.4
4	胃炎和十二指肠炎	4.3
5	皮炎	3.7
6	背痛	2.9
7	急性支气管炎	2.8
8	原因不明的发热	2.8
9	其他呼吸性疾患	2.6
10	虚损病	2.6

二、住院人口住院原因

如表2－28,2023年,全市住院人口主要住院原因是肿瘤(19.1%)、循环系统疾病(16.8%),以及消化系统疾病(12.7%)。因肿瘤住院的主要病种是支气管和肺的恶性肿瘤(2.6%),结肠、直肠、肛门和肛管良性肿瘤(1.6%),甲状腺的恶性肿瘤(1.2%)、乳腺良性肿瘤(1.0%),以及子宫平滑肌瘤(1.0%)。因循环系统疾病住院的主要病种是脑梗死(3.4%)、慢性缺血性心脏病(2.8%)、心绞痛(2.3%)、痔(1.1%),以及特发性原发性高血压(1.0%)。因消化系统疾病住院的主要病种是胆石病(2.2%)、肠的其他疾病(1.5%)、胃炎和十二指肠炎(1.0%)、腹股沟疝(0.8%),以及急性阑尾炎(0.7%)。

表2－28　2023年住院人口主要住院原因

顺　位	疾病分类	病　种	占比(%)
1	肿瘤		19.1
		支气管和肺的恶性肿瘤	2.6
		结肠、直肠、肛门和肛管良性肿瘤	1.6
		甲状腺的恶性肿瘤	1.2
		乳腺良性肿瘤	1.0
		子宫平滑肌瘤	1.0
2	循环系统疾病		16.8
		脑梗死	3.4
		慢性缺血性心脏病	2.8
		心绞痛	2.3
		痔	1.1
		特发性原发性高血压	1.0
3	消化系统疾病		12.7
		胆石病	2.2
		肠的其他疾病	1.5
		胃炎和十二指肠炎	1.0
		腹股沟疝	0.8
		急性阑尾炎	0.7

（一）不同支付方式人口住院原因

如表 2 – 29,2023 年, 全市医保支付人口主要住院原因是循环系统疾病(19.1%)、肿瘤(16.6%), 以及消化系统疾病(13.7%)。因循环系统疾病住院的主要病种是脑梗死(2.9%)、慢性缺血性心脏病(2.2%)、心绞痛(1.9%)、痔(1.0%), 以及特发性原发性高血压(0.8%)。因肿瘤住院的主要病种是结肠、直肠、肛门和肛管良性肿瘤(1.9%),支气管和肺的恶性肿瘤(1.5%),子宫平滑肌瘤(1.1%),甲状腺的恶性肿瘤(1.1%), 以及乳腺良性肿瘤(1.0%)。因消化系统疾病住院的主要病种是胆石病(1.7%)、肠的其他疾病(1.3%)、胃炎和十二指肠炎(0.7%)、腹股沟疝(0.6%), 以及急性阑尾炎(0.5%)。

表 2 – 29　2023 年医保支付人口主要住院原因

顺　　位	疾病分类	病　　种	占比(%)
1	循环系统疾病		19.1
		脑梗死	2.9
		慢性缺血性心脏病	2.2
		心绞痛	1.9
		痔	1.0
		特发性原发性高血压	0.8
2	肿瘤		16.6
		结肠、直肠、肛门和肛管良性肿瘤	1.9
		支气管和肺的恶性肿瘤	1.5
		子宫平滑肌瘤	1.1
		甲状腺的恶性肿瘤	1.1
		乳腺良性肿瘤	1.0
3	消化系统疾病		13.7
		胆石病	1.7
		肠的其他疾病	1.3
		胃炎和十二指肠炎	0.7
		腹股沟疝	0.6
		急性阑尾炎	0.5

如表 2 – 30, 非医保支付人口主要住院原因是肿瘤(24.0%)、循环系统疾病(11.3%), 以及消化系统疾病(10.1%)。因肿瘤住院的主要病种是支气管和肺的恶性肿瘤(4.7%)、肝和肝内胆管的恶性肿瘤(1.5%)、甲状腺的恶性肿瘤(1.4%)、乳房的恶性肿瘤(1.1%), 以及胃的恶性肿瘤(1.0%)。因循环系统疾病住院的主要病种是慢性缺血性心脏病(1.9%)、心绞痛(1.5%)、脑梗死(1.5%)、心房颤动与心房扑动(0.6%), 以及其他脑血管病(0.6%)。因消化系统疾病住院的主要病种是胆石病(1.5%)、胃炎和十二指肠炎(0.9%)、肠的其他疾病(0.8%)、腹股沟疝(0.6%), 以及急性阑尾炎(0.5%)。

表 2-30　2023 年非医保支付人口主要住院原因

顺　位	疾 病 分 类	病　　种	占比（%）
1	肿瘤		24.0
		支气管和肺的恶性肿瘤	4.7
		肝和肝内胆管的恶性肿瘤	1.5
		甲状腺的恶性肿瘤	1.4
		乳房的恶性肿瘤	1.1
		胃的恶性肿瘤	1.0
2	循环系统疾病		11.3
		慢性缺血性心脏病	1.9
		心绞痛	1.5
		脑梗死	1.5
		心房颤动与心房扑动	0.6
		其他脑血管病	0.6
3	消化系统疾病		10.1
		胆石病	1.5
		胃炎和十二指肠炎	0.9
		肠的其他疾病	0.8
		腹股沟疝	0.6
		急性阑尾炎	0.5

（二）不同性别人口住院原因

如表 2-31,2023 年,全市男性主要住院原因是循环系统疾病(19.7%)、肿瘤(18.0%),以及消化系统疾病(14.9%)。因循环系统疾病住院的主要病种是脑梗死(3.9%)、慢性缺血性心脏病(3.3%)、心绞痛(3.0%)、痔(1.1%),以及急性心肌梗死(1.1%)。因肿瘤住院的主要病种是支气管和肺的恶性肿瘤(2.8%),结肠、直肠、肛门和肛管良性肿瘤(2.1%),肝和肝内胆管的恶性肿瘤(1.5%),胃的恶性肿瘤(1.0%),以及前列腺的恶性肿瘤(0.9%)。因消化系统疾病住院的主要病种是胆石病(2.1%)、肠的其他疾病(1.9%)、腹股沟疝(1.5%)、胃炎和十二指肠炎(1.0%),以及肛门及直肠区的裂瘘(0.8%)。

表 2-31　2023 年男性主要住院原因

顺　位	疾 病 分 类	病　　种	占比（%）
1	循环系统疾病		19.7
		脑梗死	3.9
		慢性缺血性心脏病	3.3
		心绞痛	3.0
		痔	1.1
		急性心肌梗死	1.1

续 表

顺 位	疾 病 分 类	病 种	占比(%)
2	肿瘤		18.0
		支气管和肺的恶性肿瘤	2.8
		结肠、直肠、肛门和肛管良性肿瘤	2.1
		肝和肝内胆管的恶性肿瘤	1.5
		胃的恶性肿瘤	1.0
		前列腺的恶性肿瘤	0.9
3	消化系统疾病		14.9
		胆石病	2.1
		肠的其他疾病	1.9
		腹股沟疝	1.5
		胃炎和十二指肠炎	1.0
		肛门及直肠区的裂瘘	0.8

如表2-32,女性主要住院原因是肿瘤(20.1%)、循环系统疾病(14.1%),以及消化系统疾病(10.7%)。因肿瘤住院的主要病种是支气管和肺的恶性肿瘤(2.4%)、乳腺良性肿瘤(1.9%)、子宫平滑肌瘤(1.8%)、甲状腺的恶性肿瘤(1.6%),以及乳房的恶性肿瘤(1.6%)。因循环系统疾病住院的主要病种是脑梗死(2.8%)、慢性缺血性心脏病(2.2%)、心绞痛(1.7%)、痔(1.1%),以及特发性原发性高血压(1.0%)。因消化系统疾病住院的主要病种是胆石病(2.3%)、肠的其他疾病(1.2%)、胃炎和十二指肠炎(1.1%)、胃和十二指肠的其他疾病(0.7%),以及急性阑尾炎(0.6%)。

表2-32 2023年女性主要住院原因

顺 位	疾 病 分 类	病 种	占比(%)
1	肿瘤		20.1
		支气管和肺的恶性肿瘤	2.4
		乳腺良性肿瘤	1.9
		子宫平滑肌瘤	1.8
		甲状腺的恶性肿瘤	1.6
		乳房的恶性肿瘤	1.6
2	循环系统疾病		14.1
		脑梗死	2.8
		慢性缺血性心脏病	2.2
		心绞痛	1.7
		痔	1.1
		特发性原发性高血压	1.0
3	消化系统疾病		10.7
		胆石病	2.3
		肠的其他疾病	1.2
		胃炎和十二指肠炎	1.1
		胃和十二指肠的其他疾病	0.7
		急性阑尾炎	0.6

（三）不同年龄组人口住院原因

如表 2-33，2023 年，全市儿童主要住院原因是呼吸系统疾病（27.1%），先天畸形、变形和染色体异常（11.3%），以及起源于围生期的某些情况（9.7%）。因呼吸系统疾病住院的主要病种是细菌性肺炎（11.9%）、病原体未特指的肺炎（9.2%）、急性支气管炎（1.7%）、扁桃体和腺样体慢性疾病（1.6%），以及急性下呼吸道感染（0.7%）。因先天畸形、变形和染色体异常住院的主要病种是心间隔先天性畸形（1.9%）、男性生殖器官的先天性畸形（1.8%）、周围循环系统的先天性畸形（0.7%）、大动脉先天性畸形（0.5%），以及睾丸未降（0.5%）。因起源于围生期的某些情况住院的主要病种是新生儿黄疸（1.8%）、与孕期短和低出生体重有关的疾患（0.6%）、新生儿呼吸窘迫（0.5%）、先天性肺炎（0.5%），以及特发于围生期的其他感染（0.3%）。

表 2-33　2023 年儿童主要住院原因

顺　　位	疾 病 分 类	病　　种	占比（%）
1	呼吸系统疾病		27.1
		细菌性肺炎	11.9
		病原体未特指的肺炎	9.2
		急性支气管炎	1.7
		扁桃体和腺样体慢性疾病	1.6
		急性下呼吸道感染	0.7
2	先天畸形、变形和染色体异常		11.3
		心间隔先天性畸形	1.9
		男性生殖器官的先天性畸形	1.8
		周围循环系统的先天性畸形	0.7
		大动脉先天性畸形	0.5
		睾丸未降	0.5
3	起源于围生期的某些情况		9.7
		新生儿黄疸	1.8
		与孕期短和低出生体重有关的疾患	0.6
		新生儿呼吸窘迫	0.5
		先天性肺炎	0.5
		特发于围生期的其他感染	0.3

如表 2-34，青年主要住院原因是妊娠、分娩和产褥期（21.7%），肿瘤（17.3%），以及泌尿生殖系统疾病（12.5%）。因妊娠、分娩和产褥期住院的主要病种是医疗性流产（4.5%）、为已知或可疑盆腔器官异常给予的孕产妇医疗（2.0%）、为其他已知或可疑胎儿问题给予的孕产妇医疗（1.7%）、可归类在他处的孕产妇的其他疾病（1.5%），以及早期羊膜囊破裂（1.3%）。因肿瘤住院的主要病种是乳腺良性肿瘤（2.6%）、甲状腺的恶性肿瘤（2.5%）、子宫平滑肌瘤（1.9%）、支气管和肺的恶性肿瘤（0.9%），以及乳房的恶性肿瘤（0.7%）。因泌尿生殖系统疾病住院的主要病种是女性生殖道息肉（1.9%）、阻塞性和反流性尿路病（1.8%）、子宫其他非炎性疾患（1.4%）、子宫内膜异位（1.1%），以及包皮过长、包茎和包茎嵌顿（0.9%）。

表 2-34　2023 年青年主要住院原因

顺 位	疾病分类	病 种	占比(%)
1	妊娠、分娩和产褥期		21.7
		医疗性流产	4.5
		为已知或可疑盆腔器官异常给予的孕产妇医疗	2.0
		为其他已知或可疑胎儿问题给予的孕产妇医疗	1.7
		可归类在他处的孕产妇的其他疾病	1.5
		早期羊膜囊破裂	1.3
2	肿瘤		17.3
		乳腺良性肿瘤	2.6
		甲状腺的恶性肿瘤	2.5
		子宫平滑肌瘤	1.9
		支气管和肺的恶性肿瘤	0.9
		乳房的恶性肿瘤	0.7
3	泌尿生殖系统疾病		12.5
		女性生殖道息肉	1.9
		阻塞性和反流性尿路病	1.8
		子宫其他非炎性疾患	1.4
		子宫内膜异位	1.1
		包皮过长、包茎和包茎嵌顿	0.9

如表 2-35，中年主要住院原因是肿瘤(26.6%)、消化系统疾病(14.6%)，以及循环系统疾病(13.8%)。因肿瘤住院的主要病种是支气管和肺的恶性肿瘤(3.5%)，结肠、直肠、肛门和肛管良性肿瘤(2.1%)，子宫平滑肌瘤(2.0%)，甲状腺的恶性肿瘤(1.9%)，以及肝和肝内胆管的恶性肿瘤(1.6%)。因消化系统疾病住院的主要病种是胆石病(2.6%)、肠的其他疾病(2.0%)、胃炎和十二指肠炎(1.6%)、胃和十二指肠的其他疾病(0.8%)，以及急性阑尾炎(0.7%)。因循环系统疾病住院的主要病种是慢性缺血性心脏病(2.0%)、心绞痛(1.9%)、脑梗死(1.9%)、痔(1.4%)，以及其他脑血管病(0.9%)。

表 2-35　2023 年中年主要住院原因

顺 位	疾病分类	病 种	占比(%)
1	肿瘤		26.6
		支气管和肺的恶性肿瘤	3.5
		结肠、直肠、肛门和肛管良性肿瘤	2.1
		子宫平滑肌瘤	2.0
		甲状腺的恶性肿瘤	1.9
		肝和肝内胆管的恶性肿瘤	1.6
2	消化系统疾病		14.6
		胆石病	2.6
		肠的其他疾病	2.0

续　表

顺　　位	疾病分类	病　　种	占比（%）
		胃炎和十二指肠炎	1.6
		胃和十二指肠的其他疾病	0.8
		急性阑尾炎	0.7
3	循环系统疾病		13.8
		慢性缺血性心脏病	2.0
		心绞痛	1.9
		脑梗死	1.9
		痔	1.4
		其他脑血管病	0.9

如表 2-36，年轻老年人主要住院原因是循环系统疾病（23.6%）、肿瘤（22.3%），以及消化系统疾病（14.0%）。因循环系统疾病住院的主要病种是脑梗死（4.9%）、慢性缺血性心脏病（4.2%）、心绞痛（4.0%）、特发性原发性高血压（1.3%），以及心房颤动与心房扑动（1.3%）。因肿瘤住院的主要病种是支气管和肺的恶性肿瘤（4.1%），结肠、直肠、肛门和肛管良性肿瘤（2.9%），肝和肝内胆管的恶性肿瘤（1.3%），胃的恶性肿瘤（1.2%），以及结肠的恶性肿瘤（1.0%）。因消化系统疾病住院的主要病种是胆石病（2.6%）、肠的其他疾病（2.5%）、胃炎和十二指肠炎（1.1%）、腹股沟疝（1.1%），以及胃和十二指肠的其他疾病（0.8%）。

表 2-36　2023 年年轻老年人主要住院原因

顺　　位	疾病分类	病　　种	占比（%）
1	循环系统疾病		23.6
		脑梗死	4.9
		慢性缺血性心脏病	4.2
		心绞痛	4.0
		特发性原发性高血压	1.3
		心房颤动与心房扑动	1.3
2	肿瘤		22.3
		支气管和肺的恶性肿瘤	4.1
		结肠、直肠、肛门和肛管良性肿瘤	2.9
		肝和肝内胆管的恶性肿瘤	1.3
		胃的恶性肿瘤	1.2
		结肠的恶性肿瘤	1.0
3	消化系统疾病		14.0
		胆石病	2.6
		肠的其他疾病	2.5
		胃炎和十二指肠炎	1.1
		腹股沟疝	1.1
		胃和十二指肠的其他疾病	0.8

如表 2-37,老年人主要住院原因是循环系统疾病(32.2%)、呼吸系统疾病(22.2%),以及肿瘤(13.2%)。因循环系统疾病住院的主要病种是脑梗死(8.7%)、慢性缺血性心脏病(5.8%)、心绞痛(4.2%)、心力衰竭(2.6%),以及特发性原发性高血压(1.9%)。因呼吸系统疾病住院的主要病种是细菌性肺炎(6.4%)、其他呼吸性疾患(4.9%)、病原体未特指的肺炎(4.2%)、慢性阻塞性肺病(2.7%),以及病毒性肺炎(1.9%)。因肿瘤住院的主要病种是支气管和肺的恶性肿瘤(2.3%),结肠、直肠、肛门和肛管良性肿瘤(1.1%),前列腺的恶性肿瘤(1.0%),结肠的恶性肿瘤(1.0%),以及胃的恶性肿瘤(0.9%)。

表 2-37　2023 年老年人主要住院原因

顺　位	疾病分类	病　种	占比(%)
1	循环系统疾病		32.2
		脑梗死	8.7
		慢性缺血性心脏病	5.8
		心绞痛	4.2
		心力衰竭	2.6
		特发性原发性高血压	1.9
2	呼吸系统疾病		22.2
		细菌性肺炎	6.4
		其他呼吸性疾患	4.9
		病原体未特指的肺炎	4.2
		慢性阻塞性肺病	2.7
		病毒性肺炎	1.9
3	肿瘤		13.2
		支气管和肺的恶性肿瘤	2.3
		结肠、直肠、肛门和肛管良性肿瘤	1.1
		前列腺的恶性肿瘤	1.0
		结肠的恶性肿瘤	1.0
		胃的恶性肿瘤	0.9

如表 2-38,长寿老年人主要住院原因是呼吸系统疾病(42.4%)、循环系统疾病(36.8%),以及消化系统疾病(9.8%)。因呼吸系统疾病住院的主要病种是细菌性肺炎(12.4%)、其他呼吸性疾患(11.2%)、病原体未特指的肺炎(10.2%)、慢性阻塞性肺病(3.6%),以及病毒性肺炎(3.0%)。因循环系统疾病住院的主要病种是脑梗死(9.8%)、慢性缺血性心脏病(8.6%)、心力衰竭(5.8%)、脑血管病后遗症(3.7%),以及特发性原发性高血压(3.1%)。因消化系统疾病住院的主要病种是胆石病(2.5%)、消化系统其他疾病(1.7%)、无力性肠梗阻和肠梗阻(不伴有疝)(0.8%)、胃炎和十二指肠炎(0.7%),以及胆道的其他疾病(0.6%)。

表2-38 2023年长寿老年人主要住院原因

顺 位	疾病分类	病 种	占比(%)
1	呼吸系统疾病		42.4
		细菌性肺炎	12.4
		其他呼吸性疾患	11.2
		病原体未特指的肺炎	10.2
		慢性阻塞性肺病	3.6
		病毒性肺炎	3.0
2	循环系统疾病		36.8
		脑梗死	9.8
		慢性缺血性心脏病	8.6
		心力衰竭	5.8
		脑血管病后遗症	3.7
		特发性原发性高血压	3.1
3	消化系统疾病		9.8
		胆石病	2.5
		消化系统其他疾病	1.7
		无力性肠梗阻和肠梗阻(不伴有疝)	0.8
		胃炎和十二指肠炎	0.7
		胆道的其他疾病	0.6

(四)不同医疗机构住院人口住院原因

1. 不同级别医疗机构住院人口住院原因

如表2-39,2023年,全市市级三级医院住院人口主要住院病种是支气管和肺的恶性肿瘤(3.7%)、慢性缺血性心脏病(2.4%)、胆石病(2.1%)、心绞痛(2.1%)、细菌性肺炎(2.0%)、非胰岛素依赖型糖尿病(1.9%)、脑梗死(1.7%)、甲状腺的恶性肿瘤(1.5%)、老年性白内障(1.5%),以及结肠、直肠、肛门和肛管良性肿瘤(1.4%)。

表2-39 2023年市级三级医院住院人口主要住院病种

顺 位	病 种	占比(%)
1	支气管和肺的恶性肿瘤	3.7
2	慢性缺血性心脏病	2.4
3	胆石病	2.1
4	心绞痛	2.1
5	细菌性肺炎	2.0
6	非胰岛素依赖型糖尿病	1.9
7	脑梗死	1.7
8	甲状腺的恶性肿瘤	1.5
9	老年性白内障	1.5
10	结肠、直肠、肛门和肛管良性肿瘤	1.4

如表 2－40,区属三级医院住院人口主要住院病种是细菌性肺炎(5.5%),脑梗死(4.7%),非胰岛素依赖型糖尿病(4.4%),慢性缺血性心脏病(3.1%),病原体未特指的肺炎(3.0%),胆石病(2.6%),心绞痛(2.5%),结肠、直肠、肛门和肛管良性肿瘤(2.2%),阻塞性和反流性尿路病(2.1%),以及其他呼吸性疾患(1.8%)。

表 2－40　2023 年区属三级医院住院人口主要住院病种

顺　位	病　种	占比(%)
1	细菌性肺炎	5.5
2	脑梗死	4.7
3	非胰岛素依赖型糖尿病	4.4
4	慢性缺血性心脏病	3.1
5	病原体未特指的肺炎	3.0
6	胆石病	2.6
7	心绞痛	2.5
8	结肠、直肠、肛门和肛管良性肿瘤	2.2
9	阻塞性和反流性尿路病	2.1
10	其他呼吸性疾患	1.8

如表 2－41,区属二级医院住院人口主要住院病种是脑梗死(7.0%)、细菌性肺炎(6.4%)、病原体未特指的肺炎(3.7%)、非胰岛素依赖型糖尿病(3.7%)、其他呼吸性疾患(2.7%)、慢性缺血性心脏病(2.7%)、医疗性流产(2.4%)、心绞痛(2.4%)、痔(2.2%),以及肠的其他疾病(1.9%)。

表 2－41　2023 年区属二级医院住院人口主要住院病种

顺　位	病　种	占比(%)
1	脑梗死	7.0
2	细菌性肺炎	6.4
3	病原体未特指的肺炎	3.7
4	非胰岛素依赖型糖尿病	3.7
5	其他呼吸性疾患	2.7
6	慢性缺血性心脏病	2.7
7	医疗性流产	2.4
8	心绞痛	2.4
9	痔	2.2
10	肠的其他疾病	1.9

如表 2－42,社区卫生服务中心(站)住院人口主要住院病种是脑血管病后遗症(19.0%)、其他呼吸性疾患(10.0%)、慢性缺血性心脏病(9.7%)、脑梗死(9.1%)、细菌性肺

炎(5.8%)、慢性支气管炎(5.7%)、病原体未特指的肺炎(4.5%)、特发性原发性高血压(4.5%)、急性支气管炎(4.1%),以及慢性阻塞性肺病(3.4%)。

表2-42　2023年社区卫生服务中心(站)住院人口主要住院病种

顺　位	病　　种	占比(%)
1	脑血管病后遗症	19.0
2	其他呼吸性疾患	10.0
3	慢性缺血性心脏病	9.7
4	脑梗死	9.1
5	细菌性肺炎	5.8
6	慢性支气管炎	5.7
7	病原体未特指的肺炎	4.5
8	特发性原发性高血压	4.5
9	急性支气管炎	4.1
10	慢性阻塞性肺病	3.4

2. 不同类别医疗机构住院人口住院原因

如表2-43,2023年,全市西医医院住院人口主要住院病种是细菌性肺炎(3.5%)、脑梗死(3.3%)、慢性缺血性心脏病(2.8%)、支气管和肺的恶性肿瘤(2.7%)、非胰岛素依赖型糖尿病(2.7%)、心绞痛(2.4%)、胆石病(2.2%)、病原体未特指的肺炎(2.0%)、其他呼吸性疾患(1.9%),以及结肠、直肠、肛门和肛管良性肿瘤(1.7%)。

表2-43　2023年西医医院住院人口主要住院病种

顺　位	病　　种	占比(%)
1	细菌性肺炎	3.5
2	脑梗死	3.3
3	慢性缺血性心脏病	2.8
4	支气管和肺的恶性肿瘤	2.7
5	非胰岛素依赖型糖尿病	2.7
6	心绞痛	2.4
7	胆石病	2.2
8	病原体未特指的肺炎	2.0
9	其他呼吸性疾患	1.9
10	结肠、直肠、肛门和肛管良性肿瘤	1.7

如表2-44,中医医院住院人口主要住院病种是痔(8.4%)、细菌性肺炎(5.1%)、非胰岛素依赖型糖尿病(4.6%)、脑梗死(4.5%)、肛门及直肠区的裂瘘(3.7%)、肠的其他疾病(3.1%)、其他椎间盘疾患(2.7%)、慢性肾衰竭(2.5%)、胃炎和十二指肠炎(2.5%),以及慢性缺血性心脏病(2.4%)。

表 2-44 2023 年中医医院住院人口主要住院病种

顺　位	病　　　种	占比(%)
1	痔	8.4
2	细菌性肺炎	5.1
3	非胰岛素依赖型糖尿病	4.6
4	脑梗死	4.5
5	肛门及直肠区的裂瘘	3.7
6	肠的其他疾病	3.1
7	其他椎间盘疾患	2.7
8	慢性肾衰竭	2.5
9	胃炎和十二指肠炎	2.5
10	慢性缺血性心脏病	2.4

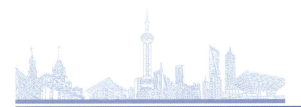

第三部分

上海市医疗服务多维分析

第三章　门急诊服务多维分析

第一节　总体概述

一、门急诊服务人次

如表 3 - 1,2023 年,门急诊服务人次 25 673.24 万人次,同比上升 16.91%。

医院中,公立医院门急诊服务人次为 15 608.75 万人次,同比上升 11.71%。三级医院 12 344.35 万人次,同比上升 13.16%;其中市属三级 9 079.31 万人次,同比上升 18.91%,区属三级 3 265.04 万人次,同比下降 0.25%。二级医院 3 246.21 万人次,同比上升 7.70%。

民营医院门急诊服务人次为 1 420.77 万人次,同比上升 6.45%。其中二级医院 31.54 万人次,同比下降 5.04%。

社区卫生服务中心门急诊服务人次为 7 132.59 万人次,同比上升 28.62%,占全市门急诊总量的 27.78%。

表 3 - 1　2022~2023 年上海市门急诊服务人次

机 构 类 别	2023 年(万人次)	构成比(%)	2022 年(万人次)	构成比(%)	同比(±%)
总计	25 673.24	100.00	21 959.68	100.00	16.91
按类别分					
医院	17 029.52	66.33	15 307.23	69.71	11.25
公立医院	15 608.75	60.80	13 972.58	63.63	11.71
三级医院	12 344.35	48.08	10 908.64	49.68	13.16
市属三级	9 079.31	35.36	7 635.26	34.77	18.91
区属三级	3 265.04	12.72	3 273.38	14.91	-0.25
二级医院	3 246.21	12.64	3 014.08	13.73	7.70
一级医院	7.58	0.03	11.58	0.05	-34.58
未评级医院	10.61	0.04	38.28	0.17	-72.29
民营医院	1 420.77	5.53	1 334.65	6.08	6.45
二级医院	31.54	0.12	33.22	0.15	-5.04
一级医院	2.32	0.01	—	—	—
未评级医院	1 386.91	5.40	1 301.43	5.93	6.57
社区卫生服务中心	7 132.59	27.78	5 545.35	25.25	28.62
门诊部	1 112.18	4.33	789.70	3.60	40.84

续　表

机 构 类 别	2023 年(万人次)	构成比(%)	2022 年(万人次)	构成比(%)	同比(±%)
妇幼保健机构	151.66	0.59	143.15	0.65	5.94
专科疾病防治机构	246.93	0.96	174.04	0.79	41.88
其他	0.36	0.00	0.21	0.00	71.71
按性质分					
公立医疗机构	23 150.01	90.17	19 841.40	90.35	16.68
民营医疗机构	2 522.87	9.83	2 118.06	9.65	19.11

二、各区门急诊医疗服务情况

2023 年,全市 16 个区的门急诊人次详见表 3 - 2~表 3 - 5。

表 3 - 2　2022~2023 年上海市各区医疗机构门急诊人次

行 政 区 划	2023 年(万人次)	2022 年(万人次)	同比(±%)
黄浦区	3 082.10	2 611.28	18.03
徐汇区	3 333.94	2 762.31	20.69
长宁区	856.08	823.43	3.96
静安区	2 498.44	2 062.24	21.15
普陀区	1 345.18	1 193.98	12.66
虹口区	1 463.98	1 327.38	10.29
杨浦区	1 671.27	1 488.72	12.26
闵行区	1 706.69	1 423.94	19.86
宝山区	1 165.24	1 027.22	13.44
嘉定区	1 100.87	959.47	14.74
浦东新区	3 836.53	3 072.91	24.85
金山区	760.85	740.37	2.77
松江区	820.18	720.56	13.83
青浦区	751.65	644.39	16.64
奉贤区	792.62	630.90	25.63
崇明区	487.62	470.59	3.62

表 3 - 3　2022~2023 年上海市按执业点分布各区医疗机构门急诊人次

行 政 区 划	2023 年(万人次)	2022 年(万人次)	同比(±%)
黄浦区	1 920.35	1 580.39	21.51
徐汇区	3 020.09	2 561.68	17.89
长宁区	945.09	882.34	7.11
静安区	2 103.72	1 733.27	21.37

续　表

行 政 区 划	2023 年 (万人次)	2022 年 (万人次)	同比 (±%)
普陀区	1 245.70	1 129.92	10.25
虹口区	1 244.20	1 109.40	12.15
杨浦区	1 750.71	1 553.25	12.71
闵行区	2 084.95	1 713.16	21.70
宝山区	1 401.85	1 183.34	18.47
嘉定区	1 234.86	1 076.48	14.71
浦东新区	4 857.73	3 994.20	21.62
金山区	736.56	718.14	2.57
松江区	1 064.25	972.04	9.49
青浦区	751.65	644.39	16.64
奉贤区	823.93	637.12	29.32
崇明区	487.62	470.59	3.62

注：市属三级医院总院及其分支机构医疗业务量按各执业地点分别报送。

表 3 - 4　2022~2023 年上海市各区属医疗机构门急诊人次

行 政 区 划	门 急 诊 人 次			其中,区属医院门急诊人次		
	2023 年 (万人次)	2022 年 (万人次)	同比 (±%)	2023 年 (万人次)	2022 年 (万人次)	同比 (±%)
黄浦区	446.76	358.32	24.68	195.28	162.34	20.29
徐汇区	673.16	574.85	17.10	244.36	242.41	0.80
长宁区	604.74	576.06	4.98	325.99	348.08	-6.35
静安区	685.71	593.00	15.63	253.87	258.72	-1.87
普陀区	730.21	687.43	6.22	350.98	357.49	-1.82
虹口区	566.39	494.68	14.50	245.02	230.51	6.29
杨浦区	650.40	558.09	16.54	290.31	263.01	10.38
闵行区	1 206.23	1 066.62	13.09	471.45	484.17	-2.63
宝山区	1 079.61	960.77	12.37	448.97	466.57	-3.77
嘉定区	930.11	786.76	18.22	477.62	417.38	14.43
浦东新区	2 883.09	2 273.19	26.83	1 393.00	1 224.95	13.72
金山区	669.37	663.94	0.82	330.30	356.92	-7.46
松江区	777.94	689.04	12.90	365.26	334.50	9.20
青浦区	664.87	603.65	10.14	324.04	374.66	-13.51
奉贤区	757.44	562.16	34.74	335.07	307.86	8.84
崇明区	459.72	448.57	2.48	206.38	207.91	-0.74

表3-5 2022~2023年上海市各区社区卫生服务中心门急诊人次

行 政 区 划	2023 年(万人次)	2022 年(万人次)	同比(±%)
黄浦区	237.73	185.81	27.94
徐汇区	356.16	285.24	24.86
长宁区	237.84	191.89	23.94
静安区	397.85	308.06	29.14
普陀区	349.52	304.42	14.82
虹口区	313.70	258.81	21.21
杨浦区	351.47	288.05	22.02
闵行区	718.57	568.48	26.40
宝山区	630.64	494.20	27.61
嘉定区	397.61	323.83	22.78
浦东新区	1 462.69	1 024.77	42.73
金山区	333.01	302.51	10.08
松江区	385.32	326.93	17.86
青浦区	340.83	228.99	48.84
奉贤区	366.46	212.88	72.15
崇明区	253.16	240.47	5.28

三、门急诊费用

(一)门急诊总费用

如表3-6,2023年,全市医疗机构门急诊总费用1 305.04亿元,较上年同期增长35.06%。其中,医院947.69亿元,较上年同期增长35.64%;社区195.27亿元,较上年同期增长28.70%。

表3-6 2022~2023年上海市门急诊总费用情况

机 构 类 别	2023 年(亿元)	2022 年(亿元)	同比(±%)
总计	1 305.04	966.25	35.06
按类别分			
医院	947.69	698.66	35.64
公立医院	828.01	612.32	35.23
三级医院	692.19	507.69	36.34
市属三级	547.85	392.91	39.44
区属三级	144.34	114.78	25.75
二级医院	135.18	103.69	30.37
一级医院	0.16	0.15	3.55

续　表

机　构　类　别	2023 年(亿元)	2022 年(亿元)	同比(±%)
未评级医院	0.48	0.79	-38.93
民营医院	119.68	86.34	38.62
二级医院	2.03	1.72	17.98
一级医院	0.11	—	—
未评级医院	117.54	84.62	38.91
社区卫生服务中心	195.27	151.72	28.70
按性质分			
公立医疗机构	1 043.77	779.80	33.85
民营医疗机构	261.25	186.44	40.13

(二)门急诊次均费用

1. 全市门急诊次均费用

如表 3－7,2023 年医疗机构门急诊次均费用508.33 元,较上年同期增长15.53%;药占比为 43.74%,较上年减少 2.17 个百分点。

医院中,公立医院门急诊次均费用为 530.48 元,较上年同期增长 21.05%;药占比41.92%,较上年同期减少 1.62 个百分点。三级医院门急诊次均费用为 560.74 元,较上年同期增长 20.49%。其中市属三级门急诊次均费用为 603.41 元,较上年同期增长 17.26%;区属三级门急诊次均费用为 442.08 元,较上年同期增长 26.07%;二级医院门急诊次均费用为416.41 元,较上年同期增长 21.05%。

民营医院门急诊次均费用为 842.35 元,较上年同期增长 30.21%;药占比29.98%,较上年同期减少 3.82 个百分点。其中二级医院门急诊次均费用为 644.17 元,较上年同期增长 24.24%。

社区卫生服务中心门急诊次均费用 273.77 元,较上年同期增长 0.06%;药占比77.72%,较上年同期减少 2.91 个百分点。

表 3－7　2022~2023 年上海市门急诊次均费用情况

机 构 类 别	门急诊次均费用			药占比(%)		
	2023 年(元)	2022 年(元)	同比(±%)	2023 年	2022 年	同比±
总计	508.33	440.01	15.53	43.74	45.91	-2.17
按类别分						
医院	556.50	456.42	21.93	40.42	42.34	-1.92
公立医院	530.48	438.23	21.05	41.92	43.54	-1.62
三级医院	560.74	465.40	20.49	40.94	42.73	-1.79
市属三级	603.41	514.60	17.26	40.66	42.87	-2.21

续　表

机构类别	门急诊次均费用			药占比（%）		
	2023 年（元）	2022 年（元）	同比（±%）	2023 年	2022 年	同比±
区属三级	442.08	350.66	26.07	42.02	42.25	−0.23
二级医院	416.41	344.01	21.05	46.97	47.66	−0.69
一级医院	210.31	132.87	58.28	69.16	69.13	0.03
未评级医院	450.64	204.46	120.40	28.87	21.09	7.78
民营医院	842.35	646.90	30.21	29.98	33.80	−3.82
二级医院	644.17	518.48	24.24	55.02	52.79	2.23
一级医院	475.14	—	—	61.73	—	—
未评级医院	847.47	650.18	30.34	29.52	33.41	−3.89
社区卫生服务中心	273.77	273.60	0.06	77.72	80.63	−2.91
按性质分						
公立医疗机构	450.87	393.02	14.72	48.02	50.10	−2.08
民营医疗机构	1 035.53	880.22	17.64	26.66	28.40	−1.74

2. 各区门急诊次均费用

2023 年，全市各区门急诊次均费用及次均药费详见表 3−8~表 3−12。

表 3−8　2022~2023 年上海市各区门急诊次均费用情况

行政区划	门急诊次均费用			门急诊次均药费			2023 年药占比（%）
	2023 年（元）	2022 年（元）	同比（±%）	2023 年（元）	2022 年（元）	同比（±%）	
黄浦区	719.13	600.92	19.67	255.60	218.85	16.79	35.54
徐汇区	672.17	600.28	11.98	261.88	254.29	2.98	38.96
长宁区	680.50	540.93	25.80	228.03	190.55	19.67	33.51
静安区	547.38	487.76	12.22	210.52	194.01	8.51	38.46
普陀区	429.55	365.84	17.41	217.11	192.55	12.76	50.54
虹口区	491.86	419.16	17.34	246.16	215.56	14.20	50.05
杨浦区	523.36	439.39	19.11	275.89	245.25	12.49	52.72
闵行区	437.13	371.83	17.56	190.32	161.38	17.93	43.54
宝山区	344.50	285.76	20.56	191.85	171.17	12.08	55.69
嘉定区	374.70	336.28	11.43	176.72	166.74	5.99	47.16
浦东新区	448.89	404.24	11.05	216.93	206.39	5.11	48.33
金山区	317.80	276.73	14.84	165.04	145.17	13.69	51.93

续　表

行 政 区 划	门急诊次均费用			门急诊次均药费			2023年 药占比(%)
	2023年 (元)	2022年 (元)	同比 (±%)	2023年 (元)	2022年 (元)	同比 (±%)	
松江区	312.01	278.58	12.00	166.47	139.59	19.26	53.35
青浦区	383.46	320.08	19.80	200.35	191.49	4.63	52.25
奉贤区	315.79	313.37	0.77	164.47	169.02	-2.69	52.08
崇明区	311.46	295.59	5.37	193.91	183.51	5.67	62.26

表 3-9　2022~2023 年上海市各区公立医院门急诊次均费用情况

行 政 区 划	门急诊次均费用			门急诊次均药费			2023年 药占比(%)
	2023年 (元)	2022年 (元)	同比 (±%)	2023年 (元)	2022年 (元)	同比 (±%)	
黄浦区	665.12	540.15	23.14	242.60	203.30	19.33	36.48
徐汇区	640.35	569.59	12.42	269.87	258.78	4.29	42.14
长宁区	508.66	350.38	45.17	214.95	151.55	41.83	42.26
静安区	536.25	465.18	15.28	216.92	195.85	10.76	40.45
普陀区	430.86	363.43	18.55	204.85	177.16	15.63	47.55
虹口区	511.12	416.86	22.61	250.57	207.73	20.62	49.02
杨浦区	548.57	431.72	27.07	271.86	224.58	21.05	49.56
闵行区	398.43	301.88	31.98	149.07	115.01	29.61	37.41
宝山区	433.33	320.56	35.18	194.80	153.01	27.31	44.95
嘉定区	399.85	327.92	21.94	153.67	125.36	22.58	38.43
浦东新区	444.21	376.51	17.98	191.16	160.20	19.33	43.03
金山区	416.75	338.63	23.07	183.25	143.10	28.06	43.97
松江区	383.67	337.68	13.62	152.63	122.58	24.51	39.78
青浦区	409.84	319.08	28.44	188.42	161.25	16.85	45.97
奉贤区	399.44	385.61	3.59	167.03	177.43	-5.86	41.82
崇明区	409.54	381.78	7.27	175.25	161.91	8.24	42.79

表 3-10　2022~2023 年上海市各区属医疗机构门急诊次均费用情况

行 政 区 划	门急诊次均费用			门急诊次均药费			2023年 药占比(%)
	2023年 (元)	2022年 (元)	同比 (±%)	2023年 (元)	2022年 (元)	同比 (±%)	
黄浦区	432.91	402.58	7.53	275.44	269.88	2.06	63.62
徐汇区	393.04	341.33	15.15	198.13	179.73	10.24	50.41
长宁区	455.57	382.56	19.08	230.92	198.11	16.56	50.69
静安区	343.50	303.05	13.35	192.25	177.05	8.59	55.97

续　表

行　政　区　划	门急诊次均费用			门急诊次均药费			2023 年 药占比 (%)
	2023 年 (元)	2022 年 (元)	同比 (±%)	2023 年 (元)	2022 年 (元)	同比 (±%)	
普陀区	393.51	333.07	18.15	236.86	206.68	14.60	60.19
虹口区	363.17	317.34	14.44	219.33	197.49	11.06	60.39
杨浦区	388.26	364.50	6.52	247.83	244.82	1.23	63.83
闵行区	331.82	288.45	15.04	178.33	153.41	16.24	53.74
宝山区	330.86	274.70	20.44	195.86	171.69	14.08	59.20
嘉定区	351.69	328.48	7.07	181.27	175.61	3.22	51.54
浦东新区	357.18	335.37	6.50	202.72	193.74	4.64	56.76
金山区	254.39	229.42	10.88	136.44	121.11	12.66	53.63
松江区	303.51	273.08	11.14	170.22	141.89	19.97	56.08
青浦区	323.28	300.36	7.63	196.05	189.93	3.22	60.64
奉贤区	296.52	320.23	−7.40	160.40	178.79	−10.29	54.09
崇明区	306.42	292.21	4.86	190.41	180.91	5.25	62.14

表 3－11　2022~2023 年上海市各区属医院门急诊次均费用情况

行　政　区　划	门急诊次均费用			门急诊次均药费			2023 年 药占比 (%)
	2023 年 (元)	2022 年 (元)	同比 (±%)	2023 年 (元)	2022 年 (元)	同比 (±%)	
黄浦区	510.79	460.27	10.98	281.73	259.67	8.50	55.16
徐汇区	436.75	307.07	42.23	184.94	125.87	46.93	42.34
长宁区	498.29	362.49	37.46	228.14	169.58	34.53	45.78
静安区	430.36	345.60	24.53	209.63	168.07	24.73	48.71
普陀区	445.93	354.63	25.75	237.11	194.37	21.99	53.17
虹口区	449.33	335.75	33.83	220.28	167.81	31.27	49.02
杨浦区	463.19	387.23	19.62	234.71	205.46	14.24	50.67
闵行区	376.62	281.12	33.97	144.78	106.31	36.19	38.44
宝山区	432.60	312.21	38.56	199.13	149.26	33.41	46.03
嘉定区	396.02	346.95	14.14	156.52	133.98	16.82	39.52
浦东新区	446.30	372.72	19.74	195.10	160.60	21.48	43.71
金山区	350.51	288.65	21.43	139.99	107.99	29.63	39.94
松江区	375.22	332.05	13.00	153.51	123.29	24.51	40.91
青浦区	409.92	319.09	28.47	188.45	161.28	16.85	45.97
奉贤区	399.44	385.61	3.59	167.03	177.43	−5.86	41.82
崇明区	409.54	381.78	7.27	175.25	161.91	8.24	42.79

表 3-12 2022~2023 年上海市各区社区卫生服务中心门急诊次均费用情况

行政区划	门急诊次均费用			门急诊次均药费			2023 年药占比(%)
	2023 年(元)	2022 年(元)	同比(±%)	2023 年(元)	2022 年(元)	同比(±%)	
黄浦区	365.70	349.83	4.54	285.71	293.05	-2.50	78.13
徐汇区	310.03	308.29	0.56	246.76	254.51	-3.05	79.59
长宁区	367.25	371.40	-1.12	257.28	270.36	-4.84	70.05
静安区	269.73	248.54	8.53	197.25	199.33	-1.04	73.13
普陀区	336.47	300.31	12.04	252.62	234.72	7.63	75.08
虹口区	294.74	298.56	-1.28	223.96	228.00	-1.77	75.98
杨浦区	324.13	342.44	-5.35	264.46	286.49	-7.69	81.59
闵行区	297.77	288.85	3.09	203.50	196.24	3.70	68.34
宝山区	258.43	239.29	8.00	193.54	192.86	0.35	74.89
嘉定区	282.73	287.74	-1.74	228.18	246.01	-7.25	80.70
浦东新区	269.79	287.92	-6.30	212.84	236.62	-10.05	78.89
金山区	154.73	156.47	-1.11	135.11	138.19	-2.23	87.32
松江区	227.17	205.98	10.29	191.54	168.60	13.61	84.32
青浦区	240.92	269.72	-10.68	203.27	236.81	-14.16	84.37
奉贤区	205.20	236.27	-13.15	165.97	198.59	-16.43	80.88
崇明区	222.45	214.86	3.53	202.90	197.48	2.74	91.21

3. 二、三级医院及社区卫生服务中心门急诊次均费用

如表 3-13~表 3-15,2023 年,三级综合医院中,门急诊次均费用最高 813.00 元,最低为 344.28 元。门急诊药占比最高 56.68%,最低为 19.66%。

三级中医(中西医)医院中,门急诊次均费用最高为 633.43 元;最低为 462.26 元;门急诊药占比(不含中药饮片收入)最高为 33.36%,最低为 13.33%。

表 3-13 2023 年上海市三级综合医院门急诊次均费用情况

顺位	机 构 名 称	门急诊次均费用(元)	药占比(%)
1	上海交通大学医学院附属瑞金医院	813.00	40.37
2	上海交通大学医学院附属第九人民医院	714.82	19.66
3	复旦大学附属中山医院	687.17	34.12
4	华东医院	635.74	46.89
5	海军军医大学第一附属医院	627.35	56.68
6	上海交通大学医学院附属仁济医院	620.14	32.04
7	上海市第一人民医院	558.31	38.81
8	上海市东方医院	554.80	37.85
9	复旦大学附属华山医院	539.45	40.28

续　表

顺位	机　构　名　称	门急诊次均费用(元)	药占比(%)
10	上海市徐汇区中心医院	524.09	38.99
11	上海交通大学医学院附属新华医院	503.79	39.45
12	上海市第十人民医院	499.38	38.38
13	上海市同仁医院	491.37	40.08
14	上海市普陀区中心医院	490.54	53.54
15	上海市同济医院	489.10	48.10
16	上海市第六人民医院	477.83	36.01
17	海军军医大学第二附属医院	472.31	52.73
18	上海市杨浦区中心医院	462.04	44.22
19	上海市浦东新区人民医院	448.33	43.50
20	上海健康医学院附属崇明医院	446.24	42.58
21	复旦大学附属中山医院青浦分院	422.40	40.06
22	上海市浦东医院	422.30	41.95
23	上海市浦东新区周浦医院	417.62	38.90
24	上海市松江区中心医院	416.19	38.74
25	上海市浦东新区公利医院	403.47	41.83
26	上海市静安区中心医院	392.18	45.22
27	上海市闵行区中心医院	385.31	36.60
28	上海市老年医学中心	383.70	46.01
29	上海市奉贤区中心医院	374.60	33.76
30	复旦大学附属金山医院	354.68	36.71
31	上海市第五人民医院	344.28	36.13

表 3 – 14　2023 年上海市三级中医（中西医）医院门急诊次均费用情况

顺位	机　构　名　称	门急诊次均费用(元)	药占比(%)
1	上海中医药大学附属曙光医院	633.43	25.70
2	上海市光华中西医结合医院	586.08	32.79
3	上海市中医医院	578.17	13.33
4	上海中医药大学附属龙华医院	509.09	15.96
5	上海市中西医结合医院	501.67	26.85
6	上海中医药大学附属岳阳中西医结合医院	500.90	20.20
7	上海市宝山区中西医结合医院	496.20	31.65
8	上海市第七人民医院	462.26	33.36

注：药占比不含中药饮片收入。

表 3－15　2023 年上海市三级专科医院门急诊次均费用情况

顺位	机　构　名　称	门急诊次均费用（元）	药占比（%）
1	复旦大学附属肿瘤医院	1 623.84	43.81
2	上海市养志康复医院	892.41	11.19
3	上海市公共卫生临床中心	820.88	54.48
4	上海市胸科医院	783.30	50.66
5	上海市第一妇婴保健院	718.99	13.11
6	上海市肺科医院	681.20	54.73
7	复旦大学附属妇产科医院	657.84	20.61
8	同济大学附属口腔医院	654.61	1.10
9	上海市口腔医院	629.28	0.66
10	复旦大学附属眼耳鼻喉科医院	626.13	23.41
11	中国福利会国际和平妇幼保健院	577.62	20.58
12	复旦大学附属儿科医院	440.76	35.14
13	海军军医大学第三附属医院	440.19	28.06
14	上海市精神卫生中心	403.46	67.70
15	上海市皮肤病医院	403.18	31.80
16	上海交通大学医学院附属上海儿童医学中心	401.79	39.50
17	上海市眼病防治中心	376.93	23.64
18	上海市儿童医院	364.57	37.80

如表 3－16、表 3－17，2023 年，二级综合医院中，门急诊次均费用最高 1 146.59 元，最低 243.60 元。药占比最高 74.64%，最低 16.36%。

二级中医（中西医结合）医院中，门急诊次均费用最高为 668.72 元，最低 341.80 元。药占比（不含中药饮片收入）最高 54.01%，最低 16.30%。

表 3－16　2023 年上海市二级综合医院门急诊次均费用情况

顺位	机　构　名　称	门急诊次均费用（元）	药占比（%）
1	民航上海医院	1 146.59	16.36
2	上海市公惠医院	790.51	51.57
3	上海曲阳医院	644.17	55.02
4	上海沪东医院	607.43	39.63
5	上海四一一医院	586.58	52.85
6	上海交通大学医学院附属第九人民医院黄浦分院	540.98	51.49
7	上海市杨浦区市东医院	496.50	48.23
8	上海市宝山区吴淞中心医院	495.25	38.52
9	中国人民解放军海军特色医学中心	491.10	37.15
10	上海交通大学医学院附属瑞金医院卢湾分院	486.22	44.52

续　表

顺位	机　构　名　称	门急诊次均费用(元)	药占比(%)
11	上海长航医院	463.00	28.43
12	上海市奉贤区奉城医院	462.40	39.63
13	中国人民武装警察部队上海市总队医院	460.13	42.17
14	上海市静安区北站医院	456.66	44.30
15	上海市宝山区大场医院	455.83	32.66
16	上海市第四人民医院	448.71	42.20
17	上海中冶医院	444.37	36.50
18	上海市嘉定区中心医院	440.72	33.39
19	上海市静安区闸北中心医院	437.04	44.27
20	上海市普陀区人民医院	437.03	51.36
21	上海航道医院	431.19	42.34
22	上海建工医院	426.39	49.22
23	上海市静安区市北医院	418.58	40.74
24	上海市第八人民医院	417.36	41.42
25	上海邮电医院	412.65	55.83
26	上海市杨浦区控江医院	406.93	54.10
27	上海市浦东新区浦南医院	399.32	48.79
28	上海交通大学医学院附属新华医院长兴分院	397.72	33.25
29	上海市嘉定区江桥医院	394.50	36.75
30	上海市徐汇区大华医院	381.88	46.40
31	上海市普陀区利群医院	378.14	47.21
32	上海市嘉定区南翔医院	372.44	38.37
33	上海市宝山区仁和医院	371.90	40.74
34	上海市第十人民医院崇明分院	366.46	40.23
35	上海市青浦区朱家角人民医院	363.82	53.81
36	上海市嘉定区安亭医院	359.38	35.23
37	上海市第六人民医院金山分院	357.26	35.34
38	上海市虹口区江湾医院	347.66	51.88
39	上海市崇明区第三人民医院	340.52	56.23
40	上海市金山区亭林医院	337.99	42.90
41	上海市宝山区罗店医院	334.09	43.10
42	中国人民解放军海军第九〇五医院	330.65	27.21
43	上海市松江区泗泾医院	329.19	34.14
44	上海电力医院	324.78	53.08

续　表

顺位	机　构　名　称	门急诊次均费用(元)	药占比(%)
45	上海市松江区九亭医院	320.23	40.89
46	上海市浦东新区老年医院	273.58	74.64
47	上海市监狱总医院	243.60	27.73

表 3-17　2023 年上海市二级中医(中西医)医院门急诊次均费用情况

顺位	机　构　名　称	门急诊次均费用(元)	药占比(%)
1	上海市黄浦区香山中医医院	668.72	28.46
2	上海市静安区中医医院	563.91	16.30
3	上海市杨浦区中医医院	561.53	19.25
4	上海市长宁区天山中医医院	488.08	54.01
5	上海市黄浦区中西医结合医院	479.51	36.27
6	上海市青浦区中医医院	417.01	32.19
7	上海市普陀区中医医院	413.21	31.70
8	上海市奉贤区中医医院	396.74	33.80
9	上海市浦东新区光明中医医院	396.16	33.83
10	上海市浦东新区中医医院	395.30	23.35
11	上海市闵行区中西医结合医院	386.92	30.57
12	上海市嘉定区中医医院	380.55	25.67
13	上海市松江区方塔中医医院	347.78	30.80
14	上海市金山区中西医结合医院	341.80	23.47

注：药占比不含中药饮片收入。

如表 3-18、表 3-19,社区卫生服务中心中,门急诊次均费用最高为 425.42 元,最低为 120.01 元。

表 3-18　2023 年上海市社区卫生服务中心门急诊次均费用情况(顺位前十)

顺位	机　构　名　称	门急诊次均费用(元)	药占比(%)
1	上海市虹口区北外滩街道社区卫生服务中心	425.42	80.65
2	上海市杨浦区平凉社区卫生服务中心	417.96	82.78
3	上海市黄浦区老西门街道社区卫生服务中心	417.54	78.62
4	上海市普陀区桃浦镇社区卫生服务中心	413.55	72.89
5	上海市黄浦区豫园街道社区卫生服务中心	407.72	82.08
6	上海市普陀区长寿街道社区卫生服务中心	401.24	76.79
7	上海市长宁区华阳街道社区卫生服务中心	400.33	68.99
8	上海市黄浦区瑞金二路街道社区卫生服务中心	399.00	81.58
9	上海市长宁区虹桥街道社区卫生服务中心	398.21	60.72
10	上海市长宁区北新泾街道社区卫生服务中心	392.39	73.49

表 3-19 2023 年上海市社区卫生服务中心门急诊次均费用情况(末位前十)

顺位	机 构 名 称	门急诊次均费用(元)	药占比(%)
1	上海市金山区枫泾镇社区卫生服务中心	120.01	92.77
2	上海市金山区漕泾镇社区卫生服务中心	131.62	79.97
3	上海市金山区亭林镇社区卫生服务中心	136.46	87.16
4	上海市金山区吕巷镇社区卫生服务中心	144.61	85.41
5	上海市金山区张堰镇社区卫生服务中心	149.08	85.71
6	上海市金山区朱泾社区卫生服务中心	155.08	88.49
7	上海市浦东新区老港社区卫生服务中心	161.58	74.27
8	上海市奉贤区四团镇社区卫生服务中心	161.80	84.27
9	上海市松江区石湖荡镇社区卫生服务中心	162.70	84.14
10	上海市金山区廊下镇社区卫生服务中心	163.54	90.50

第二节 门急诊服务利用 360°视图

一、门急诊就诊人次占比及占比最高的就诊原因

(一) 总体概述

如表 3-20,2023 年,全市门急诊就诊人次中,循环系统疾病(17.8%)、呼吸系统疾病(12.9%),以及消化系统疾病(10.6%)的就诊人次占比最高。循环系统疾病的就诊人次中,占比最高的病种是特发性原发性高血压(10.1%)、慢性缺血性心脏病(3.9%)、脑梗死(0.7%)、脑血管病后遗症(0.7%),以及其他脑血管病(0.7%)。呼吸系统疾病的就诊人次中,占比最高的病种是急性上呼吸道感染(3.0%)、其他呼吸性疾患(2.6%)、病原体未特指的肺炎(1.1%)、支气管炎(1.1%),以及急性支气管炎(1.0%)。消化系统疾病的就诊人次中,占比最高的病种是胃炎和十二指肠炎(1.9%)、齿龈炎和牙周疾病(1.1%)、其他功能性肠疾患(1.0%)、牙髓和根尖周组织疾病(0.8%),以及牙和支持结构的其他疾病(0.6%)。

表 3-20 2023 年门急诊就诊人次占比最高的就诊原因

顺 位	疾病分类	病 种	占比(%)
1	循环系统疾病		17.8
		特发性原发性高血压	10.1
		慢性缺血性心脏病	3.9
		脑梗死	0.7
		脑血管病后遗症	0.7
		其他脑血管病	0.7

顺　　位	疾 病 分 类	病　　种	占比(%)
2	呼吸系统疾病		12.9
		急性上呼吸道感染	3.0
		其他呼吸性疾患	2.6
		病原体未特指的肺炎	1.1
		支气管炎	1.1
		急性支气管炎	1.0
3	消化系统疾病		10.6
		胃炎和十二指肠炎	1.9
		齿龈炎和牙周疾病	1.1
		其他功能性肠疾患	1.0
		牙髓和根尖周组织疾病	0.8
		牙和支持结构的其他疾病	0.6

（二）不同支付方式人口门急诊就诊人次占比及占比最高的就诊原因

2023 年，全市医保支付人口门急诊就诊人次占 80.8%，非医保支付人口 19.2%。

如表 3-21，医保支付人口门急诊就诊人次中，循环系统疾病（20.2%）、呼吸系统疾病（13.1%），以及消化系统疾病（10.6%）的就诊人次占比最高。循环系统疾病的就诊人次中，占比最高的病种是特发性原发性高血压（11.6%）、慢性缺血性心脏病（4.5%）、脑血管病后遗症（0.8%）、脑梗死（0.8%），以及其他脑血管病（0.7%）。呼吸系统疾病的就诊人次中，占比最高的病种是急性上呼吸道感染（3.1%）、其他呼吸性疾患（2.6%）、支气管炎（1.1%）、急性支气管炎（1.0%），以及病原体未特指的肺炎（1.0%）。消化系统疾病的就诊人次中，占比最高的病种是胃炎和十二指肠炎（2.0%）、其他功能性肠疾患（1.1%）、齿龈炎和牙周疾病（1.1%）、牙髓和根尖周组织疾病（0.9%），以及龋病（0.6%）。

表 3-21　2023 年医保支付人口门急诊就诊人次占比最高的就诊原因

顺　　位	疾 病 分 类	病　　种	占比(%)
1	循环系统疾病		20.2
		特发性原发性高血压	11.6
		慢性缺血性心脏病	4.5
		脑血管病后遗症	0.8
		脑梗死	0.8
		其他脑血管病	0.7
2	呼吸系统疾病		13.1
		急性上呼吸道感染	3.1
		其他呼吸性疾患	2.6
		支气管炎	1.1
		急性支气管炎	1.0
		病原体未特指的肺炎	1.0

续　表

顺　　位	疾病分类	病　　种	占比(%)
3	消化系统疾病		10.6
		胃炎和十二指肠炎	2.0
		其他功能性肠疾患	1.1
		齿龈炎和牙周疾病	1.1
		牙髓和根尖周组织疾病	0.9
		龋病	0.6

如表3－22,非医保支付人口门急诊就诊人次中,呼吸系统疾病(12.0%),症状、体征和临床与实验室异常所见(11.7%),以及消化系统疾病(10.8%)的就诊人次占比最高。呼吸系统疾病的就诊人次中,占比最高的病种是其他呼吸性疾患(2.9%)、急性上呼吸道感染(2.5%)、病原体未特指的肺炎(1.5%)、急性支气管炎(0.9%),以及支气管炎(0.6%)。症状、体征和临床与实验室异常所见的就诊人次,占比最高的病种是肺诊断性影像检查的异常所见(1.7%)、腹部和盆腔痛(1.4%)、原因不明的发热(1.0%)、头晕和眩晕(0.9%),以及咳嗽(0.6%)。消化系统疾病的就诊人次中,占比最高的病种是牙面异常(包括咬合不正)(1.6%)、胃炎和十二指肠炎(1.4%)、齿龈炎和牙周疾病(1.1%)、牙和支持结构的其他疾病(0.7%),以及牙髓和根尖周组织疾病(0.6%)。

表3－22　2023年非医保支付人口门急诊就诊人次占比最高的就诊原因

顺　　位	疾病分类	病　　种	占比(%)
1	呼吸系统疾病		12.0
		其他呼吸性疾患	2.9
		急性上呼吸道感染	2.5
		病原体未特指的肺炎	1.5
		急性支气管炎	0.9
		支气管炎	0.6
2	症状、体征和临床与实验室异常所见		11.7
		肺诊断性影像检查的异常所见	1.7
		腹部和盆腔痛	1.4
		原因不明的发热	1.0
		头晕和眩晕	0.9
		咳嗽	0.6
3	消化系统疾病		10.8
		牙面异常(包括咬合不正)	1.6
		胃炎和十二指肠炎	1.4
		齿龈炎和牙周疾病	1.1
		牙和支持结构的其他疾病	0.7
		牙髓和根尖周组织疾病	0.6

（三）不同性别人口门急诊就诊人次占比及占比最高的就诊原因

2023 年,全市男性门急诊就诊人次占比 43.2%,女性 56.8%。

如表 3–23,男性门急诊就诊人次中,循环系统疾病(19.9%)、呼吸系统疾病(13.9%),以及消化系统疾病(10.8%)的就诊人次占比最高。循环系统疾病的就诊人次中,占比最高的病种是特发性原发性高血压(11.8%)、慢性缺血性心脏病(4.0%)、脑梗死(0.8%)、脑血管病后遗症(0.8%),以及其他脑血管病(0.6%)。呼吸系统疾病的就诊人次中,占比最高的病种是急性上呼吸道感染(3.1%)、其他呼吸性疾患(2.8%)、病原体未特指的肺炎(1.2%)、支气管炎(1.1%),以及急性支气管炎(1.1%)。消化系统疾病的就诊人次中,占比最高的病种是胃炎和十二指肠炎(1.8%)、齿龈炎和牙周疾病(1.2%)、其他功能性肠疾患(1.0%)、牙髓和根尖周组织疾病(0.8%),以及牙和支持结构的其他疾病(0.6%)。

表 3–23　2023 年男性门急诊就诊人次占比最高的就诊原因

顺　位	疾病分类	病　种	占比(%)
1	循环系统疾病		19.9
		特发性原发性高血压	11.8
		慢性缺血性心脏病	4.0
		脑梗死	0.8
		脑血管病后遗症	0.8
		其他脑血管病	0.6
2	呼吸系统疾病		13.9
		急性上呼吸道感染	3.1
		其他呼吸性疾患	2.8
		病原体未特指的肺炎	1.2
		支气管炎	1.1
		急性支气管炎	1.1
3	消化系统疾病		10.8
		胃炎和十二指肠炎	1.8
		齿龈炎和牙周疾病	1.2
		其他功能性肠疾患	1.0
		牙髓和根尖周组织疾病	0.8
		牙和支持结构的其他疾病	0.6

如表 3–24,女性门急诊就诊人次中,循环系统疾病(16.9%)、呼吸系统疾病(11.9%),以及消化系统疾病(10.4%)的就诊人次占比最高。循环系统疾病的就诊人次中,占比最高的病种是特发性原发性高血压(9.1%)、慢性缺血性心脏病(3.9%)、其他脑血管病(0.7%)、脑梗死(0.7%),以及脑血管病后遗症(0.7%)。呼吸系统疾病的就诊人次中,占比最高的病种是急性上呼吸道感染(2.9%)、其他呼吸性疾患(2.4%)、支气管炎(1.0%)、病原体未特指的肺

炎(1.0%),以及急性支气管炎(1.0%)。消化系统疾病的就诊人次中,占比最高的病种是胃炎和十二指肠炎(1.9%)、齿龈炎和牙周疾病(1.0%)、其他功能性肠疾患(1.0%)、牙髓和根尖周组织疾病(0.9%),以及龋病(0.6%)。

表 3-24　2023 年女性门急诊就诊人次占比最高的就诊原因

顺　位	疾病分类	病　种	占比(%)
1	循环系统疾病		16.9
		特发性原发性高血压	9.1
		慢性缺血性心脏病	3.9
		其他脑血管病	0.7
		脑梗死	0.7
		脑血管病后遗症	0.7
2	呼吸系统疾病		11.9
		急性上呼吸道感染	2.9
		其他呼吸性疾患	2.4
		支气管炎	1.0
		病原体未特指的肺炎	1.0
		急性支气管炎	1.0
3	消化系统疾病		10.4
		胃炎和十二指肠炎	1.9
		齿龈炎和牙周疾病	1.0
		其他功能性肠疾患	1.0
		牙髓和根尖周组织疾病	0.9
		龋病	0.6

(四)不同年龄组人口门急诊就诊人次占比及占比最高的就诊原因

2023 年,全市儿童门急诊就诊人次占比 6.2%,青年 24.7%,中年 17.0%,年轻老年人 34.9%,老年人 15.4%,长寿老年人 1.8%。

如表 3-25,儿童门急诊就诊人次中,呼吸系统疾病(46.0%)、眼和附器疾病(12.0%),以及消化系统疾病(9.0%)的就诊人次占比最高。呼吸系统疾病的就诊人次中,占比最高的病种是其他呼吸性疾患(11.9%)、急性上呼吸道感染(9.7%)、病原体未特指的肺炎(8.3%)、急性支气管炎(4.0%),以及支气管炎(3.0%)。眼和附器疾病的就诊人次中,占比最高的病种是屈光和调节疾患(9.3%)、结膜炎(1.6%)、斜视(0.3%)、眼睑炎和睑板囊肿(0.2%),以及眼睑的其他疾患(0.2%)。消化系统疾病的就诊人次中,占比最高的病种是牙面异常(包括咬合不正)(1.7%)、龋病(1.5%)、牙齿发育及出牙障碍(1.0%)、非感染性胃肠炎和结肠炎(1.0%),以及牙髓和根尖周组织疾病(0.9%)。

表 3-25　2023 年儿童门急诊就诊人次占比最高的就诊原因

顺　位	疾病分类	病　种	占比（%）
1	呼吸系统疾病		46.0
		其他呼吸性疾患	11.9
		急性上呼吸道感染	9.7
		病原体未特指的肺炎	8.3
		急性支气管炎	4.0
		支气管炎	3.0
2	眼和附器疾病		12.0
		屈光和调节疾患	9.3
		结膜炎	1.6
		斜视	0.3
		眼睑炎和睑板囊肿	0.2
		眼睑的其他疾患	0.2
3	消化系统疾病		9.0
		牙面异常（包括咬合不正）	1.7
		龋病	1.5
		牙齿发育及出牙障碍	1.0
		非感染性胃肠炎和结肠炎	1.0
		牙髓和根尖周组织疾病	0.9

如表 3-26，青年门急诊就诊人次中，消化系统疾病（13.2%）、呼吸系统疾病（12.6%），以及症状、体征和临床与实验室异常所见（10.9%）的就诊人次占比最高。消化系统疾病的就诊人次中，占比最高的病种是齿龈炎和牙周疾病（1.6%）、胃炎和十二指肠炎（1.5%）、牙面异常（包括咬合不正）（1.2%）、包埋牙及阻生牙（1.2%），以及龋病（1.1%）。呼吸系统疾病的就诊人次中，占比最高的病种是急性上呼吸道感染（3.7%）、其他呼吸性疾患（3.3%）、急性支气管炎（0.8%）、支气管炎（0.7%），以及慢性鼻炎、鼻咽炎和咽炎（0.7%）。症状、体征和临床与实验室异常所见的就诊人次中，占比最高的病种是急性上呼吸道感染（3.7%）、其他呼吸性疾患（3.3%）、急性支气管炎（0.8%）、支气管炎（0.7%），以及慢性鼻炎、鼻咽炎和咽炎（0.7%）。

表 3-26　2023 年青年门急诊就诊人次占比最高的就诊原因

顺　位	疾病分类	病　种	占比（%）
1	消化系统疾病		13.2
		齿龈炎和牙周疾病	1.6
		胃炎和十二指肠炎	1.5
		牙面异常（包括咬合不正）	1.2
		包埋牙及阻生牙	1.2
		龋病	1.1

续　表

顺　位	疾病分类	病　种	占比(%)
2	呼吸系统疾病		12.6
		急性上呼吸道感染	3.7
		其他呼吸性疾患	3.3
		急性支气管炎	0.8
		支气管炎	0.7
		慢性鼻炎、鼻咽炎和咽炎	0.7
3	症状、体征和临床与实验室异常所见		10.9
		急性上呼吸道感染	3.7
		其他呼吸性疾患	3.3
		急性支气管炎	0.8
		支气管炎	0.7
		慢性鼻炎、鼻咽炎和咽炎	0.7

　　如表3-27,门急诊中年就诊人次中,循环系统疾病(15.0%)、消化系统疾病(11.2%),以及内分泌、营养和代谢疾病(9.8%)的就诊人次占比最高。循环系统疾病的就诊人次中,占比最高的病种是特发性原发性高血压(10.8%)、慢性缺血性心脏病(1.7%)、其他脑血管病(0.4%)、脑梗死(0.3%),以及心脏心律失常(0.3%)。消化系统疾病的就诊人次中,占比最高的病种是胃炎和十二指肠炎(2.3%)、齿龈炎和牙周疾病(1.2%)、牙髓和根尖周组织疾病(1.0%)、肝的其他疾病(0.7%),以及牙和支持结构的其他疾病(0.6%)。内分泌、营养和代谢疾病的就诊人次中,占比最高的病种是未特指的糖尿病(2.8%)、非胰岛素依赖型糖尿病(2.2%)、脂蛋白代谢疾患和其他脂血症(2.1%)、非毒性甲状腺肿(0.9%),以及甲状腺功能减退症(0.5%)。

表3-27　2023年中年门急诊就诊人次占比最高的就诊原因

顺　位	疾病分类	病　种	占比(%)
1	循环系统疾病		15.0
		特发性原发性高血压	10.8
		慢性缺血性心脏病	1.7
		其他脑血管病	0.4
		脑梗死	0.3
		心脏心律失常	0.3
2	消化系统疾病		11.2
		胃炎和十二指肠炎	2.3
		齿龈炎和牙周疾病	1.2
		牙髓和根尖周组织疾病	1.0
		肝的其他疾病	0.7
		牙和支持结构的其他疾病	0.6

顺 位	疾病分类	病 种	占比(%)
3	内分泌、营养和代谢疾病		9.8
		未特指的糖尿病	2.8
		非胰岛素依赖型糖尿病	2.2
		脂蛋白代谢疾患和其他脂血症	2.1
		非毒性甲状腺肿	0.9
		甲状腺功能减退症	0.5

如表 3-28,年轻老年人门急诊就诊人次中,循环系统疾病(25.2%),内分泌、营养和代谢疾病(12.4%),以及呼吸系统疾病(10.1%)的就诊人次占比最高。循环系统疾病的就诊人次中,占比最高的病种是特发性原发性高血压(14.6%)、慢性缺血性心脏病(5.6%)、脑梗死(1.0%)、其他脑血管病(1.0%),以及脑血管病后遗症(0.9%)。内分泌、营养和代谢疾病的就诊人次中,占比最高的病种是未特指的糖尿病(4.1%)、非胰岛素依赖型糖尿病(3.3%)、脂蛋白代谢疾患和其他脂血症(3.2%)、甲状腺功能减退症(0.4%),以及非毒性甲状腺肿(0.3%)。呼吸系统疾病的就诊人次中,占比最高的病种是急性上呼吸道感染(2.3%)、其他呼吸性疾患(1.5%)、支气管炎(1.0%)、急性支气管炎(0.8%),以及慢性支气管炎(0.8%)。

表 3-28 2023 年年轻老年人门急诊就诊人次占比最高的就诊原因

顺 位	疾病分类	病 种	占比(%)
1	循环系统疾病		25.2
		特发性原发性高血压	14.6
		慢性缺血性心脏病	5.6
		脑梗死	1.0
		其他脑血管病	1.0
		脑血管病后遗症	0.9
2	内分泌、营养和代谢疾病		12.4
		未特指的糖尿病	4.1
		非胰岛素依赖型糖尿病	3.3
		脂蛋白代谢疾患和其他脂血症	3.2
		甲状腺功能减退症	0.4
		非毒性甲状腺肿	0.3
3	呼吸系统疾病		10.1
		急性上呼吸道感染	2.3
		其他呼吸性疾患	1.5
		支气管炎	1.0
		急性支气管炎	0.8
		慢性支气管炎	0.8

如表 3-29,老年人门急诊就诊人次中,循环系统疾病(31.6%),内分泌、营养和代谢疾病

(10.3%),以及呼吸系统疾病(10.1%)的就诊人次占比最高。循环系统疾病的就诊人次中,占比最高的病种是特发性原发性高血压(15.1%)、慢性缺血性心脏病(8.6%)、脑血管病后遗症(1.9%)、脑梗死(1.7%),以及其他脑血管病(1.4%)。内分泌、营养和代谢疾病的就诊人次中,占比最高的病种是未特指的糖尿病(3.7%)、非胰岛素依赖型糖尿病(3.0%)、脂蛋白代谢疾患和其他脂血症(2.2%)、嘌呤和嘧啶代谢紊乱(0.3%),以及甲状腺功能减退症(0.2%)。呼吸系统疾病的就诊人次中,占比最高的病种是急性上呼吸道感染(1.9%)、其他呼吸性疾患(1.5%)、慢性支气管炎(1.3%)、支气管炎(1.1%),以及急性支气管炎(0.8%)。

表3-29 2023年老年人门急诊就诊人次占比最高的就诊原因

顺 位	疾病分类	病 种	占比(%)
1	循环系统疾病		31.6
		特发性原发性高血压	15.1
		慢性缺血性心脏病	8.6
		脑血管病后遗症	1.9
		脑梗死	1.7
		其他脑血管病	1.4
2	内分泌、营养和代谢疾病		10.3
		未特指的糖尿病	3.7
		非胰岛素依赖型糖尿病	3.0
		脂蛋白代谢疾患和其他脂血症	2.2
		嘌呤和嘧啶代谢紊乱	0.3
		甲状腺功能减退症	0.2
3	呼吸系统疾病		10.1
		急性上呼吸道感染	1.9
		其他呼吸性疾患	1.5
		慢性支气管炎	1.3
		支气管炎	1.1
		急性支气管炎	0.8

如表3-30,长寿老年人门急诊就诊人次中,循环系统疾病(32.9%)、呼吸系统疾病(12.5%),以及消化系统疾病(8.4%)的就诊人次占比最高。循环系统疾病的就诊人次中,占比最高的病种是特发性原发性高血压(14.0%)、慢性缺血性心脏病(10.7%)、脑血管病后遗症(1.9%)、脑梗死(1.6%),以及其他脑血管病(1.4%)。呼吸系统疾病的就诊人次中,占比最高的病种是其他呼吸性疾患(2.3%)、慢性支气管炎(2.0%)、急性上呼吸道感染(2.0%)、支气管炎(1.3%),以及病原体未特指的肺炎(1.1%)。消化系统疾病的就诊人次中,占比最高的病种是其他功能性肠疾患(2.8%)、胃炎和十二指肠炎(1.9%)、消化系统其他疾病(0.5%)、齿龈炎和牙周疾病(0.5%),以及胆囊炎(0.4%)。

表 3 - 30　2023 年长寿老年人门急诊就诊人次占比最高的就诊原因

顺　位	疾病分类	病　种	占比（%）
1	循环系统疾病		32.9
		特发性原发性高血压	14.0
		慢性缺血性心脏病	10.7
		脑血管病后遗症	1.9
		脑梗死	1.6
		其他脑血管病	1.4
2	呼吸系统疾病		12.5
		其他呼吸性疾患	2.3
		慢性支气管炎	2.0
		急性上呼吸道感染	2.0
		支气管炎	1.3
		病原体未特指的肺炎	1.1
3	消化系统疾病		8.4
		其他功能性肠疾患	2.8
		胃炎和十二指肠炎	1.9
		消化系统其他疾病	0.5
		齿龈炎和牙周疾病	0.5
		胆囊炎	0.4

二、门急诊年人均就诊次数及次数最高的就诊原因

（一）总体概述

　　如表 3 - 31，2023 年，全市门急诊就诊人口中，因循环系统疾病（5.6 次[①]）、肿瘤（4.4 次），以及内分泌、营养和代谢疾病（4.0 次）就诊的年人均就诊次数最高。因循环系统疾病就诊的年人均就诊次数最高的病种是特发性原发性高血压（4.4 次）、慢性缺血性心脏病（3.6 次）、脑血管病后遗症（3.2 次）、心房颤动与心房扑动（2.9 次），以及脑梗死（2.8 次）。因肿瘤就诊的年人均就诊次数最高的病种是乳房的恶性肿瘤（7.1 次）、结肠的恶性肿瘤（5.7 次）、支气管和肺的恶性肿瘤（5.2 次）、口腔和消化器官不确定或未知行为的肿瘤（2.9 次），以及子宫平滑肌瘤（1.6 次）。因内分泌、营养和代谢疾病就诊的年人均就诊次数最高的病种是非胰岛素依赖型糖尿病（4.3 次）、未特指的糖尿病（4.1 次）、甲状腺毒症甲状腺功能亢进症（3.5 次）、脂蛋白代谢疾患和其他脂血症（2.4 次），以及甲状腺功能减退症（2.1 次）。

表 3 - 31　2023 年门急诊年人均就诊次数最高的就诊原因

顺　位	疾病分类	病　种	年人均就诊次数（次）
1	循环系统疾病		5.6
		特发性原发性高血压	4.4

[①] 计算方式：因循环系统就诊人次数/因循环系统就诊人口数，下同。

续　表

顺　位	疾病分类	病　种	年人均就诊次数(次)
		慢性缺血性心脏病	3.6
		脑血管病后遗症	3.2
		心房颤动与心房扑动	2.9
		脑梗死	2.8
2	肿瘤		4.4
		乳房的恶性肿瘤	7.1
		结肠的恶性肿瘤	5.7
		支气管和肺的恶性肿瘤	5.2
		口腔和消化器官不确定或未知行为的肿瘤	2.9
		子宫平滑肌瘤	1.6
3	内分泌、营养和代谢疾病		4.0
		非胰岛素依赖型糖尿病	4.3
		未特指的糖尿病	4.1
		甲状腺毒症甲状腺功能亢进症	3.5
		脂蛋白代谢疾患和其他脂血症	2.4
		甲状腺功能减退症	2.1

（二）不同支付方式人口门急诊年人均就诊次数及次数最高的就诊原因

2023 年，全市医保支付人口门急诊年人均就诊次数(10.2 次)，高于非医保支付人口(2.9 次)。

如表 3-32，医保支付人口门急诊年人均就诊次数中，因循环系统疾病(6.0 次)、肿瘤(5.1 次)，以及内分泌、营养和代谢疾病(4.3 次)就诊的年人均就诊次数最高。因循环系统疾病就诊的年人均就诊次数最高的病种是特发性原发性高血压(4.5 次)、慢性缺血性心脏病(3.7 次)、脑血管病后遗症(3.3 次)、心房颤动与心房扑动(3.1 次)，以及脑梗死(2.9 次)。因肿瘤就诊的年人均就诊次数最高的病种是乳房的恶性肿瘤(8.6 次)、支气管和肺的恶性肿瘤(7.2 次)、结肠的恶性肿瘤(7.1 次)、口腔和消化器官不确定或未知行为的肿瘤(3.3 次)，以及子宫平滑肌瘤(1.6 次)。因内分泌、营养和代谢疾病就诊的年人均就诊次数最高的病种是非胰岛素依赖型糖尿病(4.5 次)、未特指的糖尿病(4.3 次)、甲状腺毒症甲状腺功能亢进症(3.7 次)、脂蛋白代谢疾患和其他脂血症(2.5 次)，以及甲状腺功能减退症(2.1 次)。

表 3-32　2023 年医保支付人口门急诊年人均就诊次数最高的就诊原因

顺　位	疾病分类	病　种	年人均就诊次数(次)
1	循环系统疾病		6.0
		特发性原发性高血压	4.5
		慢性缺血性心脏病	3.7
		脑血管病后遗症	3.3
		心房颤动与心房扑动	3.1
		脑梗死	2.9

续 表

顺 位	疾病分类	病 种	年人均就诊次数(次)
2	肿瘤		5.1
		乳房的恶性肿瘤	8.6
		支气管和肺的恶性肿瘤	7.2
		结肠的恶性肿瘤	7.1
		口腔和消化器官不确定或未知行为的肿瘤	3.3
		子宫平滑肌瘤	1.6
3	内分泌、营养和代谢疾病		4.3
		非胰岛素依赖型糖尿病	4.5
		未特指的糖尿病	4.3
		甲状腺毒症甲状腺功能亢进症	3.7
		脂蛋白代谢疾患和其他脂血症	2.5
		甲状腺功能减退症	2.1

如表 3-33,非医保支付人口门急诊年人均就诊次数中,因妊娠、分娩和产褥期(3.7 次)、肿瘤(3.2 次),以及精神和行为疾患(2.4 次)就诊的年人均就诊次数最高。因妊娠、分娩和产褥期就诊的年人均就诊次数最高的病种是主要与妊娠有关的其他情况的孕产妇医疗(5.3 次),以及医疗性流产(2.2 次)。因肿瘤就诊的年人均就诊次数最高的病种是乳房的恶性肿瘤(4.7 次)、结肠的恶性肿瘤(3.7 次)、支气管和肺的恶性肿瘤(3.4 次)、口腔和消化器官不确定或未知行为的肿瘤(2.5 次),以及子宫平滑肌瘤(1.5 次)。因精神和行为疾患就诊的年人均就诊次数最高的病种是精神分裂症(5.2 次)、神经症性障碍(2.2 次)、未特指的精神障碍(2.2 次)、抑郁性障碍(2.0 次),以及焦虑障碍(1.9 次)。

表 3-33 2023 年非医保支付人口门急诊年人均就诊次数最高的就诊原因

顺 位	疾病分类	病 种	年人均就诊次数(次)
1	妊娠、分娩和产褥期		3.7
		主要与妊娠有关的其他情况的孕产妇医疗	5.3
		医疗性流产	2.2
2	肿瘤		3.2
		乳房的恶性肿瘤	4.7
		结肠的恶性肿瘤	3.7
		支气管和肺的恶性肿瘤	3.4
		口腔和消化器官不确定或未知行为的肿瘤	2.5
		子宫平滑肌瘤	1.5
3	精神和行为疾患		2.4
		精神分裂症	5.2
		神经症性障碍	2.2
		未特指的精神障碍	2.2
		抑郁性障碍	2.0
		焦虑障碍	1.9

（三）不同性别人口门急诊年人均就诊次数及次数最高的就诊原因

2023年，全市男性门急诊年人均就诊次数为7.3次，低于女性年人均就诊次数（8.9次）。

如表3-34，男性门急诊年人均就诊次数中，因循环系统疾病（5.4次）、肿瘤（5.2次），以及内分泌、营养和代谢疾病（4.3次）就诊的年人均就诊次数最高。因循环系统疾病就诊的年人均就诊次数最高的病种是特发性原发性高血压（4.3次）、慢性缺血性心脏病（3.5次）、脑血管病后遗症（3.2次）、心房颤动与心房扑动（2.9次），以及脑梗死（2.8次）。因肿瘤就诊的年人均就诊次数最高的病种是支气管和肺的恶性肿瘤（6.2次）、结肠的恶性肿瘤（5.9次）、乳房的恶性肿瘤（5.0次）、口腔和消化器官不确定或未知行为的肿瘤（3.0次），以及子宫平滑肌瘤（1.2次）。因内分泌、营养和代谢疾病就诊的年人均就诊次数最高的病种是非胰岛素依赖型糖尿病（4.2次）、未特指的糖尿病（4.1次）、甲状腺毒症甲状腺功能亢进症（3.5次）、脂蛋白代谢疾患和其他脂血症（2.3次），以及甲状腺功能减退症（2.1次）。

表3-34　2023年男性门急诊年人均就诊次数最高的就诊原因

顺　位	疾病分类	病　种	年人均就诊次数（次）
1	循环系统疾病		5.4
		特发性原发性高血压	4.3
		慢性缺血性心脏病	3.5
		脑血管病后遗症	3.2
		心房颤动与心房扑动	2.9
		脑梗死	2.8
2	肿瘤		5.2
		支气管和肺的恶性肿瘤	6.2
		结肠的恶性肿瘤	5.9
		乳房的恶性肿瘤	5.0
		口腔和消化器官不确定或未知行为的肿瘤	3.0
		子宫平滑肌瘤	1.2
3	内分泌、营养和代谢疾病		4.3
		非胰岛素依赖型糖尿病	4.2
		未特指的糖尿病	4.1
		甲状腺毒症甲状腺功能亢进症	3.5
		脂蛋白代谢疾患和其他脂血症	2.3
		甲状腺功能减退症	2.1

如表3-35，女性门急诊年人均就诊次数中，因循环系统疾病（5.9次）、肿瘤（4.4次），以及内分泌、营养和代谢疾病（4.0次）就诊的年人均就诊次数最高。因循环系统疾病就诊的年人均就诊次数最高的病种是特发性原发性高血压（4.5次）、慢性缺血性心脏病（3.6次）、脑血管病后遗症（3.2次）、心房颤动与心房扑动（3.0次），以及脑梗死（2.8次）。因

肿瘤就诊的年人均就诊次数最高的病种是乳房的恶性肿瘤(7.3次)、结肠的恶性肿瘤(5.9次)、支气管和肺的恶性肿瘤(5.5次)、口腔和消化器官不确定或未知行为的肿瘤(2.9次),以及子宫平滑肌瘤(1.6次)。因内分泌、营养和代谢疾病就诊的年人均就诊次数最高的病种是非胰岛素依赖型糖尿病(4.3次)、未特指的糖尿病(4.2次)、甲状腺毒症甲状腺功能亢进症(3.6次)、脂蛋白代谢疾患和其他脂血症(2.6次),以及甲状腺功能减退症(2.1次)。

表 3-35   2023 年女性门急诊年人均就诊次数最高的就诊原因

顺位	疾病分类	病种	年人均就诊次数(次)
1	循环系统疾病		5.9
		特发性原发性高血压	4.5
		慢性缺血性心脏病	3.6
		脑血管病后遗症	3.2
		心房颤动与心房扑动	3.0
		脑梗死	2.8
2	肿瘤		4.4
		乳房的恶性肿瘤	7.3
		结肠的恶性肿瘤	5.9
		支气管和肺的恶性肿瘤	5.5
		口腔和消化器官不确定或未知行为的肿瘤	2.9
		子宫平滑肌瘤	1.6
3	内分泌、营养和代谢疾病		4.0
		非胰岛素依赖型糖尿病	4.3
		未特指的糖尿病	4.2
		甲状腺毒症甲状腺功能亢进症	3.6
		脂蛋白代谢疾患和其他脂血症	2.6
		甲状腺功能减退症	2.1

(四)不同年龄组人口门急诊年人均就诊次数及次数最高的就诊原因

2023 年,全市儿童门急诊年人均就诊人次数为 4.5 次,青年 5.0 次,中年 6.6 次,年轻老年人 13.7 次,老年人 19.7 次,长寿老年人 18.8 次。

如表 3-36,儿童门急诊年人均就诊次数中,因呼吸系统疾病(4.0 次)、精神和行为疾患(3.1 次),以及气血津液病类(2.2 次)就诊的年人均就诊次数最高。因呼吸系统疾病就诊的年人均就诊次数最高的病种是病原体未特指的肺炎(3.9 次)、哮喘(2.2 次)、其他呼吸性疾患(2.0 次)、急性支气管炎(1.8 次),以及支气管炎(1.7 次)。因精神和行为疾患就诊的年人均就诊次数最高的病种是未特指的精神障碍(3.1 次)、精神分裂症(2.6 次)、抑郁性障碍(2.6 次)、焦虑障碍(2.4 次),以及神经症性障碍(1.7 次)。因气血津液病类就诊的年人均就诊次数最高的病种是虚损病(2.2 次)。

表 3-36　2023 年儿童门急诊年人均就诊次数最高的就诊原因

顺　位	疾 病 分 类	病　　　种	年人均就诊次数(次)
1	呼吸系统疾病		4.0
		病原体未特指的肺炎	3.9
		哮喘	2.2
		其他呼吸性疾患	2.0
		急性支气管炎	1.8
		支气管炎	1.7
2	精神和行为疾患		3.1
		未特指的精神障碍	3.1
		精神分裂症	2.6
		抑郁性障碍	2.6
		焦虑障碍	2.4
		神经症性障碍	1.7
3	气血津液病类		2.2
		虚损病	2.2

如表 3-37,青年门急诊年人均就诊次数中,因妊娠、分娩和产褥期(3.8 次)、精神和行为疾患(3.5 次),以及肿瘤(3.2 次)就诊的年人均就诊次数最高。因妊娠、分娩和产褥期就诊的年人均就诊次数最高的病种是主要与妊娠有关的其他情况的孕产妇医疗(5.4 次),以及医疗性流产(2.4 次)。因精神和行为疾患就诊的年人均就诊次数最高的病种是精神分裂症(5.8 次)、未特指的精神障碍(3.6 次)、抑郁性障碍(2.6 次)、焦虑障碍(2.5 次),以及神经症性障碍(1.9 次)。因肿瘤就诊的年人均就诊次数最高的病种是乳房的恶性肿瘤(8.2 次)、结肠的恶性肿瘤(6.0 次)、支气管和肺的恶性肿瘤(4.3 次)、口腔和消化器官不确定或未知行为的肿瘤(2.3 次),以及子宫平滑肌瘤(1.7 次)。

表 3-37　2023 年青年门急诊年人均就诊次数最高的就诊原因

顺　位	疾 病 分 类	病　　　种	年人均就诊次数(次)
1	妊娠、分娩和产褥期		3.8
		主要与妊娠有关的其他情况的孕产妇医疗	5.4
		医疗性流产	2.4
2	精神和行为疾患		3.5
		精神分裂症	5.8
		未特指的精神障碍	3.6
		抑郁性障碍	2.6
		焦虑障碍	2.5
		神经症性障碍	1.9
3	肿瘤		3.2
		乳房的恶性肿瘤	8.2
		结肠的恶性肿瘤	6.0

续　表

顺　位	疾病分类	病　种	年人均就诊次数(次)
		支气管和肺的恶性肿瘤	4.3
		口腔和消化器官不确定或未知行为的肿瘤	2.3
		子宫平滑肌瘤	1.7

　　如表3-38,中年门急诊年人均就诊次数中,因肿瘤(4.0次)、循环系统疾病(4.0次),以及精神和行为疾患(3.8次)就诊的年人均就诊次数最高。因肿瘤就诊的年人均就诊次数最高的病种是乳房的恶性肿瘤(7.0次)、结肠的恶性肿瘤(5.6次)、支气管和肺的恶性肿瘤(5.0次)、口腔和消化器官不确定或未知行为的肿瘤(2.9次),以及子宫平滑肌瘤(1.6次)。因循环系统疾病就诊的年人均就诊次数最高的病种是特发性原发性高血压(3.9次)、脑血管病后遗症(2.7次)、慢性缺血性心脏病(2.5次)、心房颤动与心房扑动(2.4次),以及脑梗死(2.3次)。因精神和行为疾患就诊的年人均就诊次数最高的病种是精神分裂症(6.3次)、未特指的精神障碍(4.2次)、抑郁性障碍(3.2次)、焦虑障碍(2.9次),以及神经症性障碍(2.0次)。

表3-38　2023年中年门急诊年人均就诊次数最高的就诊原因

顺　位	疾病分类	病　种	年人均就诊次数(次)
1	肿瘤		4.0
		乳房的恶性肿瘤	7.0
		结肠的恶性肿瘤	5.6
		支气管和肺的恶性肿瘤	5.0
		口腔和消化器官不确定或未知行为的肿瘤	2.9
		子宫平滑肌瘤	1.6
2	循环系统疾病		4.0
		特发性原发性高血压	3.9
		脑血管病后遗症	2.7
		慢性缺血性心脏病	2.5
		心房颤动与心房扑动	2.4
		脑梗死	2.3
3	精神和行为疾患		3.8
		精神分裂症	6.3
		未特指的精神障碍	4.2
		抑郁性障碍	3.2
		焦虑障碍	2.9
		神经症性障碍	2.0

　　如表3-39,年轻老年人门急诊年人均就诊次数中,因肿瘤(5.8次)、循环系统疾病(5.8次),以及内分泌、营养和代谢疾病(4.7次)就诊的年人均就诊次数最高。因肿瘤就诊的年人均就诊次数最高的病种是乳房的恶性肿瘤(7.5次)、支气管和肺的恶性肿瘤(6.4

次)、结肠的恶性肿瘤(6.3次)、口腔和消化器官不确定或未知行为的肿瘤(3.2次),以及子宫平滑肌瘤(1.3次)。因循环系统疾病就诊的年人均就诊次数最高的病种是特发性原发性高血压(4.5次)、慢性缺血性心脏病(3.4次)、脑血管病后遗症(3.0次)、心房颤动与心房扑动(3.0次),以及脑梗死(2.8次)。因内分泌、营养和代谢疾病就诊的年人均就诊次数最高的病种是非胰岛素依赖型糖尿病(4.5次)、未特指的糖尿病(4.3次)、甲状腺毒症甲状腺功能亢进症(3.3次)、脂蛋白代谢疾患和其他脂血症(2.6次),以及甲状腺功能减退症(2.1次)。

表3–39　2023年年轻老年人门急诊年人均就诊次数最高的就诊原因

顺　位	疾病分类	病　种	年人均就诊次数(次)
1	肿瘤		5.8
		乳房的恶性肿瘤	7.5
		支气管和肺的恶性肿瘤	6.4
		结肠的恶性肿瘤	6.3
		口腔和消化器官不确定或未知行为的肿瘤	3.2
		子宫平滑肌瘤	1.3
2	循环系统疾病		5.8
		特发性原发性高血压	4.5
		慢性缺血性心脏病	3.4
		脑血管病后遗症	3.0
		心房颤动与心房扑动	3.0
		脑梗死	2.8
3	内分泌、营养和代谢疾病		4.7
		非胰岛素依赖型糖尿病	4.5
		未特指的糖尿病	4.3
		甲状腺毒症甲状腺功能亢进症	3.3
		脂蛋白代谢疾患和其他脂血症	2.6
		甲状腺功能减退症	2.1

如表3–40,老年人门急诊年人均就诊次数中,因循环系统疾病(7.8次)、肿瘤(5.3次),以及内分泌、营养和代谢疾病(5.0次)就诊的年人均就诊次数最高。因循环系统疾病就诊的年人均就诊次数最高的病种是特发性原发性高血压(4.9次)、慢性缺血性心脏病(4.2次)、脑血管病后遗症(3.5次)、脑梗死(3.1次),以及心房颤动与心房扑动(3.1次)。因肿瘤就诊的年人均就诊次数最高的病种是乳房的恶性肿瘤(6.4次)、支气管和肺的恶性肿瘤(5.9次)、结肠的恶性肿瘤(5.4次)、口腔和消化器官不确定或未知行为的肿瘤(2.9次),以及子宫平滑肌瘤(1.3次)。因内分泌、营养和代谢疾病就诊的年人均就诊次数最高的病种是非胰岛素依赖型糖尿病(4.6次)、未特指的糖尿病(4.3次)、甲状腺毒症甲状腺功能亢进症(2.9次)、脂蛋白代谢疾患和其他脂血症(2.4次),以及甲状腺功能减退症(1.9次)。

表 3‐40 2023 年老年人门急诊年人均就诊次数最高的就诊原因

顺位	疾病分类	病种	年人均就诊次数(次)
1	循环系统疾病		7.8
		特发性原发性高血压	4.9
		慢性缺血性心脏病	4.2
		脑血管病后遗症	3.5
		脑梗死	3.1
		心房颤动与心房扑动	3.1
2	肿瘤		5.3
		乳房的恶性肿瘤	6.4
		支气管和肺的恶性肿瘤	5.9
		结肠的恶性肿瘤	5.4
		口腔和消化器官不确定或未知行为的肿瘤	2.9
		子宫平滑肌瘤	1.3
3	内分泌、营养和代谢疾病		5.0
		非胰岛素依赖型糖尿病	4.6
		未特指的糖尿病	4.3
		甲状腺毒症甲状腺功能亢进症	2.9
		脂蛋白代谢疾患和其他脂血症	2.4
		甲状腺功能减退症	1.9

如表 3‐41,长寿老年人门急诊年人均就诊次数中,因循环系统疾病(7.6 次),内分泌、营养和代谢疾病(4.2 次),以及神经系统疾病(4.2 次)就诊的年人均就诊次数最高。因循环系统疾病就诊的年人均就诊次数最高的病种是特发性原发性高血压(4.5 次)、慢性缺血性心脏病(4.4 次)、脑血管病后遗症(3.2 次)、脑梗死(2.8 次),以及心房颤动与心房扑动(2.8 次)。因内分泌、营养和代谢疾病就诊的年人均就诊次数最高的病种是非胰岛素依赖型糖尿病(4.0 次)、未特指的糖尿病(3.6 次)、甲状腺毒症甲状腺功能亢进症(2.4 次)、脂蛋白代谢疾患和其他脂血症(2.3 次),以及非毒性甲状腺肿(2.0 次)。因神经系统疾病就诊的年人均就诊次数最高的病种是睡眠障碍(4.1 次),以及帕金森病(3.9 次)。

表 3‐41 2023 年长寿老年人门急诊年人均就诊次数最高的就诊原因

顺位	疾病分类	病种	年人均就诊次数(次)
1	循环系统疾病		7.6
		特发性原发性高血压	4.5
		慢性缺血性心脏病	4.4
		脑血管病后遗症	3.2
		脑梗死	2.8
		心房颤动与心房扑动	2.8
2	内分泌、营养和代谢疾病		4.2
		非胰岛素依赖型糖尿病	4.0

续　表

顺　位	疾病分类	病　种	年人均就诊次数（次）
		未特指的糖尿病	3.6
		甲状腺毒症甲状腺功能亢进症	2.4
		脂蛋白代谢疾患和其他脂血症	2.3
		非毒性甲状腺肿	2.0
3	神经系统疾病		4.2
		睡眠障碍	4.1
		帕金森病	3.9

三、门急诊各类型服务业务利用情况及就诊原因

（一）总体概述

上海市门急诊类型服务业务种类较繁多,包括普通门诊、急诊、专家门诊、专科门诊、特需门诊、专病门诊、和其他门诊服务。2023 年,全市就诊人口对普通门诊、急诊和专家门诊总计占比为 93.1%,本部分将重点分析就诊人口对以上三种类型服务业务利用情况及主要就诊原因。

2023 年,全市门急诊就诊人次中,普通门诊年人均就诊次数为 6.8 次[1],急诊年人均就诊次数为 2.2 次,专家门诊年人均就诊次数为 2.8 次。

如表 3-42,普通门诊就诊人次中,循环系统疾病(21.2%)、呼吸系统疾病(11.6%),以及消化系统疾病(11.0%)的就诊人次占比最高。循环系统疾病的就诊人次中,占比最高的病种是特发性原发性高血压(12.5%)、慢性缺血性心脏病(4.8%)、脑血管病后遗症(0.9%)、其他脑血管病(0.7%),以及脑梗死(0.7%)。呼吸系统疾病的就诊人次中,占比最高的病种是急性上呼吸道感染(2.9%)、其他呼吸性疾患(1.6%)、支气管炎(1.2%)、急性支气管炎(1.1%),以及慢性支气管炎(0.7%)。消化系统疾病的就诊人次中,占比最高的病种是胃炎和十二指肠炎(2.0%)、齿龈炎和牙周疾病(1.2%)、其他功能性肠疾患(1.2%)、牙髓和根尖周组织疾病(1.0%),以及龋病(0.7%)。

表 3-42　2023 年普通门诊就诊人次占比最高的就诊原因

顺　位	疾病分类	病　种	占比(%)
1	循环系统疾病		21.2
		特发性原发性高血压	12.5
		慢性缺血性心脏病	4.8
		脑血管病后遗症	0.9
		其他脑血管病	0.7
		脑梗死	0.7

---

[1] 　计算方式:普通门诊年人均就诊次数=普通门诊就诊总人次数/利用普通门诊人口数,下同。

续　表

顺　位	疾病分类	病　种	占比(%)
2	呼吸系统疾病		11.6
		急性上呼吸道感染	2.9
		其他呼吸性疾患	1.6
		支气管炎	1.2
		急性支气管炎	1.1
		慢性支气管炎	0.7
3	消化系统疾病		11.0
		胃炎和十二指肠炎	2.0
		齿龈炎和牙周疾病	1.2
		其他功能性肠疾患	1.2
		牙髓和根尖周组织疾病	1.0
		龋病	0.7

如表 3－43，急诊就诊人次中，呼吸系统疾病(34.0%)，症状、体征和临床与实验室异常所见(22.0%)，以及损伤、中毒和外因的某些其他后果(10.3%)的就诊人次占比最高。呼吸系统疾病的就诊人次中，占比最高的病种是其他呼吸性疾患(13.4%)、急性上呼吸道感染(7.5%)、病原体未特指的肺炎(5.2%)、急性支气管炎(1.8%)，以及支气管炎(1.2%)。症状、体征和临床与实验室异常所见的就诊人次中，占比最高的病种是原因不明的发热(6.7%)、腹部和盆腔痛(3.5%)、头晕和眩晕(2.7%)、咳嗽(1.6%)，以及咽痛和胸痛(1.2%)。损伤、中毒和外因的某些其他后果的就诊人次中，占比最高的病种是身体损伤(2.1%)、头部损伤(1.3%)、下肢损伤(0.7%)、呼吸道内异物(0.5%)，以及腕和手损伤(0.5%)。

表 3－43　2023 年急诊就诊人次占比最高的就诊原因

顺　位	疾病分类	病　种	占比(%)
1	呼吸系统疾病		34.0
		其他呼吸性疾患	13.4
		急性上呼吸道感染	7.5
		病原体未特指的肺炎	5.2
		急性支气管炎	1.8
		支气管炎	1.2
2	症状、体征和临床与实验室异常所见		22.0
		原因不明的发热	6.7
		腹部和盆腔痛	3.5
		头晕和眩晕	2.7
		咳嗽	1.6
		咽痛和胸痛	1.2

续　表

顺　　位	疾病分类	病　　种	占比(%)
3	损伤、中毒和外因的某些其他后果		10.3
		身体损伤	2.1
		头部损伤	1.3
		下肢损伤	0.7
		呼吸道内异物	0.5
		腕和手损伤	0.5

如表 3‑44,专家门诊就诊人次中,消化系统疾病(12.5%)、泌尿生殖系统疾病(11.3%),以及循环系统疾病(10.0%)的就诊人次占比最高。消化系统疾病的就诊人次中,占比最高的病种是胃炎和十二指肠炎(2.5%)、齿龈炎和牙周疾病(1.0%)、牙面异常(包括咬合不正)(0.9%)、肝的其他疾病(0.9%),以及牙髓和根尖周组织疾病(0.7%)。泌尿生殖系统疾病的就诊人次中,占比最高的病种是女性不育症(1.1%),月经过多、频繁而且不规则(0.9%)、泌尿系统的其他疾患(0.9%)、前列腺增生(0.6%),以及乳房肿块(0.6%)。循环系统疾病的就诊人次中,占比最高的病种是特发性原发性高血压(3.3%)、慢性缺血性心脏病(1.7%)、心脏心律失常(0.5%)、脑梗死(0.5%),以及其他脑血管病(0.4%)。

表 3‑44　2023 年专家门诊就诊人次占比最高的就诊原因

顺　　位	疾病分类	病　　种	占比(%)
1	消化系统疾病		12.5
		胃炎和十二指肠炎	2.5
		齿龈炎和牙周疾病	1.0
		牙面异常(包括咬合不正)	0.9
		肝的其他疾病	0.9
		牙髓和根尖周组织疾病	0.7
2	泌尿生殖系统疾病		11.3
		女性不育症	1.1
		月经过多、频繁而且不规则	0.9
		泌尿系统的其他疾患	0.9
		前列腺增生	0.6
		乳房肿块	0.6
3	循环系统疾病		10.0
		特发性原发性高血压	3.3
		慢性缺血性心脏病	1.7
		心脏心律失常	0.5
		脑梗死	0.5
		其他脑血管病	0.4

（二）不同支付方式人口门急诊各类型服务业务利用情况及就诊原因

如图 3-1,2023 年,全市医保支付人口就诊人次中,普通门诊占比 77.4%,急诊 8.1%,专家门诊 8.9%;非医保支付人口就诊人次中,普通门诊占比 59.0%,急诊 13.0%,专家门诊 15.2%。

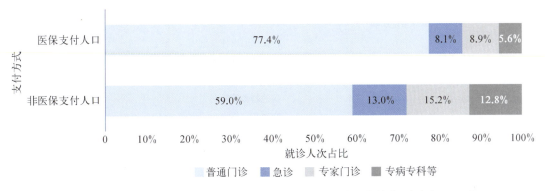

图 3-1 2023 年不同支付方式人口门急诊各类型服务业务就诊人次占比

如图 3-2,医保支付人口普通门诊年人均就诊次数为 8.7 次,急诊 2.5 次,专家门诊 3.2 次;非医保支付人口普通门诊年人均就诊次数为 2.5 次,急诊 1.6 次,专家门诊 2.0 次。

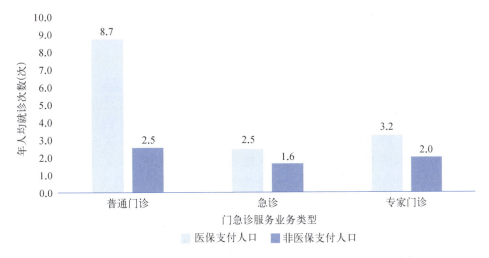

图 3-2 2023 年不同支付方式人口门急诊各类型服务业务年人均就诊次数

1. 医保支付人口门急诊各类型服务业务就诊人次占比最高的就诊原因

如表 3-45,2023 年,全市医保支付人口普通门诊就诊人次中,因循环系统疾病（23.4%）、呼吸系统疾病（11.6%）,以及内分泌、营养和代谢疾病（10.9%）的就诊人次占比最高。循环系统疾病的就诊人次中,占比最高的病种是特发性原发性高血压（13.8%）、慢性缺血性心脏病（5.3%）、脑血管病后遗症（1.0%）、其他脑血管病（0.8%）,以及脑梗死（0.8%）。呼吸系统疾病的就诊人次中,占比最高的病种是急性上呼吸道感染（2.9%）、其他呼吸性疾患（1.5%）、支气管炎（1.2%）、急性支气管炎（1.1%）,以及慢性支气管炎（0.8%）。内分泌、营养和代谢疾病的就诊人次中,占比最高的病种是未特指的糖尿病(3.6%)、非胰岛素依赖型糖尿病(2.8%)、脂蛋白代谢疾患和其他脂血症(2.6%)、甲状腺功能减退症(0.4%),以及嘌呤和嘧啶代谢紊乱(0.3%)。

表3-45　2023年医保支付人口普通门诊就诊人次占比最高的就诊原因

顺　位	疾病分类	病　种	占比(%)
1	循环系统疾病		23.4
		特发性原发性高血压	13.8
		慢性缺血性心脏病	5.3
		脑血管病后遗症	1.0
		其他脑血管病	0.8
		脑梗死	0.8
2	呼吸系统疾病		11.6
		急性上呼吸道感染	2.9
		其他呼吸性疾患	1.5
		支气管炎	1.2
		急性支气管炎	1.1
		慢性支气管炎	0.8
3	内分泌、营养和代谢病		10.9
		未特指的糖尿病	3.6
		非胰岛素依赖型糖尿病	2.8
		脂蛋白代谢疾患和其他脂血症	2.6
		甲状腺功能减退症	0.4
		嘌呤和嘧啶代谢紊乱	0.3

如表3-46,医保支付人口急诊就诊人次中,呼吸系统疾病(36.9%),症状、体征和临床与实验室异常所见(23.1%),以及传染病和寄生虫病(8.3%)的就诊人次占比最高。呼吸系统疾病的就诊人次中,占比最高的病种是其他呼吸性疾患(14.7%)、急性上呼吸道感染(8.0%)、病原体未特指的肺炎(5.7%)、急性支气管炎(1.9%),以及支气管炎(1.3%)。症状、体征和临床与实验室异常所见的就诊人次中,占比最高的病种是原因不明的发热(7.4%)、腹部和盆腔痛(3.3%)、头晕和眩晕(3.1%)、咳嗽(1.7%),以及咽痛和胸痛(1.2%)。传染病和寄生虫病的就诊人次中,占比最高的病种是其他传染病(5.4%)、假定传染源的腹泻和胃肠炎(0.9%)、神经系统的结核病(0.8%)、非特定部位的细菌性感染(0.4%),以及丹毒(0.2%)。

表3-46　2023年医保支付人口急诊就诊人次占比最高的就诊原因

顺　位	疾病分类	病　种	占比(%)
1	呼吸系统疾病		36.9
		其他呼吸性疾患	14.7
		急性上呼吸道感染	8.0

续　表

顺　位	疾病分类	病　种	占比（%）
		病原体未特指的肺炎	5.7
		急性支气管炎	1.9
		支气管炎	1.3
2	症状、体征和临床与实验室异常所见		23.1
		原因不明的发热	7.4
		腹部和盆腔痛	3.3
		头晕和眩晕	3.1
		咳嗽	1.7
		咽痛和胸痛	1.2
3	传染病和寄生虫病		8.3
		其他传染病	5.4
		假定传染源的腹泻和胃肠炎	0.9
		神经系统的结核病	0.8
		非特定部位的细菌性感染	0.4
		丹毒	0.2

如表3-47，医保支付人口专家门诊就诊人次中，消化系统疾病（13.0%）、循环系统疾病（11.5%），以及泌尿生殖系统疾病（10.7%）的就诊人次占比最高。消化系统疾病的就诊人次中，占比最高的病种是胃炎和十二指肠炎（2.8%）、肝的其他疾病（1.0%）、牙髓和根尖周组织疾病（0.8%）、齿龈炎和牙周疾病（0.7%），以及牙和支持结构的其他疾病（0.6%）。循环系统疾病的就诊人次中，占比最高的病种是特发性原发性高血压（4.1%）、慢性缺血性心脏病（2.0%）、心脏心律失常（0.6%）、脑梗死（0.6%），以及其他脑血管病（0.4%）。泌尿生殖系统疾病的就诊人次中，占比最高的病种是月经过多、频繁而且不规则（1.0%）、泌尿系统的其他疾患（0.9%）、前列腺增生（0.7%）、慢性肾衰竭（0.6%），以及乳房肿块（0.6%）。

表3-47　2023年医保支付人口专家门诊就诊人次占比最高的就诊原因

顺　位	疾病分类	病　种	占比（%）
1	消化系统疾病		13.0
		胃炎和十二指肠炎	2.8
		肝的其他疾病	1.0
		牙髓和根尖周组织疾病	0.8
		齿龈炎和牙周疾病	0.7
		牙和支持结构的其他疾病	0.6
2	循环系统疾病		11.5
		特发性原发性高血压	4.1
		慢性缺血性心脏病	2.0
		心脏心律失常	0.6
		脑梗死	0.6
		其他脑血管病	0.4

续　表

顺　位	疾病分类	病　种	占比(%)
3	泌尿生殖系统疾病		10.7
		月经过多、频繁而且不规则	1.0
		泌尿系统的其他疾患	0.9
		前列腺增生	0.7
		慢性肾衰竭	0.6
		乳房肿块	0.6

2. 非医保支付人口门急诊各类型服务业务就诊人次占比最高的就诊原因

如表3-48,2023年,全市非医保支付人口普通门诊就诊人次中,消化系统疾病(11.8%)、呼吸系统疾病(11.4%),以及症状、体征和临床与实验室异常所见(10.2%)的就诊人次占比最高。消化系统疾病的就诊人次中,占比最高的病种是牙面异常(包括咬合不正)(1.8%)、胃炎和十二指肠炎(1.6%)、齿龈炎和牙周疾病(1.2%)、牙和支持结构的其他疾病(1.0%),以及牙髓和根尖周组织疾病(0.8%)。呼吸系统疾病的就诊人次中,占比最高的病种是急性上呼吸道感染(2.5%)、其他呼吸性疾患(2.1%)、病原体未特指的肺炎(1.3%)、急性支气管炎(1.0%),以及支气管炎(0.8%)。症状、体征和临床与实验室异常所见的就诊人次中,占比最高的病种是肺诊断性影像检查的异常所见(1.5%)、腹部和盆腔痛(1.0%)、头晕和眩晕(0.7%)、尿的其他异常所见(0.6%),以及咳嗽(0.5%)。

表3-48　2023年非医保支付人口普通门诊就诊人次占比最高的就诊原因

顺　位	疾病分类	病　种	占比(%)
1	消化系统疾病		11.8
		牙面异常(包括咬合不正)	1.8
		胃炎和十二指肠炎	1.6
		齿龈炎和牙周疾病	1.2
		牙和支持结构的其他疾病	1.0
		牙髓和根尖周组织疾病	0.8
2	呼吸系统疾病		11.4
		急性上呼吸道感染	2.5
		其他呼吸性疾患	2.1
		病原体未特指的肺炎	1.3
		急性支气管炎	1.0
		支气管炎	0.8
3	症状、体征和临床与实验室异常所见		10.2
		肺诊断性影像检查的异常所见	1.5
		腹部和盆腔痛	1.0
		头晕和眩晕	0.7
		尿的其他异常所见	0.6
		咳嗽	0.5

如表 3-49,非医保支付人口急诊就诊人次中,呼吸系统疾病(25.9%),损伤、中毒和外因的某些其他后果(21.2%),以及症状、体征和临床与实验室异常所见(18.9%)的就诊人次占比最高。呼吸系统疾病的就诊人次中,占比最高的病种是其他呼吸性疾患(9.6%)、急性上呼吸道感染(6.2%)、病原体未特指的肺炎(4.0%)、急性支气管炎(1.4%),以及支气管炎(0.9%)。损伤、中毒和外因的某些其他后果的就诊人次中,占比最高的病种是身体损伤(4.7%)、头部损伤(3.3%)、下肢损伤(1.4%)、上肢损伤(1.0%),以及腕和手损伤(0.9%)。症状、体征和临床与实验室异常所见的就诊人次中,占比最高的病种是原因不明的发热(4.6%)、腹部和盆腔痛(4.0%)、头晕和眩晕(1.9%)、咽痛和胸痛(1.1%),以及咳嗽(1.1%)。

表 3-49　2023 年非医保支付人口急诊就诊人次占比最高的就诊原因

顺　位	疾病分类	病　种	占比(%)
1	呼吸系统疾病		25.9
		其他呼吸性疾患	9.6
		急性上呼吸道感染	6.2
		病原体未特指的肺炎	4.0
		急性支气管炎	1.4
		支气管炎	0.9
2	损伤、中毒和外因的某些其他后果		21.2
		身体损伤	4.7
		头部损伤	3.3
		下肢损伤	1.4
		上肢损伤	1.0
		腕和手损伤	0.9
3	症状、体征和临床与实验室异常所见		18.9
		原因不明的发热	4.6
		腹部和盆腔痛	4.0
		头晕和眩晕	1.9
		咽痛和胸痛	1.1
		咳嗽	1.1

如表 3-50,非医保支付人口专家门诊就诊人次中,泌尿生殖系统疾病(10.7%)、消化系统疾病(10.9%),以及肿瘤(9.7%)的就诊人次占比最高。泌尿生殖系统疾病的就诊人次中,占比最高的病种是女性不育症(2.7%),月经过多、频繁而且不规则(0.7%)、泌尿系统的其他疾患(0.7%)、乳房肿块(0.6%),以及阴道和外阴炎症(0.5%)。消化系统疾病的就诊人次中,占比最高的病种是牙面异常(包括咬合不正)(2.3%)、齿龈炎和牙周疾病(1.8%)、胃炎和十二指肠炎(1.7%)、牙和支持结构的其他疾病(0.7%),以及肝的其他疾病(0.6%)。肿瘤的就诊人次中,占比最高的病种是支气管和肺的恶性肿瘤(1.2%)、乳房的恶性肿瘤(0.7%)、肝和肝内胆管的恶性肿瘤(0.6%)、口腔和消化器官不确定或未知行为的肿瘤(0.6%),以及胃的恶性肿瘤(0.5%)。

表 3-50　2023 年非医保支付人口专家门诊就诊人次占比最高的就诊原因

顺　位	疾 病 分 类	病　种	占比(%)
1	泌尿生殖系统疾病		10.7
		女性不育症	2.7
		月经过多、频繁而且不规则	0.7
		泌尿系统的其他疾患	0.7
		乳房肿块	0.6
		阴道和外阴炎症	0.5
2	消化系统疾病		10.9
		牙面异常(包括咬合不正)	2.3
		齿龈炎和牙周疾病	1.8
		胃炎和十二指肠炎	1.7
		牙和支持结构的其他疾病	0.7
		肝的其他疾病	0.6
3	肿瘤		9.7
		支气管和肺的恶性肿瘤	1.2
		乳房的恶性肿瘤	0.7
		肝和肝内胆管的恶性肿瘤	0.6
		口腔和消化器官不确定或未知行为的肿瘤	0.6
		胃的恶性肿瘤	0.5

(三) 不同性别人口门急诊各类型服务业务利用情况及就诊原因

如图 3-3,2023 年,全市男性普通门诊就诊人次占比 75.0%,急诊 9.8%,专家门诊 9.2%;女性普通门诊就诊人次占比 74.7%,急诊 7.9%,专家门诊 10.4%。

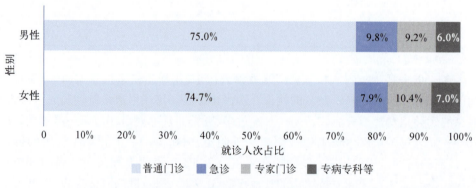

图 3-3　2023 年门急诊不同性别人口各类型服务业务就诊人次占比

如图 3-4,男性普通门诊年人均就诊次数为 6.6 次,急诊 2.2 次,专家门诊 2.8 次;女性普通门诊年人均就诊次数为 7.7 次,急诊 2.3 次,专家门诊 3.0 次。

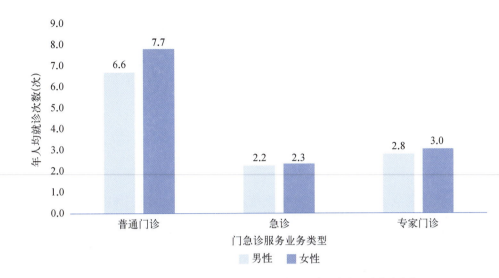

图3-4 2023年门急诊不同性别人口各类型服务业务年人均就诊次数

1. 男性门急诊各类型服务业务就诊人次占比最高的就诊原因

如表3-51,2023年,全市男性普通门诊就诊人次中,循环系统疾病(23.4%)、呼吸系统疾病(12.4%),以及消化系统疾病(11.0%)的就诊人次占比最高。循环系统疾病的就诊人次中,占比最高的病种是特发性原发性高血压(14.5%)、慢性缺血性心脏病(4.8%)、脑血管病后遗症(0.9%)、脑梗死(0.7%),以及其他脑血管病(0.7%)。呼吸系统疾病的就诊人次中,占比最高的病种是急性上呼吸道感染(3.0%)、其他呼吸性疾患(1.7%)、支气管炎(1.2%)、急性支气管炎(1.1%),以及慢性支气管炎(0.8%)。消化系统疾病的就诊人次中,占比最高的病种是胃炎和十二指肠炎(1.9%)、齿龈炎和牙周疾病(1.3%)、其他功能性肠疾患(1.2%)、牙髓和根尖周组织疾病(0.9%),以及牙和支持结构的其他疾病(0.7%)。

表3-51 2023年男性普通门诊就诊人次占比最高的就诊原因

顺　　位	疾病分类	病　　种	占比(%)
1	循环系统疾病		23.4
		特发性原发性高血压	14.5
		慢性缺血性心脏病	4.8
		脑血管病后遗症	0.9
		脑梗死	0.7
		其他脑血管病	0.7
2	呼吸系统疾病		12.4
		急性上呼吸道感染	3.0
		其他呼吸性疾患	1.7
		支气管炎	1.2
		急性支气管炎	1.1
		慢性支气管炎	0.8

续　表

顺　位	疾病分类	病　种	占比（%）
3	消化系统疾病		11.0
		胃炎和十二指肠炎	1.9
		齿龈炎和牙周疾病	1.3
		其他功能性肠疾患	1.2
		牙髓和根尖周组织疾病	0.9
		牙和支持结构的其他疾病	0.7

如表 3-52，男性急诊就诊人次中，呼吸系统疾病（34.4%），症状、体征和临床与实验室异常所见（20.3%），以及损伤、中毒和外因的某些其他后果（11.5%）的就诊人次占比最高。呼吸系统疾病的就诊人次中，占比最高的病种是其他呼吸性疾患（13.4%）、急性上呼吸道感染（7.3%）、病原体未特指的肺炎（5.3%）、急性支气管炎（1.8%），以及支气管炎（1.2%）。症状、体征和临床与实验室异常所见的就诊人次中，占比最高的病种是原因不明的发热（6.3%）、腹部和盆腔痛（3.2%）、头晕和眩晕（2.1%）、咳嗽（1.4%），以及咽痛和胸痛（1.3%）。损伤、中毒和外因的某些其他后果的就诊人次中，占比最高的病种是身体损伤（2.2%）、头部损伤（1.4%）、下肢损伤（0.7%）、腕和手损伤（0.6%），以及上肢损伤（0.5%）。

表 3-52　2023 年男性急诊就诊人次占比最高的就诊原因

顺　位	疾病分类	病　种	占比（%）
1	呼吸系统疾病		34.4
		其他呼吸性疾患	13.4
		急性上呼吸道感染	7.3
		病原体未特指的肺炎	5.3
		急性支气管炎	1.8
		支气管炎	1.2
2	症状、体征和临床与实验室异常所见		20.3
		原因不明的发热	6.3
		腹部和盆腔痛	3.2
		头晕和眩晕	2.1
		咳嗽	1.4
		咽痛和胸痛	1.3
3	损伤、中毒和外因的某些其他后果		11.5
		身体损伤	2.2
		头部损伤	1.4
		下肢损伤	0.7
		腕和手损伤	0.6
		上肢损伤	0.5

如表 3-53，男性专家门诊就诊人次中，消化系统疾病（13.5%）、循环系统疾病（12.6%），

以及肿瘤(9.5%)的就诊人次占比最高。消化系统疾病的就诊人次中,占比最高的病种是胃炎和十二指肠炎(2.5%)、肝的其他疾病(1.1%)、齿龈炎和牙周疾病(0.9%)、牙面异常(包括咬合不正)(0.7%),以及牙和支持结构的其他疾病(0.6%)。循环系统疾病的就诊人次中,占比最高的病种是特发性原发性高血压(4.3%)、慢性缺血性心脏病(2.4%)、脑梗死(0.7%)、心脏心律失常(0.5%),以及心房颤动与心房扑动(0.5%)。肿瘤的就诊人次中,占比最高的病种是支气管和肺的恶性肿瘤(1.3%)、前列腺的恶性肿瘤(1.1%)、肝和肝内胆管的恶性肿瘤(0.6%)、胃的恶性肿瘤(0.6%),以及结肠的恶性肿瘤(0.6%)。

表 3 - 53　2023 年男性专家门诊就诊人次占比最高的就诊原因

顺　　位	疾病分类	病　　种	占比(%)
1	消化系统疾病		13.5
		胃炎和十二指肠炎	2.5
		肝的其他疾病	1.1
		齿龈炎和牙周疾病	0.9
		牙面异常(包括咬合不正)	0.7
		牙和支持结构的其他疾病	0.6
2	循环系统疾病		12.6
		特发性原发性高血压	4.3
		慢性缺血性心脏病	2.4
		脑梗死	0.7
		心脏心律失常	0.5
		心房颤动与心房扑动	0.5
3	肿瘤		9.5
		支气管和肺的恶性肿瘤	1.3
		前列腺的恶性肿瘤	1.1
		肝和肝内胆管的恶性肿瘤	0.6
		胃的恶性肿瘤	0.6
		结肠的恶性肿瘤	0.6

2. 女性门急诊各类型服务业务就诊人次占比最高的就诊原因

如表 3 - 54,2023 年,全市女性普通门诊就诊人次中,循环系统疾病(20.2%)、呼吸系统疾病(10.9%),以及消化系统疾病(10.8%)的就诊人次占比最高。循环系统疾病的就诊人次中,占比最高的病种是特发性原发性高血压(11.3%)、慢性缺血性心脏病(4.9%)、脑血管病后遗症(0.9%)、其他脑血管病(0.8%),以及脑梗死(0.7%)。呼吸系统疾病的就诊人次中,占比最高的病种是急性上呼吸道感染(2.8%)、其他呼吸性疾患(1.5%)、支气管炎(1.2%)、急性支气管炎(1.0%),以及慢性支气管炎(0.7%)。消化系统疾病的就诊人次中,占比最高的病种是胃炎和十二指肠炎(2.0%)、其他功能性肠疾患(1.2%)、齿龈炎和牙周疾病(1.1%)、牙髓和根尖周组织疾病(1.0%),以及龋病(0.7%)。

表 3‐54 2023 年女性普通门诊就诊人次占比最高的就诊原因

顺 位	疾病分类	病 种	占比(%)
1	循环系统疾病		20.2
		特发性原发性高血压	11.3
		慢性缺血性心脏病	4.9
		脑血管病后遗症	0.9
		其他脑血管病	0.8
		脑梗死	0.7
2	呼吸系统疾病		10.9
		急性上呼吸道感染	2.8
		其他呼吸性疾患	1.5
		支气管炎	1.2
		急性支气管炎	1.0
		慢性支气管炎	0.7
3	消化系统疾病		10.8
		胃炎和十二指肠炎	2.0
		其他功能性肠疾患	1.2
		齿龈炎和牙周疾病	1.1
		牙髓和根尖周组织疾病	1.0
		龋病	0.7

　　如表 3‐55,女性急诊就诊人次中,呼吸系统疾病(34.1%),症状、体征和临床与实验室异常所见(23.3%),以及损伤、中毒和外因的某些其他后果(8.6%)的就诊人次占比最高。呼吸系统疾病的就诊人次中,占比最高的病种是其他呼吸性疾患(13.7%)、急性上呼吸道感染(7.6%)、病原体未特指的肺炎(5.4%)、急性支气管炎(1.8%),以及支气管炎(1.2%)。症状、体征和临床与实验室异常所见的就诊人次中,占比最高的病种是原因不明的发热(7.1%)、腹部和盆腔痛(3.7%)、头晕和眩晕(3.5%)、咳嗽(1.7%),以及累及循环和呼吸系统的其他症状和体征(1.2%)。损伤、中毒和外因的某些其他后果的就诊人次中,占比最高的病种是身体损伤(1.7%)、头部损伤(1.0%)、下肢损伤(0.6%)、呼吸道内异物(0.5%),以及上肢损伤(0.3%)。

表 3‐55 2023 年女性急诊就诊人次占比最高的就诊原因

顺 位	疾病分类	病 种	占比(%)
1	呼吸系统疾病		34.1
		其他呼吸性疾患	13.7
		急性上呼吸道感染	7.6
		病原体未特指的肺炎	5.4
		急性支气管炎	1.8
		支气管炎	1.2

顺　位	疾病分类	病　种	占比(%)
2	症状、体征和临床与实验室异常所见		23.3
		原因不明的发热	7.1
		腹部和盆腔痛	3.7
		头晕和眩晕	3.5
		咳嗽	1.7
		累及循环和呼吸系统的其他症状和体征	1.2
3	损伤、中毒和外因的某些其他后果		8.6
		身体损伤	1.7
		头部损伤	1.0
		下肢损伤	0.6
		呼吸道内异物	0.5
		上肢损伤	0.3

如表 3-56，女性专家门诊就诊人次中，泌尿生殖系统疾病(13.5%)、消化系统疾病(11.6%)，以及肌肉骨骼系统和结缔组织疾病(8.9%)的就诊人次占比最高。泌尿生殖系统疾病的就诊人次中，占比最高的病种是女性不育症(1.7%)，月经过多、频繁而且不规则(1.5%)、乳房肿块(1.0%)、阴道和外阴炎症(1.0%)，以及泌尿系统的其他疾患(0.9%)。消化系统疾病的就诊人次中，占比最高的病种是胃炎和十二指肠炎(2.6%)、齿龈炎和牙周疾病(1.0%)、牙面异常(包括咬合不正)(1.0%)、肝的其他疾病(0.8%)，以及牙髓和根尖周组织疾病(0.7%)。肌肉骨骼系统和结缔组织疾病的就诊人次中，占比最高的病种是关节疾患(1.6%)、背痛(1.1%)、其他椎间盘疾患(0.9%)、骨质疏松(0.7%)，以及脊椎关节强硬(0.5%)。

表 3-56　2023 年女性专家门诊就诊人次占比最高的就诊原因

顺　位	疾病分类	病　种	占比(%)
1	泌尿生殖系统疾病		13.5
		女性不育症	1.7
		月经过多、频繁而且不规则	1.5
		乳房肿块	1.0
		阴道和外阴炎症	1.0
		泌尿系统的其他疾患	0.9
2	消化系统疾病		11.6
		胃炎和十二指肠炎	2.6
		齿龈炎和牙周疾病	1.0
		牙面异常(包括咬合不正)	1.0
		肝的其他疾病	0.8
		牙髓和根尖周组织疾病	0.7
3	肌肉骨骼系统和结缔组织疾病		8.9
		关节疾患	1.6
		背痛	1.1

续　表

顺　　位	疾病分类	病　　种	占比(%)
		其他椎间盘疾患	0.9
		骨质疏松	0.7
		脊椎关节强硬	0.5

(四) 不同年龄组人口门急诊各类型服务业务利用情况及就诊原因

如图 3-5,2023 年,全市儿童普通门诊就诊人次占比 59.6%,急诊 23.6%,专家门诊 9.9%;青年普通门诊就诊人次占比 63.8%,急诊 12.7%,专家门诊 13.3%;中年普通门诊就诊人次占比 71.9%,急诊 7.3%,专家门诊 12.4%;年轻老年人普通门诊就诊人次占比 81.4%,急诊 5.3%,专家门诊 8.5%;老年人普通门诊就诊人次占比 85.3%,急诊 5.8%,专家门诊 5.7%;长寿老年人普通门诊就诊人次占比 86.5%,急诊 8.9%,专家门诊 2.7%。

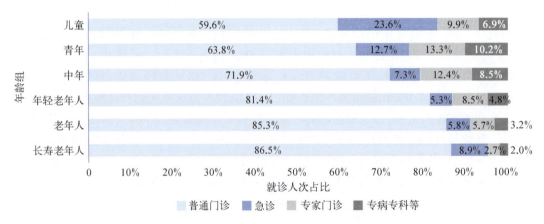

图 3-5　2023 年不同年龄组人口门急诊各类型服务业务就诊人次占比

如图 3-6,儿童普通门诊年人均就诊次数为 3.4 次,急诊 2.5 次,专家门诊 2.1 次;青年

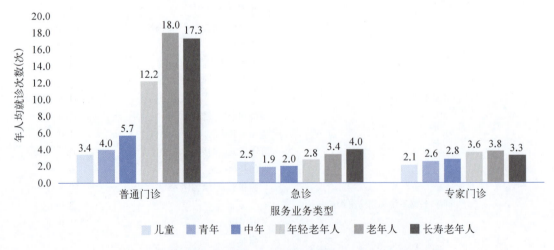

图 3-6　2023 年不同年龄组人口门急诊各类型服务业务年人均就诊次数

普通门诊年人均就诊次数为 4.0 次,急诊 1.9 次,专家门诊 2.6 次;中年普通门诊年人均就诊次数为 5.7 次,急诊 2.0 次,专家门诊 2.8 次;年轻老年人普通门诊年人均就诊次数为 12.2 次,急诊 2.8 次,专家门诊 3.6 次;老年人普通门诊年人均就诊次数为 18.0 次,急诊 3.4 次,专家门诊 3.8 次;长寿老年人普通门诊年人均就诊次数为 17.3 次,急诊 4.0 次,专家门诊 3.3 次。

1. 儿童门急诊各类型服务业务就诊人次占比最高的就诊原因

如表 3-57,2023 年,全市儿童普通门诊就诊人次中,呼吸系统疾病(42.3%)、眼和附器疾病(16.4%),以及消化系统疾病(11.2%)的就诊人次占比最高。呼吸系统疾病的就诊人次中,占比最高的病种是其他呼吸性疾患(9.5%)、急性上呼吸道感染(9.2%)、病原体未特指的肺炎(7.4%)、急性支气管炎(4.3%),以及支气管炎(3.1%)。眼和附器疾病的就诊人次中,占比最高的病种是屈光和调节疾患(13.1%)、结膜炎(2.1%)、眼睑炎和睑板囊肿(0.3%)、斜视(0.2%),以及眼睑的其他疾患(0.2%)。消化系统疾病的就诊人次中,占比最高的病种是龋病(2.4%)、牙面异常(包括咬合不正)(2.2%)、牙齿发育及出牙障碍(1.6%)、牙髓和根尖周组织疾病(1.3%),以及非感染性胃肠炎和结肠炎(0.8%)。

表 3-57 2023 年儿童普通门诊就诊人次占比最高的就诊原因

顺　位	疾病分类	病　种	占比(%)
1	呼吸系统疾病		42.3
		其他呼吸性疾患	9.5
		急性上呼吸道感染	9.2
		病原体未特指的肺炎	7.4
		急性支气管炎	4.3
		支气管炎	3.1
2	眼和附器疾病		16.4
		屈光和调节疾患	13.1
		结膜炎	2.1
		眼睑炎和睑板囊肿	0.3
		斜视	0.2
		眼睑的其他疾患	0.2
3	消化系统疾病		11.2
		龋病	2.4
		牙面异常(包括咬合不正)	2.2
		牙齿发育及出牙障碍	1.6
		牙髓和根尖周组织疾病	1.3
		非感染性胃肠炎和结肠炎	0.8

如表 3-58,儿童急诊就诊人次中,呼吸系统疾病(63.1%)、传染病和寄生虫病(11.8%),以及症状、体征和临床与实验室异常所见(8.1%)的就诊人次占比最高。呼吸系统疾病的就诊人次中,占比最高的病种是其他呼吸性疾患(19.9%)、急性上呼吸道感染(14.1%)、病原体未特指的肺炎(11.8%)、急性支气管炎(4.7%),以及支气管炎(3.6%)。传染病和寄生虫病

的就诊人次中,占比最高的病种是其他传染病(9.4%)、其他皮肤和黏膜损伤的病毒感染(1.0%)、非特定部位的细菌性感染(0.5%)、假定传染源的腹泻和胃肠炎(0.5%),以及神经系统的结核病(0.2%)。症状、体征和临床与实验室异常所见的就诊人次中,占比最高的病种是原因不明的发热(2.7%)、腹部和盆腔痛(2.0%)、恶心和呕吐(1.3%)、咳嗽(0.4%),以及尿的其他异常所见(0.3%)。

表 3-58　2023 年儿童急诊就诊人次占比最高的就诊原因

顺　位	疾病分类	病　种	占比(%)
1	呼吸系统疾病		63.1
		其他呼吸性疾患	19.9
		急性上呼吸道感染	14.1
		病原体未特指的肺炎	11.8
		急性支气管炎	4.7
		支气管炎	3.6
2	传染病和寄生虫病		11.8
		其他传染病	9.4
		其他皮肤和黏膜损伤的病毒感染	1.0
		非特定部位的细菌性感染	0.5
		假定传染源的腹泻和胃肠炎	0.5
		神经系统的结核病	0.2
3	症状、体征和临床与实验室异常所见		8.1
		原因不明的发热	2.7
		腹部和盆腔痛	2.0
		恶心和呕吐	1.3
		咳嗽	0.4
		尿的其他异常所见	0.3

如表 3-59,儿童专家门诊就诊人次中,呼吸系统疾病(22.8%)、眼和附器疾病(14.7%),以及症状、体征和临床与实验室异常所见(10.2%)的就诊人次占比最高。呼吸系统疾病的就诊人次中,占比最高的病种是其他呼吸性疾患(7.1%)、病原体未特指的肺炎(5.3%)、急性上呼吸道感染(4.0%)、急性支气管炎(2.5%),以及支气管炎(2.2%)。眼和附器疾病的就诊人次中,占比最高的病种是屈光和调节疾患(12.2%)、结膜炎(1.4%)、斜视(1.3%)、眼睑的其他疾患(0.5%),以及眼睑炎和睑板囊肿(0.2%)。症状、体征和临床与实验室异常所见的就诊人次中,占比最高的病种是咳嗽(1.2%)、腹部和盆腔痛(1.1%)、呼吸道出血(0.5%)、有关食物和液体摄取的症状和体征(0.3%),以及黄疸(0.3%)。

表 3-59　2023 年儿童专家门诊就诊人次占比最高的就诊原因

顺　位	疾病分类	病　种	占比(%)
1	呼吸系统疾病		22.8
		其他呼吸性疾患	7.1
		病原体未特指的肺炎	5.3

顺　位	疾 病 分 类	病　种	占比(%)
		急性上呼吸道感染	4.0
		急性支气管炎	2.5
		支气管炎	2.2
2	眼和附器疾病		14.7
		屈光和调节疾患	12.2
		结膜炎	1.4
		斜视	1.3
		眼睑的其他疾患	0.5
		眼睑炎和睑板囊肿	0.2
3	症状、体征和临床与实验室异常所见		10.2
		咳嗽	1.2
		腹部和盆腔痛	1.1
		呼吸道出血	0.5
		有关食物和液体摄取的症状和体征	0.3
		黄疸	0.3

2. 青年门急诊各类型服务业务就诊人次占比最高的就诊原因

如表3-60,2023年,全市青年普通门诊就诊人次中,消化系统疾病(15.0%)、呼吸系统疾病(11.7%),以及泌尿生殖系统疾病(9.5%)的就诊人次占比最高。消化系统疾病的就诊人次中,占比最高的病种是齿龈炎和牙周疾病(2.0%)、胃炎和十二指肠炎(1.6%)、龋病(1.6%)、包埋牙及阻生牙(1.6%),以及牙髓和根尖周组织疾病(1.5%)。呼吸系统疾病的就诊人次中,占比最高的病种是急性上呼吸道感染(3.5%)、其他呼吸性疾患(2.1%)、急性支气管炎(0.9%)、支气管炎(0.9%),以及慢性鼻炎、鼻咽炎和咽炎(0.8%)。泌尿生殖系统疾病的就诊人次中,占比最高的病种是月经过多、频繁而且不规则(1.6%)、阴道和外阴炎症(1.5%)、泌尿系统的其他疾患(0.7%)、女性不育症(0.7%),以及其他异常的子宫和阴道出血(0.5%)。

表3-60　2023年青年普通门诊就诊人次占比最高的就诊原因

顺　位	疾 病 分 类	病　种	占比(%)
1	消化系统疾病		15.0
		齿龈炎和牙周疾病	2.0
		胃炎和十二指肠炎	1.6
		龋病	1.6
		包埋牙及阻生牙	1.6
		牙髓和根尖周组织疾病	1.5
2	呼吸系统疾病		11.7
		急性上呼吸道感染	3.5
		其他呼吸性疾患	2.1

续　表

顺　位	疾病分类	病　种	占比(%)
		急性支气管炎	0.9
		支气管炎	0.9
		慢性鼻炎、鼻咽炎和咽炎	0.8
3	泌尿生殖系统疾病		9.5
		月经过多、频繁而且不规则	1.6
		阴道和外阴炎症	1.5
		泌尿系统的其他疾患	0.7
		女性不育症	0.7
		其他异常的子宫和阴道出血	0.5

如表 3-61,青年急诊就诊人次中,呼吸系统疾病(30.1%),症状、体征和临床与实验室异常所见(24.1%),以及损伤、中毒和外因的某些其他后果(12.9%)的就诊人次占比最高。呼吸系统疾病的就诊人次中,占比最高的病种是其他呼吸性疾患(12.9%)、急性上呼吸道感染(9.1%)、病原体未特指的肺炎(2.6%)、急性支气管炎(1.1%),以及急性扁桃体炎(1.0%)。症状、体征和临床与实验室异常所见的就诊人次中,占比最高的病种是原因不明的发热(10.1%)、腹部和盆腔痛(4.3%)、咳嗽(2.1%)、咽痛和胸痛(1.5%),以及头晕和眩晕(1.2%)。损伤、中毒和外因的某些其他后果的就诊人次中,占比最高的病种是身体损伤(2.8%)、头部损伤(1.4%)、下肢损伤(0.9%)、腕和手损伤(0.7%),以及上肢损伤(0.6%)。

表 3-61　2023 年青年急诊就诊人次占比最高的就诊原因

顺　位	疾病分类	病　种	占比(%)
1	呼吸系统疾病		30.1
		其他呼吸性疾患	12.9
		急性上呼吸道感染	9.1
		病原体未特指的肺炎	2.6
		急性支气管炎	1.1
		急性扁桃体炎	1.0
2	症状、体征和临床与实验室异常所见		24.1
		原因不明的发热	10.1
		腹部和盆腔痛	4.3
		咳嗽	2.1
		咽痛和胸痛	1.5
		头晕和眩晕	1.2
3	损伤、中毒和外因的某些其他后果		12.9
		身体损伤	2.8
		头部损伤	1.4
		下肢损伤	0.9
		腕和手损伤	0.7
		上肢损伤	0.6

如表 3-62,青年专家门诊就诊人次中,泌尿生殖系统疾病(18.3%)、消化系统疾病(13.5%),以及传染病和寄生虫病(9.0%)的就诊人次占比最高。泌尿生殖系统疾病就诊人次中,占比最高的病种是女性不育症(3.2%),月经过多、频繁而且不规则(2.3%)、阴道和外阴炎症(1.1%)、乳房肿块(1.0%),以及泌尿系统的其他疾患(0.9%)。消化系统疾病的就诊人次中,占比最高的病种是胃炎和十二指肠炎(1.9%)、牙面异常(包括咬合不正)(1.8%)、齿龈炎和牙周疾病(1.5%)、肝的其他疾病(1.0%),以及包埋牙及阻生牙(0.8%)。传染病和寄生虫病的就诊人次中,占比最高的病种是慢性病毒性肝炎(0.7%)、非特定部位的病毒感染(0.6%)、非特定部位的细菌性感染(0.5%)、神经系统的结核病(0.4%),以及病毒性疣(0.2%)。

表 3-62 2023 年青年专家门诊就诊人次占比最高的就诊原因

顺　位	疾病分类	病　种	占比(%)
1	泌尿生殖系统疾病		18.3
		女性不育症	3.2
		月经过多、频繁而且不规则	2.3
		阴道和外阴炎症	1.1
		乳房肿块	1.0
		泌尿系统的其他疾患	0.9
2	消化系统疾病		13.5
		胃炎和十二指肠炎	1.9
		牙面异常(包括咬合不正)	1.8
		齿龈炎和牙周疾病	1.5
		肝的其他疾病	1.0
		包埋牙及阻生牙	0.8
3	传染病和寄生虫病		9.0
		慢性病毒性肝炎	0.7
		非特定部位的病毒感染	0.6
		非特定部位的细菌性感染	0.5
		神经系统的结核病	0.4
		病毒性疣	0.2

3. 中年门急诊各类型服务业务就诊人次占比最高的就诊原因

如表 3-63,2023 年,全市中年普通门诊就诊人次中,循环系统疾病(17.6%)、消化系统疾病(11.4%),以及内分泌、营养和代谢疾病(10.7%)的就诊人次占比最高。循环系统疾病的就诊人次中,占比最高的病种是特发性原发性高血压(13.3%)、慢性缺血性心脏病(2.0%)、其他脑血管病(0.4%)、心脏心律失常(0.3%),以及脑血管病后遗症(0.3%)。消化系统疾病的就诊人次中,占比最高的病种是胃炎和十二指肠炎(2.2%)、齿龈炎和牙周疾病(1.4%)、牙髓和根尖周组织疾病(1.2%)、牙和支持结构的其他疾病(0.7%),以及肝的其他疾病(0.7%)。内分泌、营养和代谢疾病的就诊人次中,占比最高的病种是未特指的糖尿病(3.4%)、脂蛋白代谢疾患和其他脂血症(2.5%)、非胰岛素依赖型糖尿病(2.4%)、非毒性甲状腺肿(0.6%),以及甲状腺功能减退症(0.6%)。

表3-63 2023年中年普通门诊就诊人次占比最高的就诊原因

顺 位	疾病分类	病 种	占比(%)
1	循环系统疾病		17.6
		特发性原发性高血压	13.3
		慢性缺血性心脏病	2.0
		其他脑血管病	0.4
		心脏心律失常	0.3
		脑血管病后遗症	0.3
2	消化系统疾病		11.4
		胃炎和十二指肠炎	2.2
		齿龈炎和牙周疾病	1.4
		牙髓和根尖周组织疾病	1.2
		牙和支持结构的其他疾病	0.7
		肝的其他疾病	0.7
3	内分泌、营养和代谢疾病		10.7
		未特指的糖尿病	3.4
		脂蛋白代谢疾患和其他脂血症	2.5
		非胰岛素依赖型糖尿病	2.4
		非毒性甲状腺肿	0.6
		甲状腺功能减退症	0.6

如表3-64,中年急诊就诊人次中,呼吸系统疾病(24.1%),症状、体征和临床与实验室异常所见(23.4%),以及损伤、中毒和外因的某些其他后果(15.6%)的就诊人次占比最高。呼吸系统疾病的就诊人次中,占比最高的病种是其他呼吸性疾患(10.0%)、急性上呼吸道感染(5.4%)、病原体未特指的肺炎(3.4%)、急性支气管炎(1.2%),以及支气管炎(0.7%)。症状、体征和临床与实验室异常所见的就诊人次中,占比最高的病种是原因不明的发热(5.8%)、腹部和盆腔痛(4.3%)、头晕和眩晕(3.2%)、咳嗽(1.9%),以及咽痛和胸痛(1.6%)。损伤、中毒和外因的某些其他后果的就诊人次中,占比最高的病种是身体损伤(2.9%)、头部损伤(1.8%)、下肢损伤(1.0%)、腕和手损伤(0.7%),以及呼吸道内异物(0.7%)。

表3-64 2023年中年急诊就诊人次占比最高的就诊原因

顺 位	疾病分类	病 种	占比(%)
1	呼吸系统疾病		24.1
		其他呼吸性疾患	10.0
		急性上呼吸道感染	5.4
		病原体未特指的肺炎	3.4
		急性支气管炎	1.2
		支气管炎	0.7

续　表

顺　位	疾病分类	病　种	占比(%)
2	症状、体征和临床与实验室异常所见		23.4
		原因不明的发热	5.8
		腹部和盆腔痛	4.3
		头晕和眩晕	3.2
		咳嗽	1.9
		咽痛和胸痛	1.6
3	损伤、中毒和外因的某些其他后果		15.6
		身体损伤	2.9
		头部损伤	1.8
		下肢损伤	1.0
		腕和手损伤	0.7
		呼吸道内异物	0.7

如表 3-65,中年专家门诊就诊人次中,消化系统疾病(13.5%)、泌尿生殖系统疾病(10.8%),以及肿瘤(10.4%)的就诊人次占比最高。消化系统疾病的就诊人次中,占比最高的病种是胃炎和十二指肠炎(3.2%)、肝的其他疾病(1.3%)、齿龈炎和牙周疾病(0.8%)、牙髓和根尖周组织疾病(0.7%),以及胃、食管反流性疾病(0.6%)。泌尿生殖系统疾病的就诊人次中,占比最高的病种是乳房肿块(0.9%)、泌尿系统的其他疾患(0.8%)、绝经期和其他围绝经期和疾患(0.7%),月经过多、频繁而且不规则(0.7%),以及阴道和外阴炎症(0.6%)。肿瘤的就诊人次中,占比最高的病种是乳房的恶性肿瘤(1.5%)、支气管和肺的恶性肿瘤(1.0%)、子宫平滑肌瘤(0.7%)、甲状腺的恶性肿瘤(0.6%),以及肝和肝内胆管的恶性肿瘤(0.5%)。

表 3-65　2023 年中年专家门诊就诊人次占比最高的就诊原因

顺　位	疾病分类	病　种	占比(%)
1	消化系统疾病		13.5
		胃炎和十二指肠炎	3.2
		肝的其他疾病	1.3
		齿龈炎和牙周疾病	0.8
		牙髓和根尖周组织疾病	0.7
		胃、食管反流性疾病	0.6
2	泌尿生殖系统疾病		10.8
		乳房肿块	0.9
		泌尿系统的其他疾患	0.8
		绝经期和其他围绝经期和疾患	0.7
		月经过多、频繁而且不规则	0.7
		阴道和外阴炎症	0.6
3	肿瘤		10.4
		乳房的恶性肿瘤	1.5

续 表

顺　位	疾病分类	病　种	占比(%)
		支气管和肺的恶性肿瘤	1.0
		子宫平滑肌瘤	0.7
		甲状腺的恶性肿瘤	0.6
		肝和肝内胆管的恶性肿瘤	0.5

4. 年轻老年人门急诊各类型服务业务就诊人次占比最高的就诊原因

如表3-66,2023年,全市年轻老年人普通门诊就诊人次中,循环系统疾病(27.6%)、内分泌、营养和代谢疾病(13.5%),以及消化系统疾病(9.9%)的就诊人次占比最高。因循环系统疾病就诊人次中,占比最高的病种是特发性原发性高血压(16.6%)、慢性缺血性心脏病(6.2%)、脑血管病后遗症(1.0%)、其他脑血管病(1.0%),以及脑梗死(0.9%)。内分泌、营养和代谢疾病的就诊人次中,占比最高的病种是未特指的糖尿病(4.6%)、脂蛋白代谢疾患和其他脂血症(3.6%)、非胰岛素依赖型糖尿病(3.6%)、甲状腺功能减退症(0.4%),以及嘌呤和嘧啶代谢紊乱(0.3%)。消化系统疾病的就诊人次中,占比最高的病种是胃炎和十二指肠炎(2.2%)、其他功能性肠疾患(1.3%)、齿龈炎和牙周疾病(1.1%)、牙髓和根尖周组织疾病(0.8%),以及牙和支持结构的其他疾病(0.7%)。

表3-66　2023年年轻老年人普通门诊就诊人次占比最高的就诊原因

顺　位	疾病分类	病　种	占比(%)
1	循环系统疾病		27.6
		特发性原发性高血压	16.6
		慢性缺血性心脏病	6.2
		脑血管病后遗症	1.0
		其他脑血管病	1.0
		脑梗死	0.9
2	内分泌、营养和代谢疾病		13.5
		未特指的糖尿病	4.6
		脂蛋白代谢疾患和其他脂血症	3.6
		非胰岛素依赖型糖尿病	3.6
		甲状腺功能减退症	0.4
		嘌呤和嘧啶代谢紊乱	0.3
3	消化系统疾病		9.9
		胃炎和十二指肠炎	2.2
		其他功能性肠疾患	1.3
		齿龈炎和牙周疾病	1.1
		牙髓和根尖周组织疾病	0.8
		牙和支持结构的其他疾病	0.7

如表3-67,年轻老年人急诊就诊人次中,呼吸系统疾病(27.3%),症状、体征和临床

与实验室异常所见(26.2%),以及循环系统疾病(10.4%)的就诊人次占比最高。呼吸系统疾病的就诊人次中,占比最高的病种是其他呼吸性疾患(11.9%)、病原体未特指的肺炎(5.1%)、急性上呼吸道感染(3.7%)、急性支气管炎(1.2%),以及慢性阻塞性肺病(0.9%)。症状、体征和临床与实验室异常所见的就诊人次中,占比最高的病种是原因不明的发热(6.0%)、头晕和眩晕(5.8%)、腹部和盆腔痛(3.2%)、咳嗽(1.6%),以及累及循环和呼吸系统的其他症状和体征(1.6%)。循环系统疾病的就诊人次中,占比最高的病种是脑梗死(3.6%)、特发性原发性高血压(2.0%)、其他脑血管病(1.5%)、慢性缺血性心脏病(1.1%),以及中风(0.3%)。

表 3-67 2023 年年轻老年人急诊就诊人次占比最高的就诊原因

顺　位	疾病分类	病　种	占比(%)
1	呼吸系统疾病		27.3
		其他呼吸性疾患	11.9
		病原体未特指的肺炎	5.1
		急性上呼吸道感染	3.7
		急性支气管炎	1.2
		慢性阻塞性肺病	0.9
2	症状、体征和临床与实验室异常所见		26.2
		原因不明的发热	6.0
		头晕和眩晕	5.8
		腹部和盆腔痛	3.2
		咳嗽	1.6
		累及循环和呼吸系统的其他症状和体征	1.6
3	循环系统疾病		10.4
		脑梗死	3.6
		特发性原发性高血压	2.0
		其他脑血管病	1.5
		慢性缺血性心脏病	1.1
		中风	0.3

如表 3-68,年轻老年人专家门诊就诊人次中,循环系统疾病(16.1%)、肿瘤(13.4%),以及消化系统疾病(12.6%)的就诊人次占比最高。循环系统疾病的就诊人次中,占比最高的病种是特发性原发性高血压(5.3%)、慢性缺血性心脏病(3.2%)、脑梗死(0.9%)、心脏心律失常(0.8%),以及其他脑血管病(0.7%)。肿瘤的就诊人次中,占比最高的病种是支气管和肺的恶性肿瘤(2.2%)、乳房的恶性肿瘤(1.4%)、结肠的恶性肿瘤(0.8%)、胃的恶性肿瘤(0.7%),以及前列腺的恶性肿瘤(0.7%)。消化系统疾病的就诊人次中,占比最高的病种是胃炎和十二指肠炎(3.3%)、肝的其他疾病(0.9%)、牙和支持结构的其他疾病(0.8%),胃、食管反流性疾病(0.7%),以及牙髓和根尖周组织疾病(0.6%)。

表 3－68　2023 年年轻老年人专家门诊就诊人次占比最高的就诊原因

顺　位	疾病分类	病　种	占比(%)
1	循环系统疾病		16.1
		特发性原发性高血压	5.3
		慢性缺血性心脏病	3.2
		脑梗死	0.9
		心脏心律失常	0.8
		其他脑血管病	0.7
2	肿瘤		13.4
		支气管和肺的恶性肿瘤	2.2
		乳房的恶性肿瘤	1.4
		结肠的恶性肿瘤	0.8
		胃的恶性肿瘤	0.7
		前列腺的恶性肿瘤	0.7
3	消化系统疾病		12.6
		胃炎和十二指肠炎	3.3
		肝的其他疾病	0.9
		牙和支持结构的其他疾病	0.8
		胃、食管反流性疾病	0.7
		牙髓和根尖周组织疾病	0.6

5. 老年人门急诊各类型服务业务就诊人次占比最高的就诊原因

如表 3－69,2023 年,全市老年人普通门诊就诊人次中,循环系统疾病(33.7%),内分泌、营养和代谢疾病(11.1%),以及呼吸系统疾病(9.4%)的就诊人次占比最高。循环系统疾病的就诊人次中,占比最高的病种是特发性原发性高血压(16.7%)、慢性缺血性心脏病(9.4%)、脑血管病后遗症(2.1%)、脑梗死(1.5%),以及其他脑血管病(1.4%)。内分泌、营养和代谢疾病的就诊人次中,占比最高的病种是未特指的糖尿病(4.1%)、非胰岛素依赖型糖尿病(3.2%)、脂蛋白代谢疾患和其他脂血症(2.5%)、嘌呤和嘧啶代谢紊乱(0.3%),以及其他维生素缺乏(0.2%)。呼吸系统疾病的就诊人次中,占比最高的病种是急性上呼吸道感染(2.0%)、慢性支气管炎(1.5%)、支气管炎(1.2%)、急性支气管炎(0.9%),以及其他呼吸性疾患(0.8%)。

表 3－69　2023 年老年人普通门诊就诊人次占比最高的就诊原因

顺　位	疾病分类	病　种	占比(%)
1	循环系统疾病		33.7
		特发性原发性高血压	16.7
		慢性缺血性心脏病	9.4
		脑血管病后遗症	2.1
		脑梗死	1.5
		其他脑血管病	1.4

续　表

顺　位	疾病分类	病　种	占比(%)
2	内分泌、营养和代谢疾病		11.1
		未特指的糖尿病	4.1
		非胰岛素依赖型糖尿病	3.2
		脂蛋白代谢疾患和其他脂血症	2.5
		嘌呤和嘧啶代谢紊乱	0.3
		其他维生素缺乏	0.2
3	呼吸系统疾病		9.4
		急性上呼吸道感染	2.0
		慢性支气管炎	1.5
		支气管炎	1.2
		急性支气管炎	0.9
		其他呼吸性疾患	0.8

如表3-70,老年人急诊就诊人次中,呼吸系统疾病(27.8%),症状、体征和临床与实验室异常所见(26.3%),以及循环系统疾病(14.7%)的就诊人次占比最高。呼吸系统疾病的就诊人次中,占比最高的病种是其他呼吸性疾患(12.8%)、病原体未特指的肺炎(6.4%)、急性上呼吸道感染(2.0%)、慢性阻塞性肺病(1.5%),以及急性支气管炎(1.0%)。症状、体征和临床与实验室异常所见的就诊人次中,占比最高的病种是头晕和眩晕(6.3%)、原因不明的发热(4.9%)、腹部和盆腔痛(2.6%)、累及循环和呼吸系统的其他症状和体征(1.9%),以及咳嗽(1.2%)。循环系统疾病的就诊人次中,占比最高的病种是脑梗死(4.7%)、特发性原发性高血压(2.2%)、其他脑血管病(2.0%)、慢性缺血性心脏病(1.9%),以及心力衰竭(1.0%)。

表3-70　2023年老年人急诊就诊人次占比最高的就诊原因

顺　位	疾病分类	病　种	占比(%)
1	呼吸系统疾病		27.8
		其他呼吸性疾患	12.8
		病原体未特指的肺炎	6.4
		急性上呼吸道感染	2.0
		慢性阻塞性肺病	1.5
		急性支气管炎	1.0
2	症状、体征和临床与实验室异常所见		26.3
		头晕和眩晕	6.3
		原因不明的发热	4.9
		腹部和盆腔痛	2.6
		累及循环和呼吸系统的其他症状和体征	1.9
		咳嗽	1.2
3	循环系统疾病		14.7
		脑梗死	4.7
		特发性原发性高血压	2.2

续 表

顺 位	疾病分类	病 种	占比(%)
		其他脑血管病	2.0
		慢性缺血性心脏病	1.9
		心力衰竭	1.0

如表3-71,老年人专家门诊就诊人次中,循环系统疾病(23.4%)、肿瘤(12.0%),以及消化系统疾病(9.3%)的就诊人次占比最高。循环系统疾病的就诊人次中,占比最高的病种是特发性原发性高血压(6.5%)、慢性缺血性心脏病(4.6%)、脑梗死(1.4%)、心房颤动与心房扑动(1.3%),以及心脏心律失常(1.0%)。肿瘤的就诊人次中,占比最高的病种是前列腺的恶性肿瘤(2.0%)、支气管和肺的恶性肿瘤(1.8%)、结肠的恶性肿瘤(0.9%)、乳房的恶性肿瘤(0.8%),以及胃的恶性肿瘤(0.7%)。消化系统疾病的就诊人次中,占比最高的病种是胃炎和十二指肠炎(1.9%)、牙和支持结构的其他疾病(0.9%)、其他功能性肠疾患(0.8%)、胆石病(0.5%),以及肝的其他疾病(0.5%)。

表3-71 2023年老年人专家门诊就诊人次占比最高的就诊原因

顺 位	疾病分类	病 种	占比(%)
1	循环系统疾病		23.4
		特发性原发性高血压	6.5
		慢性缺血性心脏病	4.6
		脑梗死	1.4
		心房颤动与心房扑动	1.3
		心脏心律失常	1.0
2	肿瘤		12.0
		前列腺的恶性肿瘤	2.0
		支气管和肺的恶性肿瘤	1.8
		结肠的恶性肿瘤	0.9
		乳房的恶性肿瘤	0.8
		胃的恶性肿瘤	0.7
3	消化系统疾病		9.3
		胃炎和十二指肠炎	1.9
		牙和支持结构的其他疾病	0.9
		其他功能性肠疾患	0.8
		胆石病	0.5
		肝的其他疾病	0.5

6. 长寿老年人门急诊各类型服务业务就诊人次占比最高的就诊原因

如表3-72,2023年,全市长寿老年人普通门诊就诊人次中,循环系统疾病(35.1%)、呼吸系统疾病(10.8%),以及消化系统疾病(8.6%)的就诊人次占比最高。循环系统疾病的就诊人次中,占比最高的病种是特发性原发性高血压(15.6%)、慢性缺血性心脏病(11.8%)、脑血管病后遗症(2.0%)、脑梗死(1.4%),以及其他脑血管病(1.4%)。呼吸系统疾病的就诊人次中,占比最高的病种是慢性支气管炎(2.3%)、急性上呼吸道感染(2.1%)、支气管炎(1.5%)、其他呼吸性疾患(1.0%),以及急性支气管炎(0.9%)。消化系统疾病的就诊人次中,占比最高的病种是其他功能性肠疾患(3.1%)、胃炎和十二指肠炎(2.0%)、齿龈炎和牙周疾病(0.5%)、胆囊炎(0.4%),以及消化系统其他疾病(0.4%)。

表 3-72　2023 年长寿老年人普通门诊就诊人次占比最高的就诊原因

顺　位	疾病分类	病　种	占比(%)
1	循环系统疾病		35.1
		特发性原发性高血压	15.6
		慢性缺血性心脏病	11.8
		脑血管病后遗症	2.0
		脑梗死	1.4
		其他脑血管病	1.4
2	呼吸系统疾病		10.8
		慢性支气管炎	2.3
		急性上呼吸道感染	2.1
		支气管炎	1.5
		其他呼吸性疾患	1.0
		急性支气管炎	0.9
3	消化系统疾病		8.6
		其他功能性肠疾患	3.1
		胃炎和十二指肠炎	2.0
		齿龈炎和牙周疾病	0.5
		胆囊炎	0.4
		消化系统其他疾病	0.4

如表 3-73,长寿老年人急诊就诊人次中,呼吸系统疾病(32.6%),症状、体征和临床与实验室异常所见(23.9%),以及循环系统疾病(14.3%)的就诊人次占比最高。呼吸系统疾病的就诊人次中,占比最高的病种是其他呼吸性疾患(16.7%)、病原体未特指的肺炎(8.6%)、急性上呼吸道感染(1.3%)、慢性阻塞性肺病(1.2%),以及呼吸衰竭(1.0%)。症状、体征和临床与实验室异常所见的就诊人次中,占比最高的病种是原因不明的发热(4.7%)、头晕和眩晕(3.0%)、腹部和盆腔痛(2.3%)、累及循环和呼吸系统的其他症状和体征(1.9%),以及咳嗽(1.2%)。循环系统疾病的就诊人次中,占比最高的病种是脑梗死(3.3%)、慢性缺血性心脏病(2.4%)、心力衰竭(2.0%)、特发性原发性高血压(1.7%),以及其他脑血管病(1.6%)。

表 3-73　2023 年长寿老年人急诊就诊人次占比最高的就诊原因

顺　位	疾病分类	病　种	占比(%)
1	呼吸系统疾病		32.6
		其他呼吸性疾患	16.7

续 表

顺　位	疾病分类	病　种	占比（%）
		病原体未特指的肺炎	8.6
		急性上呼吸道感染	1.3
		慢性阻塞性肺病	1.2
		呼吸衰竭	1.0
2	症状、体征和临床与实验室异常所见		23.9
		原因不明的发热	4.7
		头晕和眩晕	3.0
		腹部和盆腔痛	2.3
		累及循环和呼吸系统的其他症状和体征	1.9
		咳嗽	1.2
3	循环系统疾病		14.3
		脑梗死	3.3
		慢性缺血性心脏病	2.4
		心力衰竭	2.0
		特发性原发性高血压	1.7
		其他脑血管病	1.6

　　如表 3－74，长寿老年人专家门诊就诊人次中，循环系统疾病（28.1%）、消化系统疾病（8.2%），以及泌尿生殖系统疾病（8.1%）的就诊人次占比最高。循环系统疾病的就诊人次中，占比最高的病种是特发性原发性高血压（7.6%）、慢性缺血性心脏病（6.0%）、脑梗死（1.5%）、心房颤动与心房扑动（1.4%），以及心力衰竭（1.3%）。消化系统疾病的就诊人次中，占比最高的病种是其他功能性肠疾患（1.3%）、胃炎和十二指肠炎（1.2%）、胆石病（0.7%）、牙和支持结构的其他疾病（0.6%），以及消化系统其他疾病（0.5%）。泌尿生殖系统疾病的就诊人次中，占比最高的病种是前列腺增生（2.3%）、泌尿系统的其他疾患（1.7%）、慢性肾衰竭（1.7%）、未特指的肾衰竭（0.6%），以及慢性肾炎综合征（0.3%）。

表 3－74　2023 年长寿老年人专家门诊就诊人次占比最高的就诊原因

顺　位	疾病分类	病　种	占比（%）
1	循环系统疾病		28.1
		特发性原发性高血压	7.6
		慢性缺血性心脏病	6.0
		脑梗死	1.5
		心房颤动与心房扑动	1.4
		心力衰竭	1.3
2	消化系统疾病		8.2
		其他功能性肠疾患	1.3
		胃炎和十二指肠炎	1.2
		胆石病	0.7

顺　　位	疾 病 分 类	病　　种	占比(%)
		牙和支持结构的其他疾病	0.6
		消化系统其他疾病	0.5
3	泌尿生殖系统疾病		8.1
		前列腺增生	2.3
		泌尿系统的其他疾患	1.7
		慢性肾衰竭	1.7
		未特指的肾衰竭	0.6
		慢性肾炎综合征	0.3

第三节　门急诊就诊人次流向 360°视图

一、门急诊就诊人次流向及就诊人次占比最高的就诊原因

（一）流向不同级别医疗机构门急诊就诊人次及就诊人次占比最高的就诊原因

1. 总体概述

如表 3-75,2023 年,全市流向市级三级医院门急诊就诊人次中,占比最高的病种是特发性原发性高血压(3.0%)、其他呼吸性疾患(2.3%)、皮炎(2.1%)、屈光和调节疾患(2.1%)、肺诊断性影像检查的异常所见(2.0%)、未特指的精神障碍(1.9%)、胃炎和十二指肠炎(1.7%)、急性上呼吸道感染(1.6%)、关节疾患(1.5%),以及未特指的糖尿病(1.5%)。

表 3-75　2023 年流向市级三级医院门急诊就诊人次占比最高的就诊病种

顺　　位	病　　种	占比(%)
1	特发性原发性高血压	3.0
2	其他呼吸性疾患	2.3
3	皮炎	2.1
4	屈光和调节疾患	2.1
5	肺诊断性影像检查的异常所见	2.0
6	未特指的精神障碍	1.9
7	胃炎和十二指肠炎	1.7
8	急性上呼吸道感染	1.6
9	关节疾患	1.5
10	未特指的糖尿病	1.5

如表 3-76,流向区属三级医院门急诊就诊人次中,占比最高的病种是特发性原发性高血

压(4.9%)、其他呼吸性疾患(4.6%)、急性上呼吸道感染(4.3%)、非胰岛素依赖型糖尿病(2.4%)、病原体未特指的肺炎(2.4%)、胃炎和十二指肠炎(2.1%)、未特指的糖尿病(2.1%)、慢性缺血性心脏病(1.8%)、腹部和盆腔痛(1.7%),以及原因不明的发热(1.7%)。

表 3-76 2023 年流向区属三级医院门急诊就诊人次占比最高的就诊病种

顺 位	病 种	占比(%)
1	特发性原发性高血压	4.9
2	其他呼吸性疾患	4.6
3	急性上呼吸道感染	4.3
4	非胰岛素依赖型糖尿病	2.4
5	病原体未特指的肺炎	2.4
6	胃炎和十二指肠炎	2.1
7	未特指的糖尿病	2.1
8	慢性缺血性心脏病	1.8
9	腹部和盆腔痛	1.7
10	原因不明的发热	1.7

如表 3-77,流向区属二级医院门急诊就诊人次中,占比最高的病种是特发性原发性高血压(5.8%)、其他呼吸性疾患(4.9%)、急性上呼吸道感染(2.9%)、未特指的糖尿病(2.5%)、病原体未特指的肺炎(2.0%)、慢性缺血性心脏病(1.9%)、非胰岛素依赖型糖尿病(1.8%)、胃炎和十二指肠炎(1.8%)、牙髓和根尖周组织疾病(1.8%),以及皮炎(1.7%)。

表 3-77 2023 年流向区属二级医院门急诊就诊人次占比最高的就诊病种

顺 位	病 种	占比(%)
1	特发性原发性高血压	5.8
2	其他呼吸性疾患	4.9
3	急性上呼吸道感染	2.9
4	未特指的糖尿病	2.5
5	病原体未特指的肺炎	2.0
6	慢性缺血性心脏病	1.9
7	非胰岛素依赖型糖尿病	1.8
8	胃炎和十二指肠炎	1.8
9	牙髓和根尖周组织疾病	1.8
10	皮炎	1.7

如表 3-78,流向社区卫生服务中心(站)门急诊就诊人次中,占比最高的病种是特发性原发性高血压(20.5%)、慢性缺血性心脏病(8.1%)、睡眠障碍(4.9%)、未特指的糖尿病(4.2%)、急性上呼吸道感染(3.8%)、脂蛋白代谢疾患和其他脂血症(3.7%)、非胰岛素依赖

型糖尿病(3.1%)、胃炎和十二指肠炎(2.0%)、其他功能性肠疾患(1.9%),以及支气管炎(1.6%)。

表3－78　2023年流向社区卫生服务中心(站)门急诊就诊人次占比最高的就诊病种

顺　位	病　种	占比(%)
1	特发性原发性高血压	20.5
2	慢性缺血性心脏病	8.1
3	睡眠障碍	4.9
4	未特指的糖尿病	4.2
5	急性上呼吸道感染	3.8
6	脂蛋白代谢疾患和其他脂血症	3.7
7	非胰岛素依赖型糖尿病	3.1
8	胃炎和十二指肠炎	2.0
9	其他功能性肠疾患	1.9
10	支气管炎	1.6

2. 不同支付方式人口差异

如图3－7,2023年,全市医保支付人口流向市级三级医院门急诊就诊人次占比34.2%,流向区属三级医院13.7%,流向区属二级医院15.9%,流向社区卫生服务中心(站)36.2%;非医保支付人口流向市级三级医院门急诊就诊人次占比59.7%,流向区属三级医院15.7%,流向区属二级医院15.1%,流向社区卫生服务中心(站)9.5%。

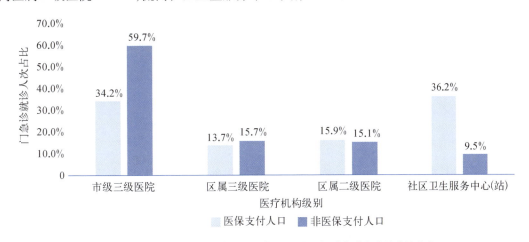

图3－7　2023年不同支付方式人口流向不同级别医疗机构门急诊就诊人次

如表3－79,医保支付人口流向市级三级医院门急诊就诊人次中,占比最高的病种是特发性原发性高血压(3.7%)、其他呼吸性疾患(2.5%)、皮炎(2.3%)、未特指的精神障碍(2.2%),以及屈光和调节疾患(2.1%);流向区属三级医院就诊人次中,占比最高的病种是特发性原发性高血压(5.6%)、其他呼吸性疾患(4.7%)、急性上呼吸道感染(4.3%)、非胰岛素依赖型糖尿病(2.8%),以及病原体未特指的肺炎(2.4%);流向区属二级医院就诊人次中,占比最高的病种是特发性原发性高血压(6.6%)、其他呼吸性疾患(4.7%)、急性上呼吸道感染(2.9%)、未特指的糖尿病(2.8%),以及慢性缺血性心脏病(2.2%);流向社区卫生服务中心(站)就诊人次中,占比最高的病种是特发性原发性高血压(20.9%)、慢性缺血性心脏病(8.4%)、睡眠障碍(5.0%)、未特指的糖尿病(4.3%),以及脂蛋白代谢疾患和其他脂血症(3.7%)。

表3–79 2023年医保支付人口流向不同级别医疗机构门急诊就诊人次占比最高的就诊病种

医疗机构级别	顺 位	病 种	占比(%)
市级三级医院	1	特发性原发性高血压	3.7
	2	其他呼吸性疾患	2.5
	3	皮炎	2.3
	4	未特指的精神障碍	2.2
	5	屈光和调节疾患	2.1
区属三级医院	1	特发性原发性高血压	5.6
	2	其他呼吸性疾患	4.7
	3	急性上呼吸道感染	4.3
	4	非胰岛素依赖型糖尿病	2.8
	5	病原体未特指的肺炎	2.4
区属二级医院	1	特发性原发性高血压	6.6
	2	其他呼吸性疾患	4.7
	3	急性上呼吸道感染	2.9
	4	未特指的糖尿病	2.8
	5	慢性缺血性心脏病	2.2
社区卫生服务中心(站)	1	特发性原发性高血压	20.9
	2	慢性缺血性心脏病	8.4
	3	睡眠障碍	5.0
	4	未特指的糖尿病	4.3
	5	脂蛋白代谢疾患和其他脂血症	3.7

如表3–80,非医保支付人口流向市级三级医院门急诊就诊人次中,占比最高的病种是肺诊断性影像检查的异常所见(2.8%)、屈光和调节疾患(2.3%)、牙面异常(包括咬合不正)(1.9%)、关节疾患(1.8%),以及其他呼吸性疾患(1.8%);流向区属三级医院就诊人次中,占比最高的病种是急性上呼吸道感染(4.2%)、其他呼吸性疾患(3.9%)、身体损伤(3.0%)、病原体未特指的肺炎(2.6%),以及腹部和盆腔痛(2.3%);流向区属二级医院就诊人次中,占比最高的病种是其他呼吸性疾患(5.6%)、主要与妊娠有关的其他情况的孕产妇医疗(3.2%)、急性上呼吸道感染(2.7%)、牙面异常(包括咬合不正)(2.6%),以及病原体未特指的肺炎(2.5%);流向社区卫生服务中心(站)就诊人次中,占比最高的病种是特发性原发性高血压(10.6%)、急性上呼吸道感染(6.1%)、睡眠障碍(4.1%)、未特指的糖尿病(3.0%),以及脂蛋白代谢疾患和其他脂血症(3.0%)。

表 3-80　2023 年非医保支付人口流向不同级别医疗机构门急诊就诊人次占比最高的就诊病种

医疗机构级别	顺　位	病　　种	占比(%)
市级三级医院	1	肺诊断性影像检查的异常所见	2.8
	2	屈光和调节疾患	2.3
	3	牙面异常(包括咬合不正)	1.9
	4	关节疾患	1.8
	5	其他呼吸性疾患	1.8
区属三级医院	1	急性上呼吸道感染	4.2
	2	其他呼吸性疾患	3.9
	3	身体损伤	3.0
	4	病原体未特指的肺炎	2.6
	5	腹部和盆腔痛	2.3
区属二级医院	1	其他呼吸性疾患	5.6
	2	主要与妊娠有关的其他情况的孕产妇医疗	3.2
	3	急性上呼吸道感染	2.7
	4	牙面异常(包括咬合不正)	2.6
	5	病原体未特指的肺炎	2.5
社区卫生服务中心(站)	1	特发性原发性高血压	10.6
	2	急性上呼吸道感染	6.1
	3	睡眠障碍	4.1
	4	未特指的糖尿病	3.0
	5	脂蛋白代谢疾患和其他脂血症	3.0

3. 不同性别人口差异

如图 3-8,2023 年,全市男性流向市级三级医院门急诊就诊人次占比 37.5%,流向区属三级医院 15.1%,流向区属二级医院 15.7%,流向社区卫生服务中心(站)31.6%;女性流向市

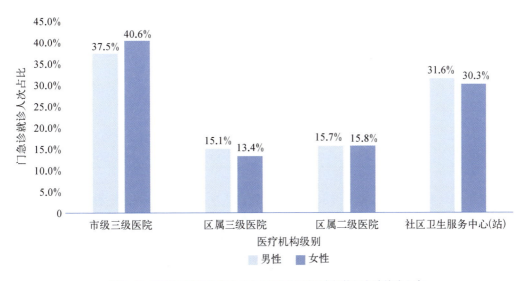

图 3-8　2023 年不同性别人口流向不同级别医疗机构门急诊就诊人次

级三级医院门急诊就诊人次占比 40.6%,流向区属三级医院 13.4%,流向区属二级医院 15.8%,流向社区卫生服务中心(站)30.3%。

如表 3-81,男性流向市级三级医院门急诊就诊人次中,占比最高的病种是特发性原发性高血压(4.1%)、屈光和调节疾患(2.5%)、皮炎(2.5%)、其他呼吸性疾患(2.5%),以及未特指的糖尿病(2.1%);流向区属三级医院就诊人次中,占比最高的病种是特发性原发性高血压(5.8%)、其他呼吸性疾患(4.6%)、急性上呼吸道感染(4.3%)、非胰岛素依赖型糖尿病(2.9%),以及未特指的糖尿病(2.6%);流向区属二级医院就诊人次中,占比最高的病种是特发性原发性高血压(6.9%)、其他呼吸性疾患(5.3%)、急性上呼吸道感染(3.0%)、未特指的糖尿病(3.0%),以及非胰岛素依赖型糖尿病(2.3%);流向社区卫生服务中心(站)就诊人次中,占比最高的病种是特发性原发性高血压(22.8%)、慢性缺血性心脏病(7.6%)、睡眠障碍(4.8%)、未特指的糖尿病(4.7%),以及急性上呼吸道感染(3.9%)。

表 3-81　2023 年男性流向不同级别医疗机构门急诊就诊人次占比最高的就诊病种

医疗机构级别	顺　位	病　种	占比(%)
市级三级医院	1	特发性原发性高血压	4.1
	2	屈光和调节疾患	2.5
	3	皮炎	2.5
	4	其他呼吸性疾患	2.5
	5	未特指的糖尿病	2.1
区属三级医院	1	特发性原发性高血压	5.8
	2	其他呼吸性疾患	4.6
	3	急性上呼吸道感染	4.3
	4	非胰岛素依赖型糖尿病	2.9
	5	未特指的糖尿病	2.6
区属二级医院	1	特发性原发性高血压	6.9
	2	其他呼吸性疾患	5.3
	3	急性上呼吸道感染	3.0
	4	未特指的糖尿病	3.0
	5	非胰岛素依赖型糖尿病	2.3
社区卫生服务中心(站)	1	特发性原发性高血压	22.8
	2	慢性缺血性心脏病	7.6
	3	睡眠障碍	4.8
	4	未特指的糖尿病	4.7
	5	急性上呼吸道感染	3.9

如表 3-82,女性流向市级三级医院门急诊就诊人次中,占比最高的病种是特发性原发性高血压(2.6%)、未特指的精神障碍(2.3%)、乳房的恶性肿瘤(2.1%)、皮炎(2.0%),以及屈光和调节疾患(2.0%);流向区属三级医院就诊人次中,占比最高的病种是其他呼吸性疾患(4.5%)、急性上呼吸道感染(4.2%)、特发性原发性高血压(4.2%)、病原体未特指的肺炎(2.3%),以及胃炎和十二指肠炎(2.3%);流向区属二级医院就诊人次中,占比最高的病种是

特发性原发性高血压(5.0%)、其他呼吸性疾患(4.5%)、急性上呼吸道感染(2.7%)、未特指的糖尿病(2.1%),以及牙髓和根尖周组织疾病(1.8%);流向社区卫生服务中心(站)就诊人次中,占比最高的病种是特发性原发性高血压(18.7%)、慢性缺血性心脏病(8.6%)、睡眠障碍(5.1%)、脂蛋白代谢疾患和其他脂血症(4.1%),以及未特指的糖尿病(3.8%)。

表3–82　2023年女性流向不同级别医疗机构门急诊就诊人次占比最高的就诊病种

医疗机构级别	顺位	病种	占比(%)
市级三级医院	1	特发性原发性高血压	2.6
	2	未特指的精神障碍	2.3
	3	乳房的恶性肿瘤	2.1
	4	皮炎	2.0
	5	屈光和调节疾患	2.0
区属三级医院	1	其他呼吸性疾患	4.5
	2	急性上呼吸道感染	4.2
	3	特发性原发性高血压	4.2
	4	病原体未特指的肺炎	2.3
	5	胃炎和十二指肠炎	2.3
区属二级医院	1	特发性原发性高血压	5.0
	2	其他呼吸性疾患	4.5
	3	急性上呼吸道感染	2.7
	4	未特指的糖尿病	2.1
	5	牙髓和根尖周组织疾病	1.8
社区卫生服务中心(站)	1	特发性原发性高血压	18.7
	2	慢性缺血性心脏病	8.6
	3	睡眠障碍	5.1
	4	脂蛋白代谢疾患和其他脂血症	4.1
	5	未特指的糖尿病	3.8

4. 不同年龄组人口差异

如图3–9,2023年,全市儿童流向市级三级医院门急诊就诊人次占比40.8%,流向区属三级医院21.7%,流向区属二级医院26.2%,流向社区卫生服务中心(站)11.3%;青年流向市级三级医院门急诊就诊人次占比49.9%,流向区属三级医院20.0%,流向区属二级医院21.3%,流向社区卫生服务中心(站)人次8.9%;中年流向市级三级医院门急诊就诊人次占比40.1%,流向区属三级医院16.4%,流向区属二级医院19.3%,流向社区卫生服务中心(站)24.2%;年轻老年人流向市级三级医院门急诊就诊人次占比25.5%,流向区属三级医院10.7%,流向区属二级医院15.1%,流向社区卫生服务中心(站)48.7%;老年人流向市级三级医院门急诊就诊人次占比17.8%,流向区属三级医院9.5%,流向区属二级医院13.4%,流向社区卫生服务中心(站)59.4%;长寿老年人流向市级三级医院门急诊就诊人次占比14.2%,流向区属三级医院9.5%,流向区属二级医院14.3%,流向社区卫生服务中心(站)62.0%。

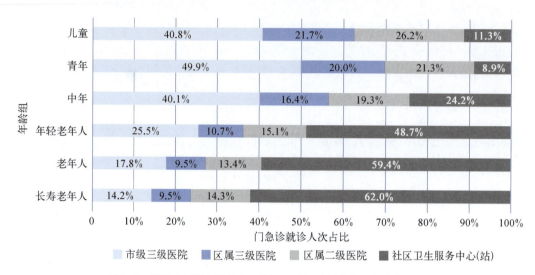

图 3-9　2023 年不同年龄组人口流向不同级别医疗机构门急诊就诊人次

如表 3-83,儿童流向市级三级医院门急诊就诊人次中,占比最高的病种是屈光和调节疾患(19.7%)、其他呼吸性疾患(8.9%)、急性上呼吸道感染(5.3%)、病原体未特指的肺炎(5.0%),以及其他传染病(4.2%);流向区属三级医院就诊人次中,占比最高的病种是急性上呼吸道感染(16.2%)、病原体未特指的肺炎(13.3%)、其他呼吸性疾患(11.7%)、急性支气管炎(5.8%),以及支气管炎(3.8%);流向区属二级医院就诊人次中,占比最高的病种是其他呼吸性疾患(17.1%)、病原体未特指的肺炎(10.4%)、急性上呼吸道感染(8.5%)、急性支气管炎(6.0%),以及支气管炎(4.2%);流向社区卫生服务中心(站)就诊人次中,占比最高的病种是急性上呼吸道感染(18.5%)、其他呼吸性疾患(8.7%)、支气管炎(6.2%)、急性支气管炎(6.0%),以及尿的其他异常所见(4.2%)。

表 3-83　2023 年儿童流向不同级别医疗机构门急诊就诊人次占比最高的就诊病种

医疗机构级别	顺　　位	病　　　　种	占比(%)
市级三级医院	1	屈光和调节疾患	19.7
	2	其他呼吸性疾患	8.9
	3	急性上呼吸道感染	5.3
	4	病原体未特指的肺炎	5.0
	5	其他传染病	4.2
区属三级医院	1	急性上呼吸道感染	16.2
	2	病原体未特指的肺炎	13.3
	3	其他呼吸性疾患	11.7
	4	急性支气管炎	5.8
	5	支气管炎	3.8
区属二级医院	1	其他呼吸性疾患	17.1
	2	病原体未特指的肺炎	10.4
	3	急性上呼吸道感染	8.5

续　表

医疗机构级别	顺　位	病　种	占比(%)
	4	急性支气管炎	6.0
	5	支气管炎	4.2
社区卫生服务中心(站)	1	急性上呼吸道感染	18.5
	2	其他呼吸性疾患	8.7
	3	支气管炎	6.2
	4	急性支气管炎	6.0
	5	尿的其他异常所见	4.2

如表3-84,青年流向市级三级医院门急诊就诊人次中,占比最高的病种是未特指的精神障碍(3.0%)、皮炎(2.3%)、痤疮(2.2%)、急性上呼吸道感染(1.8%),以及女性不育症(1.8%);流向区属三级医院就诊人次中,占比最高的病种是其他呼吸性疾患(5.2%)、急性上呼吸道感染(4.9%)、原因不明的发热(2.8%)、其他传染病(2.4%),以及腹部和盆腔痛(2.1%);流向区属二级医院就诊人次中,占比最高的病种是其他呼吸性疾患(5.3%)、急性上呼吸道感染(3.8%)、龋病(2.8%)、包埋牙及阻生牙(2.6%),以及齿龈炎和牙周疾病(2.2%);流向社区卫生服务中心(站)就诊人次中,占比最高的病种是急性上呼吸道感染(10.3%)、特发性原发性高血压(8.5%)、睡眠障碍(3.8%)、急性支气管炎(2.8%),以及其他呼吸性疾患(2.6%)。

表3-84　2023年青年流向不同级别医疗机构门急诊就诊人次占比最高的就诊病种

医疗机构级别	顺　位	病　种	占比(%)
市级三级医院	1	未特指的精神障碍	3.0
	2	皮炎	2.3
	3	痤疮	2.2
	4	急性上呼吸道感染	1.8
	5	女性不育症	1.8
区属三级医院	1	其他呼吸性疾患	5.2
	2	急性上呼吸道感染	4.9
	3	原因不明的发热	2.8
	4	其他传染病	2.4
	5	腹部和盆腔痛	2.1
区属二级医院	1	其他呼吸性疾患	5.3
	2	急性上呼吸道感染	3.8
	3	龋病	2.8
	4	包埋牙及阻生牙	2.6
	5	齿龈炎和牙周疾病	2.2
社区卫生服务中心(站)	1	急性上呼吸道感染	10.3
	2	特发性原发性高血压	8.5
	3	睡眠障碍	3.8
	4	急性支气管炎	2.8
	5	其他呼吸性疾患	2.6

如表3-85,中年流向市级三级医院门急诊就诊人次中,占比最高的病种是特发性原发性高血压(4.3%)、乳房的恶性肿瘤(2.3%)、胃炎和十二指肠炎(2.2%)、肺诊断性影像检查的异常所见(2.2%),以及皮炎(2.2%);流向区属三级医院就诊人次中,占比最高的病种是特发性原发性高血压(7.2%)、非胰岛素依赖型糖尿病(2.9%)、胃炎和十二指肠炎(2.8%)、其他呼吸性疾患(2.7%),以及未特指的糖尿病(2.7%);流向区属二级医院就诊人次中,占比最高的病种是特发性原发性高血压(7.4%)、其他呼吸性疾患(2.8%)、未特指的糖尿病(2.6%)、胃炎和十二指肠炎(2.2%),以及非胰岛素依赖型糖尿病(2.1%);流向社区卫生服务中心(站)就诊人次中,占比最高的病种是特发性原发性高血压(24.5%)、急性上呼吸道感染(4.7%)、睡眠障碍(4.5%)、未特指的糖尿病(4.4%),以及脂蛋白代谢疾患和其他脂血症(3.5%)。

表3-85 2023年中年流向不同级别医疗机构门急诊就诊人次占比最高的就诊病种

医疗机构级别	顺 位	病 种	占比(%)
市级三级医院	1	特发性原发性高血压	4.3
	2	乳房的恶性肿瘤	2.3
	3	胃炎和十二指肠炎	2.2
	4	肺诊断性影像检查的异常所见	2.2
	5	皮炎	2.2
区属三级医院	1	特发性原发性高血压	7.2
	2	非胰岛素依赖型糖尿病	2.9
	3	胃炎和十二指肠炎	2.8
	4	其他呼吸性疾患	2.7
	5	未特指的糖尿病	2.7
区属二级医院	1	特发性原发性高血压	7.4
	2	其他呼吸性疾患	2.8
	3	未特指的糖尿病	2.6
	4	胃炎和十二指肠炎	2.2
	5	非胰岛素依赖型糖尿病	2.1
社区卫生服务中心(站)	1	特发性原发性高血压	24.5
	2	急性上呼吸道感染	4.7
	3	睡眠障碍	4.5
	4	未特指的糖尿病	4.4
	5	脂蛋白代谢疾患和其他脂血症	3.5

如表3-86,年轻老年人流向市级三级医院门急诊就诊人次中,占比最高的病种是特发性原发性高血压(5.0%)、未特指的糖尿病(2.7%)、肺诊断性影像检查的异常所见(2.4%)、慢性缺血性心脏病(2.3%),以及非胰岛素依赖型糖尿病(2.3%);流向区属三级医院就诊人次中,占比最高的病种是特发性原发性高血压(7.5%)、非胰岛素依赖型糖尿病(4.5%)、未特指的糖尿病(3.7%)、慢性缺血性心脏病(3.4%),以及其他呼吸性疾患(2.9%);流向区属二级医院就诊人次中,占比最高的病种是特发性原发性高血压(9.0%)、未特指的糖尿病(4.2%)、

慢性缺血性心脏病(3.2%)、非胰岛素依赖型糖尿病(3.0%),以及其他呼吸性疾患(2.8%);流向社区卫生服务中心(站)就诊人次中,占比最高的病种是特发性原发性高血压(21.9%)、慢性缺血性心脏病(8.2%)、睡眠障碍(5.3%)、未特指的糖尿病(4.9%),以及脂蛋白代谢疾患和其他脂血症(4.5%)。

表3-86 2023年年轻老年人流向不同级别医疗机构门急诊就诊人次占比最高的就诊病种

医疗机构级别	顺　　位	病　　种	占比(%)
市级三级医院	1	特发性原发性高血压	5.0
	2	未特指的糖尿病	2.7
	3	肺诊断性影像检查的异常所见	2.4
	4	慢性缺血性心脏病	2.3
	5	非胰岛素依赖型糖尿病	2.3
区属三级医院	1	特发性原发性高血压	7.5
	2	非胰岛素依赖型糖尿病	4.5
	3	未特指的糖尿病	3.7
	4	慢性缺血性心脏病	3.4
	5	其他呼吸性疾患	2.9
区属二级医院	1	特发性原发性高血压	9.0
	2	未特指的糖尿病	4.2
	3	慢性缺血性心脏病	3.2
	4	非胰岛素依赖型糖尿病	3.0
	5	其他呼吸性疾患	2.8
社区卫生服务中心(站)	1	特发性原发性高血压	21.9
	2	慢性缺血性心脏病	8.2
	3	睡眠障碍	5.3
	4	未特指的糖尿病	4.9
	5	脂蛋白代谢疾患和其他脂血症	4.5

　　如表3-87,老年人流向市级三级医院门急诊就诊人次中,占比最高的病种是特发性原发性高血压(6.0%)、慢性缺血性心脏病(3.3%)、未特指的糖尿病(2.8%)、非胰岛素依赖型糖尿病(2.3%),以及皮炎(2.2%);流向区属三级医院就诊人次中,占比最高的病种是特发性原发性高血压(7.8%)、慢性缺血性心脏病(4.8%)、非胰岛素依赖型糖尿病(3.9%)、未特指的糖尿病(3.5%),以及其他呼吸性疾患(3.3%);流向区属二级医院就诊人次中,占比最高的病种是特发性原发性高血压(9.3%)、慢性缺血性心脏病(5.3%)、未特指的糖尿病(4.1%)、其他呼吸性疾患(3.0%),以及脑梗死(2.9%);流向社区卫生服务中心(站)就诊人次中,占比最高的病种是特发性原发性高血压(19.8%)、慢性缺血性心脏病(11.3%)、睡眠障碍(4.7%)、未特指的糖尿病(4.0%),以及非胰岛素依赖型糖尿病(3.1%)。

表 3-87　2023 年老年人流向不同级别医疗机构门急诊就诊人次占比最高的就诊病种

医疗机构级别	顺　位	病　种	占比(%)
市级三级医院	1	特发性原发性高血压	6.0
	2	慢性缺血性心脏病	3.3
	3	未特指的糖尿病	2.8
	4	非胰岛素依赖型糖尿病	2.3
	5	皮炎	2.2
区属三级医院	1	特发性原发性高血压	7.8
	2	慢性缺血性心脏病	4.8
	3	非胰岛素依赖型糖尿病	3.9
	4	未特指的糖尿病	3.5
	5	其他呼吸性疾患	3.3
区属二级医院	1	特发性原发性高血压	9.3
	2	慢性缺血性心脏病	5.3
	3	未特指的糖尿病	4.1
	4	其他呼吸性疾患	3.0
	5	脑梗死	2.9
社区卫生服务中心(站)	1	特发性原发性高血压	19.8
	2	慢性缺血性心脏病	11.3
	3	睡眠障碍	4.7
	4	未特指的糖尿病	4.0
	5	非胰岛素依赖型糖尿病	3.1

　　如表 3-88,长寿老年人流向市级三级医院门急诊就诊人次中,占比最高的病种是特发性原发性高血压(6.4%)、其他呼吸性疾患(4.8%)、慢性缺血性心脏病(3.9%)、皮炎(3.4%),以及未特指的糖尿病(2.5%);流向区属三级医院就诊人次中,占比最高的病种是特发性原发性高血压(7.2%)、慢性缺血性心脏病(5.8%)、其他呼吸性疾患(5.4%)、病原体未特指的肺炎(3.2%),以及未特指的糖尿病(2.3%);流向区属二级医院就诊人次中,占比最高的病种是特发性原发性高血压(8.9%)、慢性缺血性心脏病(7.5%)、其他呼吸性疾患(4.7%)、脑梗死(2.9%),以及未特指的糖尿病(2.6%);流向社区卫生服务中心(站)就诊人次中,占比最高的病种是特发性原发性高血压(17.8%)、慢性缺血性心脏病(13.6%)、睡眠障碍(6.3%)、其他功能性肠疾患(3.6%),以及慢性支气管炎(2.7%)。

表 3-88　2023 年长寿老年人流向不同级别医疗机构门急诊就诊人次占比最高的就诊病种

医疗机构级别	顺　位	病　种	占比(%)
市级三级医院	1	特发性原发性高血压	6.4
	2	其他呼吸性疾患	4.8
	3	慢性缺血性心脏病	3.9
	4	皮炎	3.4
	5	未特指的糖尿病	2.5

续　表

医疗机构级别	顺　位	病　　种	占比(%)
区属三级医院	1	特发性原发性高血压	7.2
	2	慢性缺血性心脏病	5.8
	3	其他呼吸性疾患	5.4
	4	病原体未特指的肺炎	3.2
	5	未特指的糖尿病	2.3
区属二级医院	1	特发性原发性高血压	8.9
	2	慢性缺血性心脏病	7.5
	3	其他呼吸性疾患	4.7
	4	脑梗死	2.9
	5	未特指的糖尿病	2.6
社区卫生服务中心(站)	1	特发性原发性高血压	17.8
	2	慢性缺血性心脏病	13.6
	3	睡眠障碍	6.3
	4	其他功能性肠疾患	3.6
	5	慢性支气管炎	2.7

（二）流向不同类别医疗机构门急诊就诊人次及就诊人次占比最高的就诊原因

1. 总体概述

2023年,全市90.2%的门急诊就诊人次流向西医医院,9.8%流向中医医院。

如表3-89,流向西医医院门急诊就诊人次中,占比最高的就诊病种是特发性原发性高血压(10.6%)、慢性缺血性心脏病(4.1%)、急性上呼吸道感染(3.0%)、未特指的糖尿病(2.9%)、其他呼吸性疾患(2.7%)、睡眠障碍(2.6%)、非胰岛素依赖型糖尿病(2.2%)、脂蛋白代谢疾患和其他脂血症(2.1%)、胃炎和十二指肠炎(1.8%),以及皮炎(1.5%)。

表3-89　2023年流向西医医院门急诊就诊人次占比最高的就诊病种

顺　位	病　　种	占比(%)
1	特发性原发性高血压	10.6
2	慢性缺血性心脏病	4.1
3	急性上呼吸道感染	3.0
4	未特指的糖尿病	2.9
5	其他呼吸性疾患	2.7
6	睡眠障碍	2.6
7	非胰岛素依赖型糖尿病	2.2
8	脂蛋白代谢疾患和其他脂血症	2.1
9	胃炎和十二指肠炎	1.8
10	皮炎	1.5

如表3-90,流向中医医院门急诊就诊人次中,占比最高的就诊病种是特发性原发性高血压(4.0%)、神经系统的结核病(2.7%)、急性上呼吸道感染(2.4%)、胃炎和十二指肠炎(2.3%)、非胰岛素依赖型糖尿病(2.0%)、虚损病(1.6%)、睡眠障碍(1.6%)、皮炎(1.4%)、未特指的糖尿病(1.3%),以及其他呼吸性疾患(1.3%)。

表3-90 2023年流向中医医院门急诊就诊人次占比最高的就诊病种

顺　位	病　　种	占比(%)
1	特发性原发性高血压	4.0
2	神经系统的结核病	2.7
3	急性上呼吸道感染	2.4
4	胃炎和十二指肠炎	2.3
5	非胰岛素依赖型糖尿病	2.0
6	虚损病	1.6
7	睡眠障碍	1.6
8	皮炎	1.4
9	未特指的糖尿病	1.3
10	其他呼吸性疾患	1.3

2. 不同支付方式人口差异

如图3-10,2023年,全市医保支付人口门急诊就诊人次流向西医医院占比90.0%,流向中医医院10.0%;非医保支付人口门急诊就诊人次流向西医医院占比91.3%,流向中医医院8.7%。

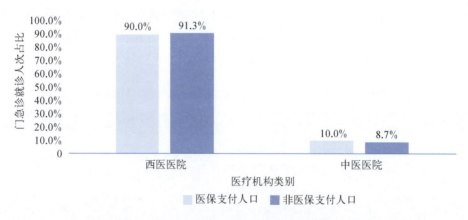

图3-10 2023年不同支付方式人口流向不同类别医疗机构门急诊就诊人次

如表3-91,医保支付人口流向西医医院门急诊就诊人次中,占比最高的病种是特发性原发性高血压(12.2%)、慢性缺血性心脏病(4.8%)、未特指的糖尿病(3.2%)、急性上呼吸道感染(3.1%),以及睡眠障碍(2.9%);流向中医医院就诊人次中,占比最高的病种是特发性原发性高血压(4.3%)、神经系统的结核病(2.8%)、急性上呼吸道感染(2.4%)、胃炎和十二指肠炎(2.3%),以及非胰岛素依赖型糖尿病(2.2%)。

表 3 - 91　2023 年医保支付人口流向不同类别医疗机构门急诊就诊人次占比最高的就诊病种

医疗机构类别	顺　位	病　　种	占比(%)
西医医院	1	特发性原发性高血压	12.2
	2	慢性缺血性心脏病	4.8
	3	未特指的糖尿病	3.2
	4	急性上呼吸道感染	3.1
	5	睡眠障碍	2.9
中医医院	1	特发性原发性高血压	4.3
	2	神经系统的结核病	2.8
	3	急性上呼吸道感染	2.4
	4	胃炎和十二指肠炎	2.3
	5	非胰岛素依赖型糖尿病	2.2

　　如表 3 - 92,非医保支付人口流向西医医院门急诊就诊人次中,占比最高的病种是其他呼吸性疾患(3.0%)、急性上呼吸道感染(2.5%)、特发性原发性高血压(2.5%)、肺诊断性影像检查的异常所见(1.8%),以及牙面异常(包括咬合不正)(1.7%);流向中医医院就诊人次中,占比最高的病种是急性上呼吸道感染(2.8%)、胃炎和十二指肠炎(2.3%)、神经系统的结核病(2.1%)、身体损伤(1.9%),以及特发性原发性高血压(1.8%)。

表 3 - 92　2023 年非医保支付人口流向不同类别医疗机构门急诊就诊人次占比最高的就诊病种

医疗机构类别	顺　位	病　　种	占比(%)
西医医院	1	其他呼吸性疾患	3.0
	2	急性上呼吸道感染	2.5
	3	特发性原发性高血压	2.5
	4	肺诊断性影像检查的异常所见	1.8
	5	牙面异常(包括咬合不正)	1.7
中医医院	1	急性上呼吸道感染	2.8
	2	胃炎和十二指肠炎	2.3
	3	神经系统的结核病	2.1
	4	身体损伤	1.9
	5	特发性原发性高血压	1.8

3. 不同性别人口差异

　　如图 3 - 11,2023 年,全市男性门急诊就诊人次流向西医医院占比 90.8%,流向中医医院占比 9.2%;女性门急诊就诊人次流向西医医院占比 89.8%,流向中医医院占比 10.2%。

　　如表 3 - 93,男性流向西医医院门急诊就诊人次中,占比最高的病种是特发性原发性高血压(12.4%)、慢性缺血性心脏病(4.3%)、未特指的糖尿病(3.4%)、急性上呼吸道感染(3.2%),以及其他呼吸性疾患(2.9%);流向中医医院就诊人次中,占比最高的病种是特发性原发性高血压(5.0%)、非胰岛素依赖型糖尿病(2.7%)、急性上呼吸道感染(2.7%)、神经系统的结核病(2.6%),以及胃炎和十二指肠炎(2.2%)。

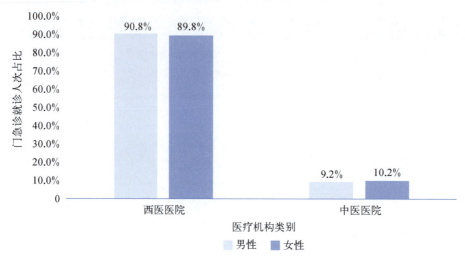

图 3-11 2023 年不同性别人口流向不同类别医疗机构门急诊就诊人次

表 3-93 2023 年男性流向不同类别医疗机构门急诊就诊人次占比最高的就诊病种

医疗机构类别	顺 位	病 种	占比（%）
西医医院	1	特发性原发性高血压	12.4
	2	慢性缺血性心脏病	4.3
	3	未特指的糖尿病	3.4
	4	急性上呼吸道感染	3.2
	5	其他呼吸性疾患	2.9
中医医院	1	特发性原发性高血压	5.0
	2	非胰岛素依赖型糖尿病	2.7
	3	急性上呼吸道感染	2.7
	4	神经系统的结核病	2.6
	5	胃炎和十二指肠炎	2.2

如表 3-94，女性流向西医医院门急诊就诊人次中，占比最高的病种是特发性原发性高血压（9.7%）、慢性缺血性心脏病（4.2%）、急性上呼吸道感染（2.9%）、睡眠障碍（2.8%），以及其他呼吸性疾患（2.5%）；流向中医医院就诊人次中，占比最高的病种是特发性原发性高血压（3.4%）、神经系统的结核病（2.9%）、胃炎和十二指肠炎（2.4%）、急性上呼吸道感染（2.2%），以及乳房的恶性肿瘤（1.9%）。

表 3-94 2023 年女性流向不同类别医疗机构门急诊就诊人次占比最高的就诊病种

医疗机构类别	顺 位	病 种	占比（%）
西医医院	1	特发性原发性高血压	9.7
	2	慢性缺血性心脏病	4.2
	3	急性上呼吸道感染	2.9

续　表

医疗机构类别	顺　位	病　　种	占比(%)
	4	睡眠障碍	2.8
	5	其他呼吸性疾患	2.5
中医医院	1	特发性原发性高血压	3.4
	2	神经系统的结核病	2.9
	3	胃炎和十二指肠炎	2.4
	4	急性上呼吸道感染	2.2
	5	乳房的恶性肿瘤	1.9

4. 不同年龄组人口差异

如图 3-12,2023 年,全市儿童门急诊就诊人次流向西医医院占比 89.4%,流向中医医院 10.6%;青年门急诊就诊人次流向西医医院占比 87.2%,流向中医医院 12.8%;中年门急诊就诊人次流向西医医院占比 87.5%,流向中医医院 12.5%;年轻老年人门急诊就诊人次流向西医医院占比 92.0%,流向中医医院 8.0%;老年人门急诊就诊人次流向西医医院占比 93.8%,流向中医医院 6.2%;长寿老年人门急诊就诊人次流向西医医院占比 94.8%,流向中医医院 5.2%。

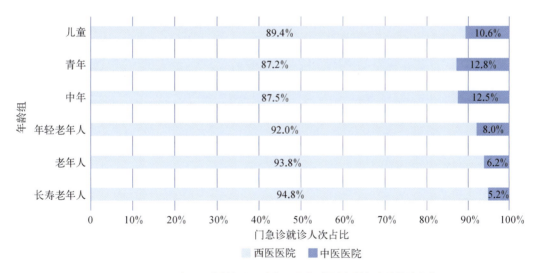

图 3-12　2023 年不同年龄组人口流向不同类别医疗机构门急诊就诊人次

如表 3-95,儿童流向西医医院门急诊就诊人次中,占比最高的病种是其他呼吸性疾患(12.7%)、屈光和调节疾患(10.1%)、急性上呼吸道感染(9.9%)、病原体未特指的肺炎(8.5%),以及其他传染病(4.0%);流向中医医院就诊人次中,占比最高的病种是急性上呼吸道感染(8.4%)、病原体未特指的肺炎(6.4%)、急性支气管炎(5.6%)、其他呼吸性疾患(4.2%),以及小儿咳嗽(4.0%)。

表 3–95　2023 年儿童流向不同类别医疗机构门急诊就诊人次占比最高的就诊病种

医疗机构类别	顺　位	病　　种	占比(%)
西医医院	1	其他呼吸性疾患	12.7
	2	屈光和调节疾患	10.1
	3	急性上呼吸道感染	9.9
	4	病原体未特指的肺炎	8.5
	5	其他传染病	4.0
中医医院	1	急性上呼吸道感染	8.4
	2	病原体未特指的肺炎	6.4
	3	急性支气管炎	5.6
	4	其他呼吸性疾患	4.2
	5	小儿咳嗽	4.0

如表 3–96,青年流向西医医院门急诊就诊人次中,占比最高的病种是急性上呼吸道感染(3.7%)、其他呼吸性疾患(3.6%)、特发性原发性高血压(2.2%)、皮炎(2.0%),以及原因不明的发热(1.9%);流向中医医院就诊人次中,占比最高的病种是急性上呼吸道感染(3.6%)、神经系统的结核病(2.7%)、月经类病(2.5%),月经过多、频繁而且不规则(2.2%),以及背痛(2.1%)。

表 3–96　2023 年青年流向不同类别医疗机构门急诊就诊人次占比最高的就诊病种

医疗机构类别	顺　位	病　　种	占比(%)
西医医院	1	急性上呼吸道感染	3.7
	2	其他呼吸性疾患	3.6
	3	特发性原发性高血压	2.2
	4	皮炎	2.0
	5	原因不明的发热	1.9
中医医院	1	急性上呼吸道感染	3.6
	2	神经系统的结核病	2.7
	3	月经类病	2.5
	4	月经过多、频繁而且不规则	2.2
	5	背痛	2.1

如表 3–97,中年流向西医医院门急诊就诊人次中,占比最高的病种是特发性原发性高血压(11.4%)、未特指的糖尿病(3.0%)、急性上呼吸道感染(2.5%)、睡眠障碍(2.3%),以及脂蛋白代谢疾患和其他脂血症(2.2%);流向中医医院就诊人次中,占比最高的病种是特发性原发性高血压(5.5%)、神经系统的结核病(2.9%)、胃炎和十二指肠炎(2.9%)、非胰岛素依赖型糖尿病(2.3%),以及睡眠障碍(1.9%)。

表 3-97 2023 年中年流向不同类别医疗机构门急诊就诊人次占比最高的就诊病种

医疗机构类别	顺 位	病 种	占比（%）
西医医院	1	特发性原发性高血压	11.4
	2	未特指的糖尿病	3.0
	3	急性上呼吸道感染	2.5
	4	睡眠障碍	2.3
	5	脂蛋白代谢疾患和其他脂血症	2.2
中医医院	1	特发性原发性高血压	5.5
	2	神经系统的结核病	2.9
	3	胃炎和十二指肠炎	2.9
	4	非胰岛素依赖型糖尿病	2.3
	5	睡眠障碍	1.9

如表 3-98，年轻老年人流向西医医院门急诊就诊人次中，占比最高的病种是特发性原发性高血压（15.2%）、慢性缺血性心脏病（5.8%）、未特指的糖尿病（4.3%）、睡眠障碍（3.6%），以及非胰岛素依赖型糖尿病（3.3%）；流向中医医院就诊人次中，占比最高的病种是特发性原发性高血压（5.6%）、非胰岛素依赖型糖尿病（3.5%）、神经系统的结核病（2.9%）、胃炎和十二指肠炎（2.8%），以及支气管和肺的恶性肿瘤（2.5%）。

表 3-98 2023 年年轻老年人流向不同类别医疗机构门急诊就诊人次占比最高的就诊病种

医疗机构类别	顺 位	病 种	占比（%）
西医医院	1	特发性原发性高血压	15.2
	2	慢性缺血性心脏病	5.8
	3	未特指的糖尿病	4.3
	4	睡眠障碍	3.6
	5	非胰岛素依赖型糖尿病	3.3
中医医院	1	特发性原发性高血压	5.6
	2	非胰岛素依赖型糖尿病	3.5
	3	神经系统的结核病	2.9
	4	胃炎和十二指肠炎	2.8
	5	支气管和肺的恶性肿瘤	2.5

如表 3-99，老年人流向西医医院门急诊就诊人次中，占比最高的病种是特发性原发性高血压（15.6%）、慢性缺血性心脏病（8.9%）、未特指的糖尿病（3.8%）、睡眠障碍（3.7%），以及非胰岛素依赖型糖尿病（3.0%）；流向中医医院就诊人次中，占比最高的病种是特发性原发性高血压（6.2%）、慢性缺血性心脏病（3.8%）、非胰岛素依赖型糖尿病（3.5%）、神经系统的结核病（3.3%），以及脑梗死（2.6%）。

表3-99 2023年老年人流向不同类别医疗机构门急诊就诊人次占比最高的就诊病种

医疗机构类别	顺 位	病 种	占比（%）
西医医院	1	特发性原发性高血压	15.6
	2	慢性缺血性心脏病	8.9
	3	未特指的糖尿病	3.8
	4	睡眠障碍	3.7
	5	非胰岛素依赖型糖尿病	3.0
中医医院	1	特发性原发性高血压	6.2
	2	慢性缺血性心脏病	3.8
	3	非胰岛素依赖型糖尿病	3.5
	4	神经系统的结核病	3.3
	5	脑梗死	2.6

如表3-100,长寿老年人流向西医医院门急诊就诊人次中,占比最高的病种是特发性原发性高血压(14.4%)、慢性缺血性心脏病(10.9%)、睡眠障碍(5.0%)、其他功能性肠疾患(2.8%),以及未特指的糖尿病(2.4%);流向中医医院就诊人次中,占比最高的病种是特发性原发性高血压(6.9%)、慢性缺血性心脏病(5.8%)、神经系统的结核病(3.1%)、脑梗死(2.7%),以及非胰岛素依赖型糖尿病(2.7%)。

表3-100 2023年长寿老年人流向不同类别医疗机构门急诊就诊人次占比最高的就诊病种

医疗机构类别	顺 位	病 种	占比（%）
西医医院	1	特发性原发性高血压	14.4
	2	慢性缺血性心脏病	10.9
	3	睡眠障碍	5.0
	4	其他功能性肠疾患	2.8
	5	未特指的糖尿病	2.4
中医医院	1	特发性原发性高血压	6.9
	2	慢性缺血性心脏病	5.8
	3	神经系统的结核病	3.1
	4	脑梗死	2.7
	5	非胰岛素依赖型糖尿病	2.7

二、在不同级别医疗机构门急诊年人均就诊次数及次数最高的就诊原因

(一)在不同级别医疗机构门急诊年人均就诊次数及次数最高的就诊原因

1. 总体概述

2023年,全市门急诊就诊人口中,在市级三级医院门急诊年人均就诊次数为4.5次,区属三级医院3.8次,区属二级医院4.0次,社区卫生服务中心(站)7.7次。

如表3-101,就诊人口在市级三级医院门急诊年人均就诊次数最高的病种是乳房的恶性

肿瘤(7.0 次)、结肠的恶性肿瘤(5.5 次)、女性不育症(5.2 次)、支气管和肺的恶性肿瘤(4.9 次)、主要与妊娠有关的其他情况的孕产妇医疗(4.8 次)、未特指的精神障碍(4.0 次)、类风湿性关节炎(3.9 次)、慢性肾衰竭(3.7 次)、非胰岛素依赖型糖尿病(3.3 次),以及慢性病毒性肝炎(3.3 次)。

表 3 - 101   2023 年在市级三级医院门急诊年人均就诊次数最高的就诊病种

顺 位	病 种	年人均就诊次数(次)
1	乳房的恶性肿瘤	7.0
2	结肠的恶性肿瘤	5.5
3	女性不育症	5.2
4	支气管和肺的恶性肿瘤	4.9
5	主要与妊娠有关的其他情况的孕产妇医疗	4.8
6	未特指的精神障碍	4.0
7	类风湿性关节炎	3.9
8	慢性肾衰竭	3.7
9	非胰岛素依赖型糖尿病	3.3
10	慢性病毒性肝炎	3.3

如表 3 - 102,就诊人口在区属三级医院门急诊年人均就诊次数最高的病种是女性不育症(6.0 次)、乳房的恶性肿瘤(4.8 次)、结肠的恶性肿瘤(4.6 次)、支气管和肺的恶性肿瘤(4.4 次)、慢性肾衰竭(4.0 次)、非胰岛素依赖型糖尿病(3.9 次)、未特指的肾衰竭(3.6 次)、慢性阻塞性肺病(3.5 次)、未特指的糖尿病(3.5 次),以及帕金森病(3.5 次)。

表 3 - 102   2023 年在区属三级医院门急诊年人均就诊次数最高的就诊病种

顺 位	病 种	年人均就诊次数(次)
1	女性不育症	6.0
2	乳房的恶性肿瘤	4.8
3	结肠的恶性肿瘤	4.6
4	支气管和肺的恶性肿瘤	4.4
5	慢性肾衰竭	4.0
6	非胰岛素依赖型糖尿病	3.9
7	未特指的肾衰竭	3.6
8	慢性阻塞性肺病	3.5
9	未特指的糖尿病	3.5
10	帕金森病	3.5

如表 3 - 103,就诊人口在区属二级医院门急诊年人均就诊次数最高的病种是主要与妊娠有关的其他情况的孕产妇医疗(6.9 次)、精神分裂症(5.9 次)、乳房的恶性肿瘤(5.3 次)、支

气管和肺的恶性肿瘤(4.7次)、结肠的恶性肿瘤(4.6次)、抑郁性障碍(4.6次)、未特指的肾衰竭(4.1次)、慢性肾衰竭(3.9次)、非胰岛素依赖型糖尿病(3.6次),以及未特指的糖尿病(3.5次)。

表3-103 2023年在区属二级医院门急诊年人均就诊次数最高的就诊病种

顺　位	病　种	年人均就诊次数(次)
1	主要与妊娠有关的其他情况的孕产妇医疗	6.9
2	精神分裂症	5.9
3	乳房的恶性肿瘤	5.3
4	支气管和肺的恶性肿瘤	4.7
5	结肠的恶性肿瘤	4.6
6	抑郁性障碍	4.6
7	未特指的肾衰竭	4.1
8	慢性肾衰竭	3.9
9	非胰岛素依赖型糖尿病	3.6
10	未特指的糖尿病	3.5

如表3-104,就诊人口在社区卫生服务中心(站)门急诊年人均就诊次数最高的病种是精神分裂症(5.7次)、特发性原发性高血压(4.2次)、非胰岛素依赖型糖尿病(3.9次)、帕金森病(3.8次)、睡眠障碍(3.7次)、未特指的糖尿病(3.6次)、慢性缺血性心脏病(3.4次)、脑血管病后遗症(3.2次)、未特指的精神障碍(3.2次),以及前列腺增生(3.1次)。

表3-104 2023年在社区卫生服务中心(站)门急诊年人均就诊次数最高的就诊病种

顺　位	病　种	年人均就诊次数(次)
1	精神分裂症	5.7
2	特发性原发性高血压	4.2
3	非胰岛素依赖型糖尿病	3.9
4	帕金森病	3.8
5	睡眠障碍	3.7
6	未特指的糖尿病	3.6
7	慢性缺血性心脏病	3.4
8	脑血管病后遗症	3.2
9	未特指的精神障碍	3.2
10	前列腺增生	3.1

2. 不同支付方式人口差异

如图3-13,2023年,全市医保支付人口在市级三级医院门急诊年人均就诊次数为5.5次,区属三级医院4.4次,区属二级医院4.5次,社区卫生服务中心(站)9.0次;非医保支付人口在市级三级医院门急诊年人均就诊次数为2.8次,区属三级医院2.4次,区属二级医院2.4次,社区卫生服务中心(站)2.2次。

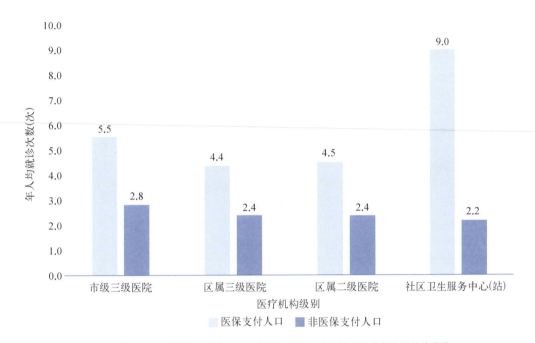

图3-13 2023年不同支付方式人口在不同级别医疗机构门急诊年人均就诊次数

如表3-105,医保支付人口在市级三级医院门急诊年人均就诊次数最高的病种是乳房的恶性肿瘤(8.6次)、结肠的恶性肿瘤(7.2次)、支气管和肺的恶性肿瘤(6.9次)、女性不育症(5.3次),以及未特指的精神障碍(5.0次);在区属三级医院年人均就诊次数最高的病种是乳房的恶性肿瘤(5.1次)、结肠的恶性肿瘤(5.1次)、支气管和肺的恶性肿瘤(4.8次)、慢性肾衰竭(4.1次),以及非胰岛素依赖型糖尿病(4.1次);在区属二级医院年人均就诊次数最高的病种是精神分裂症(5.8次)、乳房的恶性肿瘤(5.7次)、支气管和肺的恶性肿瘤(5.1次)、结肠的恶性肿瘤(4.9次),以及抑郁性障碍(4.9次);在社区卫生服务中心(站)年人均就诊次数最高的病种是特发性原发性高血压(4.3次)、非胰岛素依赖型糖尿病(4.0次)、帕金森病(3.8次)、睡眠障碍(3.8次),以及未特指的糖尿病(3.6次)。

表3-105 2023年医保支付人口在不同级别医疗机构门急诊年人均就诊次数最高的就诊病种

医疗机构级别	顺　　位	病　　种	年人均就诊次数(次)
市级三级医院	1	乳房的恶性肿瘤	8.6
	2	结肠的恶性肿瘤	7.2
	3	支气管和肺的恶性肿瘤	6.9
	4	女性不育症	5.3
	5	未特指的精神障碍	5.0
区属三级医院	1	乳房的恶性肿瘤	5.1
	2	结肠的恶性肿瘤	5.1

医疗机构级别	顺　位	病　　种	年人均就诊次数(次)
	3	支气管和肺的恶性肿瘤	4.8
	4	慢性肾衰竭	4.1
	5	非胰岛素依赖型糖尿病	4.1
区属二级医院	1	精神分裂症	5.8
	2	乳房的恶性肿瘤	5.7
	3	支气管和肺的恶性肿瘤	5.1
	4	结肠的恶性肿瘤	4.9
	5	抑郁性障碍	4.9
社区卫生服务中心(站)	1	特发性原发性高血压	4.3
	2	非胰岛素依赖型糖尿病	4.0
	3	帕金森病	3.8
	4	睡眠障碍	3.8
	5	未特指的糖尿病	3.6

　　如表3-106,非医保支付人口在市级三级医院门急诊年人均就诊次数最高的病种是女性不育症(4.9次)、乳房的恶性肿瘤(4.7次)、主要与妊娠有关的其他情况的孕产妇医疗(4.3次)、结肠的恶性肿瘤(3.6次),以及支气管和肺的恶性肿瘤(3.4次);在区属三级医院年人均就诊次数最高的病种是女性不育症(6.6次)、乳房的恶性肿瘤(3.3次)、结肠的恶性肿瘤(3.0次)、病原体未特指的肺炎(3.0次),以及支气管和肺的恶性肿瘤(2.9次);在区属二级医院年人均就诊次数最高的病种是主要与妊娠有关的其他情况的孕产妇医疗(7.1次)、精神分裂症(5.3次)、病原体未特指的肺炎(2.8次)、结肠的恶性肿瘤(2.8次),以及慢性肾衰竭(2.8次);在社区卫生服务中心(站)年人均就诊次数最高的病种是精神分裂症(8.3次)、未特指的精神障碍(6.8次)、不寐病(4.0次)、神经症性障碍(3.4次),以及睡眠障碍(2.9次)。

表3-106　2023年非医保支付人口在不同级别医疗机构门急诊年人均就诊次数最高的就诊病种

医疗机构级别	顺　位	病　　种	年人均就诊次数(次)
市级三级医院	1	女性不育症	4.9
	2	乳房的恶性肿瘤	4.7
	3	主要与妊娠有关的其他情况的孕产妇医疗	4.3
	4	结肠的恶性肿瘤	3.6
	5	支气管和肺的恶性肿瘤	3.4
区属三级医院	1	女性不育症	6.6
	2	乳房的恶性肿瘤	3.3
	3	结肠的恶性肿瘤	3.0
	4	病原体未特指的肺炎	3.0
	5	支气管和肺的恶性肿瘤	2.9

续　表

医疗机构级别	顺　位	病　种	年人均就诊次数(次)
区属二级医院	1	主要与妊娠有关的其他情况的孕产妇医疗	7.1
	2	精神分裂症	5.3
	3	病原体未特指的肺炎	2.8
	4	结肠的恶性肿瘤	2.8
	5	慢性肾衰竭	2.8
社区卫生服务中心(站)	1	精神分裂症	8.3
	2	未特指的精神障碍	6.8
	3	不寐病	4.0
	4	神经症性障碍	3.4
	5	睡眠障碍	2.9

3. 不同性别人口差异

如图 3－14,2023 年,全市男性在市级三级医院门急诊年人均就诊次数为 4.5 次,区属三级医院 3.8 次,区属二级医院 3.8 次,社区卫生服务中心(站)7.4 次;女性在市级三级医院门急诊年人均就诊次数为 5.3 次,区属三级医院 4.1 次,区属二级医院 4.3 次,社区卫生服务中心(站)为 8.3 次。

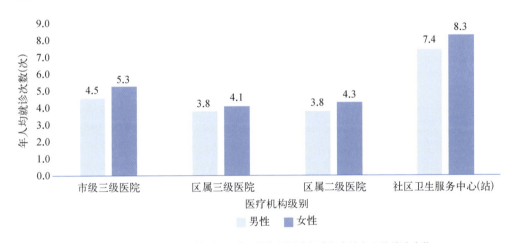

图 3－14　2023 年不同性别人口在不同级别医疗机构门急诊年人均就诊次数

如表 3－107,男性在市级三级医院门急诊年人均就诊次数最高的病种是支气管和肺的恶性肿瘤(5.9 次)、结肠的恶性肿瘤(5.7 次)、类风湿性关节炎(3.9 次)、慢性肾衰竭(3.8 次),以及未特指的精神障碍(3.8 次);在区属三级医院年人均就诊次数最高的病种是结肠的恶性肿瘤(4.7 次)、支气管和肺的恶性肿瘤(4.5 次)、慢性肾衰竭(4.1 次)、非胰岛素依赖型糖尿病(3.9 次),以及慢性阻塞性肺病(3.8 次);在区属二级医院年人均就诊次数最高的病种是精神分裂症(6.2 次)、结肠的恶性肿瘤(4.7 次)、支气管和肺的恶性肿瘤(4.6 次)、抑郁性障碍(4.4 次),以及未特指的肾衰竭(4.3 次);在社区卫生服务中心(站)年人均就诊次数最高的病种是精神分裂症(5.9 次)、特发性原发性高血压(4.2 次)、睡眠障碍(3.9 次)、非胰岛素依赖型糖尿病(3.9 次),以及帕金森病(3.8 次)。

表 3-107　2023 年男性在不同级别医疗机构门急诊年人均就诊次数最高的就诊病种

医疗机构级别	顺　位	病　　种	年人均就诊次数(次)
市级三级医院	1	支气管和肺的恶性肿瘤	5.9
	2	结肠的恶性肿瘤	5.7
	3	类风湿性关节炎	3.9
	4	慢性肾衰竭	3.8
	5	未特指的精神障碍	3.8
区属三级医院	1	结肠的恶性肿瘤	4.7
	2	支气管和肺的恶性肿瘤	4.5
	3	慢性肾衰竭	4.1
	4	非胰岛素依赖型糖尿病	3.9
	5	慢性阻塞性肺病	3.8
区属二级医院	1	精神分裂症	6.2
	2	结肠的恶性肿瘤	4.7
	3	支气管和肺的恶性肿瘤	4.6
	4	抑郁性障碍	4.4
	5	未特指的肾衰竭	4.3
社区卫生服务中心(站)	1	精神分裂症	5.9
	2	特发性原发性高血压	4.2
	3	睡眠障碍	3.9
	4	非胰岛素依赖型糖尿病	3.9
	5	帕金森病	3.8

如表 3-108,女性在市级三级医院门急诊年人均就诊次数最高的病种是乳房的恶性肿瘤(7.2 次)、女性不育症(6.3 次)、结肠的恶性肿瘤(5.8 次)、支气管和肺的恶性肿瘤(5.3 次),以及主要与妊娠有关的其他情况的孕产妇医疗(5.1 次);在区属三级医院年人均就诊次数最高的病种是女性不育症(6.3 次)、乳房的恶性肿瘤(4.8 次)、结肠的恶性肿瘤(4.5 次)、支气管和肺的恶性肿瘤(4.3 次),以及非胰岛素依赖型糖尿病(3.9 次);在区属二级医院年人均就诊次数最高的病种是主要与妊娠有关的其他情况的孕产妇医疗(6.9 次)、精神分裂症(5.7 次)、乳房的恶性肿瘤(5.3 次)、支气管和肺的恶性肿瘤(4.9 次),以及抑郁性障碍(4.7 次);在社区卫生服务中心(站)年人均就诊次数最高的病种是精神分裂症(5.5 次)、特发性原发性高血压(4.2 次)、非胰岛素依赖型糖尿病(3.9 次)、帕金森病(3.8 次),以及未特指的糖尿病(3.6 次)。

表 3-108　2023 年女性在不同级别医疗机构门急诊年人均就诊次数最高的就诊病种

医疗机构级别	顺　位	病　　种	年人均就诊次数(次)
市级三级医院	1	乳房的恶性肿瘤	7.2
	2	女性不育症	6.3
	3	结肠的恶性肿瘤	5.8
	4	支气管和肺的恶性肿瘤	5.3
	5	主要与妊娠有关的其他情况的孕产妇医疗	5.1

续　表

医疗机构级别	顺　位	病　　种	年人均就诊次数（次）
区属三级医院	1	女性不育症	6.3
	2	乳房的恶性肿瘤	4.8
	3	结肠的恶性肿瘤	4.5
	4	支气管和肺的恶性肿瘤	4.3
	5	非胰岛素依赖型糖尿病	3.9
区属二级医院	1	主要与妊娠有关的其他情况的孕产妇医疗	6.9
	2	精神分裂症	5.7
	3	乳房的恶性肿瘤	5.3
	4	支气管和肺的恶性肿瘤	4.9
	5	抑郁性障碍	4.7
社区卫生服务中心（站）	1	精神分裂症	5.5
	2	特发性原发性高血压	4.2
	3	非胰岛素依赖型糖尿病	3.9
	4	帕金森病	3.8
	5	未特指的糖尿病	3.6

4. 不同年龄组人口差异

如图 3-15,2023 年,全市儿童在市级三级医院门急诊年人均就诊次数为 3.6 次,区属三级医院 3.4 次,区属二级医院 3.4 次,社区卫生服务中心（站）2.3 次;青年在市级三级医院门急诊年人均就诊次数为 4.3 次,区属三级医院 3.1 次,区属二级医院 3.1 次,社区卫生服务中心（站）2.6 次;中年在市级三级医院门急诊年人均就诊次数为 4.8 次,区属三级医院 3.8 次,区属二级医院 3.8 次,社区卫生服务中心（站）4.9 次;年轻老年人在市级三级医院门急诊年人均就诊次数为 6.4 次,区属三级医院 5.3 次,区属二级医院 5.5 次,社区卫生服务中心（站）10.2 次;老年人在市级三级医院门急诊年人均就诊次数为 7.2 次,区属三级医院 6.4 次,区属二级医院 6.6 次,社区卫生服务中心（站）14.9 次;长寿老年人在市级三级医院门急诊年人均

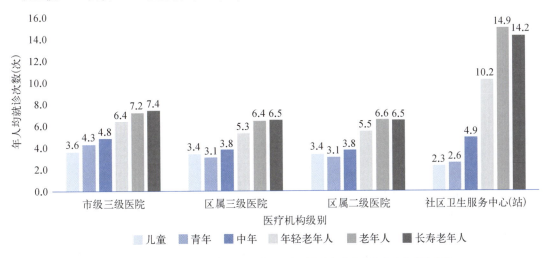

图 3-15　2023 年不同年龄组人口在不同级别医疗机构门急诊年人均就诊次数

就诊次数为 7.4 次,区属三级医院 6.5 次,区属二级医院 6.5 次,社区卫生服务中心(站)14.2 次。

如表 3-109,儿童在市级三级医院门急诊年人均就诊次数最高的病种是病原体未特指的肺炎(3.5 次)、甲状腺毒症甲状腺功能亢进症(3.4 次)、未特指的精神障碍(3.1 次)、慢性肾炎综合征(2.6 次),以及屈光和调节疾患(2.6 次);在区属三级医院年人均就诊次数最高的病种是病原体未特指的肺炎(3.9 次)、未特指的糖尿病(3.1 次)、精神分裂症(3.0 次)、甲状腺毒症甲状腺功能亢进症(2.8 次),以及牙面异常(包括咬合不正)(2.7 次);在区属二级医院年人均就诊次数最高的病种是病原体未特指的肺炎(3.7 次)、抑郁性障碍(3.2 次)、未特指的糖尿病(3.2 次)、未特指的精神障碍(3.2 次),以及牙面异常(包括咬合不正)(2.8 次);在社区卫生服务中心(站)年人均就诊次数最高的病种是精神分裂症(2.6 次)、其他身体结构诊断性影像检查的异常所见(2.5 次)、甲状腺毒症甲状腺功能亢进症(2.4 次)、未特指的糖尿病(2.3 次),以及慢性肾炎综合征(2.3 次)。

表 3-109　2023 年儿童在不同级别医疗机构门急诊年人均就诊次数最高的就诊病种

医疗机构级别	顺　位	病　　种	年人均就诊次数(次)
市级三级医院	1	病原体未特指的肺炎	3.5
	2	甲状腺毒症甲状腺功能亢进症	3.4
	3	未特指的精神障碍	3.1
	4	慢性肾炎综合征	2.6
	5	屈光和调节疾患	2.6
区属三级医院	1	病原体未特指的肺炎	3.9
	2	未特指的糖尿病	3.1
	3	精神分裂症	3.0
	4	甲状腺毒症甲状腺功能亢进症	2.8
	5	牙面异常(包括咬合不正)	2.7
区属二级医院	1	病原体未特指的肺炎	3.7
	2	抑郁性障碍	3.2
	3	未特指的糖尿病	3.2
	4	未特指的精神障碍	3.2
	5	牙面异常(包括咬合不正)	2.8
社区卫生服务中心(站)	1	精神分裂症	2.6
	2	其他身体结构诊断性影像检查的异常所见	2.5
	3	甲状腺毒症甲状腺功能亢进症	2.4
	4	未特指的糖尿病	2.3
	5	慢性肾炎综合征	2.3

如表 3-110,青年在市级三级医院门急诊年人均就诊次数最高的病种是乳房的恶性肿瘤(8.0 次)、女性不育症(5.9 次)、结肠的恶性肿瘤(5.7 次)、主要与妊娠有关的其他情况的孕产妇医疗(5.1 次),以及支气管和肺的恶性肿瘤(4.1 次);在区属三级医院年人均就诊次数最高的病种是女性不育症(6.0 次)、乳房的恶性肿瘤(4.8 次)、支气管和肺的恶性肿瘤(3.8

次)、结肠的恶性肿瘤(3.8次),以及非胰岛素依赖型糖尿病(3.6次);在区属二级医院年人均就诊次数最高的病种是主要与妊娠有关的其他情况的孕产妇医疗(6.9次)、精神分裂症(6.4次)、结肠的恶性肿瘤(5.1次)、未特指的肾衰竭(4.8次),以及乳房的恶性肿瘤(4.7次);在社区卫生服务中心(站)年人均就诊次数最高的病种是精神分裂症(6.0次)、未特指的精神障碍(4.1次)、乳房的恶性肿瘤(3.5次)、特发性原发性高血压(3.2次),以及睡眠障碍(3.1次)。

表 3-110 2023 年青年在不同级别医疗机构门急诊年人均就诊次数最高的就诊病种

医疗机构级别	顺位	病种	年人均就诊次数(次)
市级三级医院	1	乳房的恶性肿瘤	8.0
	2	女性不育症	5.9
	3	结肠的恶性肿瘤	5.7
	4	主要与妊娠有关的其他情况的孕产妇医疗	5.1
	5	支气管和肺的恶性肿瘤	4.1
区属三级医院	1	女性不育症	6.0
	2	乳房的恶性肿瘤	4.8
	3	支气管和肺的恶性肿瘤	3.8
	4	结肠的恶性肿瘤	3.8
	5	非胰岛素依赖型糖尿病	3.6
区属二级医院	1	主要与妊娠有关的其他情况的孕产妇医疗	6.9
	2	精神分裂症	6.4
	3	结肠的恶性肿瘤	5.1
	4	未特指的肾衰竭	4.8
	5	乳房的恶性肿瘤	4.7
社区卫生服务中心(站)	1	精神分裂症	6.0
	2	未特指的精神障碍	4.1
	3	乳房的恶性肿瘤	3.5
	4	特发性原发性高血压	3.2
	5	睡眠障碍	3.1

如表 3-111,中年在市级三级医院门急诊年人均就诊次数最高的病种是乳房的恶性肿瘤(6.8次)、女性不育症(6.2次)、结肠的恶性肿瘤(5.3次)、支气管和肺的恶性肿瘤(4.9次),以及主要与妊娠有关的其他情况的孕产妇医疗(4.2次);在区属三级医院年人均就诊次数最高的病种是女性不育症(5.5次)、结肠的恶性肿瘤(4.5次)、乳房的恶性肿瘤(4.4次)、未特指的肾衰竭(4.1次),以及支气管和肺的恶性肿瘤(3.9次);在区属二级医院年人均就诊次数最高的病种是精神分裂症(6.3次)、未特指的肾衰竭(5.0次)、乳房的恶性肿瘤(4.8次)、抑郁性障碍(4.7次),以及结肠的恶性肿瘤(4.5次);在社区卫生服务中心(站)年人均就诊次数最高的病种是精神分裂症(6.6次)、未特指的精神障碍(4.8次)、特发性原发性高血压(3.9次)、睡眠障碍(3.4次),以及乳房的恶性肿瘤(3.3次)。

表 3‒111　2023 年中年在不同级别医疗机构门急诊年人均就诊次数最高的就诊病种

医疗机构级别	顺　位	病　　种	年人均就诊次数(次)
市级三级医院	1	乳房的恶性肿瘤	6.8
	2	女性不育症	6.2
	3	结肠的恶性肿瘤	5.3
	4	支气管和肺的恶性肿瘤	4.9
	5	主要与妊娠有关的其他情况的孕产妇医疗	4.2
区属三级医院	1	女性不育症	5.5
	2	结肠的恶性肿瘤	4.5
	3	乳房的恶性肿瘤	4.4
	4	未特指的肾衰竭	4.1
	5	支气管和肺的恶性肿瘤	3.9
区属二级医院	1	精神分裂症	6.3
	2	未特指的肾衰竭	5.0
	3	乳房的恶性肿瘤	4.8
	4	抑郁性障碍	4.7
	5	结肠的恶性肿瘤	4.5
社区卫生服务中心(站)	1	精神分裂症	6.6
	2	未特指的精神障碍	4.8
	3	特发性原发性高血压	3.9
	4	睡眠障碍	3.4
	5	乳房的恶性肿瘤	3.3

如表 3‒112,年轻老年人在市级三级医院门急诊年人均就诊次数最高的病种是乳房的恶性肿瘤(7.3 次)、支气管和肺的恶性肿瘤(6.1 次)、结肠的恶性肿瘤(6.1 次)、未特指的精神障碍(5.0 次),以及类风湿性关节炎(4.5 次);在区属三级医院年人均就诊次数最高的病种是乳房的恶性肿瘤(5.1 次)、结肠的恶性肿瘤(4.9 次)、支气管和肺的恶性肿瘤(4.6 次)、慢性肾衰竭(4.1 次),以及非胰岛素依赖型糖尿病(4.0 次);在区属二级医院年人均就诊次数最高的病种是乳房的恶性肿瘤(5.8 次)、精神分裂症(5.5 次)、抑郁性障碍(5.4 次)、支气管和肺的恶性肿瘤(4.9 次),以及结肠的恶性肿瘤(4.7 次);在社区卫生服务中心(站)年人均就诊次数最高的病种是精神分裂症(5.4 次)、特发性原发性高血压(4.2 次)、非胰岛素依赖型糖尿病(4.0 次)、帕金森病(3.9 次),以及睡眠障碍(3.8 次)。

表 3‒112　2023 年年轻老年人在不同级别医疗机构门急诊年人均就诊次数最高的就诊病种

医疗机构级别	顺　位	病　　种	年人均就诊次数(次)
市级三级医院	1	乳房的恶性肿瘤	7.3
	2	支气管和肺的恶性肿瘤	6.1
	3	结肠的恶性肿瘤	6.1
	4	未特指的精神障碍	5.0
	5	类风湿性关节炎	4.5

续　表

医疗机构级别	顺　位	病　种	年人均就诊次数(次)
区属三级医院	1	乳房的恶性肿瘤	5.1
	2	结肠的恶性肿瘤	4.9
	3	支气管和肺的恶性肿瘤	4.6
	4	慢性肾衰竭	4.1
	5	非胰岛素依赖型糖尿病	4.0
区属二级医院	1	乳房的恶性肿瘤	5.8
	2	精神分裂症	5.5
	3	抑郁性障碍	5.4
	4	支气管和肺的恶性肿瘤	4.9
	5	结肠的恶性肿瘤	4.7
社区卫生服务中心(站)	1	精神分裂症	5.4
	2	特发性原发性高血压	4.2
	3	非胰岛素依赖型糖尿病	4.0
	4	帕金森病	3.9
	5	睡眠障碍	3.8

如表 3-113,老年人在市级三级医院门急诊年人均就诊次数最高的病种是乳房的恶性肿瘤(6.3 次)、支气管和肺的恶性肿瘤(5.7 次)、结肠的恶性肿瘤(5.3 次)、未特指的精神障碍(5.1 次),以及类风湿性关节炎(4.4 次);在区属三级医院年人均就诊次数最高的病种是乳房的恶性肿瘤(4.9 次)、支气管和肺的恶性肿瘤(4.5 次)、结肠的恶性肿瘤(4.3 次)、慢性肾衰竭(4.1 次),以及非胰岛素依赖型糖尿病(4.0 次);在区属二级医院年人均就诊次数最高的病种是乳房的恶性肿瘤(5.3 次)、抑郁性障碍(5.1 次)、精神分裂症(4.7 次)、支气管和肺的恶性肿瘤(4.7 次),以及结肠的恶性肿瘤(4.3 次);在社区卫生服务中心(站)年人均就诊次数最高的病种是特发性原发性高血压(4.6 次)、精神分裂症(4.2 次)、非胰岛素依赖型糖尿病(4.1 次)、慢性缺血性心脏病(3.9 次),以及睡眠障碍(3.9 次)。

表 3-113　2023 年老年人在不同级别医疗机构门急诊年人均就诊次数最高的就诊病种

医疗机构级别	顺　位	病　种	年人均就诊次数(次)
市级三级医院	1	乳房的恶性肿瘤	6.3
	2	支气管和肺的恶性肿瘤	5.7
	3	结肠的恶性肿瘤	5.3
	4	未特指的精神障碍	5.1
	5	类风湿性关节炎	4.4
区属三级医院	1	乳房的恶性肿瘤	4.9
	2	支气管和肺的恶性肿瘤	4.5
	3	结肠的恶性肿瘤	4.3
	4	慢性肾衰竭	4.1
	5	非胰岛素依赖型糖尿病	4.0

续　表

医疗机构级别	顺　位	病　种	年人均就诊次数(次)
区属二级医院	1	乳房的恶性肿瘤	5.3
	2	抑郁性障碍	5.1
	3	精神分裂症	4.7
	4	支气管和肺的恶性肿瘤	4.7
	5	结肠的恶性肿瘤	4.3
社区卫生服务中心(站)	1	特发性原发性高血压	4.6
	2	精神分裂症	4.2
	3	非胰岛素依赖型糖尿病	4.1
	4	慢性缺血性心脏病	3.9
	5	睡眠障碍	3.9

如表3-114,长寿老年人在市级三级医院门急诊年人均就诊次数最高的病种是乳房的恶性肿瘤(5.9次)、未特指的精神障碍(4.8次)、支气管和肺的恶性肿瘤(4.7次)、慢性病毒性肝炎(4.3次),以及类风湿性关节炎(3.9次);在区属三级医院年人均就诊次数最高的病种是慢性肾衰竭(3.8次)、非胰岛素依赖型糖尿病(3.4次)、未特指的糖尿病(3.2次)、结肠的恶性肿瘤(3.2次),以及帕金森病(3.1次);在区属二级医院年人均就诊次数最高的病种是结肠的恶性肿瘤(6.4次)、乳房的恶性肿瘤(4.5次)、抑郁性障碍(4.5次)、精神分裂症(3.8次),以及慢性肾炎综合征(3.5次);在社区卫生服务中心(站)年人均就诊次数最高的病种是特发性原发性高血压(4.2次)、慢性缺血性心脏病(4.1次)、睡眠障碍(4.0次)、非胰岛素依赖型糖尿病(3.6次),以及帕金森病(3.4次)。

表3-114　2023年长寿老年人在不同级别医疗机构门急诊年人均就诊次数最高的就诊病种

医疗机构级别	顺　位	病　种	年人均就诊次数(次)
市级三级医院	1	乳房的恶性肿瘤	5.9
	2	未特指的精神障碍	4.8
	3	支气管和肺的恶性肿瘤	4.7
	4	慢性病毒性肝炎	4.3
	5	类风湿性关节炎	3.9
区属三级医院	1	慢性肾衰竭	3.8
	2	非胰岛素依赖型糖尿病	3.4
	3	未特指的糖尿病	3.2
	4	结肠的恶性肿瘤	3.2
	5	帕金森病	3.1
区属二级医院	1	结肠的恶性肿瘤	6.4
	2	乳房的恶性肿瘤	4.5
	3	抑郁性障碍	4.5
	4	精神分裂症	3.8
	5	慢性肾炎综合征	3.5

续 表

医疗机构级别	顺 位	病 种	年人均就诊次数(次)
社区卫生服务中心(站)	1	特发性原发性高血压	4.2
	2	慢性缺血性心脏病	4.1
	3	睡眠障碍	4.0
	4	非胰岛素依赖型糖尿病	3.6
	5	帕金森病	3.4

(二) 在不同类别医疗机构门急诊年人均就诊次数及次数最高的就诊原因

1. 总体概述

2023 年,全市就诊人口中,在西医医院门急诊年人均就诊次数为 7.0 次,中医医院 4.2 次。

如表 3-115,就诊人口在西医医院门急诊年人均就诊次数最高的病种是乳房的恶性肿瘤 (6.3 次)、精神分裂症(5.6 次)、女性不育症(5.4 次)、主要与妊娠有关的其他情况的孕产妇医疗(5.2 次)、结肠的恶性肿瘤(5.1 次)、支气管和肺的恶性肿瘤(4.5 次)、特发性原发性高血压(4.3 次)、帕金森病(4.3 次)、非胰岛素依赖型糖尿病(4.2 次),以及未特指的糖尿病 (4.0 次)。

表 3-115 2023 年就诊人口在西医医院门急诊年人均就诊次数最高的就诊病种

顺 位	病 种	年人均就诊次数(次)
1	乳房的恶性肿瘤	6.3
2	精神分裂症	5.6
3	女性不育症	5.4
4	主要与妊娠有关的其他情况的孕产妇医疗	5.2
5	结肠的恶性肿瘤	5.1
6	支气管和肺的恶性肿瘤	4.5
7	特发性原发性高血压	4.3
8	帕金森病	4.3
9	非胰岛素依赖型糖尿病	4.2
10	未特指的糖尿病	4.0

如表 3-116,就诊人口在中医医院门急诊年人均就诊次数最高的病种是乳房的恶性肿瘤(6.8 次)、结肠的恶性肿瘤(6.4 次)、支气管和肺的恶性肿瘤(6.2 次)、类风湿性关节炎(4.9 次)、慢性肾衰竭(4.8 次)、非胰岛素依赖型糖尿病(3.8 次)、帕金森病(3.7 次)、虚病(3.6 次)、慢性肾炎综合征(3.5 次),以及口腔和消化器官不确定或未知行为的肿瘤(3.3 次)。

表 3 - 116　2023 年就诊人口在中医医院门急诊年人均就诊次数最高的就诊病种

顺　位	病　　种	年人均就诊次数（次）
1	乳房的恶性肿瘤	6.8
2	结肠的恶性肿瘤	6.4
3	支气管和肺的恶性肿瘤	6.2
4	类风湿性关节炎	4.9
5	慢性肾衰竭	4.8
6	非胰岛素依赖型糖尿病	3.8
7	帕金森病	3.7
8	虚病	3.6
9	慢性肾炎综合征	3.5
10	口腔和消化器官不确定或未知行为的肿瘤	3.3

2. 不同支付方式人口差异

如图 3 - 16,2023 年,全市医保支付人口在西医医院门急诊年人均就诊次数为 9.5 次,中医医院 4.8 次;非医保支付人口在西医医院门急诊年人均就诊次数为 2.8 次,中医医院 2.4 次。

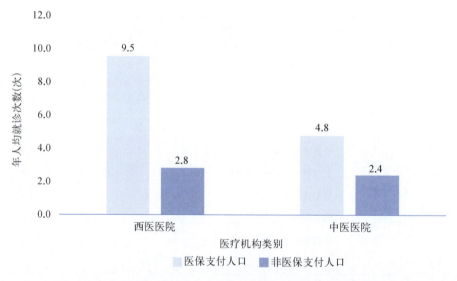

图 3 - 16　2023 年不同支付方式人口在不同类别医疗机构门急诊年人均就诊次数

如表 3 - 117,医保支付人口在西医医院门急诊年人均就诊次数最高的病种是乳房的恶性肿瘤(7.3 次)、结肠的恶性肿瘤(6.3 次)、支气管和肺的恶性肿瘤(6.1 次)、精神分裂症(5.5 次),以及女性不育症(5.1 次);在中医医院年人均就诊次数最高的病种是乳房的恶性肿瘤(7.9 次)、支气管和肺的恶性肿瘤(7.2 次)、结肠的恶性肿瘤(7.1 次)、类风湿性关节炎(5.4 次),以及慢性肾衰竭(5.1 次)。

表 3－117　2023 年医保支付人口在不同类别医疗机构门急诊年人均就诊次数最高的就诊病种

医疗机构类别	顺位	病种	年人均就诊次数（次）
西医医院	1	乳房的恶性肿瘤	7.3
	2	结肠的恶性肿瘤	6.3
	3	支气管和肺的恶性肿瘤	6.1
	4	精神分裂症	5.5
	5	女性不育症	5.1
中医医院	1	乳房的恶性肿瘤	7.9
	2	支气管和肺的恶性肿瘤	7.2
	3	结肠的恶性肿瘤	7.1
	4	类风湿性关节炎	5.4
	5	慢性肾衰竭	5.1

如表 3－118，非医保支付人口在西医医院门急诊年人均就诊次数最高的病种是主要与妊娠有关的其他情况的孕产妇医疗（5.3 次）、精神分裂症（5.3 次）、女性不育症（5.1 次）、乳房的恶性肿瘤（4.6 次），以及结肠的恶性肿瘤（3.6 次）；在中医医院年人均就诊次数最高的病种是乳房的恶性肿瘤（3.4 次）、结肠的恶性肿瘤（3.4 次）、类风湿性关节炎（3.2 次）、支气管和肺的恶性肿瘤（3.2 次），以及慢性肾衰竭（3.0 次）。

表 3－118　2023 年非医保支付人口在不同类别医疗机构门急诊年人均就诊次数最高的就诊病种

医疗机构类别	顺位	病种	年人均就诊次数（次）
西医医院	1	主要与妊娠有关的其他情况的孕产妇医疗	5.3
	2	精神分裂症	5.3
	3	女性不育症	5.1
	4	乳房的恶性肿瘤	4.6
	5	结肠的恶性肿瘤	3.6
中医医院	1	乳房的恶性肿瘤	3.4
	2	结肠的恶性肿瘤	3.4
	3	类风湿性关节炎	3.2
	4	支气管和肺的恶性肿瘤	3.2
	5	慢性肾衰竭	3.0

3. 不同性别人口差异

如图 3－17，2023 年，全市男性在西医医院门急诊年人均就诊次数为 7.0 次，中医医院 4.1 次；女性在西医医院门急诊年人均就诊次数为 8.3 次，中医医院 4.6 次。

如表 3－119，男性在西医医院门急诊年人均就诊次数最高的病种是精神分裂症（6.0 次）、支气管和肺的恶性肿瘤（5.6 次）、结肠的恶性肿瘤（5.3 次）、帕金森病（4.3 次），以及特发性原发性高血压（4.3 次）；在中医医院年人均就诊次数最高的病种是结肠的恶性肿瘤（6.6 次）、支气管和肺的恶性肿瘤（6.1 次）、慢性肾衰竭（5.0 次）、类风湿性关节炎（4.4 次），以及非胰岛素依赖型糖尿病（3.9 次）。

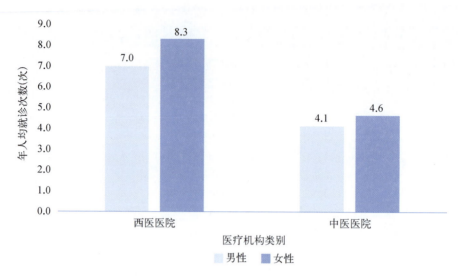

图 3-17　2023 年不同性别人口在不同类别医疗机构门急诊年人均就诊次数

表 3-119　2023 年男性在不同类别医疗机构门急诊年人均就诊次数最高的就诊病种

医疗机构类别	顺　位	病　　　种	年人均就诊次数（次）
西医医院	1	精神分裂症	6.0
	2	支气管和肺的恶性肿瘤	5.6
	3	结肠的恶性肿瘤	5.3
	4	帕金森病	4.3
	5	特发性原发性高血压	4.3
中医医院	1	结肠的恶性肿瘤	6.6
	2	支气管和肺的恶性肿瘤	6.1
	3	慢性肾衰竭	5.0
	4	类风湿性关节炎	4.4
	5	非胰岛素依赖型糖尿病	3.9

　　如表 3-120，女性在西医医院门急诊年人均就诊次数最高的病种是乳房的恶性肿瘤（6.5次）、女性不育症（6.4 次）、精神分裂症（5.5 次）、主要与妊娠有关的其他情况的孕产妇医疗（5.4 次），以及结肠的恶性肿瘤（5.3 次）；在中医医院年人均就诊次数最高的病种是乳房的恶性肿瘤（6.9 次）、支气管和肺的恶性肿瘤（6.5 次）、结肠的恶性肿瘤（6.5 次）、类风湿性关节炎（5.0 次），以及慢性肾衰竭（4.7 次）。

表 3-120　2023 年女性在不同类别医疗机构门急诊年人均就诊次数最高的就诊病种

医疗机构类别	顺　位	病　　　种	年人均就诊次数（次）
西医医院	1	乳房的恶性肿瘤	6.5
	2	女性不育症	6.4
	3	精神分裂症	5.5

续 表

医疗机构类别	顺 位	病 种	年人均就诊次数(次)
	4	主要与妊娠有关的其他情况的孕产妇医疗	5.4
	5	结肠的恶性肿瘤	5.3
中医医院	1	乳房的恶性肿瘤	6.9
	2	支气管和肺的恶性肿瘤	6.5
	3	结肠的恶性肿瘤	6.5
	4	类风湿性关节炎	5.0
	5	慢性肾衰竭	4.7

4. 不同年龄组人口差异

如图 3-18,2023 年,全市儿童在西医医院门急诊年人均就诊次数为 4.2 次,中医医院 3.7 次;青年在西医医院门急诊年人均就诊次数为 4.6 次,中医医院 3.5 次;中年在西医医院门急诊年人均就诊次数为 6.1 次,中医医院 4.4 次;年轻老年人在西医医院门急诊年人均就诊次数为 12.9 次,中医医院 5.7 次;老年人在西医医院门急诊年人均就诊次数为 18.8 次,中医医院 6.3 次;长寿老年人在西医医院门急诊年人均就诊次数为 18.1 次,中医医院 5.9 次。

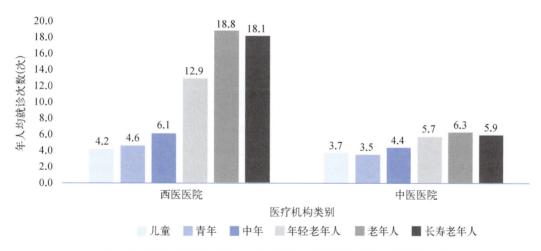

图 3-18 2023 年不同年龄组人口在不同类别医疗机构门急诊年人均就诊次数

如表 3-121,儿童在西医医院门急诊年人均就诊次数最高的病种是病原体未特指的肺炎(3.8 次)、未特指的精神障碍(3.1 次)、甲状腺毒症甲状腺功能亢进症(3.1 次)、未特指的糖尿病(2.8 次),以及牙面异常(包括咬合不正)(2.6 次);在中医医院年人均就诊次数最高的病种是肠的其他疾病(5.0 次)、甲状腺毒症甲状腺功能亢进症(4.2 次)、精神分裂症(4.0 次)、病原体未特指的肺炎(3.5 次),以及慢性肾炎综合征(3.0 次)。

表 3-121 2023 年儿童在不同类别医疗机构门急诊年人均就诊次数最高的就诊原因

医疗机构类别	顺 位	病 种	年人均就诊次数(次)
西医医院	1	病原体未特指的肺炎	3.8
	2	未特指的精神障碍	3.1
	3	甲状腺毒症甲状腺功能亢进症	3.1
	4	未特指的糖尿病	2.8
	5	牙面异常(包括咬合不正)	2.6
中医医院	1	肠的其他疾病	5.0
	2	甲状腺毒症甲状腺功能亢进症	4.2
	3	精神分裂症	4.0
	4	病原体未特指的肺炎	3.5
	5	慢性肾炎综合征	3.0

如表 3-122,青年在西医医院门急诊年人均就诊次数最高的病种是乳房的恶性肿瘤(7.5次)、女性不育症(6.0次)、精神分裂症(5.8次)、结肠的恶性肿瘤(5.6次),以及主要与妊娠有关的其他情况的孕产妇医疗(5.4次);在中医医院年人均就诊次数最高的病种是乳房的恶性肿瘤(5.9次)、结肠的恶性肿瘤(5.3次)、支气管和肺的恶性肿瘤(5.0次)、慢性肾衰竭(4.4次),以及类风湿性关节炎(4.3次)。

表 3-122 2023 年青年在不同类别医疗机构门急诊年人均就诊次数最高的就诊原因

医疗机构类别	顺 位	病 种	年人均就诊次数(次)
西医医院	1	乳房的恶性肿瘤	7.5
	2	女性不育症	6.0
	3	精神分裂症	5.8
	4	结肠的恶性肿瘤	5.6
	5	主要与妊娠有关的其他情况的孕产妇医疗	5.4
中医医院	1	乳房的恶性肿瘤	5.9
	2	结肠的恶性肿瘤	5.3
	3	支气管和肺的恶性肿瘤	5.0
	4	慢性肾衰竭	4.4
	5	类风湿性关节炎	4.3

如表 3-123,中年在西医医院门急诊年人均就诊次数最高的病种是精神分裂症(6.3次)、乳房的恶性肿瘤(6.2次)、女性不育症(6.2次)、结肠的恶性肿瘤(5.0次),以及支气管和肺的恶性肿瘤(4.4次);在中医医院年人均就诊次数最高的病种是乳房的恶性肿瘤(6.3次)、结肠的恶性肿瘤(6.1次)、支气管和肺的恶性肿瘤(5.6次)、慢性肾衰竭(4.8次),以及类风湿性关节炎(4.5次)。

表 3－123　2023 年中年在不同类别医疗机构门急诊年人均就诊次数最高的就诊原因

医疗机构类别	顺　位	病　　　种	年人均就诊次数（次）
西医医院	1	精神分裂症	6.3
	2	乳房的恶性肿瘤	6.2
	3	女性不育症	6.2
	4	结肠的恶性肿瘤	5.0
	5	支气管和肺的恶性肿瘤	4.4
中医医院	1	乳房的恶性肿瘤	6.3
	2	结肠的恶性肿瘤	6.1
	3	支气管和肺的恶性肿瘤	5.6
	4	慢性肾衰竭	4.8
	5	类风湿性关节炎	4.5

如表 3－124，年轻老年人在西医医院年人均就诊次数最高的病种是乳房的恶性肿瘤（6.4次）、结肠的恶性肿瘤（5.5次）、支气管和肺的恶性肿瘤（5.5次）、精神分裂症（5.5次），以及未特指的精神障碍（4.9次）；在中医医院年人均就诊次数最高的病种是乳房的恶性肿瘤（7.7次）、结肠的恶性肿瘤（6.9次）、支气管和肺的恶性肿瘤（6.7次）、虚病（5.5次），以及慢性肾衰竭（5.2次）。

表 3－124　2023 年年轻老年人在不同类别医疗机构门急诊年人均就诊次数最高的就诊原因

医疗机构类别	顺　位	病　　　种	年人均就诊次数（次）
西医医院	1	乳房的恶性肿瘤	6.4
	2	结肠的恶性肿瘤	5.5
	3	支气管和肺的恶性肿瘤	5.5
	4	精神分裂症	5.5
	5	未特指的精神障碍	4.9
中医医院	1	乳房的恶性肿瘤	7.7
	2	结肠的恶性肿瘤	6.9
	3	支气管和肺的恶性肿瘤	6.7
	4	虚病	5.5
	5	慢性肾衰竭	5.2

如表 3－125，老年人在西医医院门急诊年人均就诊次数最高的病种是乳房的恶性肿瘤（5.6次）、支气管和肺的恶性肿瘤（5.2次）、未特指的精神障碍（4.9次）、特发性原发性高血压（4.8次），以及结肠的恶性肿瘤（4.7次）；在中医医院年人均就诊次数最高的病种是乳房的恶性肿瘤（7.4次）、结肠的恶性肿瘤（6.2次）、支气管和肺的恶性肿瘤（6.2次）、其他类风湿性关节炎（5.1次），以及慢性肾衰竭（4.7次）。

表 3－125　2023 年老年人在不同类别医疗机构门急诊年人均就诊次数最高的就诊原因

医疗机构类别	顺　位	病　种	年人均就诊次数（次）
西医医院	1	乳房的恶性肿瘤	5.6
	2	支气管和肺的恶性肿瘤	5.2
	3	未特指的精神障碍	4.9
	4	特发性原发性高血压	4.8
	5	结肠的恶性肿瘤	4.7
中医医院	1	乳房的恶性肿瘤	7.4
	2	结肠的恶性肿瘤	6.2
	3	支气管和肺的恶性肿瘤	6.2
	4	其他类风湿性关节炎	5.1
	5	慢性肾衰竭	4.7

　　如表 3－126，长寿老年人在西医医院门急诊年人均就诊次数最高的病种是乳房的恶性肿瘤（5.0 次）、特发性原发性高血压（4.4 次）、慢性缺血性心脏病（4.4 次）、未特指的精神障碍（4.4 次），以及支气管和肺的恶性肿瘤（4.1 次）；在中医医院年人均就诊次数最高的病种是乳房的恶性肿瘤（6.1 次）、结肠的恶性肿瘤（5.5 次）、类风湿性关节炎（4.6 次）、支气管和肺的恶性肿瘤（4.2 次），以及慢性肾衰竭（3.9 次）。

表 3－126　2023 年长寿老年人在不同类别医疗机构门急诊年人均就诊次数最高的就诊原因

医疗机构类别	顺　位	病　种	年人均就诊次数（次）
西医医院	1	乳房的恶性肿瘤	5.0
	2	特发性原发性高血压	4.4
	3	慢性缺血性心脏病	4.4
	4	未特指的精神障碍	4.4
	5	支气管和肺的恶性肿瘤	4.1
中医医院	1	乳房的恶性肿瘤	6.1
	2	结肠的恶性肿瘤	5.5
	3	类风湿性关节炎	4.6
	4	支气管和肺的恶性肿瘤	4.2
	5	慢性肾衰竭	3.9

第四节　门急诊费用 360°视图

一、门急诊费用占比及占比最高的就诊原因

（一）总体概述

　　如表 3－127，2023 年，全市就诊人口因循环系统疾病（13.7%）、消化系统疾病（11.5%），

以及呼吸系统疾病(10.3%)就诊产生的门急诊费用最高。因循环系统疾病就诊产生的费用中,占比最高的病种是特发性原发性高血压(6.3%)、慢性缺血性心脏病(3.3%)、脑梗死(0.8%)、其他脑血管病(0.7%),以及脑血管病后遗症(0.7%)。因消化系统疾病就诊产生的费用中,占比最高的病种是胃炎和十二指肠炎(1.9%)、牙和支持结构的其他疾病(1.2%)、牙面异常(包括咬合不正)(1.1%)、牙髓和根尖周组织疾病(0.8%),以及其他功能性肠疾患(0.7%)。因呼吸系统疾病就诊产生的费用中,占比最高的病种是其他呼吸性疾患(2.5%)、急性上呼吸道感染(2.0%)、病原体未特指的肺炎(0.9%)、支气管炎(0.8%),以及急性支气管炎(0.8%)。

表 3–127　2023 年门急诊费用占比最高的就诊原因

顺　位	疾病分类	病　种	费用占比(%)
1	循环系统疾病		13.7
		特发性原发性高血压	6.3
		慢性缺血性心脏病	3.3
		脑梗死	0.8
		其他脑血管病	0.7
		脑血管病后遗症	0.7
2	消化系统疾病		11.5
		胃炎和十二指肠炎	1.9
		牙和支持结构的其他疾病	1.2
		牙面异常(包括咬合不正)	1.1
		牙髓和根尖周组织疾病	0.8
		其他功能性肠疾患	0.7
3	呼吸系统疾病		10.3
		其他呼吸性疾患	2.5
		急性上呼吸道感染	2.0
		病原体未特指的肺炎	0.9
		支气管炎	0.8
		急性支气管炎	0.8

(二) 不同支付方式人口门急诊费用占比及占比最高的就诊原因

2023 年,全市门急诊总费用中,医保支付人口门急诊费用占比 76.7%,非医保支付人口 23.3%。

由表 3–128,医保支付人口因循环系统疾病(16.1%)、消化系统疾病(11.2%),以及呼吸系统疾病(11.1%)就诊产生的门急诊费用最高。因循环系统疾病就诊产生的费用中,占比最高的病种是特发性原发性高血压(7.6%)、慢性缺血性心脏病(3.9%)、脑梗死(0.9%)、其他脑血管病(0.8%),以及脑血管病后遗症(0.8%)。因消化系统疾病就诊产生的费用中,占比最高的病种是胃炎和十二指肠炎(2.1%)、牙髓和根尖周组织疾病(0.9%)、牙和支持结构的其他疾病(0.9%)、其他功能性肠疾患(0.8%),以及齿龈炎和牙周疾病(0.6%)。因呼吸系统疾病就诊产生的费用中,占比最高的病种是其他呼吸性疾患(2.6%)、急性上呼吸道感染(2.2%)、病原体未特指的肺炎(1.0%)、支气管炎(0.9%),以及急性支气管炎(0.8%)。

表3-128 2023年医保支付人口门急诊费用占比最高的就诊原因

顺 位	疾病分类	病 种	费用占比(%)
1	循环系统疾病		16.1
		特发性原发性高血压	7.6
		慢性缺血性心脏病	3.9
		脑梗死	0.9
		其他脑血管病	0.8
		脑血管病后遗症	0.8
2	消化系统疾病		11.2
		胃炎和十二指肠炎	2.1
		牙髓和根尖周组织疾病	0.9
		牙和支持结构的其他疾病	0.9
		其他功能性肠疾患	0.8
		齿龈炎和牙周疾病	0.6
3	呼吸系统疾病		11.1
		其他呼吸性疾患	2.6
		急性上呼吸道感染	2.2
		病原体未特指的肺炎	1.0
		支气管炎	0.9
		急性支气管炎	0.8

由表3-129,非医保支付人口因肿瘤(17.0%)、消化系统疾病(12.7%),以及症状、体征和临床与实验室异常所见(11.3%)就诊产生的门急诊费用最高。因肿瘤就诊产生的费用中,占比最高的病种是乳房的恶性肿瘤(2.3%)、支气管和肺的恶性肿瘤(2.2%)、鼻咽的恶性肿瘤(1.1%)、口腔和消化器官不确定或未知行为的肿瘤(0.8%),以及直肠的恶性肿瘤(0.7%)。因消化系统疾病就诊产生的费用中,占比最高的病种是牙面异常(包括咬合不正)(2.8%)、牙和支持结构的其他疾病(2.4%)、胃炎和十二指肠炎(1.4%)、齿龈炎和牙周疾病(0.6%),以及牙齿发育及出牙障碍(0.5%)。因症状、体征和临床与实验室异常所见就诊产生的费用中,占比最高的病种是肺诊断性影像检查的异常所见(2.0%)、腹部和盆腔痛(1.4%)、头晕和眩晕(0.8%)、原因不明的发热(0.8%),以及咳嗽(0.5%)。

表3-129 2023年非医保支付人口门急诊费用占比最高的就诊原因

顺 位	疾病分类	病 种	费用占比(%)
1	肿瘤		17.0
		乳房的恶性肿瘤	2.3
		支气管和肺的恶性肿瘤	2.2
		鼻咽的恶性肿瘤	1.1

续　表

顺　位	疾病分类	病　种	费用占比（%）
		口腔和消化器官不确定或未知行为的肿瘤	0.8
		直肠的恶性肿瘤	0.7
2	消化系统疾病		12.7
		牙面异常（包括咬合不正）	2.8
		牙和支持结构的其他疾病	2.4
		胃炎和十二指肠炎	1.4
		齿龈炎和牙周疾病	0.6
		牙齿发育及出牙障碍	0.5
3	症状、体征和临床与实验室异常所见		11.3
		肺诊断性影像检查的异常所见	2.0
		腹部和盆腔痛	1.4
		头晕和眩晕	0.8
		原因不明的发热	0.8
		咳嗽	0.5

（三）不同性别人口门急诊费用占比及占比最高的就诊原因

2023年，全市门急诊总费用中，男性门急诊费用占比42.3%，女性57.7%，性别比为0.73。

由表3–130，男性因循环系统疾病（15.3%）、呼吸系统疾病（11.5%），以及消化系统疾病（11.2%）就诊产生的门急诊费用最高。循环系统疾病产生的门急诊费用中，占比最高的病种是特发性原发性高血压（7.4%）、慢性缺血性心脏病（3.4%）、脑梗死（0.9%）、脑血管病后遗症（0.7%），以及其他脑血管病（0.7%）。呼吸系统疾病产生的门急诊费用中，占比最高的病种是其他呼吸性疾患（2.7%）、急性上呼吸道感染（2.1%）、病原体未特指的肺炎（1.0%）、急性支气管炎（0.8%），以及支气管炎（0.8%）。消化系统疾病产生的门急诊费用中，占比最高的病种是胃炎和十二指肠炎（1.9%）、牙和支持结构的其他疾病（1.3%）、牙面异常（包括咬合不正）（0.9%）、牙髓和根尖周组织疾病（0.8%），以及齿龈炎和牙周疾病（0.7%）。

表3–130　2023年男性门急诊费用占比最高的就诊原因

顺　位	疾病分类	病　种	费用占比（%）
1	循环系统疾病		15.3
		特发性原发性高血压	7.4
		慢性缺血性心脏病	3.4
		脑梗死	0.9
		脑血管病后遗症	0.7
		其他脑血管病	0.7
2	呼吸系统疾病		11.5
		其他呼吸性疾患	2.7
		急性上呼吸道感染	2.1
		病原体未特指的肺炎	1.0

续　表

顺　位	疾病分类	病　种	费用占比(%)
		急性支气管炎	0.8
		支气管炎	0.8
3	消化系统疾病		11.2
		胃炎和十二指肠炎	1.9
		牙和支持结构的其他疾病	1.3
		牙面异常(包括咬合不正)	0.9
		牙髓和根尖周组织疾病	0.8
		齿龈炎和牙周疾病	0.7

由表 3－131,女性因循环系统疾病(13.0%)、消化系统疾病(11.2%),以及症状、体征和临床与实验室异常所见(7.5%)就诊产生的门急诊费用最高。因循环系统疾病就诊产生的费用中,占比最高的病种是特发性原发性高血压(5.8%)、慢性缺血性心脏病(3.3%)、脑梗死(0.8%)、其他脑血管病(0.8%),以及脑血管病后遗症(0.6%)。因消化系统疾病就诊产生的费用中,占比最高的病种是胃炎和十二指肠炎(2.0%)、牙面异常(包括咬合不正)(1.2%)、牙和支持结构的其他疾病(1.2%)、牙髓和根尖周组织疾病(0.9%),以及其他功能性肠疾患(0.7%)。因症状、体征和临床与实验室异常所见就诊产生的费用中,占比最高的病种是腹部和盆腔痛(1.1%)、头晕和眩晕(1.0%)、原因不明的发热(0.9%)、咳嗽(0.7%),以及肺诊断性影像检查的异常所见(0.6%)。

表 3－131　2023 年女性门急诊费用占比最高的就诊原因

顺　位	疾病分类	病　种	费用占比(%)
1	循环系统疾病		13.0
		特发性原发性高血压	5.8
		慢性缺血性心脏病	3.3
		脑梗死	0.8
		其他脑血管病	0.8
		脑血管病后遗症	0.6
2	消化系统疾病		11.2
		胃炎和十二指肠炎	2.0
		牙面异常(包括咬合不正)	1.2
		牙和支持结构的其他疾病	1.2
		牙髓和根尖周组织疾病	0.9
		其他功能性肠疾患	0.7
3	症状、体征和临床与实验室异常所见		7.5
		腹部和盆腔痛	1.1
		头晕和眩晕	1.0
		原因不明的发热	0.9
		咳嗽	0.7
		肺诊断性影像检查的异常所见	0.6

（四）不同年龄组人口门急诊费用占比及占比最高的就诊原因

2023 年,全市门急诊总费用中,儿童门急诊费用占比 4.3%,青年 26.6%,中年 18.4%,年轻老年人 34.1%,老年人 14.8%,长寿老年人 1.8%。

由表 3-132,儿童因呼吸系统疾病(45.0%)、消化系统疾病(10.8%),以及症状、体征和临床与实验室异常所见(7.5%)就诊产生的门急诊费用最高。因呼吸系统疾病就诊产生的费用中,占比最高的病种是其他呼吸性疾患(12.7%)、急性上呼吸道感染(9.7%)、病原体未特指的肺炎(6.7%)、急性支气管炎(4.1%),以及支气管炎(3.0%)。因消化系统疾病就诊产生的费用中,占比最高的病种是牙面异常(包括咬合不正)(4.7%)、龋病(1.7%)、牙髓和根尖周组织疾病(1.1%)、非感染性胃肠炎和结肠炎(0.8%),以及胃炎和十二指肠炎(0.4%)。因症状、体征和临床与实验室异常所见就诊产生的费用中,占比最高的病种是腹部和盆腔痛(1.4%)、原因不明的发热(1.2%)、咳嗽(0.7%)、未达到预期正常生理发育水平(0.7%),以及恶心和呕吐(0.6%)。

表 3-132　2023 年儿童门急诊费用占比最高的就诊原因

顺　位	疾病分类	病　种	费用占比(%)
1	呼吸系统疾病		45.0
		其他呼吸性疾患	12.7
		急性上呼吸道感染	9.7
		病原体未特指的肺炎	6.7
		急性支气管炎	4.1
		支气管炎	3.0
2	消化系统疾病		10.8
		牙面异常(包括咬合不正)	4.7
		龋病	1.7
		牙髓和根尖周组织疾病	1.1
		非感染性胃肠炎和结肠炎	0.8
		胃炎和十二指肠炎	0.4
3	症状、体征和临床与实验室异常所见		7.5
		腹部和盆腔痛	1.4
		原因不明的发热	1.2
		咳嗽	0.7
		未达到预期正常生理发育水平	0.7
		恶心和呕吐	0.6

由表 3-133,青年因消化系统疾病(14.8%)、泌尿生殖系统疾病(12.4%),以及症状、体征和临床与实验室异常所见(10.9%)就诊产生的门急诊费用最高。因消化系统疾病就诊产生的费用中,占比最高的病种是牙面异常(包括咬合不正)(2.5%)、胃炎和十二指肠炎(1.6%)、包埋牙及阻生牙(1.5%)、牙和支持结构的其他疾病(1.3%),以及牙髓和根尖周组织疾病(1.3%)。因泌尿生殖系统疾病就诊产生的费用中,占比最高的病种是女性不育症

（2.9%），月经过多、频繁而且不规则（1.5%），阴道和外阴炎症（1.1%），泌尿系统的其他疾患（0.5%），以及未特指的肾衰竭（0.5%）。因症状、体征和临床与实验室异常所见就诊产生的费用中，占比最高的病种是原因不明的发热（1.8%）、腹部和盆腔痛（1.6%）、咳嗽（0.9%）、咽痛和胸痛（0.6%），以及累及循环和呼吸系统的其他症状和体征（0.5%）。

表 3‐133　2023 年青年门急诊费用占比最高的就诊原因

顺　位	疾病分类	病　种	费用占比（%）
1	消化系统疾病		14.8
		牙面异常（包括咬合不正）	2.5
		胃炎和十二指肠炎	1.6
		包埋牙及阻生牙	1.5
		牙和支持结构的其他疾病	1.3
		牙髓和根尖周组织疾病	1.3
2	泌尿生殖系统疾病		12.4
		女性不育症	2.9
		月经过多、频繁而且不规则	1.5
		阴道和外阴炎症	1.1
		泌尿系统的其他疾患	0.5
		未特指的肾衰竭	0.5
3	症状、体征和临床与实验室异常所见		10.9
		原因不明的发热	1.8
		腹部和盆腔痛	1.6
		咳嗽	0.9
		咽痛和胸痛	0.6
		累及循环和呼吸系统的其他症状和体征	0.5

由表 3‐134，中年人因肿瘤（13.9%）、消化系统疾病（12.8%），以及症状、体征和临床与实验室异常所见（10.4%）就诊产生的门急诊费用最高。因肿瘤就诊产生的费用中，占比最高的病种是乳房的恶性肿瘤（3.6%）、支气管和肺的恶性肿瘤（1.5%）、鼻咽的恶性肿瘤（0.8%）、子宫颈的恶性肿瘤（0.6%），以及结肠的恶性肿瘤（0.5%）。因消化系统疾病就诊产生的费用中，占比最高的病种是胃炎和十二指肠炎（2.5%）、牙和支持结构的其他疾病（1.6%）、牙髓和根尖周组织疾病（1.0%）、肝的其他疾病（0.8%），以及齿龈炎和牙周疾病（0.8%）。因症状、体征和临床与实验室异常所见就诊产生的费用中，占比最高的病种是腹部和盆腔痛（1.4%）、肺诊断性影像检查的异常所见（1.0%）、头晕和眩晕（1.0%）、咳嗽（0.7%），以及原因不明的发热（0.7%）。

表 3‐134　2023 年中年人门急诊费用占比最高的就诊原因

顺　位	疾病分类	病　种	费用占比（%）
1	肿瘤		13.9
		乳房的恶性肿瘤	3.6
		支气管和肺的恶性肿瘤	1.5

续 表

顺 位	疾病分类	病 种	费用占比(%)
		鼻咽的恶性肿瘤	0.8
		子宫颈的恶性肿瘤	0.6
		结肠的恶性肿瘤	0.5
2	消化系统疾病		12.8
		胃炎和十二指肠炎	2.5
		牙和支持结构的其他疾病	1.6
		牙髓和根尖周组织疾病	1.0
		肝的其他疾病	0.8
		齿龈炎和牙周疾病	0.8
3	症状、体征和临床与实验室异常所见		10.4
		腹部和盆腔痛	1.4
		肺诊断性影像检查的异常所见	1.0
		头晕和眩晕	1.0
		咳嗽	0.7
		原因不明的发热	0.7

　　由表3－135，年轻老年人因循环系统疾病(19.2%)、肿瘤(12.0%)，以及内分泌、营养和代谢疾病(10.7%)就诊产生的门急诊费用最高。因循环系统疾病就诊产生的费用中，占比最高的病种是特发性原发性高血压(9.2%)、慢性缺血性心脏病(4.7%)、脑梗死(1.2%)、其他脑血管病(1.0%)，以及脑血管病后遗症(0.8%)。因肿瘤就诊产生的费用中，占比最高的病种是支气管和肺的恶性肿瘤(2.3%)、乳房的恶性肿瘤(1.8%)、前列腺的恶性肿瘤(0.9%)、结肠的恶性肿瘤(0.7%)，以及直肠的恶性肿瘤(0.6%)。因内分泌、营养和代谢疾病就诊产生的费用中，占比最高的病种是未特指的糖尿病(3.5%)、非胰岛素依赖型糖尿病(3.2%)、脂蛋白代谢疾患和其他脂血症(2.5%)、非毒性甲状腺肿(0.4%)，以及嘌呤和嘧啶代谢紊乱(0.2%)。

表3－135　2023年年轻老年人门急诊费用占比最高的就诊原因

顺 位	疾病分类	病 种	费用占比(%)
1	循环系统疾病		19.2
		特发性原发性高血压	9.2
		慢性缺血性心脏病	4.7
		脑梗死	1.2
		其他脑血管病	1.0
		脑血管病后遗症	0.8
2	肿瘤		12.0
		支气管和肺的恶性肿瘤	2.3
		乳房的恶性肿瘤	1.8
		前列腺的恶性肿瘤	0.9
		结肠的恶性肿瘤	0.7
		直肠的恶性肿瘤	0.6

续　表

顺　位	疾病分类	病　种	费用占比（%）
3	内分泌、营养和代谢疾病		10.7
		未特指的糖尿病	3.5
		非胰岛素依赖型糖尿病	3.2
		脂蛋白代谢疾患和其他脂血症	2.5
		非毒性甲状腺肿	0.4
		嘌呤和嘧啶代谢紊乱	0.2

由表3-136，老年人因循环系统疾病（27.0%）、呼吸系统疾病（9.7%），以及内分泌、营养和代谢疾病（9.0%）就诊产生的门急诊费用最高。因循环系统疾病就诊产生的费用中，占比最高的病种是特发性原发性高血压（10.5%）、慢性缺血性心脏病（7.7%）、脑梗死（1.9%）、脑血管病后遗症（1.9%），以及其他脑血管病（1.6%）。因呼吸系统疾病就诊产生的费用中，占比最高的病种是其他呼吸性疾患（2.0%）、急性上呼吸道感染（1.3%）、慢性支气管炎（1.2%）、病原体未特指的肺炎（1.0%），以及支气管炎（0.8%）。因内分泌、营养和代谢疾病就诊产生的费用中，占比最高的病种是未特指的糖尿病（3.3%）、非胰岛素依赖型糖尿病（2.9%）、脂蛋白代谢疾患和其他脂血症（1.8%）、嘌呤和嘧啶代谢紊乱（0.2%），以及非毒性甲状腺肿（0.1%）。

表3-136　2023年老年人门急诊费用占比最高的就诊原因

顺　位	疾病分类	病　种	费用占比（%）
1	循环系统疾病		27.0
		特发性原发性高血压	10.5
		慢性缺血性心脏病	7.7
		脑梗死	1.9
		脑血管病后遗症	1.9
		其他脑血管病	1.6
2	呼吸系统疾病		9.7
		其他呼吸性疾患	2.0
		急性上呼吸道感染	1.3
		慢性支气管炎	1.2
		病原体未特指的肺炎	1.0
		支气管炎	0.8
3	内分泌、营养和代谢疾病		9.0
		未特指的糖尿病	3.3
		非胰岛素依赖型糖尿病	2.9
		脂蛋白代谢疾患和其他脂血症	1.8
		嘌呤和嘧啶代谢紊乱	0.2
		非毒性甲状腺肿	0.1

由表 3－137,长寿老年人因循环系统疾病(29.9%)、呼吸系统疾病(14.5%),以及症状、体征和临床与实验室异常所见(8.7%)就诊产生的门急诊费用最高。因循环系统疾病就诊产生的费用中,占比最高的病种是特发性原发性高血压(10.3%)、慢性缺血性心脏病(10.0%)、脑梗死(1.9%)、脑血管病后遗症(1.9%),以及其他脑血管病(1.7%)。因呼吸系统疾病就诊产生的费用中,占比最高的病种是其他呼吸性疾患(4.0%)、病原体未特指的肺炎(2.1%)、慢性支气管炎(1.9%)、急性上呼吸道感染(1.5%),以及支气管炎(1.0%)。因症状、体征和临床与实验室异常所见就诊产生的费用中,占比最高的病种是原因不明的发热(1.4%)、头晕和眩晕(1.0%)、腹部和盆腔痛(0.7%)、累及循环和呼吸系统的其他症状和体征(0.7%),以及咳嗽(0.5%)。

表 3－137 2023 年长寿老年人门急诊费用占比最高的就诊原因

顺　　位	疾病分类	病　　种	费用占比(%)
1	循环系统疾病		29.9
		特发性原发性高血压	10.3
		慢性缺血性心脏病	10.0
		脑梗死	1.9
		脑血管病后遗症	1.9
		其他脑血管病	1.7
2	呼吸系统疾病		14.5
		其他呼吸性疾患	4.0
		病原体未特指的肺炎	2.1
		慢性支气管炎	1.9
		急性上呼吸道感染	1.5
		支气管炎	1.0
3	症状、体征和临床与实验室异常所见		8.7
		原因不明的发热	1.4
		头晕和眩晕	1.0
		腹部和盆腔痛	0.7
		累及循环和呼吸系统的其他症状和体征	0.7
		咳嗽	0.5

(五) 在不同级别医疗机构门急诊费用占比及占比最高的就诊原因

1. 总体概述

由表 3－138,2023 年,全市就诊人口在市级三级医院产生的门急诊费用中,占比最高的病种是乳房的恶性肿瘤(3.6%)、支气管和肺的恶性肿瘤(3.0%)、屈光和调节疾患(2.2%)、特发性原发性高血压(2.2%)、肺诊断性影像检查的异常所见(1.9%)、胃炎和十二指肠炎(1.7%)、女性不育症(1.6%)、其他呼吸性疾患(1.6%)、未特指的精神障碍(1.5%),以及未特指的糖尿病(1.4%)。

表3－138　2023年就诊人口在市级三级医院门急诊费用占比最高的就诊病种

顺　　位	病　　种	费用占比（%）
1	乳房的恶性肿瘤	3.6
2	支气管和肺的恶性肿瘤	3.0
3	屈光和调节疾患	2.2
4	特发性原发性高血压	2.2
5	肺诊断性影像检查的异常所见	1.9
6	胃炎和十二指肠炎	1.7
7	女性不育症	1.6
8	其他呼吸性疾患	1.6
9	未特指的精神障碍	1.5
10	未特指的糖尿病	1.4

　　由表3－139，就诊人口在区属三级医院产生的门急诊费用中，占比最高的病种是其他呼吸性疾患（4.5%）、特发性原发性高血压（4.1%）、急性上呼吸道感染（3.4%）、非胰岛素依赖型糖尿病（2.7%）、胃炎和十二指肠炎（2.4%）、腹部和盆腔痛（2.3%）、未特指的肾衰竭（2.2%）、未特指的糖尿病（2.1%）、原因不明的发热（2.0%），以及病原体未特指的肺炎（1.9%）。

表3－139　2023年就诊人口在区属三级医院门急诊费用占比最高的就诊病种

顺　　位	病　　种	费用占比（%）
1	其他呼吸性疾患	4.5
2	特发性原发性高血压	4.1
3	急性上呼吸道感染	3.4
4	非胰岛素依赖型糖尿病	2.7
5	胃炎和十二指肠炎	2.4
6	腹部和盆腔痛	2.3
7	未特指的肾衰竭	2.2
8	未特指的糖尿病	2.1
9	原因不明的发热	2.0
10	病原体未特指的肺炎	1.9

　　由表3－140，就诊人口在区属二级医院产生的门急诊费用中，占比最高的病种是其他呼吸性疾患（4.6%）、特发性原发性高血压（3.9%）、牙和支持结构的其他疾病（3.2%）、牙面异常（包括咬合不正）（2.6%）、急性上呼吸道感染（2.3%）、胃炎和十二指肠炎（2.1%）、未特指的糖尿病（2.1%）、牙髓和根尖周组织疾病（2.0%）、病原体未特指的肺炎（1.8%），以及慢性缺血性心脏病（1.8%）。

表 3－140　2023 年就诊人口在区属二级医院门急诊费用占比最高的就诊病种

顺　位	病　　种	费用占比（%）
1	其他呼吸性疾患	4.6
2	特发性原发性高血压	3.9
3	牙和支持结构的其他疾病	3.2
4	牙面异常（包括咬合不正）	2.6
5	急性上呼吸道感染	2.3
6	胃炎和十二指肠炎	2.1
7	未特指的糖尿病	2.1
8	牙髓和根尖周组织疾病	2.0
9	病原体未特指的肺炎	1.8
10	慢性缺血性心脏病	1.8

由表 3－141，就诊人口在社区卫生服务中心（站）产生的门急诊费用中，占比最高的病种是特发性原发性高血压（17.9%）、慢性缺血性心脏病（9.9%）、未特指的糖尿病（4.6%）、脂蛋白代谢疾患和其他脂血症（4.0%）、非胰岛素依赖型糖尿病（3.8%）、急性上呼吸道感染（3.1%）、睡眠障碍（2.4%）脑血管病后遗症（2.2%）、胃炎和十二指肠炎（2.0%），以及慢性支气管炎（1.7%）。

表 3－141　2023 年就诊人口在社区卫生服务中心（站）门急诊费用占比最高的就诊病种

顺　位	病　　种	费用占比（%）
1	特发性原发性高血压	17.9
2	慢性缺血性心脏病	9.9
3	未特指的糖尿病	4.6
4	脂蛋白代谢疾患和其他脂血症	4.0
5	非胰岛素依赖型糖尿病	3.8
6	急性上呼吸道感染	3.1
7	睡眠障碍	2.4
8	脑血管病后遗症	2.2
9	胃炎和十二指肠炎	2.0
10	慢性支气管炎	1.7

2. 不同支付方式人口差异

如图 3－19，2023 年，全市医保支付人口产生的门急诊费用中，市级三级医院占比 46.8%，区属三级医院 15.0%，区属二级医院 14.1%，社区卫生服务中心（站）24.0%；非医保支付人口产生的门急诊费用中，市级三级医院占 74.6%，区属三级医院 11.2%，区属二级医院 10.4%，社区卫生服务中心（站）3.8%。

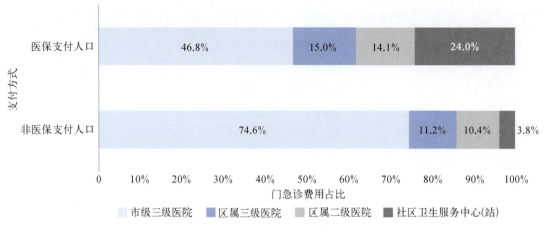

图 3-19　2023 年不同支付方式人口在不同级别医疗机构门急诊费用占比

　　如表 3-142，医保支付人口在市级三级医院产生的门急诊费用中，占比最高的病种是乳房的恶性肿瘤（3.7%）、支气管和肺的恶性肿瘤（2.9%）、特发性原发性高血压（2.7%）、胃炎和十二指肠炎（1.9%），以及其他呼吸性疾患（1.9%）；在区属三级医院产生的门急诊费用中，占比最高的病种是其他呼吸性疾患（4.8%）、特发性原发性高血压（4.6%）、急性上呼吸道感染（3.4%）、非胰岛素依赖型糖尿病（3.0%），以及未特指的肾衰竭（2.5%）；在区属二级医院产生的门急诊费用中，占比最高的病种是其他呼吸性疾患（4.6%）、特发性原发性高血压（4.4%）、急性上呼吸道感染（2.4%）、未特指的糖尿病（2.4%），以及牙和支持结构的其他疾病（2.4%）；在社区卫生服务中心（站）产生的门急诊费用中，占比最高的病种是特发性原发性高血压（18.1%）、慢性缺血性心脏病（10.0%）、未特指的糖尿病（4.6%）、脂蛋白代谢疾患和其他脂血症（4.0%），以及非胰岛素依赖型糖尿病（3.8%）。

表 3-142　2023 年医保支付人口在不同级别医疗机构门急诊费用占比最高的就诊病种

医疗机构级别	顺　位	病　　　种	费用占比（%）
市级三级医院	1	乳房的恶性肿瘤	3.7
	2	支气管和肺的恶性肿瘤	2.9
	3	特发性原发性高血压	2.7
	4	胃炎和十二指肠炎	1.9
	5	其他呼吸性疾患	1.9
区属三级医院	1	其他呼吸性疾患	4.8
	2	特发性原发性高血压	4.6
	3	急性上呼吸道感染	3.4
	4	非胰岛素依赖型糖尿病	3.0
	5	未特指的肾衰竭	2.5
区属二级医院	1	其他呼吸性疾患	4.6
	2	特发性原发性高血压	4.4
	3	急性上呼吸道感染	2.4

续　表

医疗机构级别	顺　位	病　　　种	费用占比（%）
	4	未特指的糖尿病	2.4
	5	牙和支持结构的其他疾病	2.4
社区卫生服务中心（站）	1	特发性原发性高血压	18.1
	2	慢性缺血性心脏病	10.0
	3	未特指的糖尿病	4.6
	4	脂蛋白代谢疾患和其他脂血症	4.0
	5	非胰岛素依赖型糖尿病	3.8

如表 3-143，非医保支付人口在市级三级医院产生的门急诊费用中，占比最高的病种是女性不育症（4.1%）、乳房的恶性肿瘤（3.4%）、支气管和肺的恶性肿瘤（3.2%）、屈光和调节疾患（3.0%），以及肺诊断性影像检查的异常所见（2.9%）；在区属三级医院产生的门急诊费用中，占比最高的病种是其他呼吸性疾患（3.6%）、女性不育症（3.2%）、腹部和盆腔痛（3.1%）、急性上呼吸道感染（3.1%），以及身体损伤（2.8%）；在区属二级医院产生的门急诊费用中，占比最高的病种是牙和支持结构的其他疾病（7.0%）、牙面异常（包括咬合不正）（7.0%）、主要与妊娠有关的其他情况的孕产妇医疗（4.5%）、其他呼吸性疾患（4.5%），以及腹部和盆腔痛（2.1%）；在社区卫生服务中心（站）产生的门急诊费用中，占比最高的病种是特发性原发性高血压（10.1%）、急性上呼吸道感染（6.6%）、慢性缺血性心脏病（4.7%）、未特指的糖尿病（3.3%），以及脂蛋白代谢疾患和其他脂血症（2.8%）。

表 3-143　2023 年非医保支付人口在不同级别医疗机构门急诊费用占比最高的就诊病种

医疗机构级别	顺　位	病　　　种	费用占比（%）
市级三级医院	1	女性不育症	4.1
	2	乳房的恶性肿瘤	3.4
	3	支气管和肺的恶性肿瘤	3.2
	4	屈光和调节疾患	3.0
	5	肺诊断性影像检查的异常所见	2.9
区属三级医院	1	其他呼吸性疾患	3.6
	2	女性不育症	3.2
	3	腹部和盆腔痛	3.1
	4	急性上呼吸道感染	3.1
	5	身体损伤	2.8
区属二级医院	1	牙和支持结构的其他疾病	7.0
	2	牙面异常（包括咬合不正）	7.0
	3	主要与妊娠有关的其他情况的孕产妇医疗	4.5
	4	其他呼吸性疾患	4.5
	5	腹部和盆腔痛	2.1

续　表

医疗机构级别	顺　位	病　　种	费用占比(%)
社区卫生服务中心(站)	1	特发性原发性高血压	10.1
	2	急性上呼吸道感染	6.6
	3	慢性缺血性心脏病	4.7
	4	未特指的糖尿病	3.3
	5	脂蛋白代谢疾患和其他脂血症	2.8

3. 不同性别人口差异

如图3-20,2023年,全市男性产生的门急诊费用中,市级三级医院占比53.0%,区属三级医院15.5%,区属二级医院13.0%,社区卫生服务中心(站)18.6%;女性产生的门急诊费用中,市级三级医院占比54.0%,区属三级医院13.1%,区属二级医院13.4%,社区卫生服务中心(站)19.5%。

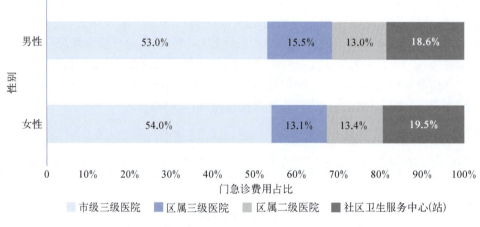

图3-20　2023年不同性别人口在不同级别医疗机构门急诊费用占比

如表3-144,男性在市级三级医院产生的门急诊费用中,占比最高的病种是支气管和肺的恶性肿瘤(3.3%)、前列腺的恶性肿瘤(3.1%)、特发性原发性高血压(2.8%)、屈光和调节疾患(2.3%),以及未特指的糖尿病(1.9%);在区属三级医院产生的门急诊费用中,占比最高的病种是特发性原发性高血压(4.8%)、其他呼吸性疾患(4.6%)、急性上呼吸道感染(3.3%)、非胰岛素依赖型糖尿病(3.2%),以及未特指的肾衰竭(2.9%);在区属二级医院产生的门急诊费用中,占比最高的病种是其他呼吸性疾患(5.1%)、特发性原发性高血压(4.6%)、牙和支持结构的其他疾病(3.3%)、未特指的糖尿病(2.7%),以及急性上呼吸道感染(2.5%);在社区卫生服务中心(站)产生的门急诊费用中,占比最高的病种是特发性原发性高血压(20.2%)、慢性缺血性心脏病(9.3%)、未特指的糖尿病(5.4%)、非胰岛素依赖型糖尿病(4.3%),以及脂蛋白代谢疾患和其他脂血症(3.4%)。

表 3 - 144　2023 年男性在不同级别医疗机构门急诊费用占比最高的就诊病种

医疗机构级别	顺　位	病　　种	费用占比（%）
市级三级医院	1	支气管和肺的恶性肿瘤	3.3
	2	前列腺的恶性肿瘤	3.1
	3	特发性原发性高血压	2.8
	4	屈光和调节疾患	2.3
	5	未特指的糖尿病	1.9
区属三级医院	1	特发性原发性高血压	4.8
	2	其他呼吸性疾患	4.6
	3	急性上呼吸道感染	3.3
	4	非胰岛素依赖型糖尿病	3.2
	5	未特指的肾衰竭	2.9
区属二级医院	1	其他呼吸性疾患	5.1
	2	特发性原发性高血压	4.6
	3	牙和支持结构的其他疾病	3.3
	4	未特指的糖尿病	2.7
	5	急性上呼吸道感染	2.5
社区卫生服务中心（站）	1	特发性原发性高血压	20.2
	2	慢性缺血性心脏病	9.3
	3	未特指的糖尿病	5.4
	4	非胰岛素依赖型糖尿病	4.3
	5	脂蛋白代谢疾患和其他脂血症	3.4

　　如表 3 - 145，女性在市级三级医院产生的门急诊费用中，占比最高的病种是乳房的恶性肿瘤（6.5%）、女性不育症（2.6%）、支气管和肺的恶性肿瘤（2.4%）、屈光和调节疾患（2.4%），以及特发性原发性高血压（1.8%）；在区属三级医院产生的门急诊费用中，占比最高的病种是其他呼吸性疾患（4.5%）、特发性原发性高血压（3.5%）、急性上呼吸道感染（3.4%）、胃炎和十二指肠炎（2.6%），以及腹部和盆腔痛（2.4%）；在区属二级医院产生的门急诊费用中，占比最高的病种是其他呼吸性疾患（4.2%）、特发性原发性高血压（3.4%）、牙和支持结构的其他疾病（3.1%）、牙面异常（包括咬合不正）（2.8%），以及急性上呼吸道感染（2.2%）；在社区卫生服务中心（站）产生的门急诊费用中，占比最高的病种是特发性原发性高血压（16.3%）、慢性缺血性心脏病（10.3%）、脂蛋白代谢疾患和其他脂血症（4.3%）、未特指的糖尿病（4.1%），以及非胰岛素依赖型糖尿病（3.3%）。

表 3 - 145　2023 年女性在不同级别医疗机构门急诊费用占比最高的就诊病种

医疗机构级别	顺　位	病　　种	费用占比（%）
市级三级医院	1	乳房的恶性肿瘤	6.5
	2	女性不育症	2.6
	3	支气管和肺的恶性肿瘤	2.4
	4	屈光和调节疾患	2.4
	5	特发性原发性高血压	1.8

续　表

医疗机构级别	顺　位	病　种	费用占比(%)
区属三级医院	1	其他呼吸性疾患	4.5
	2	特发性原发性高血压	3.5
	3	急性上呼吸道感染	3.4
	4	胃炎和十二指肠炎	2.6
	5	腹部和盆腔痛	2.4
区属二级医院	1	其他呼吸性疾患	4.2
	2	特发性原发性高血压	3.4
	3	牙和支持结构的其他疾病	3.1
	4	牙面异常(包括咬合不正)	2.8
	5	急性上呼吸道感染	2.2
社区卫生服务中心(站)	1	特发性原发性高血压	16.3
	2	慢性缺血性心脏病	10.3
	3	脂蛋白代谢疾患和其他脂血症	4.3
	4	未特指的糖尿病	4.1
	5	非胰岛素依赖型糖尿病	3.3

4. 不同年龄组人口差异

如图3-21,2023年,全市儿童产生的门急诊费用中,市级三级医院占比43.5%,区属三级医院21.8%,区属二级医院27.4%,社区卫生服务中心(站)7.3%;青年产生的门急诊费用中,市级三级医院占比58.7%,区属三级医院17.2%,区属二级医院19.8%,社区卫生服务中心(站)4.3%;中年产生的门急诊费用中,市级三级医院占比54.9%,区属三级医院16.1%,区属二级医院17.7%,社区卫生服务中心(站)11.3%;年轻老年人产生的门急诊费用中,市级三级医院占比40.7%,区属三级医院13.2%,区属二级医院16.2%,社区卫生服务中心(站)29.9%;老年人产生的门急诊费用中,市级三级医院占比29.3%,区属三级医院13.0%,区属二级医院14.9%,社区卫生服务中心(站)42.8%;长寿老年人产生的门急诊费用中,市级三级医院占比21.9%,区属三级医院14.7%,区属二级医院16.8%,社区卫生服务中心(站)46.6%。

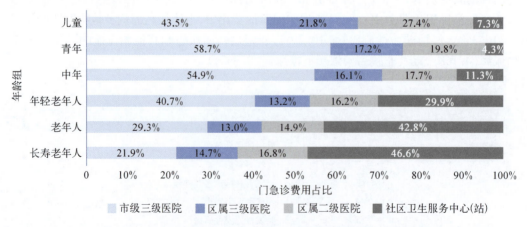

图3-21　2023年不同年龄组人口在不同级别医疗机构门急诊费用占比

如表3-146,儿童在市级三级医院产生的门急诊费用中,占比最高的病种是其他呼吸性疾患(9.5%)、屈光和调节疾患(9.1%)、急性上呼吸道感染(5.1%)、其他传染病(4.7%),以及牙面异常(包括咬合不正)(4.5%);在区属三级医院产生的门急诊费用中,占比最高的病种是急性上呼吸道感染(18.4%)、其他呼吸性疾患(14%)、病原体未特指的肺炎(11.3%)、急性支气管炎(7%),以及其他传染病(4.4%);在区属二级医院产生的门急诊费用中,占比最高的病种是其他呼吸性疾患(17.1%)、急性上呼吸道感染(8.6%)、病原体未特指的肺炎(8.4%)、牙面异常(包括咬合不正)(8.2%),以及急性支气管炎(5.9%);在社区卫生服务中心(站)产生的门急诊费用中,占比最高的病种是急性上呼吸道感染(18.2%)、其他呼吸性疾患(9.3%)、未达到预期正常生理发育水平(8.1%)、急性支气管炎(6.3%),以及支气管炎(6.1%)。

表3-146 2023年儿童在不同级别医疗机构门急诊费用占比最高的就诊病种

医疗机构级别	顺 位	病 种	费用占比(%)
市级三级医院	1	其他呼吸性疾患	9.5
	2	屈光和调节疾患	9.1
	3	急性上呼吸道感染	5.1
	4	其他传染病	4.7
	5	牙面异常(包括咬合不正)	4.5
区属三级医院	1	急性上呼吸道感染	18.4
	2	其他呼吸性疾患	14.0
	3	病原体未特指的肺炎	11.3
	4	急性支气管炎	7.0
	5	其他传染病	4.4
区属二级医院	1	其他呼吸性疾患	17.1
	2	急性上呼吸道感染	8.6
	3	病原体未特指的肺炎	8.4
	4	牙面异常(包括咬合不正)	8.2
	5	急性支气管炎	5.9
社区卫生服务中心(站)	1	急性上呼吸道感染	18.2
	2	其他呼吸性疾患	9.3
	3	未达到预期正常生理发育水平	8.1
	4	急性支气管炎	6.3
	5	支气管炎	6.1

如表3-147,青年在市级三级医院产生的门急诊费用中,占比最高的病种是屈光和调节疾患(5.7%)、女性不育症(4.4%)、未特指的精神障碍(2.7%)、乳房的恶性肿瘤(2.5%),以及牙面异常(包括咬合不正)(2.1%);在区属三级医院产生的门急诊费用中,占比最高的病种是其他呼吸性疾患(5.2%)、急性上呼吸道感染(4.3%)、原因不明的发热(3.3%)、腹部和盆腔痛(3.0%),以及其他传染病(2.5%);在区属二级医院产生的门急诊费用中,占比最高的病种是牙面异常(包括咬合不正)(5.0%)、其他呼吸性疾患(4.9%)、

包埋牙及阻生牙(3.6%)、牙和支持结构的其他疾病(3.4%),以及急性上呼吸道感染(3.1%);在社区卫生服务中心(站)产生的门急诊费用中,占比最高的病种是急性上呼吸道感染(10.3%)、特发性原发性高血压(7.6%)、急性支气管炎(3.0%)、其他呼吸性疾患(2.7%),以及支气管炎(2.6%)。

表3-147 2023年青年在不同级别医疗机构门急诊费用占比最高的就诊病种

医疗机构级别	顺　位	病　　种	费用占比(%)
市级三级医院	1	屈光和调节疾患	5.7
	2	女性不育症	4.4
	3	未特指的精神障碍	2.7
	4	乳房的恶性肿瘤	2.5
	5	牙面异常(包括咬合不正)	2.1
区属三级医院	1	其他呼吸性疾患	5.2
	2	急性上呼吸道感染	4.3
	3	原因不明的发热	3.3
	4	腹部和盆腔痛	3.0
	5	其他传染病	2.5
区属二级医院	1	牙面异常(包括咬合不正)	5.0
	2	其他呼吸性疾患	4.9
	3	包埋牙及阻生牙	3.6
	4	牙和支持结构的其他疾病	3.4
	5	急性上呼吸道感染	3.1
社区卫生服务中心(站)	1	急性上呼吸道感染	10.3
	2	特发性原发性高血压	7.6
	3	急性支气管炎	3.0
	4	其他呼吸性疾患	2.7
	5	支气管炎	2.6

如表3-148,中年在市级三级医院产生的门急诊费用中,占比最高的病种是乳房的恶性肿瘤(6.7%)、支气管和肺的恶性肿瘤(2.7%)、特发性原发性高血压(2.7%)、胃炎和十二指肠炎(2.2%),以及肺诊断性影像检查的异常所见(1.7%);在区属三级医院产生的门急诊费用中,占比最高的病种是特发性原发性高血压(5.4%)、胃炎和十二指肠炎(3.3%)、非胰岛素依赖型糖尿病(3.2%)、未特指的肾衰竭(2.8%),以及未特指的糖尿病(2.7%);在区属二级医院产生的门急诊费用中,占比最高的病种是特发性原发性高血压(4.5%)、牙和支持结构的其他疾病(3.7%)、胃炎和十二指肠炎(2.9%)、其他呼吸性疾患(2.7%),以及未特指的糖尿病(2.3%);在社区卫生服务中心(站)产生的门急诊费用中,占比最高的病种是特发性原发性高血压(20.6%)、未特指的糖尿病(4.9%)、脂蛋白代谢疾患和其他脂血症(4.2%)、慢性缺血性心脏病(4.1%),以及急性上呼吸道感染(4.1%)。

表 3－148　2023 年中年在不同级别医疗机构门急诊费用占比最高的就诊病种

医疗机构级别	顺　位	病　种	费用占比（%）
市级三级医院	1	乳房的恶性肿瘤	6.7
	2	支气管和肺的恶性肿瘤	2.7
	3	特发性原发性高血压	2.7
	4	胃炎和十二指肠炎	2.2
	5	肺诊断性影像检查的异常所见	1.7
区属三级医院	1	特发性原发性高血压	5.4
	2	胃炎和十二指肠炎	3.3
	3	非胰岛素依赖型糖尿病	3.2
	4	未特指的肾衰竭	2.8
	5	未特指的糖尿病	2.7
区属二级医院	1	特发性原发性高血压	4.5
	2	牙和支持结构的其他疾病	3.7
	3	胃炎和十二指肠炎	2.9
	4	其他呼吸性疾患	2.7
	5	未特指的糖尿病	2.3
社区卫生服务中心（站）	1	特发性原发性高血压	20.6
	2	未特指的糖尿病	4.9
	3	脂蛋白代谢疾患和其他脂血症	4.2
	4	慢性缺血性心脏病	4.1
	5	急性上呼吸道感染	4.1

如表 3－149，年轻老年人在市级三级医院产生的门急诊费用中，占比最高的病种是支气管和肺的恶性肿瘤（5.4%）、乳房的恶性肿瘤（4.1%）、特发性原发性高血压（3.1%）、肺诊断性影像检查的异常所见（2.2%），以及前列腺的恶性肿瘤（2.2%）；在区属三级医院产生的门急诊费用中，占比最高的病种是特发性原发性高血压（5.7%）、非胰岛素依赖型糖尿病（4.4%）、未特指的糖尿病（3.3%）、未特指的肾衰竭（3.3%），以及慢性缺血性心脏病（3.2%）；在区属二级医院产生的门急诊费用中，占比最高的病种是特发性原发性高血压（5.8%）、牙和支持结构的其他疾病（3.8%）、未特指的糖尿病（3.4%）、其他呼吸性疾患（2.9%），以及胃炎和十二指肠炎（2.8%）；在社区卫生服务中心（站）产生的门急诊费用中，占比最高的病种是特发性原发性高血压（19.1%）、慢性缺血性心脏病（9.6%）、未特指的糖尿病（5.3%）、脂蛋白代谢疾患和其他脂血症（4.9%），以及非胰岛素依赖型糖尿病（4.4%）。

表 3－149　2023 年年轻老年人在不同级别医疗机构门急诊费用占比最高的就诊病种

医疗机构级别	顺　位	病　种	费用占比（%）
市级三级医院	1	支气管和肺的恶性肿瘤	5.4
	2	乳房的恶性肿瘤	4.1
	3	特发性原发性高血压	3.1
	4	肺诊断性影像检查的异常所见	2.2
	5	前列腺的恶性肿瘤	2.2

续 表

医疗机构级别	顺 位	病 种	费用占比(%)
区属三级医院	1	特发性原发性高血压	5.7
	2	非胰岛素依赖型糖尿病	4.4
	3	未特指的糖尿病	3.3
	4	未特指的肾衰竭	3.3
	5	慢性缺血性心脏病	3.2
区属二级医院	1	特发性原发性高血压	5.8
	2	牙和支持结构的其他疾病	3.8
	3	未特指的糖尿病	3.4
	4	其他呼吸性疾患	2.9
	5	胃炎和十二指肠炎	2.8
社区卫生服务中心(站)	1	特发性原发性高血压	19.1
	2	慢性缺血性心脏病	9.6
	3	未特指的糖尿病	5.3
	4	脂蛋白代谢疾患和其他脂血症	4.9
	5	非胰岛素依赖型糖尿病	4.4

如表3-150,老年人在市级三级医院产生的门急诊费用中,占比最高的病种是前列腺的恶性肿瘤(5.6%)、支气管和肺的恶性肿瘤(4.3%)、特发性原发性高血压(3.8%)、慢性缺血性心脏病(2.4%),以及其他呼吸性疾患(2.1%);在区属三级医院产生的门急诊费用中,占比最高的病种是特发性原发性高血压(5.7%)、其他呼吸性疾患(4.3%)、慢性缺血性心脏病(4.2%)、非胰岛素依赖型糖尿病(3.3%),以及头晕和眩晕(3.1%);在区属二级医院产生的门急诊费用中,占比最高的病种是特发性原发性高血压(6.1%)、慢性缺血性心脏病(4.6%)、其他呼吸性疾患(3.8%)、脑梗死(3.5%),以及未特指的糖尿病(3.1%);在社区卫生服务中心(站)产生的门急诊费用中,占比最高的病种是特发性原发性高血压(17.4%)、慢性缺血性心脏病(12.9%)、未特指的糖尿病(4.2%)、非胰岛素依赖型糖尿病(3.5%),以及脑血管病后遗症(3.4%)。

表3-150 2023年老年人在不同级别医疗机构门急诊费用占比最高的就诊病种

医疗机构级别	顺 位	病 种	费用占比(%)
市级三级医院	1	前列腺的恶性肿瘤	5.6
	2	支气管和肺的恶性肿瘤	4.3
	3	特发性原发性高血压	3.8
	4	慢性缺血性心脏病	2.4
	5	其他呼吸性疾患	2.1
区属三级医院	1	特发性原发性高血压	5.7
	2	其他呼吸性疾患	4.3
	3	慢性缺血性心脏病	4.2
	4	非胰岛素依赖型糖尿病	3.3
	5	头晕和眩晕	3.1

医疗机构级别	顺 位	病 种	费用占比（%）
区属二级医院	1	特发性原发性高血压	6.1
	2	慢性缺血性心脏病	4.6
	3	其他呼吸性疾患	3.8
	4	脑梗死	3.5
	5	未特指的糖尿病	3.1
社区卫生服务中心（站）	1	特发性原发性高血压	17.4
	2	慢性缺血性心脏病	12.9
	3	未特指的糖尿病	4.2
	4	非胰岛素依赖型糖尿病	3.5
	5	脑血管病后遗症	3.4

如表3-151，长寿老年人在市级三级医院产生的门急诊费用中，占比最高的病种是其他呼吸性疾患（5.9%）、特发性原发性高血压（4.4%）、前列腺的恶性肿瘤（4.2%）、原因不明的发热（3.3%），以及慢性缺血性心脏病（2.9%）；在区属三级医院产生的门急诊费用中，占比最高的病种是其他呼吸性疾患（8.2%）、慢性缺血性心脏病（5.2%）、特发性原发性高血压（5.0%）、病原体未特指的肺炎（4.6%），以及原因不明的发热（2.7%）；在区属二级医院产生的门急诊费用中，占比最高的病种是其他呼吸性疾患（7.7%）、慢性缺血性心脏病（6.8%）、特发性原发性高血压（5.8%）、病原体未特指的肺炎（4.4%），以及脑梗死（3.4%）；在社区卫生服务中心（站）产生的门急诊费用中，占比最高的病种是特发性原发性高血压（16.0%）、慢性缺血性心脏病（15.6%）、睡眠障碍（3.4%）、脑血管病后遗症（3.2%），以及慢性支气管炎（3.1%）。

表3-151 2023年长寿老年人在不同级别医疗机构门急诊费用占比最高的就诊病种

医疗机构级别	顺 位	病 种	费用占比（%）
市级三级医院	1	其他呼吸性疾患	5.9
	2	特发性原发性高血压	4.4
	3	前列腺的恶性肿瘤	4.2
	4	原因不明的发热	3.3
	5	慢性缺血性心脏病	2.9
区属三级医院	1	其他呼吸性疾患	8.2
	2	慢性缺血性心脏病	5.2
	3	特发性原发性高血压	5.0
	4	病原体未特指的肺炎	4.6
	5	原因不明的发热	2.7
区属二级医院	1	其他呼吸性疾患	7.7
	2	慢性缺血性心脏病	6.8
	3	特发性原发性高血压	5.8
	4	病原体未特指的肺炎	4.4
	5	脑梗死	3.4

续 表

医疗机构级别	顺 位	病 种	费用占比(%)
社区卫生服务中心(站)	1	特发性原发性高血压	16.0
	2	慢性缺血性心脏病	15.6
	3	睡眠障碍	3.4
	4	脑血管病后遗症	3.2
	5	慢性支气管炎	3.1

（六）在不同类别医疗机构门急诊费用占比及占比最高的就诊原因

1. 总体概述

2023 年,全市门急诊费用中,在西医医院产生的费用占比 88.5%,中医医院 11.5%。

由表 3–152,就诊人口在西医医院产生的门急诊费用中,占比最高的病种是特发性原发性高血压(6.8%)、慢性缺血性心脏病(3.6%)、其他呼吸性疾患(2.6%)、未特指的糖尿病(2.5%)、非胰岛素依赖型糖尿病(2.2%)、急性上呼吸道感染(2.1%)、胃炎和十二指肠炎(1.9%)、脂蛋白代谢疾患和其他脂血症(1.7%)、乳房的恶性肿瘤(1.7%),以及牙和支持结构的其他疾病(1.3%)。

表 3–152　2023 年就诊人口在西医医院门急诊费用占比最高的就诊病种

顺 位	病 种	费用占比(%)
1	特发性原发性高血压	6.8
2	慢性缺血性心脏病	3.6
3	其他呼吸性疾患	2.6
4	未特指的糖尿病	2.5
5	非胰岛素依赖型糖尿病	2.2
6	急性上呼吸道感染	2.1
7	胃炎和十二指肠炎	1.9
8	脂蛋白代谢疾患和其他脂血症	1.7
9	乳房的恶性肿瘤	1.7
10	牙和支持结构的其他疾病	1.3

由表 3–153,就诊人口在中医医院产生的门急诊费用中,占比最高的病种是特发性原发性高血压(3.0%)、神经系统的结核病(2.7%)、支气管和肺的恶性肿瘤(2.7%)、胃炎和十二指肠炎(2.5%)、虚损病(2.3%)、乳房的恶性肿瘤(2.2%)、非胰岛素依赖型糖尿病(1.8%)、急性上呼吸道感染(1.7%)、睡眠障碍(1.6%),以及慢性肾衰竭(1.5%)。

表 3－153 2023 年就诊人口在中医医院门急诊费用占比最高的就诊病种

顺　位	病　种	费用占比(%)
1	特发性原发性高血压	3.0
2	神经系统的结核病	2.7
3	支气管和肺的恶性肿瘤	2.7
4	胃炎和十二指肠炎	2.5
5	虚损病	2.3
6	乳房的恶性肿瘤	2.2
7	非胰岛素依赖型糖尿病	1.8
8	急性上呼吸道感染	1.7
9	睡眠障碍	1.6
10	慢性肾衰竭	1.5

2. 不同支付方式人口差异

如图 3－22,2023 年,全市医保支付人口产生的门急诊费用中,西医医院占比 87.5%,中医医院 12.5%;非医保支付人口产生的门急诊费用中,西医医院占比 92.0%,中医医院 8.0%。

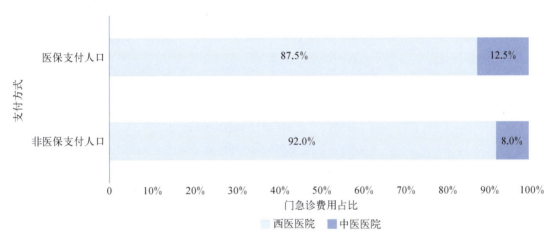

图 3－22 2023 年不同支付方式人口在不同类别医疗机构门急诊费用占比

如表 3－154,医保支付人口在西医医院产生的门急诊费用中,占比最高的病种是特发性原发性高血压(8.2%)、慢性缺血性心脏病(4.3%)、未特指的糖尿病(2.9%)、其他呼吸性疾患(2.8%),以及非胰岛素依赖型糖尿病(2.6%);在中医医院产生的门急诊费用中,占比最高的病种是特发性原发性高血压(3.2%)、神经系统的结核病(2.8%)、支气管和肺的恶性肿瘤(2.7%)、胃炎和十二指肠炎(2.5%),以及虚损病(2.3%)。

表 3－154 2023 年医保支付人口在不同类别医疗机构门急诊费用占比最高的就诊病种

医疗机构类别	顺　位	病　种	费用占比(%)
西医医院	1	特发性原发性高血压	8.2
	2	慢性缺血性心脏病	4.3

医疗机构类别	顺 位	病 种	费用占比(%)
	3	未特指的糖尿病	2.9
	4	其他呼吸性疾患	2.8
	5	非胰岛素依赖型糖尿病	2.6
中医医院	1	特发性原发性高血压	3.2
	2	神经系统的结核病	2.8
	3	支气管和肺的恶性肿瘤	2.7
	4	胃炎和十二指肠炎	2.5
	5	虚损病	2.3

如表 3－155,非医保支付人口在西医医院产生的门急诊费用中,占比最高的病种是女性不育症(3.5%)、牙面异常(包括咬合不正)(3.0%)、牙和支持结构的其他疾病(2.6%)、乳房的恶性肿瘤(2.4%),以及屈光和调节疾患(2.3%);在中医医院产生的门急诊费用中,占比最高的病种是胃炎和十二指肠炎(2.8%)、支气管和肺的恶性肿瘤(2.7%)、虚损病(2.7%)、神经系统的结核病(2.0%),以及乳房的恶性肿瘤(2.0%)。

表 3－155　2023 年非医保支付人口在不同类别医疗机构门急诊费用占比最高的就诊病种

医疗机构类别	顺 位	病 种	费用占比(%)
西医医院	1	女性不育症	3.5
	2	牙面异常(包括咬合不正)	3.0
	3	牙和支持结构的其他疾病	2.6
	4	乳房的恶性肿瘤	2.4
	5	屈光和调节疾患	2.3
中医医院	1	胃炎和十二指肠炎	2.8
	2	支气管和肺的恶性肿瘤	2.7
	3	虚损病	2.7
	4	神经系统的结核病	2.0
	5	乳房的恶性肿瘤	2.0

3. 不同性别人口差异

如图 3－23,2023 年,全市男性产生的门急诊费用中,西医医院占比 89.1%,中医医院 10.9%;女性产生的门急诊费用中,西医医院占比 88.1%,中医医院 11.9%。

如表 3－156,男性在西医医院产生的门急诊费用中,占比最高的病种是特发性原发性高血压(7.8%)、慢性缺血性心脏病(3.7%)、未特指的糖尿病(3.1%)、其他呼吸性疾患(2.9%),以及非胰岛素依赖型糖尿病(2.7%);在中医医院产生的门急诊费用中,占比最高的病种是特发性原发性高血压(3.6%)、支气管和肺的恶性肿瘤(3.1%)、神经系统的结核病(2.6%)、胃炎和十二指肠炎(2.5%),以及非胰岛素依赖型糖尿病(2.4%)。

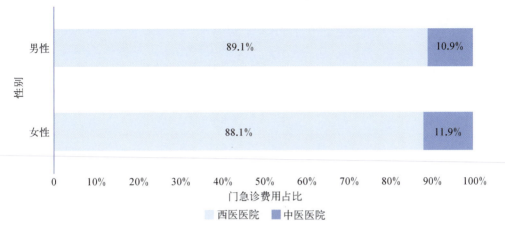

图 3-23　2023 年不同支付方式人口在不同类别医疗机构门急诊费用占比

表 3-156　2023 年男性在不同类别医疗机构门急诊费用占比最高的就诊病种

医疗机构类别	顺　位	病　　种	费用占比(%)
西医医院	1	特发性原发性高血压	7.8
	2	慢性缺血性心脏病	3.7
	3	未特指的糖尿病	3.1
	4	其他呼吸性疾患	2.9
	5	非胰岛素依赖型糖尿病	2.7
中医医院	1	特发性原发性高血压	3.6
	2	支气管和肺的恶性肿瘤	3.1
	3	神经系统的结核病	2.6
	4	胃炎和十二指肠炎	2.5
	5	非胰岛素依赖型糖尿病	2.4

　　如表 3-157,女性在西医医院产生的门急诊费用中,占比最高的病种是特发性原发性高血压(6.2%)、慢性缺血性心脏病(3.6%)、乳房的恶性肿瘤(2.9%)、其他呼吸性疾患(2.4%),以及未特指的糖尿病(2.1%);在中医医院产生的门急诊费用中,占比最高的病种是乳房的恶性肿瘤(3.8%)、神经系统的结核病(2.9%)、特发性原发性高血压(2.7%)、胃炎和十二指肠炎(2.6%),以及支气管和肺的恶性肿瘤(2.6%)。

表 3-157　2023 年女性在不同类别医疗机构门急诊费用占比最高的就诊病种

医疗机构类别	顺　位	病　　种	费用占比(%)
西医医院	1	特发性原发性高血压	6.2
	2	慢性缺血性心脏病	3.6
	3	乳房的恶性肿瘤	2.9
	4	其他呼吸性疾患	2.4
	5	未特指的糖尿病	2.1

续 表

医疗机构类别	顺 位	病 种	费用占比(%)
中医医院	1	乳房的恶性肿瘤	3.8
	2	神经系统的结核病	2.9
	3	特发性原发性高血压	2.7
	4	胃炎和十二指肠炎	2.6
	5	支气管和肺的恶性肿瘤	2.6

4. 不同年龄组人口差异

如图 3-24，2023 年，全市儿童产生的门急诊费用中，西医医院占比 88.9%，中医医院 11.1%；青年产生的门急诊费用中，西医医院占比 87.8%，中医医院 12.2%；中年产生的门急诊费用中，西医医院占比 85.8%，中医医院 14.2%；年轻老年人产生的门急诊费用中，西医医院占比 88.9%，中医医院 11.1%；老年人产生的门急诊费用中，西医医院占比 91.3%，中医医院 8.7%；长寿老年人产生的门急诊费用中，西医医院占比 93.2%，中医医院 6.8%。

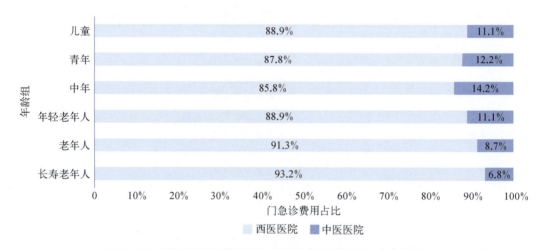

图 3-24 2023 年不同支付方式人口在不同类别医疗机构门急诊费用占比

如表 3-158，儿童在西医医院产生的门急诊费用中，占比最高的病种是其他呼吸性疾患（13.7%）、急性上呼吸道感染（9.9%）、病原体未特指的肺炎（7.0%）、牙面异常（包括咬合不正）（5.2%），以及屈光和调节疾患（5.0%）；在中医医院产生的门急诊费用中，占比最高的病种是急性上呼吸道感染（8.3%）、急性支气管炎（5.1%）、病原体未特指的肺炎（4.6%）、小儿咳嗽（4.3%），以及其他呼吸性疾患（4.0%）。

表 3-158 2023 年儿童在不同类别医疗机构门急诊费用占比最高的就诊病种

医疗机构类别	顺 位	病 种	费用占比(%)
西医医院	1	其他呼吸性疾患	13.7
	2	急性上呼吸道感染	9.9
	3	病原体未特指的肺炎	7.0

医疗机构类别	顺　位	病　　种	费用占比（%）
	4	牙面异常（包括咬合不正）	5.2
	5	屈光和调节疾患	5.0
中医医院	1	急性上呼吸道感染	8.3
	2	急性支气管炎	5.1
	3	病原体未特指的肺炎	4.6
	4	小儿咳嗽	4.3
	5	其他呼吸性疾患	4.0

如表 3-159，青年在西医医院产生的门急诊费用中，占比最高的病种是屈光和调节疾患（3.7%）、女性不育症（3.2%）、其他呼吸性疾患（3.0%）、牙面异常（包括咬合不正）（2.8%），以及急性上呼吸道感染（2.5%）；在中医医院产生的门急诊费用中，占比最高的病种是月经类病（3.0%）、急性上呼吸道感染（2.8%）、神经系统的结核病（2.8%），月经过多、频繁而且不规则（2.7%），以及虚损病（2.4%）。

表 3-159　2023 年青年在不同类别医疗机构门急诊费用占比最高的就诊病种

医疗机构类别	顺　位	病　　种	费用占比（%）
西医医院	1	屈光和调节疾患	3.7
	2	女性不育症	3.2
	3	其他呼吸性疾患	3.0
	4	牙面异常（包括咬合不正）	2.8
	5	急性上呼吸道感染	2.5
中医医院	1	月经类病	3.0
	2	急性上呼吸道感染	2.8
	3	神经系统的结核病	2.8
	4	月经过多、频繁而且不规则	2.7
	5	虚损病	2.4

如表 3-160，中年在西医医院产生的门急诊费用中，占比最高的病种是特发性原发性高血压（6.2%）、乳房的恶性肿瘤（3.6%）、未特指的糖尿病（2.5%）、胃炎和十二指肠炎（2.4%），以及非胰岛素依赖型糖尿病（2.2%）；在中医医院产生的门急诊费用中，占比最高的病种是特发性原发性高血压（3.5%）、胃炎和十二指肠炎（3.3%）、乳房的恶性肿瘤（3.3%）、神经系统的结核病（2.9%），以及虚损病（2.6%）。

表 3-160　2023 年中年在不同类别医疗机构门急诊费用占比最高的就诊病种

医疗机构类别	顺　位	病　　种	费用占比（%）
西医医院	1	特发性原发性高血压	6.2
	2	乳房的恶性肿瘤	3.6

续　表

医疗机构类别	顺　位	病　　种	费用占比(%)
	3	未特指的糖尿病	2.5
	4	胃炎和十二指肠炎	2.4
	5	非胰岛素依赖型糖尿病	2.2
中医医院	1	特发性原发性高血压	3.5
	2	胃炎和十二指肠炎	3.3
	3	乳房的恶性肿瘤	3.3
	4	神经系统的结核病	2.9
	5	虚损病	2.6

如表 3-161,年轻老年人在西医医院产生的门急诊费用中,占比最高的病种是特发性原发性高血压(9.8%)、慢性缺血性心脏病(5.1%)、未特指的糖尿病(3.7%)、非胰岛素依赖型糖尿病(3.3%),以及脂蛋白代谢疾患和其他脂血症(2.7%);在中医医院产生的门急诊费用中,占比最高的病种是支气管和肺的恶性肿瘤(5.2%)、特发性原发性高血压(4.0%)、乳房的恶性肿瘤(3.2%)、胃炎和十二指肠炎(2.8%),以及神经系统的结核病(2.7%)。

表 3-161　2023 年年轻老年人在不同类别医疗机构门急诊费用占比最高的就诊病种

医疗机构类别	顺　位	病　　种	费用占比(%)
西医医院	1	特发性原发性高血压	9.8
	2	慢性缺血性心脏病	5.1
	3	未特指的糖尿病	3.7
	4	非胰岛素依赖型糖尿病	3.3
	5	脂蛋白代谢疾患和其他脂血症	2.7
中医医院	1	支气管和肺的恶性肿瘤	5.2
	2	特发性原发性高血压	4.0
	3	乳房的恶性肿瘤	3.2
	4	胃炎和十二指肠炎	2.8
	5	神经系统的结核病	2.7

如表 3-162,老年人在西医医院产生的门急诊费用中,占比最高的病种是特发性原发性高血压(11.0%)、慢性缺血性心脏病(8.1%)、未特指的糖尿病(3.4%)、非胰岛素依赖型糖尿病(2.9%),以及其他呼吸性疾患(2.0%);在中医医院产生的门急诊费用中,占比最高的病种是特发性原发性高血压(4.7%)、支气管和肺的恶性肿瘤(3.5%)、神经系统的结核病(3.3%)、慢性缺血性心脏病(3.0%),以及慢性肾衰竭(2.7%)。

表 3-162　2023 年老年人在不同类别医疗机构门急诊费用占比最高的就诊病种

医疗机构类别	顺 位	病 种	费用占比(%)
西医医院	1	特发性原发性高血压	11.0
	2	慢性缺血性心脏病	8.1
	3	未特指的糖尿病	3.4
	4	非胰岛素依赖型糖尿病	2.9
	5	其他呼吸性疾患	2.0
中医医院	1	特发性原发性高血压	4.7
	2	支气管和肺的恶性肿瘤	3.5
	3	神经系统的结核病	3.3
	4	慢性缺血性心脏病	3.0
	5	慢性肾衰竭	2.7

如表 3-163,长寿老年人在西医医院产生的门急诊费用中,占比最高的病种是特发性原发性高血压(10.6%)、慢性缺血性心脏病(10.3%)、其他呼吸性疾患(4.1%)、未特指的糖尿病(2.3%),以及睡眠障碍(2.3%);在中医医院产生的门急诊费用中,占比最高的病种是特发性原发性高血压(5.1%)、慢性缺血性心脏病(4.8%)、神经系统的结核病(3.7%)、其他呼吸性疾患(3.5%),以及脑梗死(2.7%)。

表 3-163　2023 年长寿老年人在不同类别医疗机构门急诊费用占比最高的就诊病种

医疗机构类别	顺 位	病 种	费用占比(%)
西医医院	1	特发性原发性高血压	10.6
	2	慢性缺血性心脏病	10.3
	3	其他呼吸性疾患	4.1
	4	未特指的糖尿病	2.3
	5	睡眠障碍	2.3
中医医院	1	特发性原发性高血压	5.1
	2	慢性缺血性心脏病	4.8
	3	神经系统的结核病	3.7
	4	其他呼吸性疾患	3.5
	5	脑梗死	2.7

二、门急诊次均费用及费用最高的就诊原因

(一) 总体概述

如表 3-164,2023 年,全市就诊人口因肿瘤(1 345 元)、气血津液病类(707 元),以及血液及造血器官疾病和某些涉及免疫系统的疾患(698 元)就诊产生的门急诊次均费用最高。因肿瘤就诊产生的门急诊次均费用最高的病种是乳房的恶性肿瘤(1 574 元)、支气管和肺的恶性肿瘤(1 459 元)、结肠的恶性肿瘤(1 325 元)、口腔和消化器官不确定或未知行为的肿瘤

（1 082 元），以及子宫平滑肌瘤（484 元）。因气血津液病类就诊产生的门急诊次均费用最高的病种是虚损病（707 元）。因血液及造血器官疾病和某些涉及免疫系统的疾患就诊产生的门急诊次均费用最高的病种是贫血（698 元）。

表 3–164　2023 年门急诊次均费用最高的就诊原因

顺　位	疾 病 分 类	病 　 种	次均费用（元）
1	肿瘤		1 345
		乳房的恶性肿瘤	1 574
		支气管和肺的恶性肿瘤	1 459
		结肠的恶性肿瘤	1 325
		口腔和消化器官不确定或未知行为的肿瘤	1 082
		子宫平滑肌瘤	484
2	气血津液病类		707
		虚损病	707
3	血液及造血器官疾病和某些涉及免疫系统的疾患		698
		贫血	698

（二）不同支付方式人口门急诊次均费用及费用最高的就诊原因

2023 年，全市医保支付人口产生的门急诊次均费用为 384 元，非医保支付人口 529 元。

如表 3–165，医保支付人口因肿瘤（1 356 元）、血液及造血器官疾病和某些涉及免疫系统的疾患（733 元），以及妊娠、分娩和产褥期（677 元）就诊产生的门急诊次均费用最高。因肿瘤就诊产生的门急诊次均费用最高的病种是乳房的恶性肿瘤（1 573 元）、支气管和肺的恶性肿瘤（1 544 元）、结肠的恶性肿瘤（1 307 元）、口腔和消化器官不确定或未知行为的肿瘤（960 元），以及子宫平滑肌瘤（458 元）。因血液及造血器官疾病和某些涉及免疫系统的疾患就诊产生的门急诊次均费用最高的病种是贫血（733 元）。因妊娠、分娩和产褥期就诊产生的门急诊次均费用最高的病种是主要与妊娠有关的其他情况的孕产妇医疗（683 元），以及医疗性流产（671 元）。

表 3–165　2023 年医保支付人口门急诊次均费用最高的就诊原因

顺　位	疾 病 分 类	病 　 种	次均费用（元）
1	肿瘤		1 356
		乳房的恶性肿瘤	1 573
		支气管和肺的恶性肿瘤	1 544
		结肠的恶性肿瘤	1 307
		口腔和消化器官不确定或未知行为的肿瘤	960
		子宫平滑肌瘤	458
2	血液及造血器官疾病和某些涉及免疫系统的疾患		733
		贫血	733

续　表

顺　位	疾 病 分 类	病　种	次均费用(元)
3	妊娠、分娩和产褥期		677
		主要与妊娠有关的其他情况的孕产妇医疗	683
		医疗性流产	671

如表3－166,非医保支付人口因肿瘤(1 322 元)、气血津液病类(979 元),以及泌尿生殖系统疾病(675 元)就诊产生的门急诊次均费用最高。因肿瘤就诊产生的门急诊次均费用最高的病种是乳房的恶性肿瘤(1 576 元)、结肠的恶性肿瘤(1 371 元)、支气管和肺的恶性肿瘤(1 300 元)、口腔和消化器官不确定或未知行为的肿瘤(1 246 元),以及子宫平滑肌瘤(557元)。因气血津液病类就诊产生的门急诊次均费用最高的病种是虚损病(979 元)。因泌尿生殖系统疾病就诊产生的门急诊次均费用最高的病种是女性不育症(1 538 元)、未特指的肾衰竭(1 303 元)、慢性肾衰竭(1 072 元)、慢性肾炎综合征(649 元),以及孤立性蛋白尿(616 元)。

表3－166　2023年非医保支付人口门急诊次均费用最高的就诊原因

顺　位	疾 病 分 类	病　种	次均费用(元)
1	肿瘤		1 322
		乳房的恶性肿瘤	1 576
		结肠的恶性肿瘤	1 371
		支气管和肺的恶性肿瘤	1 300
		口腔和消化器官不确定或未知行为的肿瘤	1 246
		子宫平滑肌瘤	557
2	气血津液病类		979
		虚损病	979
3	泌尿生殖系统疾病		675
		女性不育症	1 538
		未特指的肾衰竭	1 303
		慢性肾衰竭	1 072
		慢性肾炎综合征	649
		孤立性蛋白尿	616

(三) 不同性别人口门急诊次均费用及费用最高的就诊原因

2023 年,全市男性产生的门急诊次均费用为 399 元,女性 414 元,性别比为 0.97。

如表3－167,男性因肿瘤(1 318 元)、血液及造血器官疾病和某些涉及免疫系统的疾患(1 047 元),以及气血津液病类(726 元)就诊产生的门急诊次均费用最高。因肿瘤就诊产生的门急诊次均费用最高的病种是结肠的恶性肿瘤(1 377 元)、支气管和肺的恶性肿瘤(1 366元),以及口腔和消化器官不确定或未知行为的肿瘤(1 123 元)。因血液及造血器官疾病和某些涉及免疫系统的疾患就诊产生的门急诊次均费用最高的病种是贫血(1 047 元)。因气血津液病类就诊产生的门急诊次均费用最高的病种是虚损病(726 元)。

表 3－167　2023 年男性门急诊次均费用最高的就诊原因

顺　　位	疾　病　分　类	病　　种	次均费用(元)
1	肿瘤		1 318
		结肠的恶性肿瘤	1 377
		支气管和肺的恶性肿瘤	1 366
		口腔和消化器官不确定或未知行为的肿瘤	1 123
2	血液及造血器官疾病和某些涉及免疫系统的疾患		1 047
		贫血	1 047
3	气血津液病类		726
		虚损病	726

如表 3－168,女性因肿瘤(1 371 元)、气血津液病类(682 元),以及妊娠、分娩和产褥期(673 元)就诊产生的门急诊次均费用最高。因肿瘤就诊产生的门急诊次均费用最高的病种是支气管和肺的恶性肿瘤(1 629 元)、乳房的恶性肿瘤(1 581 元)、结肠的恶性肿瘤(1 278 元)、口腔和消化器官不确定或未知行为的肿瘤(1 034 元),以及子宫平滑肌瘤(488 元)。因气血津液病类就诊产生的门急诊次均费用最高的病种是虚损病(682 元)。因妊娠、分娩和产褥期就诊产生的门急诊次均费用最高的病种是医疗性流产(705 元),以及主要与妊娠有关的其他情况的孕产妇医疗(655 元)。

表 3－168　2023 年女性门急诊次均费用最高的就诊原因

顺　　位	疾病分类	病　　种	次均费用(元)
1	肿瘤		1 371
		支气管和肺的恶性肿瘤	1 629
		乳房的恶性肿瘤	1 581
		结肠的恶性肿瘤	1 278
		口腔和消化器官不确定或未知行为的肿瘤	1 034
		子宫平滑肌瘤	488
2	气血津液病类		682
		虚损病	682
3	妊娠、分娩和产褥期		673
		医疗性流产	705
		主要与妊娠有关的其他情况的孕产妇医疗	655

(四) 不同年龄组人口门急诊次均费用及费用最高的就诊原因

2023 年,全市儿童产生的门急诊次均费用为 286 元,青年 447 元,中年 443 元,年轻老年人 396 元,老年人 386 元,长寿老年人 386 元。

如表 3‑169，儿童因肿瘤（652 元）、神经系统疾病（472 元），以及精神和行为疾患（446元）就诊产生的门急诊次均费用最高。因肿瘤就诊产生的门急诊次均费用最高的病种是结肠的恶性肿瘤（2 409 元）、口腔和消化器官不确定或未知行为的肿瘤（646 元），以及支气管和肺的恶性肿瘤（452 元）。因神经系统疾病就诊产生的门急诊次均费用最高的病种是睡眠障碍（472 元）。因精神和行为疾患就诊产生的门急诊次均费用最高的病种是未特指的精神障碍（453 元）、焦虑障碍（451 元）、抑郁性障碍（406 元）、精神分裂症（367 元），以及神经症性障碍（327 元）。

表 3‑169　2023 年儿童门急诊次均费用最高的就诊原因

顺 位	疾病分类	病 种	次均费用（元）
1	肿瘤		652
		结肠的恶性肿瘤	2 409
		口腔和消化器官不确定或未知行为的肿瘤	646
		支气管和肺的恶性肿瘤	452
2	神经系统疾病		472
		睡眠障碍	472
3	精神和行为疾患		446
		未特指的精神障碍	453
		焦虑障碍	451
		抑郁性障碍	406
		精神分裂症	367
		神经症性障碍	327

如表 3‑170，青年因肿瘤（1 277 元）、眼和附器疾病（754 元），以及妊娠、分娩和产褥期（673 元）就诊产生的门急诊次均费用最高。因肿瘤就诊产生的门急诊次均费用最高的病种是乳房的恶性肿瘤（1 852 元）、支气管和肺的恶性肿瘤（1 582 元）、结肠的恶性肿瘤（1 362元）、口腔和消化器官不确定或未知行为的肿瘤（1 009 元），以及子宫平滑肌瘤（509 元）。因眼和附器疾病就诊产生的门急诊次均费用最高的病种是屈光和调节疾患（1 652 元）、白内障（970 元）、青光眼（400 元）、角膜炎（249 元），以及泪器系疾患（193 元）。因妊娠、分娩和产褥期就诊产生的门急诊次均费用最高的病种是医疗性流产（705 元），以及主要与妊娠有关的其他情况的孕产妇医疗（655 元）。

表 3‑170　2023 年青年门急诊次均费用最高的就诊原因

顺 位	疾病分类	病 种	次均费用（元）
1	肿瘤		1 277
		乳房的恶性肿瘤	1 852
		支气管和肺的恶性肿瘤	1 582
		结肠的恶性肿瘤	1 362
		口腔和消化器官不确定或未知行为的肿瘤	1 009
		子宫平滑肌瘤	509

顺　位	疾 病 分 类	病　种	次均费用(元)
2	眼和附器疾病		754
		屈光和调节疾患	1 652
		白内障	970
		青光眼	400
		角膜炎	249
		泪器系疾患	193
3	妊娠、分娩和产褥期		673
		医疗性流产	705
		主要与妊娠有关的其他情况的孕产妇医疗	655

　　如表3－171,中年因肿瘤(1 361 元)、血液及造血器官疾病和某些涉及免疫系统的疾患(829 元),以及气血津液病类(716 元)就诊产生的门急诊次均费用最高。因肿瘤就诊产生的门急诊次均费用最高的病种是乳房的恶性肿瘤(1 636 元)、支气管和肺的恶性肿瘤(1 503元)、结肠的恶性肿瘤(1 412 元)、口腔和消化器官不确定或未知行为的肿瘤(1 144 元),以及子宫平滑肌瘤(481 元)。因血液及造血器官疾病和某些涉及免疫系统的疾患就诊产生的门急诊次均费用最高的病种是贫血(829 元)。因气血津液病类就诊产生的门急诊次均费用最高的病种是虚损病(716 元)。

表3－171　2023 年中年门急诊次均费用最高的就诊原因

顺　位	疾 病 分 类	病　种	次均费用(元)
1	肿瘤		1 361
		乳房的恶性肿瘤	1 636
		支气管和肺的恶性肿瘤	1 503
		结肠的恶性肿瘤	1 412
		口腔和消化器官不确定或未知行为的肿瘤	1 144
		子宫平滑肌瘤	481
2	血液及造血器官疾病和某些涉及免疫系统的疾病		829
		贫血	829
3	气血津液病类		716
		虚损病	716

　　如表3－172,年轻老年人因肿瘤(1 376 元)、血液及造血器官疾病和某些涉及免疫系统的疾患(990 元),以及气血津液病类(771 元)就诊产生的门急诊次均费用最高。因肿瘤就诊产生的门急诊次均费用最高的病种是乳房的恶性肿瘤(1 460 元)、支气管和肺的恶性肿瘤(1 441 元)、结肠的恶性肿瘤(1 333 元)、口腔和消化器官不确定或未知行为的肿瘤(1 106元),以及子宫平滑肌瘤(377 元)。因血液及造血器官疾病和某些涉及免疫系统的疾患就诊产生的门急诊次均费用最高的病种是贫血(990 元)。因气血津液病类就诊产生的门急诊次均费用最高的病种是虚损病(771 元)。

表 3－172　2023 年年轻老年人门急诊次均费用最高的就诊原因

顺　位	疾　病　分　类	病　　种	次均费用(元)
1	肿瘤		1 376
		乳房的恶性肿瘤	1 460
		支气管和肺的恶性肿瘤	1 441
		结肠的恶性肿瘤	1 333
		口腔和消化器官不确定或未知行为的肿瘤	1 106
		子宫平滑肌瘤	377
2	血液及造血器官疾病和某些涉及免疫系统的疾患		990
		贫血	990
3	气血津液病类		771
		虚损病	771

如表 3－173,老年人因肿瘤(1 371 元)、气血津液病类(750 元),以及血液及造血器官疾病和某些涉及免疫系统的疾患(695 元)就诊产生的门急诊次均费用最高。因肿瘤就诊产生的门急诊次均费用最高的病种是支气管和肺的恶性肿瘤(1 604 元)、乳房的恶性肿瘤(1 292 元)、结肠的恶性肿瘤(1 251 元)、口腔和消化器官不确定或未知行为的肿瘤(1 007 元),以及子宫平滑肌瘤(352 元)。因气血津液病类就诊产生的门急诊次均费用最高的病种是虚损病(750 元)。因血液及造血器官疾病和某些涉及免疫系统的疾患就诊产生的门急诊次均费用最高的病种是贫血(695 元)。

表 3－173　2023 年老年人门急诊次均费用最高的就诊原因

顺　位	疾　病　分　类	病　　种	次均费用(元)
1	肿瘤		1 371
		支气管和肺的恶性肿瘤	1 604
		乳房的恶性肿瘤	1 292
		结肠的恶性肿瘤	1 251
		口腔和消化器官不确定或未知行为的肿瘤	1 007
		子宫平滑肌瘤	352
2	气血津液病类		750
		虚损病	750
3	血液及造血器官疾病和某些涉及免疫系统的疾患		695
		贫血	695

如表 3－174,长寿老年人因肿瘤(1 090 元),症状、体征和临床与实验室异常所见(721 元),以及气血津液病类(679 元)就诊产生的门急诊次均费用最高。因肿瘤就诊产生的门急诊次均费用最高的病种是支气管和肺的恶性肿瘤(1 570 元)、乳房的恶性肿瘤(1 036 元)、结肠的恶性肿瘤(926 元)、口腔和消化器官不确定或未知行为的肿瘤(755 元),以及子宫平滑肌瘤(456 元)。因症状、体征和临床与实验室异常所见就诊产生的门急诊次均费用最高的病种是累及循环和呼吸系统的其他症状和体征(1 209 元)、原因不明的发热(1 176 元)、咽痛和

胸痛(930元)、其他身体结构诊断性影像检查的异常所见(702元),以及腹部和盆腔痛(697元)。因气血津液病类就诊产生的门急诊次均费用最高的病种是虚损病(679元)。

表3-174 2023年长寿老年人门急诊次均费用最高的就诊原因

顺 位	疾 病 分 类	病 种	次均费用(元)
1	肿瘤		1 090
		支气管和肺的恶性肿瘤	1 570
		乳房的恶性肿瘤	1 036
		结肠的恶性肿瘤	926
		口腔和消化器官不确定或未知行为的肿瘤	755
		子宫平滑肌瘤	456
2	症状、体征和临床与实验室异常所见		721
		累及循环和呼吸系统的其他症状和体征	1 209
		原因不明的发热	1 176
		咽痛和胸痛	930
		其他身体结构诊断性影像检查的异常所见	702
		腹部和盆腔痛	697
3	气血津液病类		679
		虚损病	679

(五) 在不同级别医疗机构门急诊次均费用及费用最高的就诊原因

1. 总体概述

如表3-175,2023年,全市就诊人口在市级三级医院门急诊次均费用最高的病种是乳房的恶性肿瘤(1 706元)、未特指的肾衰竭(1 685元)、支气管和肺的恶性肿瘤(1 559元)、结肠的恶性肿瘤(1 492元)、女性不育症(1 414元)、慢性肾衰竭(1 316元)、口腔和消化器官不确定或未知行为的肿瘤(1 313元)、牙和支持结构的其他疾病(1 246元)、白内障(1 174元),以及牙面异常(包括咬合不正)(979元)。

表3-175 2023年就诊人口在市级三级医院门急诊次均费用最高的就诊病种

顺 位	病 种	次均费用(元)
1	乳房的恶性肿瘤	1 706
2	未特指的肾衰竭	1 685
3	支气管和肺的恶性肿瘤	1 559
4	结肠的恶性肿瘤	1 492
5	女性不育症	1 414
6	慢性肾衰竭	1 316
7	口腔和消化器官不确定或未知行为的肿瘤	1 313
8	牙和支持结构的其他疾病	1 246

顺　位	病　　种	次均费用(元)
9	白内障	1 174
10	牙面异常(包括咬合不正)	979

如表 3－176,就诊人口在区属三级医院门急诊次均费用最高的病种是未特指的肾衰竭(2 674 元)、女性不育症(1 491 元)、慢性肾衰竭(1 152 元)、支气管和肺的恶性肿瘤(1 099 元)、牙和支持结构的其他疾病(996 元)、牙面异常(包括咬合不正)(941 元)、乳房的恶性肿瘤(897 元)、贫血(867 元)、结肠的恶性肿瘤(752 元),以及特应性皮炎(695 元)。

表 3－176　2023 年就诊人口在区属三级医院门急诊次均费用最高的就诊病种

顺　位	病　　种	次均费用(元)
1	未特指的肾衰竭	2 674
2	女性不育症	1 491
3	慢性肾衰竭	1 152
4	支气管和肺的恶性肿瘤	1 099
5	牙和支持结构的其他疾病	996
6	牙面异常(包括咬合不正)	941
7	乳房的恶性肿瘤	897
8	贫血	867
9	结肠的恶性肿瘤	752
10	特应性皮炎	695

如表 3－177,就诊人口在区属二级医院门急诊次均费用最高的病种是未特指的肾衰竭(1 987 元)、慢性肾衰竭(1 536 元)、牙面异常(包括咬合不正)(1 056 元)、乳房的恶性肿瘤(930 元)、贫血(916 元)、支气管和肺的恶性肿瘤(900 元)、牙和支持结构的其他疾病(879 元)、肠的其他疾病(816 元)、结肠的恶性肿瘤(724 元),以及累及循环和呼吸系统的其他症状和体征(701 元)。

表 3－177　2023 年就诊人口在区属二级医院门急诊次均费用最高的就诊病种

顺　位	病　　种	次均费用(元)
1	未特指的肾衰竭	1 987
2	慢性肾衰竭	1 536
3	牙面异常(包括咬合不正)	1 056
4	乳房的恶性肿瘤	930
5	贫血	916
6	支气管和肺的恶性肿瘤	900
7	牙和支持结构的其他疾病	879

续　表

顺　位	病　种	次均费用(元)
8	肠的其他疾病	816
9	结肠的恶性肿瘤	724
10	累及循环和呼吸系统的其他症状和体征	701

如表3-178,就诊人口在社区卫生服务中心(站)门急诊次均费用最高的病种是牙面异常(包括咬合不正)(850元)、慢性肾衰竭(506元)、未特指的肾衰竭(483元)、医疗性流产(479元)、其他椎间盘疾患(418元)、虚损病(397元)、非毒性甲状腺肿(395元)、其他脊椎病(394元)、虚病(389元),以及心房颤动与心房扑动(385元)。

表3-178　2023年就诊人口在社区卫生服务中心(站)门急诊次均费用最高的就诊病种

顺　位	病　种	次均费用(元)
1	牙面异常(包括咬合不正)	850
2	慢性肾衰竭	506
3	未特指的肾衰竭	483
4	医疗性流产	479
5	其他椎间盘疾患	418
6	虚损病	397
7	非毒性甲状腺肿	395
8	其他脊椎病	394
9	虚病	389
10	心房颤动与心房扑动	385

2. 不同支付方式人口差异

如表3-179,2023年,全市医保支付人口在市级三级医院产生的门急诊次均费用为573元,区属三级医院458元,区属二级医院370元,社区卫生服务中心(站)278元;非医保支付人口在市级三级医院产生的门急诊次均费用为674元,区属三级医院387元,区属二级医院373元,社区卫生服务中心(站)215元。

表3-179　2023年不同支付方式人口在不同级别医疗机构门急诊次均费用　　　　(单位:元)

支付方式	市级三级医院	区属三级医院	区属二级医院	社区卫生服务中心(站)
医保支付	573	458	370	278
非医保支付	674	387	373	215

如表3-180,医保支付人口在市级三级医院门急诊次均费用最高的病种是未特指的肾衰竭(1 769元)、乳房的恶性肿瘤(1 731元)、支气管和肺的恶性肿瘤(1 700元)、结肠的恶性肿瘤(1 499元),以及慢性肾衰竭(1 348元);在区属三级医院门急诊次均费用最高的病种是未

特指的肾衰竭（2 767 元）、慢性肾衰竭（1 170 元）、支气管和肺的恶性肿瘤（1 163 元）、牙面异常（包括咬合不正）（964 元），以及乳房的恶性肿瘤（961 元）；在区属二级医院门急诊次均费用最高的病种是未特指的肾衰竭（2 005 元）、慢性肾衰竭（1 547 元）、贫血（1 096 元）、牙面异常（包括咬合不正）（985 元），以及乳房的恶性肿瘤（952 元）；在社区卫生服务中心（站）门急诊次均费用最高的病种是牙面异常（包括咬合不正）（784 元）、慢性肾衰竭（505 元）、未特指的肾衰竭（483 元）、其他椎间盘疾患（426 元），以及不寐病（419 元）。

表 3 - 180　2023 年医保支付人口在不同级别医疗机构门急诊次均费用最高的就诊病种

医疗机构级别	顺　位	病　　种	次均费用（元）
市级三级医院	1	未特指的肾衰竭	1 769
	2	乳房的恶性肿瘤	1 731
	3	支气管和肺的恶性肿瘤	1 700
	4	结肠的恶性肿瘤	1 499
	5	慢性肾衰竭	1 348
区属三级医院	1	未特指的肾衰竭	2 767
	2	慢性肾衰竭	1 170
	3	支气管和肺的恶性肿瘤	1 163
	4	牙面异常（包括咬合不正）	964
	5	乳房的恶性肿瘤	961
区属二级医院	1	未特指的肾衰竭	2 005
	2	慢性肾衰竭	1 547
	3	贫血	1 096
	4	牙面异常（包括咬合不正）	985
	5	乳房的恶性肿瘤	952
社区卫生服务中心（站）	1	牙面异常（包括咬合不正）	784
	2	慢性肾衰竭	505
	3	未特指的肾衰竭	483
	4	其他椎间盘疾患	426
	5	不寐病	419

如表 3 - 181，非医保支付人口在市级三级医院门急诊次均费用最高的病种是牙和支持结构的其他疾病（2 498 元）、乳房的恶性肿瘤（1 648 元）、女性不育症（1 582 元）、结肠的恶性肿瘤（1 476 元），以及口腔和消化器官不确定或未知行为的肿瘤（1 356 元）；在区属三级医院门急诊次均费用最高的病种是牙和支持结构的其他疾病（2 212 元）、咳嗽病（1 768 元）、未特指的肾衰竭（1 596 元）、女性不育症（1 576 元），以及慢性肾衰竭（861 元）；在区属二级医院门急诊次均费用最高的病种是牙和支持结构的其他疾病（1 770 元）、未特指的肾衰竭（1 673 元）、慢性肾衰竭（1 328 元）、牙面异常（包括咬合不正）（1 154 元），以及皮肤和皮下组织的局部肿胀、肿物和肿块（976 元）；在社区卫生服务中心（站）门急诊次均费用最高的病种是牙面异常（包括咬合不正）（1 578 元）、牙和支持结构的其他疾病（631 元）、慢性肾衰竭（566 元）、未特指的肾衰竭（436 元），以及宫颈炎性疾病（358 元）。

表 3-181　2023 年非医保支付人口在不同级别医疗机构门急诊次均费用最高的就诊病种

医疗机构级别	顺　位	病　种	次均费用(元)
市级三级医院	1	牙和支持结构的其他疾病	2 498
	2	乳房的恶性肿瘤	1 648
	3	女性不育症	1 582
	4	结肠的恶性肿瘤	1 476
	5	口腔和消化器官不确定或未知行为的肿瘤	1 356
区属三级医院	1	牙和支持结构的其他疾病	2 212
	2	咳嗽病	1 768
	3	未特指的肾衰竭	1 596
	4	女性不育症	1 576
	5	慢性肾衰竭	861
区属二级医院	1	牙和支持结构的其他疾病	1 770
	2	未特指的肾衰竭	1 673
	3	慢性肾衰竭	1 328
	4	牙面异常(包括咬合不正)	1 154
	5	皮肤和皮下组织的局部肿胀、肿物和肿块	976
社区卫生服务中心(站)	1	牙面异常(包括咬合不正)	1 578
	2	牙和支持结构的其他疾病	631
	3	慢性肾衰竭	566
	4	未特指的肾衰竭	436
	5	宫颈炎性疾病	358

3. 不同性别人口差异

如表 3-182,2023 年,全市男性在市级三级医院产生的门急诊次均费用为 614 元,区属三级医院 445 元,区属二级医院 359 元,社区卫生服务中心(站)256 元;女性在市级三级医院产生的门急诊次均费用为 596 元,区属三级医院 439 元,区属二级医院 380 元,社区卫生服务中心(站)288 元。

表 3-182　2023 年不同性别人口在不同级别医疗机构门急诊次均费用　　　　(单位:元)

性　别	市级三级医院	区属三级医院	区属二级医院	社区卫生服务中心(站)
男性	614	445	359	256
女性	596	439	380	288

如表 3-183,男性在市级三级医院门急诊次均费用最高的病种是未特指的肾衰竭(1 688 元)、贫血(1 570 元)、结肠的恶性肿瘤(1 564 元)、支气管和肺的恶性肿瘤(1 496元),以及口腔和消化器官不确定或未知行为的肿瘤(1 385 元);在区属三级医院门急诊次均费用最高的病种是未特指的肾衰竭(2 745 元)、贫血(1 347 元)、慢性肾衰竭(1 201 元)、阿米巴病(1 094 元),以及牙和支持结构的其他疾病(1 013 元);在区属二级医院门急诊次

均费用最高的病种是未特指的肾衰竭（2 107 元）、贫血（1 739 元）、慢性肾衰竭（1 684 元）、牙面异常（包括咬合不正）（1 036 元），以及牙和支持结构的其他疾病（915 元）；在社区卫生服务中心（站）门急诊次均费用最高的病种是牙面异常（包括咬合不正）（938 元）、慢性肾衰竭（498 元）、未特指的肾衰竭（471 元）、虚损病（392 元），以及非毒性甲状腺肿（391 元）。

表 3-183　2023 年男性在不同级别医疗机构门急诊次均费用最高的就诊病种

医疗机构级别	顺　位	病　　　种	次均费用（元）
市级三级医院	1	未特指的肾衰竭	1 688
	2	贫血	1 570
	3	结肠的恶性肿瘤	1 564
	4	支气管和肺的恶性肿瘤	1 496
	5	口腔和消化器官不确定或未知行为的肿瘤	1 385
区属三级医院	1	未特指的肾衰竭	2 745
	2	贫血	1 347
	3	慢性肾衰竭	1 201
	4	阿米巴病	1 094
	5	牙和支持结构的其他疾病	1 013
区属二级医院	1	未特指的肾衰竭	2 107
	2	贫血	1 739
	3	慢性肾衰竭	1 684
	4	牙面异常（包括咬合不正）	1 036
	5	牙和支持结构的其他疾病	915
社区卫生服务中心（站）	1	牙面异常（包括咬合不正）	938
	2	慢性肾衰竭	498
	3	未特指的肾衰竭	471
	4	虚损病	392
	5	非毒性甲状腺肿	391

　　如表 3-184，女性在市级三级医院门急诊次均费用最高的病种是支气管和肺的恶性肿瘤（1 732 元）、乳房的恶性肿瘤（1 718 元）、未特指的肾衰竭（1 718 元）、结肠的恶性肿瘤（1 431 元），以及女性不育症（1 417 元）；在区属三级医院门急诊次均费用最高的病种是未特指的肾衰竭（2 569 元）、女性不育症（1 504 元）、支气管和肺的恶性肿瘤（1 334 元）、慢性肾衰竭（1 080 元），以及牙和支持结构的其他疾病（981 元）；在区属二级医院门急诊次均费用最高的病种是未特指的肾衰竭（1 815 元）、慢性肾衰竭（1 331 元）、牙面异常（包括咬合不正）（1 069 元）、支气管和肺的恶性肿瘤（1 020 元），以及乳房的恶性肿瘤（930 元）；在社区卫生服务中心（站）门急诊次均费用最高的病种是牙面异常（包括咬合不正）（801 元）、慢性肾衰竭（512 元）、未特指的肾衰竭（493 元）、其他椎间盘疾患（442 元），以及其他脊椎病（414 元）。

表3-184　2023年女性在不同级别医疗机构门急诊次均费用最高的就诊病种

医疗机构级别	顺位	病种	次均费用(元)
市级三级医院	1	支气管和肺的恶性肿瘤	1 732
	2	乳房的恶性肿瘤	1 718
	3	未特指的肾衰竭	1 718
	4	结肠的恶性肿瘤	1 431
	5	女性不育症	1 417
区属三级医院	1	未特指的肾衰竭	2 569
	2	女性不育症	1 504
	3	支气管和肺的恶性肿瘤	1 334
	4	慢性肾衰竭	1 080
	5	牙和支持结构的其他疾病	981
区属二级医院	1	未特指的肾衰竭	1 815
	2	慢性肾衰竭	1 331
	3	牙面异常(包括咬合不正)	1 069
	4	支气管和肺的恶性肿瘤	1 020
	5	乳房的恶性肿瘤	930
社区卫生服务中心(站)	1	牙面异常(包括咬合不正)	801
	2	慢性肾衰竭	512
	3	未特指的肾衰竭	493
	4	其他椎间盘疾患	442
	5	其他脊椎病	414

4. 不同年龄组人口差异

如表3-185,2023年,全市儿童在市级三级医院产生的门急诊次均费用为319元,区属三级医院280元,区属二级医院289元,社区卫生服务中心(站)180元;青年在市级三级医院产生的门急诊次均费用为548元,区属三级医院371元,区属二级医院398元,社区卫生服务中心(站)210元;中年在市级三级医院产生的门急诊次均费用为632元,区属三级医院427元,区属二级医院396元,社区卫生服务中心(站)200元;年轻老年人在市级三级医院产生的门急诊次均费用为664元,区属三级医院484元,区属二级医院418元,社区卫生服务中心(站)239元;老年人在市级三级医院产生的门急诊次均费用为673元,区属三级医院528元,区属二级医院425元,社区卫生服务中心(站)274元;长寿老年人在市级三级医院产生的门急诊次均费用为636元,区属三级医院591元,区属二级医院451元,社区卫生服务中心(站)286元。

表3-185　2023年不同年龄组人口在不同级别医疗机构门急诊次均费用　　　　(单位:元)

年龄组	市级三级医院	区属三级医院	区属二级医院	社区卫生服务中心(站)
儿童	319	280	289	180
青年	548	371	398	210
中年	632	427	396	200
年轻老年人	664	484	418	239

年 龄 组	市级三级医院	区属三级医院	区属二级医院	社区卫生服务中心(站)
老年人	673	528	425	274
长寿老年人	636	591	451	286

如表 3–186,儿童在市级三级医院门急诊次均费用最高的病种是心房颤动与心房扑动(2 310 元)、未特指的肾衰竭(1 225 元)、慢性肾衰竭(1 067 元)、牙面异常(包括咬合不正)(1 020 元),以及慢性肾炎综合征(783 元);在区属三级医院门急诊次均费用最高的病种是精神分裂症(951 元)、牙面异常(包括咬合不正)(838 元)、慢性肾衰竭(785 元)、虚损病(584 元),以及包埋牙及阻生牙(573 元);在区属二级医院门急诊次均费用最高的病种是皮肤和皮下组织的局部肿胀、肿物和肿块(1 081 元)、牙面异常(包括咬合不正)(958 元)、尿的其他异常所见(915 元)、包埋牙及阻生牙(871 元),以及虚损病(613 元);在社区卫生服务中心(站)门急诊次均费用最高的病种是未特指的精神障碍(1 450 元)、牙面异常(包括咬合不正)(771 元)、其他脊椎病(588 元)、精神分裂症(254 元),以及不寐病(250 元)。

表 3–186　2023 年儿童在不同级别医疗机构门急诊次均费用最高的就诊病种

医疗机构级别	顺　位	病　　种	次均费用(元)
市级三级医院	1	心房颤动与心房扑动	2 310
	2	未特指的肾衰竭	1 225
	3	慢性肾衰竭	1 067
	4	牙面异常(包括咬合不正)	1 020
	5	慢性肾炎综合征	783
区属三级医院	1	精神分裂症	951
	2	牙面异常(包括咬合不正)	838
	3	慢性肾衰竭	785
	4	虚损病	584
	5	包埋牙及阻生牙	573
区属二级医院	1	皮肤和皮下组织的局部肿胀、肿物和肿块	1 081
	2	牙面异常(包括咬合不正)	958
	3	尿的其他异常所见	915
	4	包埋牙及阻生牙	871
	5	虚损病	613
社区卫生服务中心(站)	1	未特指的精神障碍	1 450
	2	牙面异常(包括咬合不正)	771
	3	其他脊椎病	588
	4	精神分裂症	254
	5	不寐病	250

如表 3–187,青年在市级三级医院门急诊次均费用最高的病种是屈光和调节疾患(1 997 元)、乳房的恶性肿瘤(1 944 元)、未特指的肾衰竭(1 911 元)、支气管和肺的恶性肿瘤(1 670

元),以及结肠的恶性肿瘤(1 518 元);在区属三级医院门急诊次均费用最高的病种是未特指的肾衰竭(2 923 元)、慢性肾衰竭(1 506 元)、女性不育症(1 490 元)、牙和支持结构的其他疾病(1 009 元),以及支气管和肺的恶性肿瘤(1 008 元);在区属二级医院门急诊次均费用最高的病种是未特指的肾衰竭(2 576 元)、慢性肾衰竭(2 373 元)、牙面异常(包括咬合不正)(1 127 元)、乳房的恶性肿瘤(1 066 元),以及牙和支持结构的其他疾病(929 元);在社区卫生服务中心(站)门急诊次均费用最高的病种是牙面异常(包括咬合不正)(819 元)、医疗性流产(481 元)、慢性肾衰竭(467 元)、宫颈炎性疾病(404 元),以及脑血管病后遗症(381 元)。

表 3 – 187   2023 年青年在不同级别医疗机构门急诊次均费用最高的就诊病种

医疗机构级别	顺　位	病　　　种	次均费用(元)
市级三级医院	1	屈光和调节疾患	1 997
	2	乳房的恶性肿瘤	1 944
	3	未特指的肾衰竭	1 911
	4	支气管和肺的恶性肿瘤	1 670
	5	结肠的恶性肿瘤	1 518
区属三级医院	1	未特指的肾衰竭	2 923
	2	慢性肾衰竭	1 506
	3	女性不育症	1 490
	4	牙和支持结构的其他疾病	1 009
	5	支气管和肺的恶性肿瘤	1 008
区属二级医院	1	未特指的肾衰竭	2 576
	2	慢性肾衰竭	2 373
	3	牙面异常(包括咬合不正)	1 127
	4	乳房的恶性肿瘤	1 066
	5	牙和支持结构的其他疾病	929
社区卫生服务中心(站)	1	牙面异常(包括咬合不正)	819
	2	医疗性流产	481
	3	慢性肾衰竭	467
	4	宫颈炎性疾病	404
	5	脑血管病后遗症	381

如表 3 – 188,中年在市级三级医院门急诊次均费用最高的病种是未特指的肾衰竭(1 950 元)、乳房的恶性肿瘤(1 751 元)、支气管和肺的恶性肿瘤(1 588 元)、牙和支持结构的其他疾病(1 566 元),以及结肠的恶性肿瘤(1 564 元);在区属三级医院门急诊次均费用最高的病种是未特指的肾衰竭(3 241 元)、女性不育症(1 542 元)、慢性肾衰竭(1 420 元)、牙和支持结构的其他疾病(1 151 元),以及牙面异常(包括咬合不正)(1 100 元);在区属二级医院门急诊次均费用最高的病种是未特指的肾衰竭(2 529 元)、慢性肾衰竭(2 131 元)、贫血(1 141 元)、牙面异常(包括咬合不正)(1 134 元),以及牙和支持结构的其他疾病(1 069 元);在社区卫生服务中心(站)门急诊次均费用最高的病种是牙面异常(包括咬合不正)(819 元)、慢性肾衰竭(464 元)、非特定部位的病毒感染(434 元)、未特指的肾衰竭(421 元),以及虚损病(400 元)。

表 3－188　2023 年中年在不同级别医疗机构门急诊次均费用最高的就诊病种

医疗机构级别	顺　位	病　种	次均费用(元)
市级三级医院	1	未特指的肾衰竭	1 950
	2	乳房的恶性肿瘤	1 751
	3	支气管和肺的恶性肿瘤	1 588
	4	牙和支持结构的其他疾病	1 566
	5	结肠的恶性肿瘤	1 564
区属三级医院	1	未特指的肾衰竭	3 241
	2	女性不育症	1 542
	3	慢性肾衰竭	1 420
	4	牙和支持结构的其他疾病	1 151
	5	牙面异常(包括咬合不正)	1 100
区属二级医院	1	未特指的肾衰竭	2 529
	2	慢性肾衰竭	2 131
	3	贫血	1 141
	4	牙面异常(包括咬合不正)	1 134
	5	牙和支持结构的其他疾病	1 069
社区卫生服务中心(站)	1	牙面异常(包括咬合不正)	819
	2	慢性肾衰竭	464
	3	非特定部位的病毒感染	434
	4	未特指的肾衰竭	421
	5	虚损病	400

如表 3－189,年轻老年人在市级三级医院门急诊次均费用最高的病种是未特指的肾衰竭(1 773 元)、乳房的恶性肿瘤(1 610 元)、贫血(1 585 元)、支气管和肺的恶性肿瘤(1 557 元),以及结肠的恶性肿瘤(1 507 元);在区属三级医院门急诊次均费用最高的病种是未特指的肾衰竭(2 837 元)、医疗性流产(1 798 元)、贫血(1 426 元)、慢性肾衰竭(1 249 元),以及支气管和肺的恶性肿瘤(1 074 元);在区属二级医院门急诊次均费用最高的病种是未特指的肾衰竭(2 026 元)、贫血(1 705 元)、慢性肾衰竭(1 667 元)、乳房的恶性肿瘤(935 元),以及牙面异常(包括咬合不正)(934 元);在社区卫生服务中心(站)门急诊次均费用最高的病种是牙面异常(包括咬合不正)(862 元)、慢性肾衰竭(494 元)、未特指的肾衰竭(469 元)、其他椎间盘疾患(430 元),以及月经过多、频繁而且不规则(424 元)。

表 3－189　2023 年年轻老年人在不同级别医疗机构门急诊次均费用最高的就诊病种

医疗机构级别	顺　位	病　种	次均费用(元)
市级三级医院	1	未特指的肾衰竭	1 773
	2	乳房的恶性肿瘤	1 610
	3	贫血	1 585
	4	支气管和肺的恶性肿瘤	1 557
	5	结肠的恶性肿瘤	1 507

续 表

医疗机构级别	顺 位	病 种	次均费用(元)
区属三级医院	1	未特指的肾衰竭	2 837
	2	医疗性流产	1 798
	3	贫血	1 426
	4	慢性肾衰竭	1 249
	5	支气管和肺的恶性肿瘤	1 074
区属二级医院	1	未特指的肾衰竭	2 026
	2	贫血	1 705
	3	慢性肾衰竭	1 667
	4	乳房的恶性肿瘤	935
	5	牙面异常(包括咬合不正)	934
社区卫生服务中心(站)	1	牙面异常(包括咬合不正)	862
	2	慢性肾衰竭	494
	3	未特指的肾衰竭	469
	4	其他椎间盘疾患	430
	5	月经过多、频繁而且不规则	424

如表3－190,老年人在市级三级医院门急诊次均费用最高的病种是支气管和肺的恶性肿瘤(1 806 元)、乳房的恶性肿瘤(1 448 元)、结肠的恶性肿瘤(1 426 元)、口腔和消化器官不确定或未知行为的肿瘤(1 296 元),以及未特指的肾衰竭(1 236 元);在区属三级医院门急诊次均费用最高的病种是未特指的肾衰竭(2 020 元)、支气管和肺的恶性肿瘤(1 270 元)、不适和疲劳(978 元)、原因不明的发热(957 元),以及虚损病(928 元);在区属二级医院门急诊次均费用最高的病种是未特指的肾衰竭(1 469 元)、慢性肾衰竭(1 096 元)、贫血(1 034 元)、支气管和肺的恶性肿瘤(934 元),以及累及循环和呼吸系统的其他症状和体征(924 元);在社区卫生服务中心(站)门急诊次均费用最高的病种是牙面异常(包括咬合不正)(878 元)、慢性肾衰竭(519 元)、未特指的肾衰竭(507 元)、其他椎间盘疾患(479 元),以及乳房的恶性肿瘤(476 元)。

表3－190　2023 年老年人在不同级别医疗机构门急诊次均费用最高的就诊病种

医疗机构级别	顺 位	病 种	次均费用(元)
市级三级医院	1	支气管和肺的恶性肿瘤	1 806
	2	乳房的恶性肿瘤	1 448
	3	结肠的恶性肿瘤	1 426
	4	口腔和消化器官不确定或未知行为的肿瘤	1 296
	5	未特指的肾衰竭	1 236
区属三级医院	1	未特指的肾衰竭	2 020
	2	支气管和肺的恶性肿瘤	1 270
	3	不适和疲劳	978
	4	原因不明的发热	957
	5	虚损病	928

医疗机构级别	顺　位	病　　种	次均费用(元)
区属二级医院	1	未特指的肾衰竭	1 469
	2	慢性肾衰竭	1 096
	3	贫血	1 034
	4	支气管和肺的恶性肿瘤	934
	5	累及循环和呼吸系统的其他症状和体征	924
社区卫生服务中心(站)	1	牙面异常(包括咬合不正)	878
	2	慢性肾衰竭	519
	3	未特指的肾衰竭	507
	4	其他椎间盘疾患	479
	5	乳房的恶性肿瘤	476

　　如表 3－191,长寿老年人在市级三级医院门急诊次均费用最高的病种是支气管和肺的恶性肿瘤(1 209 元)、结肠的恶性肿瘤(1 187 元)、慢性肾衰竭(1 153 元)、乳房的恶性肿瘤(1 088 元),以及慢性肾炎综合征(1 033 元);在区属三级医院门急诊次均费用最高的病种是原因不明的发热(1 225 元)、累及循环和呼吸系统的其他症状和体征(1 153 元)、支气管和肺的恶性肿瘤(1 071 元)、支气管和肺的恶性肿瘤(1 071 元),以及不适和疲劳(1 067 元);在区属二级医院门急诊次均费用最高的病种是累及循环和呼吸系统的其他症状和体征(1 215元)、原因不明的发热(1 164 元)、咽痛和胸痛(1 000 元)、不适和疲劳(938 元),以及虚损病(851 元);在社区卫生服务中心(站)门急诊次均费用最高的病种是牙面异常(包括咬合不正)(972 元)、子宫平滑肌瘤(778 元)、其他椎间盘疾患(590 元)、慢性肾衰竭(560 元),以及非毒性甲状腺肿(550 元)。

表 3－191　2023 年长寿老年人在不同级别医疗机构门急诊次均费用最高的就诊病种

医疗机构级别	顺　位	病　　种	次均费用(元)
市级三级医院	1	支气管和肺的恶性肿瘤	1 209
	2	结肠的恶性肿瘤	1 187
	3	慢性肾衰竭	1 153
	4	乳房的恶性肿瘤	1 088
	5	慢性肾炎综合征	1 033
区属三级医院	1	原因不明的发热	1 225
	2	累及循环和呼吸系统的其他症状和体征	1 153
	3	支气管和肺的恶性肿瘤	1 071
	4	支气管和肺的恶性肿瘤	1 071
	5	不适和疲劳	1 067
区属二级医院	1	累及循环和呼吸系统的其他症状和体征	1 215
	2	原因不明的发热	1 164
	3	咽痛和胸痛	1 000
	4	不适和疲劳	938
	5	虚损病	851

续　表

医疗机构级别	顺　位	病　　种	次均费用(元)
社区卫生服务中心(站)	1	牙面异常(包括咬合不正)	972
	2	子宫平滑肌瘤	778
	3	其他椎间盘疾患	590
	4	慢性肾衰竭	560
	5	非毒性甲状腺肿	550

(六) 在不同类别医疗机构门急诊次均费用及费用最高的就诊原因

1. 总体概述

2023 年,全市就诊人口在西医医院产生的门急诊次均费用为 403 元,中医医院 474 元。

如表 3–192,就诊人口在西医医院门急诊次均费用最高的病种是乳房的恶性肿瘤(1 716 元)、支气管和肺的恶性肿瘤(1 548 元)、未特指的肾衰竭(1 406 元)、女性不育症(1 373 元)、结肠的恶性肿瘤(1 372 元)、口腔和消化器官不确定或未知行为的肿瘤(1 090 元)、牙面异常(包括咬合不正)(1 008 元)、慢性肾衰竭(915 元)、牙和支持结构的其他疾病(883 元),以及特应性皮炎(766 元)。

表 3–192　2023 年就诊人口在西医医院门急诊次均费用最高的就诊病种

顺　位	病　　种	次均费用(元)
1	乳房的恶性肿瘤	1 716
2	支气管和肺的恶性肿瘤	1 548
3	未特指的肾衰竭	1 406
4	女性不育症	1 373
5	结肠的恶性肿瘤	1 372
6	口腔和消化器官不确定或未知行为的肿瘤	1 090
7	牙面异常(包括咬合不正)	1 008
8	慢性肾衰竭	915
9	牙和支持结构的其他疾病	883
10	特应性皮炎	766

如表 3–193,就诊人口在中医医院门急诊次均费用最高的病种是慢性肾衰竭(1 314 元)、支气管和肺的恶性肿瘤(1 197 元)、结肠的恶性肿瘤(1 176 元)、未特指的肾衰竭(1 170 元)、乳房的恶性肿瘤(1 043 元)、慢性肾炎综合征(997 元)、口腔和消化器官不确定或未知行为的肿瘤(940 元)、女性不育症(831 元)、孤立性蛋白尿(752 元),以及虚损病(745 元)。

表 3-193　2023 年就诊人口在中医医院门急诊次均费用最高的就诊病种

顺　位	病　　　种	次均费用（元）
1	慢性肾衰竭	1 314
2	支气管和肺的恶性肿瘤	1 197
3	结肠的恶性肿瘤	1 176
4	未特指的肾衰竭	1 170
5	乳房的恶性肿瘤	1 043
6	慢性肾炎综合征	997
7	口腔和消化器官不确定或未知行为的肿瘤	940
8	女性不育症	831
9	孤立性蛋白尿	752
10	虚损病	745

2. 不同支付方式人口差异

如表 3-194，2023 年，全市医保支付人口在西医医院产生的门急诊次均费用为 374 元，中医医院 476 元；非医保支付人口在西医医院产生的门急诊次均费用为 536 元，中医医院 462 元。

表 3-194　2023 年不同支付方式人口在不同类别医疗机构门急诊次均费用　　　（单位：元）

支付方式	西医医院	中医医院
医保支付	374	476
非医保支付	536	462

如表 3-195，医保支付人口在西医医院门急诊次均费用最高的病种是乳房的恶性肿瘤（1 746 元）、支气管和肺的恶性肿瘤（1 718 元）、未特指的肾衰竭（1 411 元）、结肠的恶性肿瘤（1 360 元），以及口腔和消化器官不确定或未知行为的肿瘤（961 元）；在中医医院门急诊次均费用最高的病种是慢性肾衰竭（1 327 元）、未特指的肾衰竭（1 219 元）、支气管和肺的恶性肿瘤（1 196 元）、结肠的恶性肿瘤（1 180 元），以及乳房的恶性肿瘤（1 058 元）。

表 3-195　2023 年医保支付人口在不同级别医疗机构门急诊次均费用最高的就诊病种

医疗机构类别	顺　位	病　　　种	次均费用（元）
西医医院	1	乳房的恶性肿瘤	1 746
	2	支气管和肺的恶性肿瘤	1 718
	3	未特指的肾衰竭	1 411
	4	结肠的恶性肿瘤	1 360
	5	口腔和消化器官不确定或未知行为的肿瘤	961
中医医院	1	慢性肾衰竭	1 327
	2	未特指的肾衰竭	1 219

续　表

医疗机构类别	顺　位	病　　种	次均费用(元)
	3	支气管和肺的恶性肿瘤	1 196
	4	结肠的恶性肿瘤	1 180
	5	乳房的恶性肿瘤	1 058

如表3-196,非医保支付人口在西医医院门急诊次均费用最高的病种是牙和支持结构的其他疾病(2 038元)、乳房的恶性肿瘤(1 651元)、女性不育症(1 544元)、结肠的恶性肿瘤(1 394元),以及未特指的肾衰竭(1 343元);在中医医院门急诊次均费用最高的病种是支气管和肺的恶性肿瘤(1 206元)、慢性肾衰竭(1 192元)、结肠的恶性肿瘤(1 144元)、女性不育症(1 063元),以及虚损病(1 041元)。

表3-196　2023年非医保支付人口在不同级别医疗机构门急诊次均费用最高的就诊病种

医疗机构类别	顺　位	病　　种	次均费用(元)
西医医院	1	牙和支持结构的其他疾病	2 038
	2	乳房的恶性肿瘤	1 651
	3	女性不育症	1 544
	4	结肠的恶性肿瘤	1 394
	5	未特指的肾衰竭	1 343
中医医院	1	支气管和肺的恶性肿瘤	1 206
	2	慢性肾衰竭	1 192
	3	结肠的恶性肿瘤	1 144
	4	女性不育症	1 063
	5	虚损病	1 041

3. 不同性别人口差异

如表3-197,2023年,全市男性在西医医院产生的门急诊次均费用为393元,中医医院467元;女性在西医医院产生的门急诊次均费用为406元,中医医院478元。

表3-197　2023年不同性别人口在不同类别医疗机构门急诊次均费用　　　　　　（单位:元）

性　　别	西医医院	中医医院
男性	393	467
女性	406	478

如表3-198,男性在西医医院门急诊次均费用最高的病种是未特指的肾衰竭(1 538元)、结肠的恶性肿瘤(1 436元)、支气管和肺的恶性肿瘤(1 417元)、口腔和消化器官不确定或未知行为的肿瘤(1 132元),以及贫血(1 057元);在中医医院门急诊次均费用最高的病种是慢性肾衰竭(1 350元)、未特指的肾衰竭(1 248元)、支气管和肺的恶性肿瘤(1 196元)、结肠的恶性肿瘤(1 182元),以及慢性肾炎综合征(1 033元)。

表 3-198　2023 年男性在不同级别医疗机构门急诊次均费用最高的就诊病种

医疗机构类别	顺　位	病　　种	次均费用(元)
西医医院	1	未特指的肾衰竭	1 538
	2	结肠的恶性肿瘤	1 436
	3	支气管和肺的恶性肿瘤	1 417
	4	口腔和消化器官不确定或未知行为的肿瘤	1 132
	5	贫血	1 057
中医医院	1	慢性肾衰竭	1 350
	2	未特指的肾衰竭	1 248
	3	支气管和肺的恶性肿瘤	1 196
	4	结肠的恶性肿瘤	1 182
	5	慢性肾炎综合征	1 033

如表 3-199,女性在西医医院门急诊次均费用最高的病种是支气管和肺的恶性肿瘤(1 851 元)、乳房的恶性肿瘤(1 728 元)、女性不育症(1 371 元)、结肠的恶性肿瘤(1 312 元),以及未特指的肾衰竭(1 250 元);在中医医院门急诊次均费用最高的病种是慢性肾衰竭(1 264 元)、支气管和肺的恶性肿瘤(1 204 元)、结肠的恶性肿瘤(1 179 元)、未特指的肾衰竭(1 079 元),以及乳房的恶性肿瘤(1 045 元)。

表 3-199　2023 年女性在不同级别医疗机构门急诊次均费用最高的就诊病种

医疗机构类别	顺　位	病　　种	次均费用(元)
西医医院	1	支气管和肺的恶性肿瘤	1 851
	2	乳房的恶性肿瘤	1 728
	3	女性不育症	1 371
	4	结肠的恶性肿瘤	1 312
	5	未特指的肾衰竭	1 250
中医医院	1	慢性肾衰竭	1 264
	2	支气管和肺的恶性肿瘤	1 204
	3	结肠的恶性肿瘤	1 179
	4	未特指的肾衰竭	1 079
	5	乳房的恶性肿瘤	1 045

4. 不同年龄组人口差异

如表 3-200,2023 年,全市儿童在西医医院产生的门急诊次均费用为 286 元,中医医院 289 元;青年在西医医院产生的门急诊次均费用为 452 元,中医医院 414 元;中年在西医医院产生的门急诊次均费用为 435 元,中医医院 495 元;年轻老年人在西医医院产生的门急诊次均费用为 382 元,中医医院 548 元;老年人在西医医院产生的门急诊次均费用为 376 元,中医医院 540 元;长寿老年人在西医医院产生的门急诊次均费用为 379 元,中医医院 507 元。

表 3-200 2023 年不同年龄组人口在不同类别医疗机构门急诊次均费用　　（单位：元）

年 龄 组	西医医院	中医医院
儿童	286	289
青年	452	414
中年	435	495
年轻老年人	382	548
老年人	376	540
长寿老年人	379	507

如表 3-201,儿童在西医医院门急诊次均费用最高的病种是牙面异常（包括咬合不正）（976 元）、未特指的肾衰竭（804 元）、慢性肾衰竭（718 元）、包埋牙及阻生牙（709 元），以及皮肤和皮下组织的局部肿胀、肿物和肿块（675 元）；在中医医院门急诊次均费用最高的病种是口腔和消化器官不确定或未知行为的肿瘤（2 887 元）、慢性肾衰竭（1 138 元）、支气管和肺的恶性肿瘤（1 067 元）、精神分裂症（973 元），以及慢性肾炎综合征（804 元）。

表 3-201 2023 年儿童在不同级别医疗机构门急诊次均费用最高的就诊病种

医疗机构类别	顺 位	病 种	次均费用(元)
西医医院	1	牙面异常(包括咬合不正)	976
	2	未特指的肾衰竭	804
	3	慢性肾衰竭	718
	4	包埋牙及阻生牙	709
	5	皮肤和皮下组织的局部肿胀、肿物和肿块	675
中医医院	1	口腔和消化器官不确定或未知行为的肿瘤	2 887
	2	慢性肾衰竭	1 138
	3	支气管和肺的恶性肿瘤	1 067
	4	精神分裂症	973
	5	慢性肾炎综合征	804

如表 3-202,青年在西医医院门急诊次均费用最高的病种是未特指的肾衰竭（2 205 元）、乳房的恶性肿瘤（2 013 元）、支气管和肺的恶性肿瘤（1 825 元）、屈光和调节疾患（1 695 元），以及慢性肾衰竭（1 587 元）；在中医医院门急诊次均费用最高的病种是慢性肾衰竭（1 276 元）、未特指的肾衰竭（1 248 元）、结肠的恶性肿瘤（1 068 元）、支气管和肺的恶性肿瘤（1 068 元），以及乳房的恶性肿瘤（963 元）。

表 3-202 2023 年青年在不同级别医疗机构门急诊次均费用最高的就诊病种

医疗机构类别	顺 位	病 种	次均费用(元)
西医医院	1	未特指的肾衰竭	2 205
	2	乳房的恶性肿瘤	2 013
	3	支气管和肺的恶性肿瘤	1 825

续　表

医疗机构类别	顺　位	病　种	次均费用(元)
	4	屈光和调节疾患	1 695
	5	慢性肾衰竭	1 587
中医医院	1	慢性肾衰竭	1 276
	2	未特指的肾衰竭	1 248
	3	结肠的恶性肿瘤	1 068
	4	支气管和肺的恶性肿瘤	1 068
	5	乳房的恶性肿瘤	963

如表3-203,中年在西医医院门急诊次均费用最高的病种是未特指的肾衰竭(2 165 元)、乳房的恶性肿瘤(1 794 元)、支气管和肺的恶性肿瘤(1 629 元)、结肠的恶性肿瘤(1 469 元),以及女性不育症(1 412 元);在中医医院门急诊次均费用最高的病种是慢性肾衰竭(1 365元)、未特指的肾衰竭(1 318 元)、支气管和肺的恶性肿瘤(1 185 元)、结肠的恶性肿瘤(1 174元),以及乳房的恶性肿瘤(1 016 元)。

表3-203　2023 年中年在不同级别医疗机构门急诊次均费用最高的就诊病种

医疗机构类别	顺　位	病　种	次均费用(元)
西医医院	1	未特指的肾衰竭	2 165
	2	乳房的恶性肿瘤	1 794
	3	支气管和肺的恶性肿瘤	1 629
	4	结肠的恶性肿瘤	1 469
	5	女性不育症	1 412
中医医院	1	慢性肾衰竭	1 365
	2	未特指的肾衰竭	1 318
	3	支气管和肺的恶性肿瘤	1 185
	4	结肠的恶性肿瘤	1 174
	5	乳房的恶性肿瘤	1 016

如表3-204,年轻老年人在西医医院门急诊次均费用最高的病种是乳房的恶性肿瘤(1 586 元)、支气管和肺的恶性肿瘤(1 531 元)、未特指的肾衰竭(1 395 元)、结肠的恶性肿瘤(1 384 元),以及口腔和消化器官不确定或未知行为的肿瘤(1 113 元);在中医医院门急诊次均费用最高的病种是慢性肾衰竭(1 404 元)、未特指的肾衰竭(1 285 元)、支气管和肺的恶性肿瘤(1 213 元)、结肠的恶性肿瘤(1 188 元),以及乳房的恶性肿瘤(1 086 元)。

表3-204　2023 年年轻老年人在不同级别医疗机构门急诊次均费用最高的就诊病种

医疗机构类别	顺　位	病　种	次均费用(元)
西医医院	1	乳房的恶性肿瘤	1 586
	2	支气管和肺的恶性肿瘤	1 531

医疗机构类别	顺　位	病　　种	次均费用(元)
	3	未特指的肾衰竭	1 395
	4	结肠的恶性肿瘤	1 384
	5	口腔和消化器官不确定或未知行为的肿瘤	1 113
中医医院	1	慢性肾衰竭	1 404
	2	未特指的肾衰竭	1 285
	3	支气管和肺的恶性肿瘤	1 213
	4	结肠的恶性肿瘤	1 188
	5	乳房的恶性肿瘤	1 086

如表 3–205,老年人在西医医院门急诊次均费用最高的病种是支气管和肺的恶性肿瘤(1 748 元)、乳房的恶性肿瘤(1 354 元)、结肠的恶性肿瘤(1 276 元)、口腔和消化器官不确定或未知行为的肿瘤(1 014 元),以及未特指的肾衰竭(975 元);在中医医院门急诊次均费用最高的病种是支气管和肺的恶性肿瘤(1 209 元)、结肠的恶性肿瘤(1 187 元)、慢性肾衰竭(1 153 元)、乳房的恶性肿瘤(1 088 元),以及慢性肾炎综合征(1 033 元)。

表 3–205　2023 年老年人在不同级别医疗机构门急诊次均费用最高的就诊病种

医疗机构类别	顺　位	病　　种	次均费用(元)
西医医院	1	支气管和肺的恶性肿瘤	1 748
	2	乳房的恶性肿瘤	1 354
	3	结肠的恶性肿瘤	1 276
	4	口腔和消化器官不确定或未知行为的肿瘤	1 014
	5	未特指的肾衰竭	975
中医医院	1	支气管和肺的恶性肿瘤	1 209
	2	结肠的恶性肿瘤	1 187
	3	慢性肾衰竭	1 153
	4	乳房的恶性肿瘤	1 088
	5	慢性肾炎综合征	1 033

如表 3–206,长寿老年人在西医医院门急诊次均费用最高的病种是支气管和肺的恶性肿瘤(1 652 元)、累及循环和呼吸系统的其他症状和体征(1 218 元)、原因不明的发热(1 183 元)、乳房的恶性肿瘤(1 096 元),以及咽痛和胸痛(924 元);在中医医院门急诊次均费用最高的病种是支气管和肺的恶性肿瘤(1 286 元)、结肠的恶性肿瘤(1 166 元)、牙面异常(包括咬合不正)(1 144 元)、原因不明的发热(1 097 元),以及累及循环和呼吸系统的其他症状和体征(1 089 元)。

表 3–206　2023 年长寿老年人在不同级别医疗机构门急诊次均费用最高的就诊病种

医疗机构类别	顺　位	病　　种	次均费用(元)
西医医院	1	支气管和肺的恶性肿瘤	1 652
	2	累及循环和呼吸系统的其他症状和体征	1 218

续 表

医疗机构类别	顺 位	病 种	次均费用(元)
	3	原因不明的发热	1 183
	4	乳房的恶性肿瘤	1 096
	5	咽痛和胸痛	924
中医医院	1	支气管和肺的恶性肿瘤	1 286
	2	结肠的恶性肿瘤	1 166
	3	牙面异常(包括咬合不正)	1 144
	4	原因不明的发热	1 097
	5	累及循环和呼吸系统的其他症状和体征	1 089

三、门急诊年人均费用及费用最高的就诊原因

(一)总体概述

如表3-207,2023年,全市就诊人口因肿瘤(5 893元),妊娠、分娩和产褥期(2 400元),以及循环系统疾病(1 646元)就诊产生的门急诊年人均费用最高。肿瘤就诊产生的年人均费用最高的病种是乳房的恶性肿瘤(11 139元)、支气管和肺的恶性肿瘤(7 586元)、结肠的恶性肿瘤(7 565元)、口腔和消化器官不确定或未知行为的肿瘤(3 169元),以及子宫平滑肌瘤(766元)。妊娠、分娩和产褥期就诊产生的年人均费用最高的病种是主要与妊娠有关的其他情况的孕产妇医疗(3 277元),以及医疗性流产(1 648元)。循环系统疾病就诊产生的年人均费用最高的病种是心房颤动与心房扑动(1 283元)、脑梗死(1 239元)、慢性缺血性心脏病(1 179元)、脑血管病后遗症(1 174元),以及特发性原发性高血压(1 069元)。

表3-207 2023年门急诊年人均费用最高的就诊原因

顺 位	疾病分类	病 种	年人均费用(元)
1	肿瘤		5 893
		乳房的恶性肿瘤	11 139
		支气管和肺的恶性肿瘤	7 586
		结肠的恶性肿瘤	7 565
		口腔和消化器官不确定或未知行为的肿瘤	3 169
		子宫平滑肌瘤	766
2	妊娠、分娩和产褥期		2 400
		主要与妊娠有关的其他情况的孕产妇医疗	3 277
		医疗性流产	1 648
3	循环系统疾病		1 646
		心房颤动与心房扑动	1 283
		脑梗死	1 239
		慢性缺血性心脏病	1 179
		脑血管病后遗症	1 174
		特发性原发性高血压	1 069

（二）不同支付方式人口门急诊年人均费用及费用最高的就诊原因

2023 年,全市医保支付人口产生的门急诊年人均费用为 3 857 元,非医保支付人口 1 510 元。

如表 3–208,医保支付人口因肿瘤(6 914 元),妊娠、分娩和产褥期(1 986 元),以及循环系统疾病(1 726 元)就诊产生的门急诊年人均费用最高。肿瘤就诊产生的年人均费用最高的病种是乳房的恶性肿瘤(13 218 元)、支气管和肺的恶性肿瘤(10 946 元)、结肠的恶性肿瘤(9 214 元)、口腔和消化器官不确定或未知行为的肿瘤(3 136 元),以及子宫平滑肌瘤(730 元)。妊娠、分娩和产褥期就诊产生的年人均费用最高的病种是主要与妊娠有关的其他情况的孕产妇医疗(2 611 元),以及医疗性流产(1 560 元)。循环系统疾病就诊产生的年人均费用最高的病种是心房颤动与心房扑动(1 411 元)、脑梗死(1 257 元)、慢性缺血性心脏病(1 194 元)、脑血管病后遗症(1 188 元),以及特发性原发性高血压(1 096 元)。

表 3–208　2023 年医保支付人口门急诊年人均费用最高的就诊原因

顺　　位	疾病分类	病　　种	年人均费用(元)
1	肿瘤		6 914
		乳房的恶性肿瘤	13 218
		支气管和肺的恶性肿瘤	10 946
		结肠的恶性肿瘤	9 214
		口腔和消化器官不确定或未知行为的肿瘤	3 136
		子宫平滑肌瘤	730
2	妊娠、分娩和产褥期		1 986
		主要与妊娠有关的其他情况的孕产妇医疗	2 611
		医疗性流产	1 560
3	循环系统疾病		1 726
		心房颤动与心房扑动	1 411
		脑梗死	1 257
		慢性缺血性心脏病	1 194
		脑血管病后遗症	1 188
		特发性原发性高血压	1 096

如表 3–209,非医保支付人口因肿瘤(4 240 元),妊娠、分娩和产褥期(2 498 元),以及泌尿生殖系统疾病(1 298 元)就诊产生的门急诊年人均费用最高。肿瘤就诊产生的年人均费用最高的病种是乳房的恶性肿瘤(7 443 元)、结肠的恶性肿瘤(5 063 元)、支气管和肺的恶性肿瘤(4 386 元)、口腔和消化器官不确定或未知行为的肿瘤(3 110 元),以及子宫平滑肌瘤(815 元)。妊娠、分娩和产褥期就诊产生的年人均费用最高的病种是主要与妊娠有关的其他情况的孕产妇医疗(3 432 元),以及医疗性流产(1 570 元)。泌尿生殖系统疾病就诊产生的年人均费用最高的病种是女性不育症(7 475 元)、慢性肾衰竭(2 674 元)、未特指的肾衰竭(2 591 元)、慢性肾炎综合征(1 411 元),以及孤立性蛋白尿(1 380 元)。

表 3-209　2023 年非医保支付人口门急诊年人均费用最高的就诊原因

顺　位	疾病分类	病　种	年人均费用(元)
1	肿瘤		4 240
		乳房的恶性肿瘤	7 443
		结肠的恶性肿瘤	5 063
		支气管和肺的恶性肿瘤	4 386
		口腔和消化器官不确定或未知行为的肿瘤	3 110
		子宫平滑肌瘤	815
2	妊娠、分娩和产褥期		2 498
		主要与妊娠有关的其他情况的孕产妇医疗	3 432
		医疗性流产	1 570
3	泌尿生殖系统疾病		1 298
		女性不育症	7 475
		慢性肾衰竭	2 674
		未特指的肾衰竭	2 591
		慢性肾炎综合征	1 411
		孤立性蛋白尿	1 380

（三）不同性别人口门急诊年人均费用及费用最高的就诊原因

2023 年,全市男性产生的门急诊年人均费用为 2 881 元,女性 3 598 元,性别比为 0.80。

如表 3-210,男性因肿瘤(6 847 元)、血液及造血器官疾病和某些涉及免疫系统的疾患(2 107 元),以及泌尿生殖系统疾病(1 738 元)就诊产生的门急诊年人均费用最高。肿瘤就诊产生的年人均费用最高的病种是支气管和肺的恶性肿瘤(8 477 元)、结肠的恶性肿瘤(8 080 元),以及口腔和消化器官不确定或未知行为的肿瘤(3 384 元)。血液及造血器官疾病和某些涉及免疫系统的疾患就诊产生的年人均费用最高的病种是贫血(2 107 元)。泌尿生殖系统疾病就诊产生的年人均费用最高的病种是未特指的肾衰竭(5 004 元)、慢性肾衰竭(4 194 元)、慢性肾炎综合征(1 527 元)、孤立性蛋白尿(1 239 元),以及前列腺增生(940 元)。

表 3-210　2023 年男性门急诊年人均费用最高的就诊原因

顺位	疾　病　分　类	病　种	年人均费用(元)
1	肿瘤		6 847
		支气管和肺的恶性肿瘤	8 477
		结肠的恶性肿瘤	8 080
		口腔和消化器官不确定或未知行为的肿瘤	3 384
2	血液及造血器官疾病和某些涉及免疫系统的疾患		2 107
		贫血	2 107
3	泌尿生殖系统疾病		1 738
		未特指的肾衰竭	5 004
		慢性肾衰竭	4 194

续　表

顺位	疾　病　分　类	病　　　种	年人均费用(元)
		慢性肾炎综合征	1 527
		孤立性蛋白尿	1 239
		前列腺增生	940

如表3－211,女性因肿瘤(5 929元),妊娠、分娩和产褥期(2 442元),以及循环系统疾病(1 764元)就诊产生的门急诊年人均费用最高。肿瘤就诊产生的年人均费用最高的病种是乳房的恶性肿瘤(11 423元)、支气管和肺的恶性肿瘤(8 972元)、结肠的恶性肿瘤(7 550元)、口腔和消化器官不确定或未知行为的肿瘤(3 017元),以及子宫平滑肌瘤(776元)。妊娠、分娩和产褥期就诊产生的年人均费用最高的病种是主要与妊娠有关的其他情况的孕产妇医疗(3 366元),以及医疗性流产(1 654元)。循环系统疾病就诊产生的年人均费用最高的病种是心房颤动与心房扑动(1 341元)、脑梗死(1 215元)、慢性缺血性心脏病(1 207元)、脑血管病后遗症(1 158元),以及特发性原发性高血压(1 115元)。

表3－211　2023年女性门急诊年人均费用最高的就诊原因

顺　位	疾　病　分　类	病　　　种	年人均费用(元)
1	肿瘤		5 929
		乳房的恶性肿瘤	11 423
		支气管和肺的恶性肿瘤	8 972
		结肠的恶性肿瘤	7 550
		口腔和消化器官不确定或未知行为的肿瘤	3 017
		子宫平滑肌瘤	776
2	妊娠、分娩和产褥期		2 442
		主要与妊娠有关的其他情况的孕产妇医疗	3 366
		医疗性流产	1 654
3	循环系统疾病		1 764
		心房颤动与心房扑动	1 341
		脑梗死	1 215
		慢性缺血性心脏病	1 207
		脑血管病后遗症	1 158
		特发性原发性高血压	1 115

（四）不同年龄组人口门急诊年人均费用及费用最高的就诊原因

2023年,全市儿童产生的门急诊年人均费用为1 254元,青年2 165元,中年2 886元,年轻老年人5 354元,老年人7 541元,长寿老年人7 175元。

如表3－212,儿童因精神和行为疾患(1 378元)、肿瘤(1 064元),以及呼吸系统疾病(898元)就诊产生的门急诊年人均费用最高。精神和行为疾患就诊产生的年人均费用最高的病种是未特指的精神障碍(1 427元)、焦虑障碍(1 062元)、抑郁性障碍(1 047元)、精神分裂症(948 元),以及神经症性障碍(548 元)。肿瘤就诊产生的年人均费用最高的病种是结肠的恶性肿瘤(3 211 元)、口腔和消化器官不确定或未知行为的肿瘤(1 063 元),以及支气管和肺的恶性肿瘤(528 元)。呼吸系统疾病就诊产生的年人均费用最高的病种是病原体未特指的肺炎(901 元)、哮喘(690 元)、其他呼吸性疾患(604 元)、急性支气管炎(521 元),以及急性上呼吸道感染(494 元)。

表 3-212 2023 年儿童门急诊年人均费用最高的就诊原因

顺　位	疾病分类	病　种	年人均费用(元)
1	精神和行为疾患		1 378
		未特指的精神障碍	1 427
		焦虑障碍	1 062
		抑郁性障碍	1 047
		精神分裂症	948
		神经症性障碍	548
2	肿瘤		1 064
		结肠的恶性肿瘤	3 211
		口腔和消化器官不确定或未知行为的肿瘤	1 063
		支气管和肺的恶性肿瘤	528
3	呼吸系统疾病		898
		病原体未特指的肺炎	901
		哮喘	690
		其他呼吸性疾患	604
		急性支气管炎	521
		急性上呼吸道感染	494

如表 3-213,青年因肿瘤(4 004 元),妊娠、分娩和产褥期(2 450 元),以及精神和行为疾患(1 444 元)就诊产生的门急诊年人均费用最高。肿瘤就诊产生的年人均费用最高的病种是乳房的恶性肿瘤(14 982 元)、结肠的恶性肿瘤(8 066 元)、支气管和肺的恶性肿瘤(6 684 元)、口腔和消化器官不确定或未知行为的肿瘤(2 272 元),以及子宫平滑肌瘤(856 元)。妊娠、分娩和产褥期就诊产生的年人均费用最高的病种是主要与妊娠有关的其他情况的孕产妇医疗(3 366 元),以及医疗性流产(1 659 元)。精神和行为疾患就诊产生的年人均费用最高的病种是精神分裂症(3 293 元)、未特指的精神障碍(1 561 元)、抑郁性障碍(881 元)、神经症性障碍(880 元),以及焦虑障碍(746 元)。

表 3-213 2023 年青年门急诊年人均费用最高的就诊原因

顺　位	疾病分类	病　种	年人均费用(元)
1	肿瘤		4 004
		乳房的恶性肿瘤	14 982
		结肠的恶性肿瘤	8 066
		支气管和肺的恶性肿瘤	6 684

续　表

顺　位	疾病分类	病　种	年人均费用(元)
		口腔和消化器官不确定或未知行为的肿瘤	2 272
		子宫平滑肌瘤	856
2	妊娠、分娩和产褥期		2 450
		主要与妊娠有关的其他情况的孕产妇医疗	3 366
		医疗性流产	1 659
3	精神和行为疾患		1 444
		精神分裂症	3 293
		未特指的精神障碍	1 561
		抑郁性障碍	881
		神经症性障碍	880
		焦虑障碍	746

　　如表 3－214,中年因肿瘤(5 381 元),妊娠、分娩和产褥期(1 436 元),以及血液及造血器官疾病和某些涉及免疫系统的疾患(1 409 元)就诊产生的门急诊年人均费用最高。肿瘤就诊产生的年人均费用最高的病种是乳房的恶性肿瘤(11 259 元)、结肠的恶性肿瘤(7 893 元)、支气管和肺的恶性肿瘤(7 568 元)、口腔和消化器官不确定或未知行为的肿瘤(3 313 元),以及子宫平滑肌瘤(741 元)。妊娠、分娩和产褥期就诊产生的年人均费用最高的病种是主要与妊娠有关的其他情况的孕产妇医疗(2 134 元),以及医疗性流产(1 328 元)。血液及造血器官疾病和某些涉及免疫系统的疾患就诊产生的年人均费用最高的病种是贫血(1 409 元)。

表 3－214　2023 年中年门急诊年人均费用最高的就诊原因

顺位	疾 病 分 类	病　种	年人均费用(元)
1	肿瘤		5 381
		乳房的恶性肿瘤	11 259
		结肠的恶性肿瘤	7 893
		支气管和肺的恶性肿瘤	7 568
		口腔和消化器官不确定或未知行为的肿瘤	3 313
		子宫平滑肌瘤	741
2	妊娠、分娩和产褥期		1 436
		主要与妊娠有关的其他情况的孕产妇医疗	2 134
		医疗性流产	1 328
3	血液及造血器官疾病和某些涉及免疫系统的疾患		1 409
		贫血	1 409

　　如表 3－215,年轻老年人因肿瘤(7 987 元)、血液及造血器官疾病和某些涉及免疫系统的疾病(2 032 元),以及循环系统疾病(1 643 元)就诊产生的门急诊年人均费用最高。肿瘤就诊产生的年人均费用最高的病种是乳房的恶性肿瘤(10 781 元)、支气管和肺的恶性肿瘤(9 197 元)、结肠的恶性肿瘤(8 311 元)、口腔和消化器官不确定或未知行为的肿瘤(3 555 元),以及

子宫平滑肌瘤(507元)。血液及造血器官疾病和某些涉及免疫系统的疾患就诊产生的年人均费用最高的病种是贫血(2032元)。循环系统疾病就诊产生的年人均费用最高的病种是心房颤动与心房扑动(1317元)、脑梗死(1225元)、脑血管病后遗症(1087元)、慢性缺血性心脏病(1087元),以及特发性原发性高血压(1064元)。

表3-215　2023年年轻老年人门急诊年人均费用最高的就诊原因

顺位	疾 病 分 类	病 种	年人均费用(元)
1	肿瘤		7 987
		乳房的恶性肿瘤	10 781
		支气管和肺的恶性肿瘤	9 197
		结肠的恶性肿瘤	8 311
		口腔和消化器官不确定或未知行为的肿瘤	3 555
		子宫平滑肌瘤	507
2	血液及造血器官疾病和某些涉及免疫系统的疾患		2 032
		贫血	2 032
3	循环系统疾病		1 643
		心房颤动与心房扑动	1 317
		脑梗死	1 225
		脑血管病后遗症	1 087
		慢性缺血性心脏病	1 087
		特发性原发性高血压	1 064

如表3-216,老年人因肿瘤(7190元)、循环系统疾病(2460元),以及泌尿生殖系统疾病(1827元)就诊产生的门急诊年人均费用最高。肿瘤就诊产生的年人均费用最高的病种是支气管和肺的恶性肿瘤(9479元)、乳房的恶性肿瘤(8085元)、结肠的恶性肿瘤(6664元)、口腔和消化器官不确定或未知行为的肿瘤(2964元),以及子宫平滑肌瘤(470元)。循环系统疾病就诊产生的年人均费用最高的病种是慢性缺血性心脏病(1427元)、心房颤动与心房扑动(1391元)、脑梗死(1311元)、脑血管病后遗症(1298元),以及特发性原发性高血压(1288元)。泌尿生殖系统疾病就诊产生的年人均费用最高的病种是慢性肾衰竭(2964元)、未特指的肾衰竭(2910元)、慢性肾炎综合征(1175元)、前列腺增生(1009元),以及孤立性蛋白尿(979元)。

表3-216　2023年老年人门急诊年人均费用最高的就诊原因

顺 位	疾病分类	病 种	年人均费用(元)
1	肿瘤		7 190
		支气管和肺的恶性肿瘤	9 479
		乳房的恶性肿瘤	8 085
		结肠的恶性肿瘤	6 664
		口腔和消化器官不确定或未知行为的肿瘤	2 964
		子宫平滑肌瘤	470

续　表

顺　　位	疾病分类	病　　种	年人均费用(元)
2	循环系统疾病		2 460
		慢性缺血性心脏病	1 427
		心房颤动与心房扑动	1 391
		脑梗死	1 311
		脑血管病后遗症	1 298
		特发性原发性高血压	1 288
3	泌尿生殖系统疾病		1 827
		慢性肾衰竭	2 964
		未特指的肾衰竭	2 910
		慢性肾炎综合征	1 175
		前列腺增生	1 009
		孤立性蛋白尿	979

　　如表3－217,长寿老年人因肿瘤(4 416元)、循环系统疾病(2 558元),以及泌尿生殖系统疾病(1 658元)就诊产生的门急诊年人均费用最高。肿瘤就诊产生的年人均费用最高的病种是支气管和肺的恶性肿瘤(6 790元)、乳房的恶性肿瘤(5 472元)、结肠的恶性肿瘤(4 050元)、口腔和消化器官不确定或未知行为的肿瘤(1 868元),以及子宫平滑肌瘤(578元)。循环系统疾病就诊产生的年人均费用最高的病种是慢性缺血性心脏病(1 580元)、心房颤动与心房扑动(1 378元)、脑梗死(1 284元)、特发性原发性高血压(1 243元),以及动脉粥样硬化症(1 232元)。泌尿生殖系统疾病就诊产生的年人均费用最高的病种是慢性肾衰竭(2 375元)、未特指的肾衰竭(1 916元)、孤立性蛋白尿(1 853元)、前列腺增生(1 075元),以及慢性肾炎综合征(1 037元)。

表3－217　2023年长寿老年人门急诊年人均费用最高的就诊原因

顺　　位	疾病分类	病　　种	年人均费用(元)
1	肿瘤		4 416
		支气管和肺的恶性肿瘤	6 790
		乳房的恶性肿瘤	5 472
		结肠的恶性肿瘤	4 050
		口腔和消化器官不确定或未知行为的肿瘤	1 868
		子宫平滑肌瘤	578
2	循环系统疾病		2 558
		慢性缺血性心脏病	1 580
		心房颤动与心房扑动	1 378
		脑梗死	1 284
		特发性原发性高血压	1 243
		动脉粥样硬化症	1 232

续　表

顺　位	疾病分类	病　种	年人均费用(元)
3	泌尿生殖系统疾病		1 658
		慢性肾衰竭	2 375
		未特指的肾衰竭	1 916
		孤立性蛋白尿	1 853
		前列腺增生	1 075
		慢性肾炎综合征	1 037

（五）在不同级别医疗机构门急诊年人均费用及费用最高的就诊原因

1. 总体概述

2023 年,全市就诊人口在市级三级医院产生的门急诊年人均费用为 2 599 元,区属三级医院 1 615 元,区属二级医院 1 594 元,社区卫生服务中心(站)1 873 元。

如表 3－218,就诊人口在市级三级医院门急诊年人均费用最高的病种是乳房的恶性肿瘤(11 788 元)、结肠的恶性肿瘤(8 216 元)、支气管和肺的恶性肿瘤(7 680 元)、女性不育症(6 977 元)、未特指的肾衰竭(5 148 元)、慢性肾衰竭(4 927 元)、口腔和消化器官不确定或未知行为的肿瘤(3 719 元)、主要与妊娠有关的其他情况的孕产妇医疗(3 357 元)、类风湿性关节炎(2 882 元),以及慢性肾炎综合征(2 202 元)。

表 3－218　2023 年就诊人口在市级三级医院门急诊年人均费用最高的就诊病种

顺　位	病　种	年人均费用(元)
1	乳房的恶性肿瘤	11 788
2	结肠的恶性肿瘤	8 216
3	支气管和肺的恶性肿瘤	7 680
4	女性不育症	6 977
5	未特指的肾衰竭	5 148
6	慢性肾衰竭	4 927
7	口腔和消化器官不确定或未知行为的肿瘤	3 719
8	主要与妊娠有关的其他情况的孕产妇医疗	3 357
9	类风湿性关节炎	2 882
10	慢性肾炎综合征	2 202

如表 3－219,就诊人口在区属三级医院门急诊年人均费用最高的病种是未特指的肾衰竭(9 539 元)、女性不育症(8 933 元)、支气管和肺的恶性肿瘤(4 838 元)、慢性肾衰竭(4 563 元)、乳房的恶性肿瘤(4 268 元)、结肠的恶性肿瘤(3 436 元)、非胰岛素依赖型糖尿病(1 798 元)、慢性阻塞性肺病(1 721 元)、银屑病(1 642 元),以及牙面异常(包括咬合不正)(1 628 元)。

表 3-219　2023 年就诊人口在区属三级医院门急诊年人均费用最高的就诊病种

顺　位	病　种	年人均费用(元)
1	未特指的肾衰竭	9 539
2	女性不育症	8 933
3	支气管和肺的恶性肿瘤	4 838
4	慢性肾衰竭	4 563
5	乳房的恶性肿瘤	4 268
6	结肠的恶性肿瘤	3 436
7	非胰岛素依赖型糖尿病	1 798
8	慢性阻塞性肺病	1 721
9	银屑病	1 642
10	牙面异常(包括咬合不正)	1 628

　　如表 3-220,就诊人口在区属二级医院门急诊年人均费用最高的病种是未特指的肾衰竭(8 197 元)、慢性肾衰竭(5 986 元)、乳房的恶性肿瘤(4 906 元)、支气管和肺的恶性肿瘤(4 202 元)、主要与妊娠有关的其他情况的孕产妇医疗(3 698 元)、结肠的恶性肿瘤(3 342元)、精神分裂症(2 630 元)、牙面异常(包括咬合不正)(2 099 元)、口腔和消化器官不确定或未知行为的肿瘤(1 839 元),以及虚损病(1 625 元)。

表 3-220　2023 年就诊人口在区属二级医院门急诊年人均费用最高的就诊病种

顺　位	病　种	年人均费用(元)
1	未特指的肾衰竭	8 197
2	慢性肾衰竭	5 986
3	乳房的恶性肿瘤	4 906
4	支气管和肺的恶性肿瘤	4 202
5	主要与妊娠有关的其他情况的孕产妇医疗	3 698
6	结肠的恶性肿瘤	3 342
7	精神分裂症	2 630
8	牙面异常(包括咬合不正)	2 099
9	口腔和消化器官不确定或未知行为的肿瘤	1 839
10	虚损病	1 625

　　如表 3-221,就诊人口在社区卫生服务中心(站)门急诊年人均费用最高的病种是慢性肾衰竭(1 524 元)、帕金森病(1 313 元)、未特指的肾衰竭(1 172 元)、非胰岛素依赖型糖尿病(1 145 元)、牙面异常(包括咬合不正)(1 094 元)、脑血管病后遗症(1 091 元)、心房颤动与心房扑动(1 043 元)、慢性缺血性心脏病(1 004 元)、未特指的糖尿病(953 元),以及其他椎间盘疾患(952 元)。

表 3 - 221　2023 年就诊人口在社区卫生服务中心(站)门急诊年人均费用最高的就诊病种

顺　位	病　种	年人均费用(元)
1	慢性肾衰竭	1 524
2	帕金森病	1 313
3	未特指的肾衰竭	1 172
4	非胰岛素依赖型糖尿病	1 145
5	牙面异常(包括咬合不正)	1 094
6	脑血管病后遗症	1 091
7	心房颤动与心房扑动	1 043
8	慢性缺血性心脏病	1 004
9	未特指的糖尿病	953
10	其他椎间盘疾患	952

2. 不同支付方式人口差异

如表 3 - 222,2023 年,全市医保支付人口在市级三级医院产生的门急诊年人均费用为 2 912 元,区属三级医院 1 872 元,区属二级医院 1 779 元,社区卫生服务中心(站)2 193 元;非医保支付人口在市级三级医院产生的门急诊年人均费用为 1 919 元,区属三级医院 904 元,区属二级医院 953 元,社区卫生服务中心(站)423 元。

表 3 - 222　2023 年不同支付方式人口在不同级别医疗机构门急诊年人均费用　　　(单位:元)

支付方式	市级三级医院	区属三级医院	区属二级医院	社区卫生服务中心(站)
医保支付	2 912	1 872	1 779	2 193
非医保支付	1 919	904	953	423

如表 3 - 223,医保支付人口在市级三级医院门急诊年人均费用最高的病种是乳房的恶性肿瘤(14 489 元)、支气管和肺的恶性肿瘤(11 647 元)、结肠的恶性肿瘤(10 604 元)、未特指的肾衰竭(6 141 元),以及慢性肾衰竭(5 648 元);在区属三级医院门急诊年人均费用最高的病种是未特指的肾衰竭(10 299 元)、支气管和肺的恶性肿瘤(5 580 元)、乳房的恶性肿瘤(4 933元)、慢性肾衰竭(4 755 元),以及结肠的恶性肿瘤(4 088 元);在区属二级医院门急诊年人均费用最高的病种是未特指的肾衰竭(8 568 元)、慢性肾衰竭(6 120 元)、乳房的恶性肿瘤(5 425元)、支气管和肺的恶性肿瘤(4 715 元),以及结肠的恶性肿瘤(3 773 元);在社区卫生服务中心(站)门急诊年人均费用最高的病种是慢性肾衰竭(1 527 元)、帕金森病(1 323 元)、未特指的肾衰竭(1 180 元)、非胰岛素依赖型糖尿病(1 168 元),以及脑血管病后遗症(1 096 元)。

表 3 - 223　2023 年医保支付人口在不同级别医疗机构门急诊年人均费用最高的就诊病种

医疗机构级别	顺　位	病　种	年人均费用(元)
市级三级医院	1	乳房的恶性肿瘤	14 489
	2	支气管和肺的恶性肿瘤	11 647

续　表

医疗机构级别	顺　位	病　种	年人均费用(元)
	3	结肠的恶性肿瘤	10 604
	4	未特指的肾衰竭	6 141
	5	慢性肾衰竭	5 648
区属三级医院	1	未特指的肾衰竭	10 299
	2	支气管和肺的恶性肿瘤	5 580
	3	乳房的恶性肿瘤	4 933
	4	慢性肾衰竭	4 755
	5	结肠的恶性肿瘤	4 088
区属二级医院	1	未特指的肾衰竭	8 568
	2	慢性肾衰竭	6 120
	3	乳房的恶性肿瘤	5 425
	4	支气管和肺的恶性肿瘤	4 715
	5	结肠的恶性肿瘤	3 773
社区卫生服务中心(站)	1	慢性肾衰竭	1 527
	2	帕金森病	1 323
	3	未特指的肾衰竭	1 180
	4	非胰岛素依赖型糖尿病	1 168
	5	脑血管病后遗症	1 096

如表 3－224,非医保支付人口在市级三级医院门急诊年人均费用最高的病种是乳房的恶性肿瘤(7 815 元)、女性不育症(7 391 元)、结肠的恶性肿瘤(5 398 元)、支气管和肺的恶性肿瘤(4 485 元),以及牙和支持结构的其他疾病(3 922 元);在区属三级医院门急诊年人均费用最高的病种是女性不育症(10 489 元)、未特指的肾衰竭(3 599 元)、牙和支持结构的其他疾病(3 260 元)、慢性肾衰竭(2 254 元),以及咳嗽病(2 214 元);在区属二级医院门急诊年人均费用最高的病种是未特指的肾衰竭(3 940 元)、主要与妊娠有关的其他情况的孕产妇医疗(3 846 元)、慢性肾衰竭(3 702 元)、牙和支持结构的其他疾病(3 116 元),以及牙面异常(包括咬合不正)(2 696 元);在社区卫生服务中心(站)门急诊年人均费用最高的病种是牙面异常(包括咬合不正)(1 887 元)、慢性肾衰竭(1 224 元)、牙和支持结构的其他疾病(801 元)、未特指的精神障碍(769 元),以及未特指的肾衰竭(721 元)。

表 3－224　2023 年非医保支付人口在不同级别医疗机构门急诊年人均费用最高的就诊病种

医疗机构级别	顺　位	病　种	年人均费用(元)
市级三级医院	1	乳房的恶性肿瘤	7 815
	2	女性不育症	7 391
	3	结肠的恶性肿瘤	5 398
	4	支气管和肺的恶性肿瘤	4 485
	5	牙和支持结构的其他疾病	3 922

续　表

医疗机构级别	顺　　位	病　　种	年人均费用(元)
区属三级医院	1	女性不育症	10 489
	2	未特指的肾衰竭	3 599
	3	牙和支持结构的其他疾病	3 260
	4	慢性肾衰竭	2 254
	5	咳嗽病	2 214
区属二级医院	1	未特指的肾衰竭	3 940
	2	主要与妊娠有关的其他情况的孕产妇医疗	3 846
	3	慢性肾衰竭	3 702
	4	牙和支持结构的其他疾病	3 116
	5	牙面异常(包括咬合不正)	2 696
社区卫生服务中心(站)	1	牙面异常(包括咬合不正)	1 887
	2	慢性肾衰竭	1 224
	3	牙和支持结构的其他疾病	801
	4	未特指的精神障碍	769
	5	未特指的肾衰竭	721

3. 不同性别人口差异

如表 3-225,2023 年,全市男性在市级三级医院产生的门急诊年人均费用为 2 633 元,区属三级医院 1 584 元,区属二级医院 1 444 元,社区卫生服务中心(站)1 680 元;女性在市级三级医院产生的门急诊年人均费用为 2 932 元,区属三级医院 1 689 元,区属二级医院 1 749 元,社区卫生服务中心(站)2 111 元。

表 3-225　2023 年不同性别人口在不同级别医疗机构门急诊年人均费用　　　　(单位:元)

性　别	市级三级医院	区属三级医院	区属二级医院	社区卫生服务中心(站)
男性	2 633	1 584	1 444	1 680
女性	2 932	1 689	1 749	2 111

如表 3-226,男性在市级三级医院门急诊年人均费用最高的病种是结肠的恶性肿瘤(8 867 元)、支气管和肺的恶性肿瘤(8 815 元)、未特指的肾衰竭(5 257 元)、慢性肾衰竭(5 067 元),以及口腔和消化器官不确定或未知行为的肿瘤(4 052 元);在区属三级医院门急诊年人均费用最高的病种是未特指的肾衰竭(10 031 元)、慢性肾衰竭(4 905 元)、支气管和肺的恶性肿瘤(4 213 元)、结肠的恶性肿瘤(3 521 元),以及贫血(2 564 元);在区属二级医院门急诊年人均费用最高的病种是未特指的肾衰竭(9 057 元)、慢性肾衰竭(6 822 元)、支气管和肺的恶性肿瘤(3 687 元)、结肠的恶性肿瘤(3 374 元),以及贫血(3 190 元);在社区卫生服务中心(站)门急诊年人均费用最高的病种是慢性肾衰竭(1 539 元)、帕金森病(1 317 元)、牙面异常(包括咬合不正)(1 194 元)、未特指的肾衰竭(1 152 元),以及非胰岛素依赖型糖尿病(1 095 元)。

表 3-226 2023 年男性在不同级别医疗机构门急诊年人均费用最高的就诊病种

医疗机构级别	顺 位	病 种	年人均费用(元)
市级三级医院	1	结肠的恶性肿瘤	8 867
	2	支气管和肺的恶性肿瘤	8 815
	3	未特指的肾衰竭	5 257
	4	慢性肾衰竭	5 067
	5	口腔和消化器官不确定或未知行为的肿瘤	4 052
区属三级医院	1	未特指的肾衰竭	10 031
	2	慢性肾衰竭	4 905
	3	支气管和肺的恶性肿瘤	4 213
	4	结肠的恶性肿瘤	3 521
	5	贫血	2 564
区属二级医院	1	未特指的肾衰竭	9 057
	2	慢性肾衰竭	6 822
	3	支气管和肺的恶性肿瘤	3 687
	4	结肠的恶性肿瘤	3 374
	5	贫血	3 190
社区卫生服务中心(站)	1	慢性肾衰竭	1 539
	2	帕金森病	1 317
	3	牙面异常(包括咬合不正)	1 194
	4	未特指的肾衰竭	1 152
	5	非胰岛素依赖型糖尿病	1 095

如表 3-227,女性在市级三级医院门急诊年人均费用最高的病种是乳房的恶性肿瘤(12 133 元)、支气管和肺的恶性肿瘤(9 206 元)、女性不育症(8 295 元)、结肠的恶性肿瘤(8 251 元),以及未特指的肾衰竭(5 444 元);在区属三级医院门急诊年人均费用最高的病种是女性不育症(9 485 元)、未特指的肾衰竭(8 866 元)、支气管和肺的恶性肿瘤(5 760 元)、乳房的恶性肿瘤(4 280 元),以及慢性肾衰竭(4 105 元);在区属二级医院门急诊年人均费用最高的病种是未特指的肾衰竭(7 107 元)、慢性肾衰竭(4 951 元)、支气管和肺的恶性肿瘤(4 943 元)、乳房的恶性肿瘤(4 923 元),以及主要与妊娠有关的其他情况的孕产妇医疗(3 714 元);在社区卫生服务中心(站)门急诊年人均费用最高的病种是慢性肾衰竭(1 513 元)、帕金森病(1 311 元)、非胰岛素依赖型糖尿病(1 196 元)、未特指的肾衰竭(1 191 元),以及脑血管病后遗症(1 102 元)。

表 3-227 2023 年女性在不同级别医疗机构门急诊年人均费用最高的就诊病种

医疗机构级别	顺 位	病 种	年人均费用(元)
市级三级医院	1	乳房的恶性肿瘤	12 133
	2	支气管和肺的恶性肿瘤	9 206
	3	女性不育症	8 295
	4	结肠的恶性肿瘤	8 251
	5	未特指的肾衰竭	5 444

续　表

医疗机构级别	顺　位	病　种	年人均费用(元)
区属三级医院	1	女性不育症	9 485
	2	未特指的肾衰竭	8 866
	3	支气管和肺的恶性肿瘤	5 760
	4	乳房的恶性肿瘤	4 280
	5	慢性肾衰竭	4 105
区属二级医院	1	未特指的肾衰竭	7 107
	2	慢性肾衰竭	4 951
	3	支气管和肺的恶性肿瘤	4 943
	4	乳房的恶性肿瘤	4 923
	5	主要与妊娠有关的其他情况的孕产妇医疗	3 714
社区卫生服务中心(站)	1	慢性肾衰竭	1 513
	2	帕金森病	1 311
	3	非胰岛素依赖型糖尿病	1 196
	4	未特指的肾衰竭	1 191
	5	脑血管病后遗症	1 102

4. 不同年龄组人口差异

如表 3–228,2023 年,全市儿童在市级三级医院产生的门急诊年人均费用为 1 111 元,区属三级医院 954 元,区属二级医院 968 元,社区卫生服务中心(站)411 元;青年在市级三级医院产生的门急诊年人均费用为 2 241 元,区属三级医院 1 141 元,区属二级医院 1 233 元,社区卫生服务中心(站)544 元;中年在市级三级医院产生的门急诊年人均费用为 2 946 元,区属三级医院 1 623 元,区属二级医院 1 481 元,社区卫生服务中心(站)979 元;年轻老年人在市级三级医院产生的门急诊年人均费用为 4 087 元,区属三级医院 2 557 元,区属二级医院 2 273 元,社区卫生服务中心(站)2 426 元;老年人在市级三级医院产生的门急诊年人均费用为 4 651 元,区属三级医院 3 388 元,区属二级医院 2 776 元,社区卫生服务中心(站)4 088 元;长寿老年人在市级三级医院产生的门急诊年人均费用为 4 464 元,区属三级医院 3 850 元,区属二级医院 2 897 元,社区卫生服务中心(站)4 056 元。

表 3–228　2023 年不同年龄组人口在不同级别医疗机构门急诊年人均费用　　(单位:元)

年龄组	市级三级医院	区属三级医院	区属二级医院	社区卫生服务中心(站)
儿童	1 111	954	968	411
青年	2 241	1 141	1 233	544
中年	2 946	1 623	1 481	979
年轻老年人	4 087	2 557	2 273	2 426
老年人	4 651	3 388	2 776	4 088
长寿老年人	4 464	3 850	2 897	4 056

如表 3–229,儿童在市级三级医院门急诊年人均费用最高的病种是结肠的恶性肿瘤

（9 418 元）、未特指的肾衰竭（2 109 元）、牙面异常（包括咬合不正）（2 075 元）、慢性肾炎综合征（1 794 元），以及甲状腺毒症甲状腺功能亢进症（1 766 元）；在区属三级医院门急诊年人均费用最高的病种是慢性肾衰竭（3 140 元）、精神分裂症（2 854 元）、牙面异常（包括咬合不正）（2 228 元）、甲状腺毒症甲状腺功能亢进症（1 104 元），以及抑郁性障碍（1 046 元）；在区属二级医院门急诊年人均费用最高的病种是牙面异常（包括咬合不正）（2 674 元），皮肤和皮下组织的局部肿胀、肿物和肿块（1 289 元）、包埋牙及阻生牙（1 269 元）、未特指的精神障碍（1 261元），以及虚损病（1 250 元）；在社区卫生服务中心（站）门急诊年人均费用最高的病种是未特指的精神障碍（1 450 元）、牙面异常（包括咬合不正）（1 145 元）、其他脊椎病（1 053 元）、精神分裂症（655 元），以及虚病（586 元）。

表 3-229　2023 年儿童在不同级别医疗机构门急诊年人均费用最高的就诊病种

医疗机构级别	顺 位	病 种	年人均费用（元）
市级三级医院	1	结肠的恶性肿瘤	9 418
	2	未特指的肾衰竭	2 109
	3	牙面异常（包括咬合不正）	2 075
	4	慢性肾炎综合征	1 794
	5	甲状腺毒症甲状腺功能亢进症	1 766
区属三级医院	1	慢性肾衰竭	3 140
	2	精神分裂症	2 854
	3	牙面异常（包括咬合不正）	2 228
	4	甲状腺毒症甲状腺功能亢进症	1 104
	5	抑郁性障碍	1 046
区属二级医院	1	牙面异常（包括咬合不正）	2 674
	2	皮肤和皮下组织的局部肿胀、肿物和肿块	1 289
	3	包埋牙及阻生牙	1 269
	4	未特指的精神障碍	1 261
	5	虚损病	1 250
社区卫生服务中心（站）	1	未特指的精神障碍	1 450
	2	牙面异常（包括咬合不正）	1 145
	3	其他脊椎病	1 053
	4	精神分裂症	655
	5	虚病	586

如表 3-230，青年在市级三级医院门急诊年人均费用最高的病种是乳房的恶性肿瘤（15 314 元）、结肠的恶性肿瘤（8 589 元）、女性不育症（7 708 元）、支气管和肺的恶性肿瘤（6 842 元），以及未特指的肾衰竭（6 025 元）；在区属三级医院门急诊年人均费用最高的病种是未特指的肾衰竭（9 771 元）、女性不育症（8 986 元）、慢性肾衰竭（4 978 元）、乳房的恶性肿瘤（4 460 元），以及支气管和肺的恶性肿瘤（3 845 元）；在区属二级医院门急诊年人均费用最高的病种是未特指的肾衰竭（12 387 元）、慢性肾衰竭（9 330 元）、乳房的恶性肿瘤（5 047元）、精神分裂症（3 848 元），以及主要与妊娠有关的其他情况的孕产妇医疗（3 705 元）；在社区

卫生服务中心(站)门急诊年人均费用最高的病种是慢性肾衰竭(1 048 元)、牙面异常(包括咬合不正)(1 030 元)、帕金森病(930 元)、脑血管病后遗症(859 元),以及不寐病(799 元)。

表 3-230　2023 年青年在不同级别医疗机构门急诊年人均费用最高的就诊病种

医疗机构级别	顺　位	病　种	年人均费用(元)
市级三级医院	1	乳房的恶性肿瘤	15 314
	2	结肠的恶性肿瘤	8 589
	3	女性不育症	7 708
	4	支气管和肺的恶性肿瘤	6 842
	5	未特指的肾衰竭	6 025
区属三级医院	1	未特指的肾衰竭	9 771
	2	女性不育症	8 986
	3	慢性肾衰竭	4 978
	4	乳房的恶性肿瘤	4 460
	5	支气管和肺的恶性肿瘤	3 845
区属二级医院	1	未特指的肾衰竭	12 387
	2	慢性肾衰竭	9 330
	3	乳房的恶性肿瘤	5 047
	4	精神分裂症	3 848
	5	主要与妊娠有关的其他情况的孕产妇医疗	3 705
社区卫生服务中心(站)	1	慢性肾衰竭	1 048
	2	牙面异常(包括咬合不正)	1 030
	3	帕金森病	930
	4	脑血管病后遗症	859
	5	不寐病	799

如表 3-231,中年在市级三级医院门急诊年人均费用最高的病种是乳房的恶性肿瘤(11 778 元)、结肠的恶性肿瘤(8 374 元)、女性不育症(8 196 元)、支气管和肺的恶性肿瘤(7 774 元),以及未特指的肾衰竭(6 278 元);在区属三级医院门急诊年人均费用最高的病种是未特指的肾衰竭(13 324 元)、女性不育症(8 526 元)、慢性肾衰竭(5 435 元)、支气管和肺的恶性肿瘤(3 813 元),以及乳房的恶性肿瘤(3 381 元);在区属二级医院门急诊年人均费用最高的病种是未特指的肾衰竭(12 669 元)、慢性肾衰竭(8 279 元)、乳房的恶性肿瘤(4 305 元)、支气管和肺的恶性肿瘤(3 665 元),以及精神分裂症(3 019 元);在社区卫生服务中心(站)门急诊年人均费用最高的病种是慢性肾衰竭(1 128 元)、帕金森病(1 118 元)、不寐病(1 045 元)、牙面异常(包括咬合不正)(1 028 元),以及未特指的肾衰竭(862 元)。

表 3-231　2023 年中年在不同级别医疗机构门急诊年人均费用最高的就诊病种

医疗机构级别	顺　位	病　种	年人均费用(元)
市级三级医院	1	乳房的恶性肿瘤	11 778
	2	结肠的恶性肿瘤	8 374

续 表

医疗机构级别	顺 位	病 种	年人均费用(元)
	3	女性不育症	8 196
	4	支气管和肺的恶性肿瘤	7 774
	5	未特指的肾衰竭	6 278
区属三级医院	1	未特指的肾衰竭	13 324
	2	女性不育症	8 526
	3	慢性肾衰竭	5 435
	4	支气管和肺的恶性肿瘤	3 813
	5	乳房的恶性肿瘤	3 381
区属二级医院	1	未特指的肾衰竭	12 669
	2	慢性肾衰竭	8 279
	3	乳房的恶性肿瘤	4 305
	4	支气管和肺的恶性肿瘤	3 665
	5	精神分裂症	3 019
社区卫生服务中心(站)	1	慢性肾衰竭	1 128
	2	帕金森病	1 118
	3	不寐病	1 045
	4	牙面异常(包括咬合不正)	1 028
	5	未特指的肾衰竭	862

如表3-232,年轻老年人在市级三级医院门急诊年人均费用最高的病种是乳房的恶性肿瘤(11 582元)、支气管和肺的恶性肿瘤(9 454元)、结肠的恶性肿瘤(9 133元)、未特指的肾衰竭(5 928元),以及慢性肾衰竭(5 496元);在区属三级医院门急诊年人均费用最高的病种是未特指的肾衰竭(10 955元)、慢性肾衰竭(5 059元)、支气管和肺的恶性肿瘤(4 959元)、乳房的恶性肿瘤(4 858元),以及结肠的恶性肿瘤(3 689元);在区属二级医院门急诊年人均费用最高的病种是未特指的肾衰竭(8 980元)、慢性肾衰竭(6 671元)、乳房的恶性肿瘤(5 331元)、支气管和肺的恶性肿瘤(4 365元),以及结肠的恶性肿瘤(3 592元);在社区卫生服务中心(站)门急诊年人均费用最高的病种是慢性肾衰竭(1 464元)、帕金森病(1 358元)、非胰岛素依赖型糖尿病(1 158元)、未特指的肾衰竭(1 122元),以及牙面异常(包括咬合不正)(1 120元)。

表3-232 2023年年轻老年人在不同级别医疗机构门急诊年人均费用最高的就诊病种

医疗机构级别	顺 位	病 种	年人均费用(元)
市级三级医院	1	乳房的恶性肿瘤	11 582
	2	支气管和肺的恶性肿瘤	9 454
	3	结肠的恶性肿瘤	9 133
	4	未特指的肾衰竭	5 928
	5	慢性肾衰竭	5 496

医疗机构级别	顺　位	病　　种	年人均费用(元)
区属三级医院	1	未特指的肾衰竭	10 955
	2	慢性肾衰竭	5 059
	3	支气管和肺的恶性肿瘤	4 959
	4	乳房的恶性肿瘤	4 858
	5	结肠的恶性肿瘤	3 689
区属二级医院	1	未特指的肾衰竭	8 980
	2	慢性肾衰竭	6 671
	3	乳房的恶性肿瘤	5 331
	4	支气管和肺的恶性肿瘤	4 365
	5	结肠的恶性肿瘤	3 592
社区卫生服务中心(站)	1	慢性肾衰竭	1 464
	2	帕金森病	1 358
	3	非胰岛素依赖型糖尿病	1 158
	4	未特指的肾衰竭	1 122
	5	牙面异常(包括咬合不正)	1 120

如表3-233,老年人在市级三级医院门急诊年人均费用最高的病种是支气管和肺的恶性肿瘤(10 226 元)、乳房的恶性肿瘤(8 852 元)、结肠的恶性肿瘤(7 481 元)、慢性肾衰竭(4 059元),以及口腔和消化器官不确定或未知行为的肿瘤(3 717 元);在区属三级医院门急诊年人均费用最高的病种是未特指的肾衰竭(6 281 元)、支气管和肺的恶性肿瘤(5 620 元)、乳房的恶性肿瘤(4 375 元)、结肠的恶性肿瘤(3 803 元),以及慢性肾衰竭(3 687 元);在区属二级医院门急诊年人均费用最高的病种是未特指的肾衰竭(5 026 元)、乳房的恶性肿瘤(4 680 元)、支气管和肺的恶性肿瘤(4 390 元)、慢性肾衰竭(4 201 元),以及结肠的恶性肿瘤(3 389 元);在社区卫生服务中心(站)门急诊年人均费用最高的病种是慢性肾衰竭(1 661 元)、未特指的肾衰竭(1 314 元)、非胰岛素依赖型糖尿病(1 306 元)、帕金森病(1 297 元),以及慢性缺血性心脏病(1 246 元)。

表3-233　2023年老年人在不同级别医疗机构门急诊年人均费用最高的就诊病种

医疗机构级别	顺　位	病　　种	年人均费用(元)
市级三级医院	1	支气管和肺的恶性肿瘤	10 226
	2	乳房的恶性肿瘤	8 852
	3	结肠的恶性肿瘤	7 481
	4	慢性肾衰竭	4 059
	5	口腔和消化器官不确定或未知行为的肿瘤	3 717
区属三级医院	1	未特指的肾衰竭	6 281
	2	支气管和肺的恶性肿瘤	5 620
	3	乳房的恶性肿瘤	4 375
	4	结肠的恶性肿瘤	3 803
	5	慢性肾衰竭	3 687

医疗机构级别	顺　位	病　　种	年人均费用(元)
区属二级医院	1	未特指的肾衰竭	5 026
	2	乳房的恶性肿瘤	4 680
	3	支气管和肺的恶性肿瘤	4 390
	4	慢性肾衰竭	4 201
	5	结肠的恶性肿瘤	3 389
社区卫生服务中心(站)	1	慢性肾衰竭	1 661
	2	未特指的肾衰竭	1 314
	3	非胰岛素依赖型糖尿病	1 306
	4	帕金森病	1 297
	5	慢性缺血性心脏病	1 246

如表3-234,长寿老年人在市级三级医院门急诊年人均费用最高的病种是支气管和肺的恶性肿瘤(9 872元)、乳房的恶性肿瘤(6 815元)、结肠的恶性肿瘤(4 642元)、慢性肾衰竭(3 010元),以及特应性皮炎(2 975元);在区属三级医院门急诊年人均费用最高的病种是支气管和肺的恶性肿瘤(3 190元)、结肠的恶性肿瘤(2 822元)、慢性肾衰竭(2 634元)、未特指的肾衰竭(2 379元),以及其他呼吸性疾患(2 155元);在区属二级医院门急诊年人均费用最高的病种是结肠的恶性肿瘤(3 376元)、乳房的恶性肿瘤(3 106元)、支气管和肺的恶性肿瘤(2 797元)、慢性肾衰竭(2 406元),以及虚损病(2 228元);在社区卫生服务中心(站)门急诊年人均费用最高的病种是慢性肾衰竭(1 712元)、慢性缺血性心脏病(1 368元)、未特指的肾衰竭(1 305元)、非胰岛素依赖型糖尿病(1 224元),以及牙面异常(包括咬合不正)(1 208元)。

表3-234　2023年长寿老年人在不同级别医疗机构门急诊年人均费用最高的就诊病种

医疗机构级别	顺　位	病　　种	年人均费用(元)
市级三级医院	1	支气管和肺的恶性肿瘤	9 872
	2	乳房的恶性肿瘤	6 815
	3	结肠的恶性肿瘤	4 642
	4	慢性肾衰竭	3 010
	5	特应性皮炎	2 975
区属三级医院	1	支气管和肺的恶性肿瘤	3 190
	2	结肠的恶性肿瘤	2 822
	3	慢性肾衰竭	2 634
	4	未特指的肾衰竭	2 379
	5	其他呼吸性疾患	2 155
区属二级医院	1	结肠的恶性肿瘤	3 376
	2	乳房的恶性肿瘤	3 106
	3	支气管和肺的恶性肿瘤	2 797
	4	慢性肾衰竭	2 406
	5	虚损病	2 228

续 表

医疗机构级别	顺 位	病 种	年人均费用(元)
社区卫生服务中心(站)	1	慢性肾衰竭	1 712
	2	慢性缺血性心脏病	1 368
	3	未特指的肾衰竭	1 305
	4	非胰岛素依赖型糖尿病	1 224
	5	牙面异常(包括咬合不正)	1 208

(六) 在不同类别医疗机构门急诊年人均费用及费用最高的就诊原因

1. 总体概述

2023 年,全市就诊人口在西医医院产生的门急诊年人均费用为 2 857 元,中医医院 1 990 元。

如表 3-235,就诊人口在西医医院门急诊年人均费用最高的病种是乳房的恶性肿瘤 (10 753 元)、女性不育症(7 061 元)、支气管和肺的恶性肿瘤(7 008 元)、结肠的恶性肿瘤 (6 964 元)、未特指的肾衰竭(4 369 元)、慢性肾衰竭(3 328 元)、主要与妊娠有关的其他情况 的孕产妇医疗(3 283 元)、口腔和消化器官不确定或未知行为的肿瘤(3 146 元)、精神分裂症 (2 370 元),以及牙面异常(包括咬合不正)(1 989 元)。

表 3-235 2023 年就诊人口在西医医院门急诊年人均费用最高的就诊病种

顺 位	病 种	年人均费用(元)
1	乳房的恶性肿瘤	10 753
2	女性不育症	7 061
3	支气管和肺的恶性肿瘤	7 008
4	结肠的恶性肿瘤	6 964
5	未特指的肾衰竭	4 369
6	慢性肾衰竭	3 328
7	主要与妊娠有关的其他情况的孕产妇医疗	3 283
8	口腔和消化器官不确定或未知行为的肿瘤	3 146
9	精神分裂症	2 370
10	牙面异常(包括咬合不正)	1 989

如表 3-236,就诊人口在中医医院门急诊年人均费用最高的病种是结肠的恶性肿瘤 (7 504 元)、支气管和肺的恶性肿瘤(7 387 元)、乳房的恶性肿瘤(6 975 元)、慢性肾衰竭 (6 245 元)、未特指的肾衰竭(3 447 元)、慢性肾炎综合征(3 326 元)、类风湿性关节炎(3 232 元)、口腔和消化器官不确定或未知行为的肿瘤(3 102 元)、帕金森病(2 595 元),以及孤立性 蛋白尿(2 150 元)。

表 3－236　2023 年就诊人口在中医医院门急诊年人均费用最高的就诊病种

顺　位	病　种	年人均费用(元)
1	结肠的恶性肿瘤	7 504
2	支气管和肺的恶性肿瘤	7 387
3	乳房的恶性肿瘤	6 975
4	慢性肾衰竭	6 245
5	未特指的肾衰竭	3 447
6	慢性肾炎综合征	3 326
7	类风湿性关节炎	3 232
8	口腔和消化器官不确定或未知行为的肿瘤	3 102
9	帕金森病	2 595
10	孤立性蛋白尿	2 150

2. 不同支付方式人口差异

如表 3－237,2023 年,全市医保支付人口在西医医院产生的门急诊年人均费用为 3 528 元,中医医院 2 239 元;非医保支付人口在西医医院产生的门急诊年人均费用为 1 501 元,中医医院 1 116 元。

表 3－237　2023 年不同支付方式人口在不同类别医疗机构门急诊年人均费用　　（单位: 元）

支 付 方 式	西 医 医 院	中 医 医 院
医保支付	3 528	2 239
非医保支付	1 501	1 116

如表 3－238,医保支付人口在西医医院门急诊年人均费用最高的病种是乳房的恶性肿瘤(12 537 元)、支气管和肺的恶性肿瘤(10 322 元)、结肠的恶性肿瘤(8 421 元)、未特指的肾衰竭(4 541 元),以及女性不育症(4 390 元);在中医医院门急诊年人均费用最高的病种是支气管和肺的恶性肿瘤(8 552 元)、结肠的恶性肿瘤(8 364 元)、乳房的恶性肿瘤(8 193 元)、慢性肾衰竭(6 671 元),以及未特指的肾衰竭(3 836 元)。

表 3－238　2023 年医保支付人口在不同级别医疗机构门急诊年人均费用最高的就诊病种

医疗机构类别	顺　位	病　种	年人均费用(元)
西医医院	1	乳房的恶性肿瘤	12 537
	2	支气管和肺的恶性肿瘤	10 322
	3	结肠的恶性肿瘤	8 421
	4	未特指的肾衰竭	4 541
	5	女性不育症	4 390

医疗机构类别	顺 位	病 种	年人均费用(元)
中医医院	1	支气管和肺的恶性肿瘤	8 552
	2	结肠的恶性肿瘤	8 364
	3	乳房的恶性肿瘤	8 193
	4	慢性肾衰竭	6 671
	5	未特指的肾衰竭	3 836

如表 3－239，非医保支付人口在西医医院门急诊年人均费用最高的病种是乳房的恶性肿瘤(7 657 元)、女性不育症(7 602 元)、结肠的恶性肿瘤(5 029 元)、支气管和肺的恶性肿瘤(4 327 元)，以及主要与妊娠有关的其他情况的孕产妇医疗(3 439 元)；在中医医院门急诊年人均费用最高的病种是结肠的恶性肿瘤(3 862 元)、支气管和肺的恶性肿瘤(3 837 元)、慢性肾衰竭(3 520 元)、乳房的恶性肿瘤(3 278 元)，以及类风湿性关节炎(2 868 元)。

表 3－239　2023 年非医保支付人口在不同级别医疗机构门急诊年人均费用最高的就诊病种

医疗机构类别	顺 位	病 种	年人均费用(元)
西医医院	1	乳房的恶性肿瘤	7 657
	2	女性不育症	7 602
	3	结肠的恶性肿瘤	5 029
	4	支气管和肺的恶性肿瘤	4 327
	5	主要与妊娠有关的其他情况的孕产妇医疗	3 439
中医医院	1	结肠的恶性肿瘤	3 862
	2	支气管和肺的恶性肿瘤	3 837
	3	慢性肾衰竭	3 520
	4	乳房的恶性肿瘤	3 278
	5	类风湿性关节炎	2 868

3. 不同性别人口差异

如表 3－240，2023 年，全市男性在西医医院产生的门急诊年人均费用为 2 699 元，中医医院 1 895 元；女性在西医医院产生的门急诊年人均费用为 3 313 元，中医医院 2 184 元。

表 3－240　2023 年不同性别人口在不同类别医疗机构门急诊年人均费用　　　　(单位：元)

性 别	西 医 医 院	中 医 医 院
男性	2 699	1 895
女性	3 313	2 184

如表 3－241，男性在西医医院门急诊年人均费用最高的病种是支气管和肺的恶性肿瘤(7 882 元)、结肠的恶性肿瘤(7 521 元)、未特指的肾衰竭(5 009 元)、慢性肾衰竭(3 786 元)，

以及口腔和消化器官不确定或未知行为的肿瘤(3 362 元);在中医医院门急诊年人均费用最高的病种是结肠的恶性肿瘤(7 700 元)、支气管和肺的恶性肿瘤(7 269 元)、慢性肾衰竭(6 723 元)、未特指的肾衰竭(3 729 元),以及慢性肾炎综合征(3 580 元)。

表 3-241　2023 年男性在不同级别医疗机构门急诊年人均费用最高的就诊病种

医疗机构类别	顺位	病种	年人均费用(元)
西医医院	1	支气管和肺的恶性肿瘤	7 882
	2	结肠的恶性肿瘤	7 521
	3	未特指的肾衰竭	5 009
	4	慢性肾衰竭	3 786
	5	口腔和消化器官不确定或未知行为的肿瘤	3 362
中医医院	1	结肠的恶性肿瘤	7 700
	2	支气管和肺的恶性肿瘤	7 269
	3	慢性肾衰竭	6 723
	4	未特指的肾衰竭	3 729
	5	慢性肾炎综合征	3 580

如表 3-242,女性在西医医院门急诊年人均费用最高的病种是乳房的恶性肿瘤(11 004 元)、支气管和肺的恶性肿瘤(8 454 元)、女性不育症(8 234 元)、结肠的恶性肿瘤(6 836 元),以及未特指的肾衰竭(3 733 元);在中医医院门急诊年人均费用最高的病种是支气管和肺的恶性肿瘤(7 753 元)、结肠的恶性肿瘤(7 588 元)、乳房的恶性肿瘤(7 088 元)、慢性肾衰竭(5 834 元),以及类风湿性关节炎(3 356 元)。

表 3-242　2023 年女性在不同级别医疗机构门急诊年人均费用最高的就诊病种

医疗机构类别	顺位	病种	年人均费用(元)
西医医院	1	乳房的恶性肿瘤	11 004
	2	支气管和肺的恶性肿瘤	8 454
	3	女性不育症	8 234
	4	结肠的恶性肿瘤	6 836
	5	未特指的肾衰竭	3 733
中医医院	1	支气管和肺的恶性肿瘤	7 753
	2	结肠的恶性肿瘤	7 588
	3	乳房的恶性肿瘤	7 088
	4	慢性肾衰竭	5 834
	5	类风湿性关节炎	3 356

4. 不同年龄组人口差异

如表 3-243,2023 年,全市儿童在西医医院产生的门急诊年人均费用为 1 169 元,中医医院 1 071 元;青年在西医医院产生的门急诊年人均费用为 2 023 元,中医医院 1 430 元;中年在西医医院产生的门急诊年人均费用为 2 617 元,中医医院 2 145 元;年轻老年人在西医医院产生的门急诊年人均费用为 4 871 元,中医医院 3 076 元;老年人在西医医院产生的门急诊年人均费用为 6 989 元,中医医院 3 339 元;长寿老年人在西医医院产生的门急诊年人均费用为 6 779 元,中医医院 2 978 元。

表 3-243   2023 年不同年龄组人口在不同类别医疗机构门急诊年人均费用   (单位: 元)

年 龄 组	西 医 医 院	中 医 医 院
儿童	1 169	1 071
青年	2 023	1 430
中年	2 617	2 145
年轻老年人	4 871	3 076
老年人	6 989	3 339
长寿老年人	6 779	2 978

如表 3-244,儿童在西医医院门急诊年人均费用最高的病种是结肠的恶性肿瘤(3 211 元)、牙面异常(包括咬合不正)(2 455 元)、其他关节炎(1 730 元)、未特指的精神障碍(1 427 元),以及甲状腺毒症甲状腺功能亢进症(1 372 元);在中医医院门急诊年人均费用最高的病种是精神分裂症(3 893 元)、口腔和消化器官不确定或未知行为的肿瘤(2 887 元)、甲状腺毒症甲状腺功能亢进症(2 782 元)、慢性肾衰竭(2 703 元),以及类风湿性关节炎(2 657 元)。

表 3-244   2023 年儿童在不同级别医疗机构门急诊年人均费用最高的就诊病种

医疗机构类别	顺 位	病 种	年人均费用(元)
西医医院	1	结肠的恶性肿瘤	3 211
	2	牙面异常(包括咬合不正)	2 455
	3	其他关节炎	1 730
	4	未特指的精神障碍	1 427
	5	甲状腺毒症甲状腺功能亢进症	1 372
中医医院	1	精神分裂症	3 893
	2	口腔和消化器官不确定或未知行为的肿瘤	2 887
	3	甲状腺毒症甲状腺功能亢进症	2 782
	4	慢性肾衰竭	2 703
	5	类风湿性关节炎	2 657

如表 3-245,青年在西医医院门急诊年人均费用最高的病种是乳房的恶性肿瘤(14 993 元)、结肠的恶性肿瘤(7 820 元)、女性不育症(7 675 元)、未特指的肾衰竭(7 475 元),以及支气管和肺的恶性肿瘤(6 679 元);在中医医院门急诊年人均费用最高的病种是乳房的恶性肿瘤(5 673 元)、结肠的恶性肿瘤(5 545 元)、慢性肾衰竭(5 490 元)、支气管和肺的恶性肿瘤(5 322 元),以及未特指的肾衰竭(3 284 元)。

表 3-245 2023 年青年在不同级别医疗机构门急诊年人均费用最高的就诊病种

医疗机构类别	顺 位	病 种	年人均费用(元)
西医医院	1	乳房的恶性肿瘤	14 993
	2	结肠的恶性肿瘤	7 820
	3	女性不育症	7 675
	4	未特指的肾衰竭	7 475
	5	支气管和肺的恶性肿瘤	6 679
中医医院	1	乳房的恶性肿瘤	5 673
	2	结肠的恶性肿瘤	5 545
	3	慢性肾衰竭	5 490
	4	支气管和肺的恶性肿瘤	5 322
	5	未特指的肾衰竭	3 284

如表 3-246,中年在西医医院门急诊年人均费用最高的病种是乳房的恶性肿瘤(10 985元)、女性不育症(8 148 元)、未特指的肾衰竭(7 543 元)、结肠的恶性肿瘤(7 418 元),以及支气管和肺的恶性肿瘤(7 152 元);在中医医院门急诊年人均费用最高的病种是结肠的恶性肿瘤(7 079 元)、支气管和肺的恶性肿瘤(6 617 元)、慢性肾衰竭(6 428 元)、乳房的恶性肿瘤(6 284 元),以及未特指的肾衰竭(3 833 元)。

表 3-246 2023 年中年在不同级别医疗机构门急诊年人均费用最高的就诊病种

医疗机构类别	顺 位	病 种	年人均费用(元)
西医医院	1	乳房的恶性肿瘤	10 985
	2	女性不育症	8 148
	3	未特指的肾衰竭	7 543
	4	结肠的恶性肿瘤	7 418
	5	支气管和肺的恶性肿瘤	7 152
中医医院	1	结肠的恶性肿瘤	7 079
	2	支气管和肺的恶性肿瘤	6 617
	3	慢性肾衰竭	6 428
	4	乳房的恶性肿瘤	6 284
	5	未特指的肾衰竭	3 833

如表 3-247,年轻老年人在西医医院门急诊年人均费用最高的病种是乳房的恶性肿瘤(10 001 元)、支气管和肺的恶性肿瘤(8 427 元)、结肠的恶性肿瘤(7 595 元)、未特指的肾衰竭(4 418 元),以及口腔和消化器官不确定或未知行为的肿瘤(3 522 元);在中医医院门急诊年人均费用最高的病种是乳房的恶性肿瘤(8 218 元)、结肠的恶性肿瘤(8 163 元)、支气管和肺的恶性肿瘤(8 149 元)、慢性肾衰竭(7 260 元),以及未特指的肾衰竭(4 021 元)。

表 3－247　2023 年年轻老年人在不同级别医疗机构门急诊年人均费用最高的就诊病种

医疗机构类别	顺　位	病　　种	年人均费用(元)
西医医院	1	乳房的恶性肿瘤	10 001
	2	支气管和肺的恶性肿瘤	8 427
	3	结肠的恶性肿瘤	7 595
	4	未特指的肾衰竭	4 418
	5	口腔和消化器官不确定或未知行为的肿瘤	3 522
中医医院	1	乳房的恶性肿瘤	8 218
	2	结肠的恶性肿瘤	8 163
	3	支气管和肺的恶性肿瘤	8 149
	4	慢性肾衰竭	7 260
	5	未特指的肾衰竭	4 021

　　如表 3－248,老年人在西医医院门急诊年人均费用最高的病种是支气管和肺的恶性肿瘤(9 140 元)、乳房的恶性肿瘤(7 415 元)、结肠的恶性肿瘤(5 936 元)、口腔和消化器官不确定或未知行为的肿瘤(2 893 元),以及未特指的肾衰竭(2 888 元);在中医医院门急诊年人均费用最高的病种是乳房的恶性肿瘤(7 902 元)、支气管和肺的恶性肿瘤(7 435 元)、结肠的恶性肿瘤(7 339 元)、慢性肾衰竭(5 349 元),以及口腔和消化器官不确定或未知行为的肿瘤(3 489 元)。

表 3－248　2023 年老年人在不同级别医疗机构门急诊年人均费用最高的就诊病种

医疗机构类别	顺　位	病　　种	年人均费用(元)
西医医院	1	支气管和肺的恶性肿瘤	9 140
	2	乳房的恶性肿瘤	7 415
	3	结肠的恶性肿瘤	5 936
	4	口腔和消化器官不确定或未知行为的肿瘤	2 893
	5	未特指的肾衰竭	2 888
中医医院	1	乳房的恶性肿瘤	7 902
	2	支气管和肺的恶性肿瘤	7 435
	3	结肠的恶性肿瘤	7 339
	4	慢性肾衰竭	5 349
	5	口腔和消化器官不确定或未知行为的肿瘤	3 489

　　如表 3－249,长寿老年人在西医医院门急诊年人均费用最高的病种是支气管和肺的恶性肿瘤(6 806 元)、乳房的恶性肿瘤(5 228 元)、结肠的恶性肿瘤(3 154 元)、慢性肾衰竭(2 281 元),以及病原体未特指的肺炎(2 007 元);在中医医院门急诊年人均费用最高的病种是结肠的恶性肿瘤(6 341 元)、支气管和肺的恶性肿瘤(5 387 元)、乳房的恶性肿瘤(5 077 元)、慢性肾衰竭(3 434 元),以及慢性肾炎综合征(2 908 元)。

表 3-249　2023 年长寿老年人在不同级别医疗机构门急诊年人均费用最高的就诊病种

医疗机构类别	顺　位	病　　种	年人均费用(元)
西医医院	1	支气管和肺的恶性肿瘤	6 806
	2	乳房的恶性肿瘤	5 228
	3	结肠的恶性肿瘤	3 154
	4	慢性肾衰竭	2 281
	5	病原体未特指的肺炎	2 007
中医医院	1	结肠的恶性肿瘤	6 341
	2	支气管和肺的恶性肿瘤	5 387
	3	乳房的恶性肿瘤	5 077
	4	慢性肾衰竭	3 434
	5	慢性肾炎综合征	2 908

四、门急诊药费占比

(一) 不同支付方式人口门急诊药费占比

2023 年,全市医保支付人口门急诊药费占比 56.8%,高于非医保支付人口(31.8%)。

(二) 不同性别人口门急诊药费占比

2023 年,全市男性门急诊药费占比 54.1%,高于女性(49.9%)。

(三) 不同年龄组人口门急诊药费占比

2023 年,全市儿童门急诊药费占比 38.8%,青年 33.4%,中年 47.5%,年轻老年人 60.7%,老年人 70.0%,长寿老年人 73.5%。

(四) 就诊人口在不同级别医疗机构门急诊药费占比

1. 总体概述

2023 年,全市就诊人口在市级三级医院门急诊药费占比 40.7%,区属三级医院 42.0%,区属二级医院 47.0%,社区卫生服务中心(站)77.7%。

2. 不同支付方式人口差异

如图 3-25,2023 年,全市医保支付人口在不同级别医疗机构门急诊药费占比均高于非医保支付人口。医保支付人口在市级三级医院门急诊药费占比 48.8%,区属三级医院 47.0%,区属二级医院 49.1%,社区卫生服务中心(站)81.6%;非医保支付人口在市级三级医院门急诊药费占比 31.4%,区属三级医院 33.1%,区属二级医院 27.7%,社区卫生服务中心(站)49.5%。

3. 不同性别人口差异

如图 3-26,2023 年,全市男性在不同级别医疗机构门急诊药费占比均高于女性。男性在市级三级医院门急诊药费占比 43.7%,区属三级医院 44.1%,区属二级医院 48.9%,社区卫

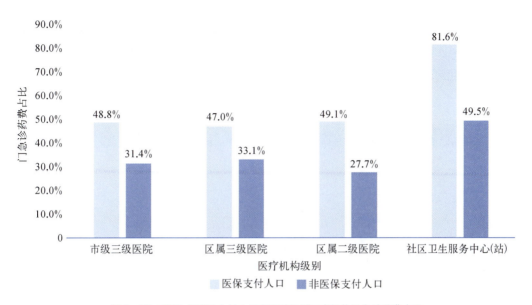

图 3-25 2023 年不同支付人口在不同级别医疗机构门急诊药费占比

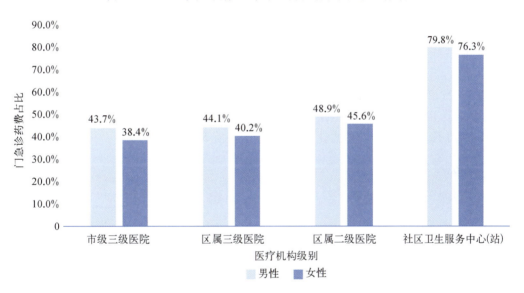

图 3-26 2023 年不同性别人口在不同级别医疗机构门急诊药费占比

生服务中心(站)79.8%;女性在市级三级医院门急诊药费占比 38.4%,区属三级医院 40.2%,区属二级医院 45.6%,社区卫生服务中心(站)76.3%。

4. 不同年龄组人口差异

如表 3-250,2023 年,全市儿童在市级三级医院门急诊药费占比 37.5%,区属三级医院 44.8%,区属二级医院 37.1%,社区卫生服务中心(站)35.4%;青年在市级三级医院门急诊药费占比 32.0%,区属三级医院 34.3%,区属二级医院 31.5%,社区卫生服务中心(站)58.0%;中年在市级三级医院门急诊药费占比 44.4%,区属三级医院 41.9%,区属二级医院 44.6%,社区卫生服务中心(站)74.9%;年轻老年人在市级三级医院门急诊药费占比 51.9%,区属三级医院50.5%,区属二级医院53.3%,社区卫生服务中心(站)81.1%;老年人在市级三级医院门急诊药费占比58.0%,区属三级医院56.8%,区属二级医院60.1%,社区卫生服务中心(站)85.7%;长寿老年人在市级三级医院门急诊药费占比62.7%,区属三级医院59.5%,区属二级医院62.3%,社区卫生服务中心(站)86.9%。

表3-250 2023年不同年龄组人口在不同级别医疗机构门急诊药费占比   （单位:%）

年 龄 组	市级三级医院	区属三级医院	区属二级医院	社区卫生服务中心(站)
儿童	37.5	44.8	37.1	35.4
青年	32.0	34.3	31.5	58.0
中年	44.4	41.9	44.6	74.9
年轻老年人	51.9	50.5	53.3	81.1
老年人	58.0	56.8	60.1	85.7
长寿老年人	62.7	59.5	62.3	86.9

(五)就诊人口在不同类别医疗机构门急诊药费占比

1. 总体概述

2023年,全市就诊人口在西医医院门急诊药费占比49.6%,中医医院62.2%。

2. 不同支付方式人口差异

如图3-27,2023年,全市医保支付人口在不同类别医疗机构门急诊药费占比均高于非医保支付人口。医保支付人口在西医医院门急诊药费占比55.9%,中医医院63.3%;非医保支付人口在西医医院门急诊药费占比29.7%,中医医院56.8%。

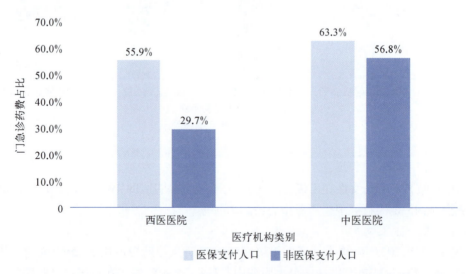

图3-27 2023年不同支付人口在不同类别医疗机构门急诊药费占比

3. 不同性别人口差异

如图3-28,2023年,全市男性在不同类别医疗机构药费占比均高于女性。男性在西医医院门急诊药费占比 53.0%，中医医院 63.2%；门急诊女性在西医医院门急诊药费占比 48.2%，中医医院 62.2%。

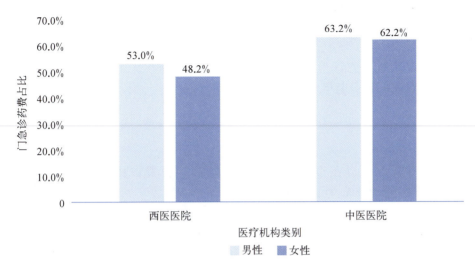

图 3-28　2023 年不同性别人口在不同类别医疗机构门急诊药费占比

4. 不同年龄组人口差异

如表 3-251，2023 年，全市儿童在西医医院门急诊药费占比 37.3%，中医医院 51.4%；青年在西医医院门急诊药费占比 30.7%，中医医院 53.2%；中年在西医医院门急诊药费占比 45.0%，中医医院 62.5%；年轻老年人在西医医院门急诊药费占比 59.7%，中医医院 68.8%；老年人在西医医院门急诊药费占比 69.9%，中医医院 71.4%；长寿老年人在西医医院门急诊药费占比 73.8%，中医医院 68.9%。

表 3-251　2023 年不同年龄组人口在不同类别医疗机构门急诊药费占比　　　　　（单位：%）

年 龄 组	西 医 医 院	中 医 医 院
儿童	37.3	51.4
青年	30.7	53.2
中年	45.0	62.5
年轻老年人	59.7	68.8
老年人	69.9	71.4
长寿老年人	73.8	68.9

五、门急诊检验费占比

（一）不同支付方式人口门急诊检验费占比

2023 年，全市医保支付人口门急诊检验费占比 23.8%，非医保支付人口 34.4%。

（二）不同性别人口门急诊检验费占比

2023 年,全市男性门急诊检验费占比 24.0%,女性 27.0%。

（三）不同年龄组人口检验费占比

2023 年,全市儿童门急诊检验费占比 30.9%,青年 34.8%,中年 28.4%,年轻老年人 21.1%,老年人 16.3%,长寿老年人 15.3%。

（四）就诊人口在不同级别医疗机构门急诊检验费占比

1. 总体概述

2023 年,全市就诊人口在市级三级医院门急诊检验费占比 29.6%,区属三级医院 36.1%,区属二级医院 28.8%,社区卫生服务中心(站)8.9%。

2. 不同支付方式人口差异

如图 3-29,2023 年,全市医保支付人口在不同级别医疗机构门急诊检验费占比均低于非医保支付人口。医保支付人口在市级三级医院门急诊检验费占比 28.0%,区属三级医院 34.2%,区属二级医院 26.4%,社区卫生服务中心(站)8.5%;非医保支付人口在市级三级医院门急诊检验费占比 32.8%,区属三级医院 43.9%,区属二级医院 38.8%,社区卫生服务中心(站)16.5%。

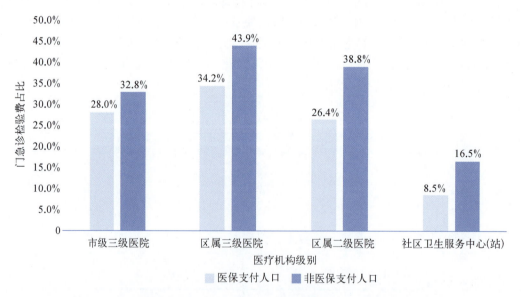

图 3-29 2023 年不同支付方式人口在不同级别医疗机构门急诊检验费占比

3. 不同性别人口差异

如图 3-30,2023 年,全市男性在不同级别医疗机构检验费占比均低于女性。男性在市级三级医院门急诊检验费占比 26.9%,区属三级医院 33.3%,区属二级医院 26.1%,社区卫生服务中心(站)8.1%;女性在市级三级医院门急诊检验费占比 30.2%,区属三级医院 38.2%,区属二级医院 30.6%,社区卫生服务中心(站)9.4%。

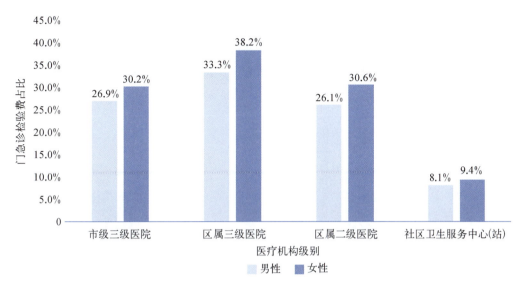

图 3-30　2023 年不同性别人口在不同级别医疗机构门急诊检验费占比

4. 不同年龄组人口差异

如表 3-252,2023 年,全市儿童在市级三级医院门急诊检验费占比 28.7%,区属三级医院 37.4%,区属二级医院 30.9%,社区卫生服务中心(站)24.6%;青年在市级三级医院门急诊检验费占比 33.0%,区属三级医院 43.6%,区属二级医院 36.7%,社区卫生服务中心(站)16.2%;中年在市级三级医院门急诊检验费占比 28.9%,区属三级医院 37.1%,区属二级医院 29.1%,社区卫生服务中心(站)12.1%;年轻老年人在市级三级医院门急诊检验费占比 26.1%,区属三级医院 30.6%,区属二级医院 23.5%,社区卫生服务中心(站)9.0%;老年人在市级三级医院门急诊检验费占比 23.6%,区属三级医院 27.9%,区属二级医院 21.6%,社区卫生服务中心(站)6.0%;长寿老年人在市级三级医院门急诊检验费占比 22.8%,区属三级医院 29.1%,区属二级医院 23.8%,社区卫生服务中心(站)4.4%。

表 3-252　2023 年不同年龄组人口在不同级别医疗机构门急诊检验费占比　　　　（单位:%）

年 龄 组	市级三级医院	区属三级医院	区属二级医院	社区卫生服务中心(站)
儿童	28.7	37.4	30.9	24.6
青年	33.0	43.6	36.7	16.2
中年	28.9	37.1	29.1	12.1
年轻老年人	26.1	30.6	23.5	9.0
老年人	23.6	27.9	21.6	6.0
长寿老年人	22.8	29.1	23.8	4.4

（五）就诊人口在不同类别医疗机构门急诊检验费占比

1. 总体概述

2023 年,全市就诊人口在西医医院门急诊检验费占比 27.3%,中医医院 17.8%。

2. 不同支付方式人口差异

如图 3–31,2023 年,全市医保支付人口在不同类别医疗机构门急诊检验费占比均低于非医保支付人口。医保支付人口在西医医院门急诊检验费占比 24.7%,中医医院 17.1%;非医保支付人口在西医医院门急诊检验费占比 35.5%,中医医院 21.3%。

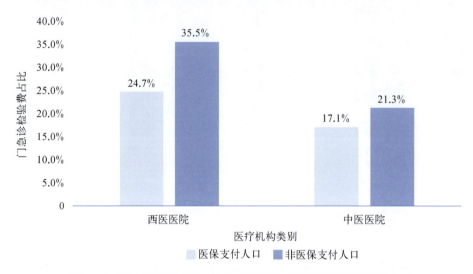

图 3–31　2023 年不同支付方式人口在不同类别医疗机构门急诊检验费占比

3. 不同性别人口差异

如图 3–32,2023 年,全市男性在不同类别医疗机构门急诊检验费占比均低于女性。男性在西医医院门急诊检验费占比 24.9%,中医医院 16.7%;女性在西医医院门急诊检验费占比 28.2%,中医医院 17.7%。

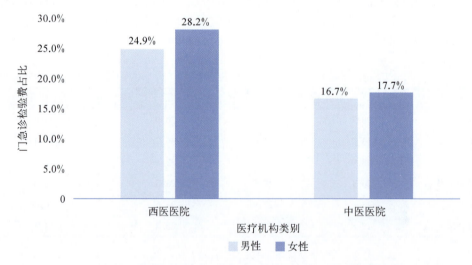

图 3–32　2023 年不同性别人口在不同类别医疗机构门急诊检验费占比

4. 不同年龄组人口差异

如表 3–253,2023 年,全市儿童在西医医院门急诊检验费占比 31.9%,中医医院 22.8%;

青年在西医医院门急诊检验费占比 36.5%,中医医院 22.3%;中年在西医医院门急诊检验费占比 30.2%,中医医院 17.3%;年轻老年人在西医医院门急诊检验费占比 22.0%,中医医院 14.1%;老年人在西医医院门急诊检验费占比 16.6%,中医医院 13.1%;长寿老年人在西医医院门急诊检验费占比 15.2%,中医医院 17.3%。

表 3-253　2023 年不同年龄组人口在不同类别医疗机构门急诊检验费占比　　　（单位:%）

年龄组	西医医院	中医医院
儿童	31.9	22.8
青年	36.5	22.3
中年	30.2	17.3
年轻老年人	22.0	14.1
老年人	16.6	13.1
长寿老年人	15.2	17.3

第五节　门急诊处方 360°视图

一、门急诊次均处方数

（一）不同支付方式人口门急诊次均处方数

2023 年,全市医保支付人口门急诊次均处方数为 2.4 张,非医保支付人口 3.0 张。

（二）不同性别人口门急诊次均处方数

2023 年,全市男性门急诊次均处方数为 2.4 张,女性 2.5 张。

（三）不同年龄组人口门急诊次均处方数

2023 年,全市儿童门急诊次均处方数为 2.8 张,青年 2.9 张,中年 2.6 张,年轻老年人 2.2 张,老年人 2.1 张,长寿老年人 2.2 张。

（四）就诊人口在不同级别医疗机构门急诊次均处方数

1. 总体概述

2023 年,全市就诊人口在市级三级医院门急诊次均处方数为 2.6 张,区属三级医院 3.2 张,区属二级医院 3.2 张,社区卫生服务中心(站)1.7 张。

2. 不同支付方式人口差异

如表 3-254,2023 年,全市医保支付人口在市级三级医院门急诊次均处方数为 2.6 张,区属三级医院 3.1 张,区属二级医院 3.2 张,社区卫生服务中心(站)1.6 张;非医保支付人口在市级三级医院门急诊次均处方数为 2.9 张,区属三级医院 3.5 张,区属二级医院 3.5 张,社区卫生服务中心(站)1.9 张。

表 3 - 254　2023 年不同支付方式人口在不同级别医疗机构门急诊次均处方数　　（单位：张）

支 付 方 式	市级三级医院	区属三级医院	区属二级医院	社区卫生服务中心(站)
医保支付	2.6	3.1	3.2	1.6
非医保支付	2.9	3.5	3.5	1.9

3. 不同性别人口差异

如表 3 - 255,2023 年,全市男性在市级三级医院门急诊次均处方数为 2.6 张,区属三级医院 3.2 张,区属二级医院 3.1 张,社区卫生服务中心(站)1.6 张;女性在市级三级医院门急诊次均处方数为 2.6 张,区属三级医院 3.2 张,区属二级医院 3.3 张,社区卫生服务中心(站)1.7 张。

表 3 - 255　2023 年不同性别人口在不同级别医疗机构门急诊次均处方数　　（单位：张）

性 别	市级三级医院	区属三级医院	区属二级医院	社区卫生服务中心(站)
男性	2.6	3.2	3.1	1.6
女性	2.6	3.2	3.3	1.7

4. 不同年龄组人口差异

如表 3 - 256,2023 年,全市儿童在市级三级医院门急诊次均处方数为 2.1 张,区属三级医院 3.5 张,区属二级医院 3.3 张,社区卫生服务中心(站)1.9 张;青年在市级三级医院门急诊次均处方数为 2.6 张,区属三级医院 3.3 张,区属二级医院 3.5 张,社区卫生服务中心(站)1.9 张;中年在市级三级医院门急诊次均处方数为 2.7 张,区属三级医院 3.2 张,区属二级医院 3.2 张,社区卫生服务中心(站)1.7 张;年轻老年人在市级三级医院门急诊次均处方数为 2.7 张,区属三级医院 3.0 张,区属二级医院 3.0 张,社区卫生服务中心(站)1.6 张;老年人在市级三级医院门急诊次均处方数为 2.8 张,区属三级医院 3.2 张,区属二级医院 2.9 张,社区卫生服务中心(站)1.6 张;长寿老年人在市级三级医院门急诊次均处方数为 3.2 张,区属三级医院 3.6 张,区属二级医院 3.3 张,社区卫生服务中心(站)1.5 张。

表 3 - 256　2023 年不同年龄组人口在不同级别医疗机构门急诊次均处方数　　（单位：张）

年 龄 组	市级三级医院	区属三级医院	区属二级医院	社区卫生服务中心(站)
儿童	2.1	3.5	3.3	1.9
青年	2.6	3.3	3.5	1.9
中年	2.7	3.2	3.2	1.7
年轻老年人	2.7	3.0	3.0	1.6
老年人	2.8	3.2	2.9	1.6
长寿老年人	3.2	3.6	3.3	1.5

（五）就诊人口在不同类别医疗机构门急诊次均处方数

1. 总体概述

2023 年,全市就诊人口在西医医院门急诊次均处方数为 2.4 张,中医医院 2.9 张。

2. 不同支付方式人口差异

如表3-257,2023年,全市医保支付人口在西医医院门急诊次均处方数为2.3张,中医医院2.9张;非医保支付人口在西医医院门急诊次均处方数为3.0张,中医医院为3.2张。

表3-257　2023年不同支付方式人口在不同类别医疗机构门急诊次均处方数　（单位：张）

支 付 方 式	西医医院	中医医院
医保支付	2.3	2.9
非医保支付	3.0	3.2

3. 不同性别人口差异

如表3-258,2023年,全市男性在西医医院门急诊次均处方数为2.4张,中医医院2.8张;女性在西医医院门急诊次均处方数为2.4张,中医医院3.0张。

表3-258　2023年不同性别人口在不同类别医疗机构门急诊次均处方数　（单位：张）

性　别	西医医院	中医医院
男性	2.4	2.8
女性	2.4	3.0

4. 不同年龄组人口差异

如表3-259,2023年,全市儿童在西医医院门急诊次均处方数为2.7张,中医医院3.0张;青年在西医医院门急诊次均处方数为2.9张,中医医院3.1张;中年在西医医院门急诊次均处方数为2.6张,中医医院3.0张;年轻老年人在西医医院门急诊次均处方数为2.2张,中医医院2.8张;老年人在西医医院门急诊次均处方数为2.1张,中医医院2.8张;长寿老年人在西医医院门急诊次均处方数为2.1张,中医医院2.8张。

表3-259　2023年不同年龄组人口在不同类别医疗机构门急诊次均处方数　（单位：张）

年 龄 组	西医医院	中医医院
儿童	2.7	3.0
青年	2.9	3.1
中年	2.6	3.0
年轻老年人	2.2	2.8
老年人	2.1	2.8
长寿老年人	2.1	2.8

二、门急诊单张处方明细项目数

（一）不同支付方式人口门急诊单张处方明细项目数

2023年,全市医保支付人口门急诊单张处方明细项目数为2.5项,非医保支付人口2.4项。

（二）不同性别人口门急诊单张处方明细项目数

2023 年,全市男性门急诊单张处方明细项目数为 2.4 项,女性 2.5 项。

（三）不同年龄组人口门急诊单张处方明细项目数

2023 年,全市儿童门急诊单张处方明细项目数为 2.1 项,青年 2.5 项,中年 2.6 项,年轻老年人 2.6 项,老年人 2.5 项,长寿老年人 2.5 项。

（四）就诊人口在不同级别医疗机构门急诊单张处方明细项目数

1. 总体概述

2023 年,全市就诊人口在市级三级医院门急诊单张处方明细项目数为 3.0 项,区属三级医院 2.0 项,区属二级医院 2.2 项,社区卫生服务中心(站)2.4 项。

2. 不同支付方式人口差异

如表 3-260,2023 年,全市医保支付人口在市级三级医院门急诊单张处方明细项目数为 3.1 项,区属三级医院 2.1 项,区属二级医院 2.3 项,社区卫生服务中心(站)2.4 项;非医保支付人口在市级三级医院门急诊单张处方明细项目数为 2.9 项,区属三级医院 1.9 项,区属二级医院 2.1 项,社区卫生服务中心(站)2.0 项。

表 3-260　2023 年不同支付方式人口在不同级别医疗机构门急诊单张处方明细项目数

(单位:项)

支付方式	市级三级医院	区属三级医院	区属二级医院	社区卫生服务中心(站)
医保支付	3.1	2.1	2.3	2.4
非医保支付	2.9	1.9	2.1	2.0

3. 不同性别人口差异

如表 3-261,2023 年,全市男性在市级三级医院门急诊单张处方明细项目数为 3.0 项,区属三级医院 2.0 项,区属二级医院 2.2 项,社区卫生服务中心(站)2.3 项;女性在市级三级医院门急诊单张处方明细项目数为 3.1 项,区属三级医院 2.0 项,区属二级医院 2.3 项,社区卫生服务中心(站)2.5 项。

表 3-261　2023 年不同性别人口在不同级别医疗机构门急诊单张处方明细项目数　(单位:项)

性别	市级三级医院	区属三级医院	区属二级医院	社区卫生服务中心(站)
男性	3.0	2.0	2.2	2.3
女性	3.1	2.0	2.3	2.5

4. 不同年龄组人口差异

如表 3-262,2023 年,全市儿童在市级三级医院门急诊单张处方明细项目数为 2.7 项,区属三级医院 1.8 项,区属二级医院 1.9 项,社区卫生服务中心(站)1.8 项;青年在市级三级医院门急诊单张处方明细项目数为 3.0 项,区属三级医院 1.9 项,区属二级医院 2.2 项,社区卫生服务中心(站)2.3项;中年在市级三级医院门急诊单张处方明细项目数为3.1项,区属三级医院2.0项,区属二级医院2.3项,社区卫生服务中心(站)2.4项;年轻老年人在市级三级医院门急诊单张处方明细项目数为3.2项,区属三级医院2.2项,区属二级医院2.3项,社区卫生服务中心(站)2.4项;老年人在市级三级医院门急诊单张处方明细项目数为3.1项,区属三级医院2.2项,区属二级医院2.4项,社区卫生服务中心(站)2.5项;长寿老年人在市级三级医院门急诊单张处方明细项目数为2.9项,区属三级医院2.4项,区属二级医院2.2项,社区卫生服务中心(站)2.4项。

表3-262　2023年不同年龄组人口在不同级别医疗机构门急诊单张处方明细项目数　(单位:项)

年 龄 组	市级三级医院	区属三级医院	区属二级医院	社区卫生服务中心(站)
儿童	2.7	1.8	1.9	1.8
青年	3.0	1.9	2.2	2.3
中年	3.1	2.0	2.3	2.4
年轻老年人	3.2	2.2	2.3	2.4
老年人	3.1	2.2	2.4	2.5
长寿老年人	2.9	2.4	2.2	2.4

(五)就诊人口在不同类别医疗机构门急诊单张处方明细项目数

1. 总体概述

2023年,全市就诊人口在西医医院门急诊单张处方明细项目数为2.3项,中医医院4.1项。

2. 不同支付方式人口差异

如表3-263,2023年,全市医保支付人口在西医医院门急诊单张处方明细项目数为2.3项,中医医院4.2项;非医保支付人口在西医医院门急诊单张处方明细项目数为2.2项,中医医院3.7项。

表3-263　2023年不同支付方式人口在不同类别医疗机构门急诊单张处方明细项目数

(单位:项)

支 付 方 式	西医医院	中医医院
医保支付	2.3	4.2
非医保支付	2.2	3.7

3. 不同性别人口差异

如表3-264,2023年,全市男性在西医医院门急诊单张处方明细项目数为2.3项,中医医院4.0项;女性在西医医院门急诊单张处方明细项目数为2.3项,中医医院4.2项。

表3-264　2023年不同性别人口在不同类别医疗机构门急诊单张处方明细项目数　(单位:项)

性 别	西医医院	中医医院
男性	2.3	4.0
女性	2.3	4.2

4. 不同年龄组人口差异

如表 3−265,2023 年,全市儿童在西医医院门急诊单张处方明细项目数为 2.0 项,中医医院 3.3 项;青年在西医医院门急诊单张处方明细项目数为 2.2 项,中医医院 3.9 项;中年在西医医院门急诊单张处方明细项目数为 2.3 项,中医医院 4.2 项;年轻老年人在西医医院门急诊单张处方明细项目数为 2.3 项,中医医院 4.6 项;老年人在西医医院门急诊单张处方明细项目数为 2.4 项,中医医院 4.2 项;长寿老年人在西医医院门急诊单张处方明细项目数为 2.4 项,中医医院 3.5 项。

表 3−265　2023 年不同年龄组人口在不同类别医疗机构门急诊单张处方明细项目数 （单位：项）

年龄组	西医医院	中医医院
儿童	2.0	3.3
青年	2.2	3.9
中年	2.3	4.2
年轻老年人	2.3	4.6
老年人	2.4	4.2
长寿老年人	2.4	3.5

三、门急诊药品类处方占比

（一）不同支付方式人口门急诊药品类处方占比

2023 年,全市医保支付人口门急诊药品类处方占比 48.0%,非医保支付人口 31.8%。

（二）不同性别人口门急诊药品类处方占比

2023 年,全市男性门急诊药品类处方占比 47.2%,女性 44.0%。

（三）不同年龄组人口门急诊药品类处方占比

2023 年,全市儿童门急诊药品类处方占比 38.5%,青年 33.1%,中年 41.4%,年轻老年人 52.2%,老年人 58.8%,长寿老年人 61.3%。

（四）就诊人口在不同级别医疗机构门急诊药品类处方占比

1. 总体概述

2023 年,全市就诊人口在市级三级医院门急诊药品类处方占比 41.9%,区属三级医院 35.3%,区属二级医院 36.3%,社区卫生服务中心(站)65.2%。

2. 不同支付方式人口差异

如图 3−33,2023 年,全市医保支付人口在不同级别医疗机构门急诊药品类处方占比均高于非医保支付人口。医保支付人口在市级三级医院门急诊药品类处方占比 44.4%,区属三级医院 37.4%,区属二级医院 38.5%,社区卫生服务中心(站)66.9%;非医保支付人口在市级三级医院门急诊药品类处方占比 34.9%,区属三级医院 28.4%,区属二级医院 26.8%,社区卫生服务中心(站)40.0%。

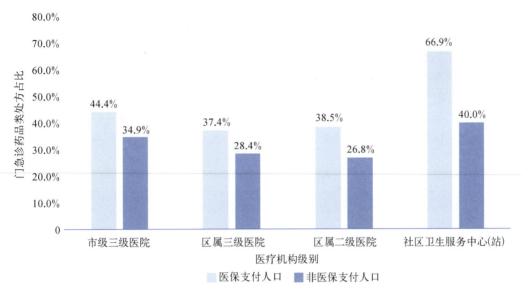

图 3-33　2023 年不同支付方式人口在不同级别医疗机构门急诊药品类处方占比

3. 不同性别人口差异

如图 3-34,2023 年,全市男性在市级三级医院门急诊药品类处方占比 45.5%,区属三级医院 36.8%,区属二级医院 37.5%,社区卫生服务中心(站)67.8%;女性在市级三级医院门急诊药品类处方占比 40.8%,区属三级医院 34.3%,区属二级医院 35.6%,社区卫生服务中心(站)63.6%。

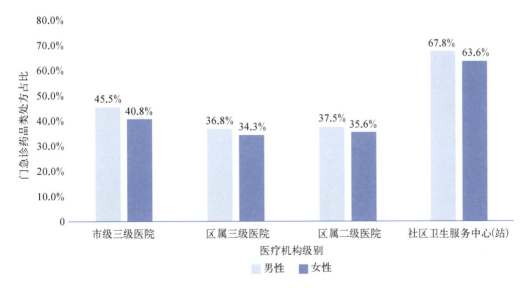

图 3-34　2023 年不同性别人口在不同级别医疗机构门急诊药品类处方占比

4. 不同年龄组人口差异

如表 3-266,2023 年,全市儿童在市级三级医院门急诊药品类处方占比 52.7%,区属三级医院 35.0%,区属二级医院 31.0%,社区卫生服务中心(站)30.6%;青年在市级三级医院门急诊药品类处方占比 36.6%,区属三级医院 30.3%,区属二级医院 28.3%,社区卫生服务中心(站)44.1%;中年在市级三级医院门急诊药品类处方占比 40.6%,区属三级医院 34.5%,区属二级医院 37.5%,社区卫生服务中心(站)57.3%;年轻老年人在市级三级医院门急诊药品类处方占比 46.4%,区属三级医院 40.4%,区属二级医院 42.1%,社区卫生服务中心(站)66.7%;老年人在市级三级医院门急诊药品类处方占比 50.7%,区属三级医院 41.8%,区属二级医院 45.9%,社区卫生服务中心(站)73.4%;长寿老年人在市级三级医院门急诊药品类处方占比 55.3%,区属三级医院 41.6%,区属二级医院 42.8%,社区卫生服务中心(站)80.8%。

表 3-266 2023 年不同年龄组人口在不同级别医疗机构门急诊药品类处方占比 (单位:%)

年 龄 组	市级三级医院	区属三级医院	区属二级医院	社区卫生服务中心(站)
儿童	52.7	35.0	31.0	30.6
青年	36.6	30.3	28.3	44.1
中年	40.6	34.5	37.5	57.3
年轻老年人	46.4	40.4	42.1	66.7
老年人	50.7	41.8	45.9	73.4
长寿老年人	55.3	41.6	42.8	80.8

(五)就诊人口在不同类别医疗机构门急诊药品类处方占比

1. 总体概述

2023 年,全市就诊人口在西医医院门急诊药品类处方占比 44.7%,中医医院 46.5%。

2. 不同支付方式人口差异

如图 3-35,2023 年,全市医保支付人口在不同类别医疗机构门急诊药品类处方占比均高于非医保支付人口。医保支付人口在门急诊西医医院药品类处方占比 48.0%,中医医院 47.6%;非医保支付人口在西医医院门急诊药品类处方占比 30.9%,中医医院 40.5%。

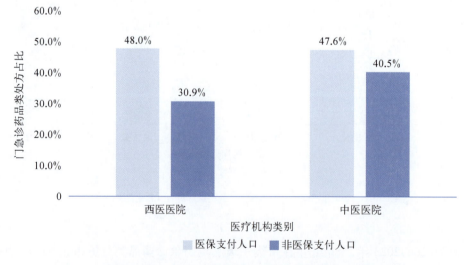

图 3-35 2023 年不同支付方式人口在不同类别医疗机构门急诊药品类处方占比

3. 不同性别人口差异

如图 3-36,2023 年,全市男性在西医医院门急诊药品类处方占比 47.1%,中医医院 48.1%;女性在西医医院门急诊药品类处方占比 43.7%,中医医院 45.8%。

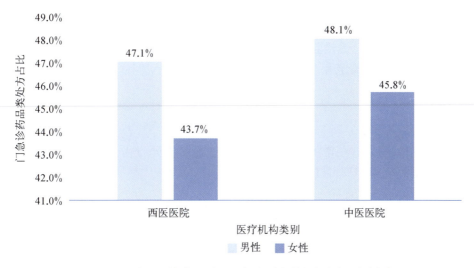

图 3-36 2023 年不同性别人口在不同类别医疗机构门急诊药品类处方占比

4. 不同年龄组人口差异

如表 3-267,2023 年,全市儿童在西医医院门急诊药品类处方占比 38.2%,中医医院 40.9%;青年在西医医院门急诊药品类处方占比 31.7%,中医医院 41.1%;中年在西医医院门急诊药品类处方占比 40.5%,中医医院 46.9%;年轻老年人在西医医院门急诊药品类处方占比 52.3%,中医医院 51.9%;老年人在西医医院门急诊药品类处方占比 59.2%,中医医院 54.1%;长寿老年人在西医医院门急诊药品类处方占比 61.7%,中医医院 55.6%。

表 3-267 2023 年不同年龄组人口在不同类别医疗机构门急诊药品类处方占比 （单位：%）

年　龄　组	西医医院	中医医院
儿童	38.2	40.9
青年	31.7	41.1
中年	40.5	46.9
年轻老年人	52.3	51.9
老年人	59.2	54.1
长寿老年人	61.7	55.6

四、门急诊检验类处方占比

（一）不同支付方式人口门急诊检验类处方占比

2023 年,全市医保支付人口门急诊检验类处方占比 31.6%,非医保支付人口 45.5%。

（二）不同性别人口门急诊检验类处方占比

2023 年，全市男性门急诊检验类处方占比 32.8%，女性 34.8%。

（三）不同年龄组人口门急诊检验类处方占比

2023 年，全市儿童门急诊检验类处方占比 37.8%，青年 42.3%，中年 37.4%，年轻老年人 29.2%，老年人 24.3%，长寿老年人 22.1%。

（四）就诊人口在不同级别医疗机构门急诊检验类处方占比

1. 总体概述

2023 年，全市就诊人口在市级三级医院门急诊检验类处方占比 44.5%，区属三级医院 30.1%，区属二级医院 41.1%，社区卫生服务中心（站）17.3%。

2. 不同支付方式人口差异

如图 3-37，2023 年，全市医保支付人口在不同级别医疗机构门急诊检验类处方占比均高于非医保支付人口。医保支付人口在市级三级医院门急诊检验类处方占比 41.5%，区属三级医院 29.4%，区属二级医院 39.0%，社区卫生服务中心（站）16.4%；非医保支付人口在市级三级医院门急诊检验类处方占比 52.9%，区属三级医院 32.3%，区属二级医院 49.9%，社区卫生服务中心（站）30.1%。

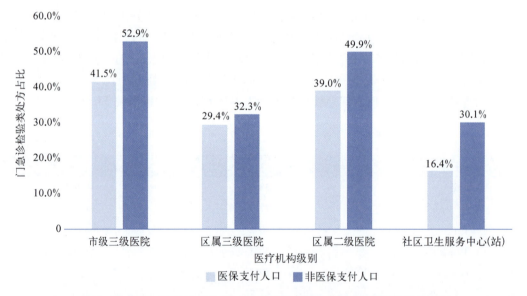

图 3-37 2023 年不同支付方式人口在不同级别医疗机构门急诊检验类处方占比

3. 不同性别人口差异

如图 3-38，2023 年，全市男性在市级三级医院门急诊检验类处方占比 42.1%，区属三级医院 28.9%，区属二级医院 41.6%，社区卫生服务中心（站）16.1%；女性在市级三级医院门急诊检验类处方占比 45.8%，区属三级医院 31.0%，区属二级医院 40.7%，社区卫生服务中心（站）18.0%。

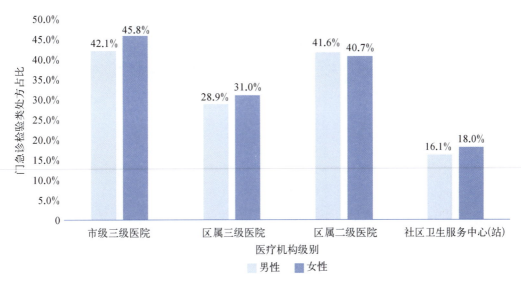

图 3-38　2023 年不同性别人口在不同级别医疗机构门急诊检验类处方占比

4. 不同年龄组人口差异

如表 3-268,2023 年,全市儿童在市级三级医院门急诊检验类处方占比 38.3%,区属三级医院 28.5%,区属二级医院 46.6%,社区卫生服务中心(站)32.5%;青年在市级三级医院门急诊检验类处方占比 49.9%,区属三级医院 32.2%,区属二级医院 44.7%,社区卫生服务中心(站)26.6%;中年在市级三级医院门急诊检验类处方占比 46.4%,区属三级医院 31.0%,区属二级医院 41.6%,社区卫生服务中心(站)20.8%;年轻老年人在市级三级医院门急诊检验类处方占比 40.5%,区属三级医院 28.3%,区属二级医院 37.4%,社区卫生服务中心(站)17.0%;老年人在市级三级医院门急诊检验类处方占比 36.3%,区属三级医院 27.1%,区属二级医院 35.2%,社区卫生服务中心(站)13.2%;长寿老年人在市级三级医院门急诊检验类处方占比 30.8%,区属三级医院 24.7%,区属二级医院 37.3%,社区卫生服务中心(站)9.4%。

表 3-268　2023 年不同年龄组人口在不同级别医疗机构门急诊检验类处方占比　　　(单位: %)

年 龄 组	市级三级医院	区属三级医院	区属二级医院	社区卫生服务中心(站)
儿童	38.3	28.5	46.6	32.5
青年	49.9	32.2	44.7	26.6
中年	46.4	31.0	41.6	20.8
年轻老年人	40.5	28.3	37.4	17.0
老年人	36.3	27.1	35.2	13.2
长寿老年人	30.8	24.7	37.3	9.4

(五)就诊人口在不同类别医疗机构门急诊检验类处方占比

1. 总体概述

2023 年,全市就诊人口在西医医院门急诊检验类处方占比 34.8%,中医医院 30.1%。

2. 不同支付方式人口差异

如图 3－39,2023 年,全市医保支付人口在不同类别医疗机构门急诊检验类处方占比均高于非医保支付人口。医保支付人口在门急诊西医医院检验类处方占比 32.0%,中医医院 29.0%;非医保支付人口在西医医院门急诊检验类处方占比 46.5%,中医医院 36.0%。

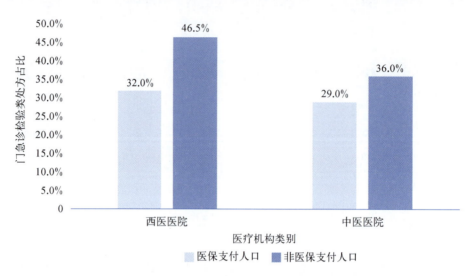

图 3－39　2023 年不同支付方式人口在不同类别医疗机构门急诊检验类处方占比

3. 不同性别人口差异

如图 3－40,2023 年,全市男性在西医医院门急诊检验类处方占比 33.3%,中医医院 28.8%;女性在西医医院门急诊检验类处方占比 35.3%,中医医院 30.9%。

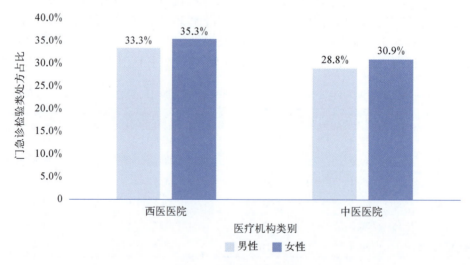

图 3－40　2023 年不同性别人口在不同类别医疗机构门急诊检验类处方占比

4. 不同年龄组人口差异

如表 3－269,2023 年,全市儿童在西医医院门急诊检验类处方占比 38.7%,中医医院 31.5%;青年在西医医院门急诊检验类处方占比 44.0%,中医医院 32.4%;中年在西医医院门急诊检验类处方占比 38.5%,中医医院 30.6%;年轻老年人在西医医院门急诊检验类处方占比 29.3%,中医医院 27.9%;老年人在西医医院门急诊检验类处方占比 24.1%,中医医院 26.3%;长寿老年人在西医医院门急诊检验类处方占比 21.7%,中医医院 26.7%。

表 3 – 269　2023 年不同年龄组人口在不同类别医疗机构门急诊检验类处方占比　　（单位: %）

年　龄　组	西 医 医 院	中 医 医 院
儿童	38.7	31.5
青年	44.0	32.4
中年	38.5	30.6
年轻老年人	29.3	27.9
老年人	24.1	26.3
长寿老年人	21.7	26.7

第四章　住院服务多维分析

第一节　总体概述

一、出院人数

如表 3–270,2023 年,全市医疗机构出院人数 564.22 万人,同比上升 47.25%。

出院总人数中,医院 543.04 万人(占 96.24%),社区卫生服务中心 5.20 万人(占 0.92%),妇幼保健机构 5.38 万人(占 0.95%),专科疾病防治机构 0.002 1 万人,其他卫生机构 10.60 万人。

医院中,公立医院出院人数为 503.83 万人,占总出院人数的 89.30%,同比上升 46.45%。三级医院出院 413.20 万人,同比上升 44.99%;其中市属三级出院 317.54 万人,同比上升 45.70%,区属三级出院 95.66 万人,同比上升 42.66%。二级医院出院 89.98 万人,同比上升 55.25%。

民营医院出院人数为 39.21 万人,占出院总人数的 6.95%,同比上升 53.82%。其中二级医院出院 0.90 万人,同比上升 68.04%。

表 3–270　2022~2023 年上海市出院人数情况

机 构 类 别	2023 年(万人)	构成比(%)	2022 年(万人)	构成比(%)	同比(±%)
总计	564.22	100.00	383.18	100.00	47.25
按类别分					
医院	543.04	96.24	369.51	96.43	46.96
公立医院	503.83	89.30	344.02	89.78	46.45
三级医院	413.20	73.23	284.99	74.37	44.99
市属三级	317.54	56.28	217.93	56.87	45.70
区属三级	95.66	16.96	67.06	17.50	42.66
二级医院	89.98	15.95	57.96	15.13	55.25
一级医院	0.43	0.08	0.50	0.13	−12.65
未评级医院	0.22	0.04	0.57	0.15	−63.33
民营医院	39.21	6.95	25.49	6.65	53.82
二级医院	0.90	0.16	0.54	0.14	68.04
一级医院	0.01	0.00	—	—	—
未评级医院	38.30	6.79	24.95	6.51	53.49

机 构 类 别	2023 年(万人)	构成比(%)	2022 年(万人)	构成比(%)	同比(±%)
社区卫生服务中心	5.20	0.92	2.67	0.70	95.14
妇幼保健机构	5.38	0.95	5.11	1.33	5.38
专科疾病防治机构	0.002 1	0.000 4	0.001	0.000 3	75.00
其他	10.60	1.88	5.89	1.54	79.93
按性质分					
公立医疗机构	514.37	91.16	351.74	91.79	46.24
民营医疗机构	39.26	6.96	25.55	6.67	53.64

二、手术人数

如表 3-271,2023 年,全市医疗机构手术人数①为 214.56 万人,同比上升 49.19%。

医院中,公立医院手术人数为 191.02 万人,占全市手术人数的 89.03%,同比上升 51.09%。三级医院 167.11 万人,同比上升 50.70%;其中市属三级 137.70 万人,同比上升 58.26%;区属三级 29.41 万人,同比上升 23.15%。二级医院 23.91 万人,同比上升 53.96%。

民营医院手术人数 19.63 万人,占全市手术人数的 9.15%,同比上升 46.90%。其中二级 医院手术人数 0.22 万人,同比下降 28.27%。

表 3-271　2022~2023 年上海市手术人数

机 构 类 别	2023 年(万人)	构成比(%)	2022 年(万人)	构成比(%)	同比(±%)
总计	214.56	100.00	143.81	100.00	49.19
按类别分					
医院	210.65	98.18	139.79	97.21	50.69
公立医院	191.02	89.03	126.43	87.91	51.09
三级医院	167.11	77.89	110.89	77.11	50.70
市属三级	137.70	64.18	87.01	60.50	58.26
区属三级	29.41	13.71	23.88	16.61	23.15
二级医院	23.91	11.15	15.53	10.80	53.96
未评级医院	0.00	0.00	0.01	0.01	-100.00
民营医院	19.63	9.15	13.36	9.29	46.90
二级医院	0.22	0.10	0.31	0.22	-28.27
未评级医院	19.41	9.04	13.05	9.07	48.69
妇幼保健机构	3.91	1.82	4.02	2.79	-2.79
按性质分					
公立医疗机构	194.89	90.83	130.40	90.67	49.46
民营医疗机构	19.67	9.17	13.41	9.33	46.61

---

① 手术人数的统计口径:同一次住院就诊期间患者有同一疾病或不同疾病施行多次手术病人,按 1 人统计。统计单位以人数计算,总数为手术和介入治疗人数累加求和。

三、各区出院人数情况

如表 3-272~表 3-275,2023 年,全市 16 个区的出院人数与上年同期相比均上升。

表 3-272　2022~2023 年上海市各区医疗机构出院人数

行 政 区 划	2023 年(万人)	2022 年(万人)	同比(±%)
黄浦区	88.92	64.26	38.38
徐汇区	100.92	65.59	53.86
长宁区	21.43	14.77	45.08
静安区	72.18	47.93	50.60
普陀区	27.15	18.20	49.14
虹口区	36.43	23.12	57.56
杨浦区	50.09	34.32	45.95
闵行区	22.07	14.42	53.02
宝山区	16.99	12.13	40.00
嘉定区	20.48	13.11	56.22
浦东新区	56.21	37.42	50.21
金山区	13.38	10.94	22.29
松江区	10.45	6.93	50.86
青浦区	9.31	6.70	38.88
奉贤区	10.11	7.10	42.43
崇明区	8.12	6.24	30.19

表 3-273　2022~2023 年上海市按执业点分布各区医疗机构出院人数

行 政 区 划	2023 年(万人)	2022 年(万人)	同比(±%)
黄浦区	46.58	32.45	43.54
徐汇区	82.77	55.79	48.35
长宁区	23.11	16.21	42.62
静安区	58.03	37.08	56.48
普陀区	25.44	17.05	49.17
虹口区	30.74	20.58	49.32
杨浦区	58.46	38.32	52.54
闵行区	35.08	22.91	53.12
宝山区	26.83	18.36	46.14
嘉定区	22.13	14.82	49.34
浦东新区	96.10	67.36	42.67
金山区	12.75	10.36	23.04

行 政 区 划	2023 年(万人)	2022 年(万人)	同比(±%)
松江区	16.79	11.61	44.55
青浦区	9.31	6.70	38.88
奉贤区	12.00	7.33	63.76
崇明区	8.12	6.24	30.19

注：市属三级医院总院及其分支机构医疗业务量按各执业地点分别报送。

表 3–274　2022~2023 年上海市各区属医疗机构出院人数

行 政 区 划	出 院 人 数			其中,区属医院出院人数		
	2023 年(万人)	2022 年(万人)	同比(±%)	2023 年(万人)	2022 年(万人)	同比(±%)
黄浦区	5.63	3.42	64.53	5.50	3.34	64.74
徐汇区	9.04	5.29	71.05	8.81	5.09	73.17
长宁区	11.86	9.02	31.41	10.16	7.49	35.68
静安区	8.85	6.39	38.52	8.64	6.25	38.22
普陀区	10.88	7.24	50.39	9.92	6.47	53.35
虹口区	7.56	5.00	51.08	7.54	4.99	51.15
杨浦区	10.11	6.52	54.95	9.90	6.43	53.93
闵行区	12.13	8.20	48.01	11.64	7.71	51.09
宝山区	13.83	9.41	47.00	13.63	9.31	46.38
嘉定区	10.65	7.41	43.72	9.05	6.06	49.31
浦东新区	39.32	26.15	50.35	37.71	25.02	50.70
金山区	9.38	7.20	30.19	8.76	6.98	25.56
松江区	9.53	6.26	52.39	7.80	4.87	60.20
青浦区	6.45	5.11	26.26	6.40	5.07	26.19
奉贤区	9.51	6.63	43.42	9.16	6.54	40.12
崇明区	7.75	5.97	29.65	7.31	5.89	24.02

表 3–275　2022~2023 年上海市各区社区卫生服务中心出院人数

行 政 区 划	2023 年(万人)	2022 年(万人)	同比(±%)
黄浦区	0.13	0.08	56.24
徐汇区	0.24	0.20	17.35
长宁区	0.35	0.25	39.98
静安区	0.21	0.14	52.21
普陀区	0.25	0.16	53.24
虹口区	0.02	0.01	29.45
杨浦区	0.21	0.09	126.87

续　表

行 政 区 划	2023 年(万人)	2022 年(万人)	同比(±%)
闵行区	0.25	0.22	15.77
宝山区	0.20	0.10	107.68
嘉定区	0.15	0.07	124.62
浦东新区	1.04	0.51	102.47
金山区	0.62	0.23	173.13
松江区	0.72	0.40	78.77
青浦区	0.05	0.04	34.84
奉贤区	0.35	0.09	282.91
崇明区	0.43	0.08	450.70

四、病床使用情况

(一) 病床使用总体情况

1. 病床使用率

如表 3-276,2023 年,全市医疗机构病床使用率为 88.74%,比上年增加 11.70 个百分点。

医院中,公立医院病床使用率 95.82%,比上年增加 17.16 个百分点。三级医院病床使用率 98.82%,比上年增加 19.60 个百分点;其中市属三级病床使用率 98.40%,比上年增加 18.82 个百分点;区属三级病床使用率 99.91%,比上年增加 21.60 个百分点。二级医院病床使用率 92.10%,比上年增加 14.46 个百分点。

民营医院病床使用率 78.85%,比上年增加 0.25 个百分点。其中二级医院病床使用率 78.53%,比上年减少 0.17 个百分点。

社区卫生服务中心病床使用率 74.26%,比上年增加 10.25 个百分点。

表 3-276　2022~2023 年上海市病床使用率　　　　　　(单位:%)

机 构 类 别	2023 年	2022 年	同比±
总计	88.74	77.04	11.70
按类别分			
医院	90.48	78.64	11.84
公立医院	95.82	78.66	17.16
三级医院	98.82	79.22	19.60
市属三级	98.40	79.58	18.82
区属三级	99.91	78.31	21.60
二级医院	92.10	77.64	14.46
一级医院	71.45	72.14	-0.69
未评级医院	89.33	88.92	0.41

续 表

机 构 类 别	2023 年	2022 年	同比±
民营医院	78.85	78.60	0.25
二级医院	78.53	78.70	-0.17
一级医院	51.63	—	—
未评级医院	78.88	78.60	0.28
社区卫生服务中心	74.26	64.01	10.25
按性质分			
公立医疗机构	93.02	76.75	16.27
民营医疗机构	78.85	78.63	0.22

2. 出院者平均住院日

如表 3-277,2023 年,全市医疗机构出院者平均住院日为 11.55 天,比上年减少 6.21 天。

医院中,公立医院出院者平均住院日为 9.65 天,比上年减少 3.53 天。三级医院出院者平均住院日为 6.13 天,比上年减少 0.72 天;其中市属三级医院平均住院日为 5.79 天,比上年减少 0.76 天;区属三级医院出院者平均住院日为 7.25 天,比上年减少 0.55 天。二级医院出院者平均住院日 24.82 天,比上年减少 16.95 天。

民营医院出院者平均住院日为 31.09 天,比上年减少 33.60 天。其中二级医院出院者平均住院日为 8.94 天,比上年减少 4.97 天。

社区卫生服务中心出院者平均住院日为 76.58 天,比上年减少 144.46 天。

表 3-277 2022~2023 年上海市出院者平均住院日　　（单位:天）

机 构 类 别	2023 年	2022 年	同比±
总计	11.55	17.76	-6.21
按类别分			
医院	11.19	16.73	-5.54
公立医院	9.65	13.18	-3.53
三级医院	6.13	6.85	-0.72
市属三级	5.79	6.55	-0.76
区属三级	7.25	7.80	-0.55
二级医院	24.82	41.77	-16.95
一级医院	131.47	190.52	-59.05
未评级医院	174.23	115.52	58.71
民营医院	31.09	64.69	-33.60
二级医院	8.94	13.91	-4.97
一级医院	63.57	—	—
未评级医院	31.60	65.78	-34.18
社区卫生服务中心	76.58	221.04	-144.46

续　表

机　构　类　别	2023 年	2022 年	同比±
按性质分			
公立医疗机构	10.27	14.63	-4.36
民营医疗机构	31.14	64.55	-33.41

（二）二、三级医院病床使用情况

如表 3－278~表 3－280,2023 年,三级综合医院中,病床使用率最高为 116.55%,最低为 77.96%。出院者平均住院日最高为 10.25 天,最低 5.01 天。

三级中医(中西医)医院中,病床使用率最高为 117.83%,最低为 97.33%。出院者平均住院日最高为 8.82 天,最低为 5.14 天。

表 3－278　2023 年上海市三级综合医院病床使用情况

顺位	机　构　名　称	病床使用率(%)	出院者平均住院日(天)
1	上海市第一人民医院	116.55	5.43
2	上海市第十人民医院	115.22	5.22
3	上海市同济医院	111.98	6.49
4	上海市闵行区中心医院	110.33	6.27
5	上海市第六人民医院	110.12	5.97
6	上海市浦东新区公利医院	109.45	7.72
7	上海市徐汇区中心医院	105.75	7.71
8	上海市普陀区中心医院	104.03	7.70
9	上海交通大学医学院附属仁济医院	102.93	5.25
10	上海健康医学院附属崇明医院	102.60	8.11
11	上海市东方医院	101.91	6.32
12	上海交通大学医学院附属第九人民医院	101.49	5.01
13	上海市松江区中心医院	100.85	6.36
14	海军军医大学第一附属医院	99.99	5.98
15	上海交通大学医学院附属瑞金医院	98.95	7.04
16	上海市浦东医院	98.79	7.66
17	复旦大学附属中山医院	97.83	5.10
18	上海市杨浦区中心医院	97.61	8.91
19	复旦大学附属金山医院	97.26	6.68
20	上海市同仁医院	96.46	6.67
21	上海市奉贤区中心医院	96.17	6.99
22	上海市浦东新区人民医院	95.10	7.87
23	复旦大学附属中山医院青浦分院	94.80	7.23

顺位	机　构　名　称	病床使用率（%）	出院者平均住院日（天）
24	上海市第五人民医院	94.64	7.57
25	上海市浦东新区周浦医院	93.64	7.11
26	海军军医大学第二附属医院	93.34	5.69
27	华东医院	92.85	10.25
28	复旦大学附属华山医院	91.31	6.12
29	上海市静安区中心医院	85.89	9.14
30	上海交通大学医学院附属新华医院	84.96	5.73
31	上海市老年医学中心	77.96	6.36

表 3-279　2023 年上海市三级中医（中西医）医院病床使用情况

顺位	机　构　名　称	病床使用率（%）	出院者平均住院日（天）
1	上海中医药大学附属龙华医院	117.83	6.94
2	上海中医药大学附属岳阳中西医结合医院	115.07	6.69
3	上海市第七人民医院	111.11	8.77
4	上海市中医医院	108.43	5.90
5	上海市中西医结合医院	104.28	8.82
6	上海中医药大学附属曙光医院	103.15	5.14
7	上海市宝山区中西医结合医院	99.43	5.99
8	上海市光华中西医结合医院	97.33	5.91

表 3-280　2023 年上海市三级专科医院病床使用情况

顺位	机　构　名　称	病床使用率（%）	出院者平均住院日（天）
1	上海市养志康复医院	117.13	30.31
2	上海市精神卫生中心	114.75	101.13
3	上海交通大学医学院附属上海儿童医学中心	107.23	5.71
4	复旦大学附属儿科医院	107.09	6.16
5	上海市肺科医院	99.70	3.63
6	上海市第一妇婴保健院	93.73	4.22
7	复旦大学附属妇产科医院	89.99	3.32
8	上海市皮肤病医院	88.64	13.95
9	复旦大学附属肿瘤医院	87.55	4.28
10	上海市儿童医院	85.91	4.40
11	中国福利会国际和平妇幼保健院	82.76	3.59
12	上海市胸科医院	82.50	3.06
13	复旦大学附属眼耳鼻喉科医院	78.84	2.77

顺位	机　构　名　称	病床使用率(%)	出院者平均住院日(天)
14	海军军医大学第三附属医院	75.06	7.60
15	上海市公共卫生临床中心	67.28	7.99
16	上海市眼病防治中心	46.34	1.00
17	上海市口腔医院	35.46	2.53
18	同济大学附属口腔医院	30.41	3.50

如表 3－281、表 3－282,2023 年,二级综合医院中,病床使用率最高为 121.16%,最低为36.22%。出院者平均住院日中最高为 56.84 天,最低为 5.56 天。

二级中医(中西医)医院中,病床使用率最高为 104.28%,最低为 72.95%。出院者平均住院日中最高为 40.80 天,最低为 6.89 天。

表 3－281　2023 年上海市二级综合医院病床使用情况

顺位	机　构　名　称	病床使用率(%)	出院者平均住院日(天)
1	上海沪东医院	121.16	12.26
2	上海市第八人民医院	115.99	8.92
3	上海市宝山区罗店医院	115.86	8.29
4	上海市徐汇区大华医院	115.77	9.64
5	上海市嘉定区中心医院	111.90	8.17
6	上海市奉贤区奉城医院	104.30	6.03
7	上海电力医院	103.56	9.06
8	上海市浦东新区浦南医院	102.40	7.29
9	上海市静安区闸北中心医院	100.79	8.69
10	上海市嘉定区安亭医院	99.37	8.16
11	上海市浦东新区老年医院	97.51	56.84
12	上海市杨浦区市东医院	96.89	8.30
13	上海市嘉定区南翔医院	96.84	8.62
14	上海市第四人民医院	96.64	7.18
15	上海市松江区泗泾医院	96.59	7.23
16	上海航道医院	94.59	38.09
17	上海市普陀区利群医院	93.77	9.58
18	上海市宝山区仁和医院	93.35	8.73
19	上海长航医院	93.14	8.04
20	上海交通大学医学院附属瑞金医院卢湾分院	93.10	6.86
21	上海市宝山区吴淞中心医院	92.29	7.63
22	上海市静安区北站医院	92.13	12.35
23	上海市宝山区大场医院	91.96	5.56

续 表

顺位	机 构 名 称	病床使用率（%）	出院者平均住院日（天）
24	上海市普陀区人民医院	90.76	10.01
25	上海交通大学医学院附属第九人民医院黄浦分院	90.26	8.80
26	上海市静安区市北医院	89.61	9.34
27	上海中冶医院	89.40	13.12
28	上海市第十人民医院崇明分院	87.93	8.49
29	上海市第六人民医院金山分院	87.44	8.71
30	上海市虹口区江湾医院	85.97	15.05
31	上海市杨浦区控江医院	85.57	9.87
32	上海市公惠医院	83.07	36.47
33	上海建工医院	82.74	9.91
34	上海市青浦区朱家角人民医院	82.13	10.30
35	上海市松江区九亭医院	80.54	7.38
36	民航上海医院	79.38	9.52
37	上海曲阳医院	78.53	8.94
38	中国人民解放军海军特色医学中心	75.29	8.87
39	上海市金山区亭林医院	74.31	5.86
40	上海邮电医院	71.25	15.61
41	上海市监狱总医院	69.11	56.80
42	上海四一一医院	68.97	8.22
43	上海市崇明区第三人民医院	67.96	9.09
44	中国人民解放军海军第九○五医院	65.61	10.77
45	上海市嘉定区江桥医院	60.16	6.49
46	中国人民武装警察部队上海市总队医院	37.53	13.39
47	上海交通大学医学院附属新华医院长兴分院	36.22	6.08

表 3－282 2023 年上海市二级中医（中西医）医院病床使用情况

顺位	机 构 名 称	病床使用率（%）	出院者平均住院日（天）
1	上海市长宁区天山中医医院	104.28	14.21
2	上海市杨浦区中医医院	95.05	10.57
3	上海市嘉定区中医医院	91.78	6.89
4	上海市松江区方塔中医医院	89.95	7.95
5	上海市闵行区中西医结合医院	83.71	9.69
6	上海市静安区中医医院	83.43	12.19
7	上海市浦东新区中医医院	82.81	14.12
8	上海市浦东新区光明中医医院	82.63	7.02

续　表

顺位	机 构 名 称	病床使用率(%)	出院者平均住院日(天)
9	上海市金山区中西医结合医院	82.08	9.24
10	上海市普陀区中医医院	81.99	18.75
11	上海市黄浦区香山中医医院	76.96	10.46
12	上海市奉贤区中医医院	75.89	8.82
13	上海市黄浦区中西医结合医院	75.67	40.80
14	上海市青浦区中医医院	72.95	10.28

五、住院费用

(一) 住院总费用

如表 3－283,2023 年,全市住院总费用为 1 377.82 亿元,较上年同期增长 42.83%。其中,医院 1 358.43 亿元,较上年同期增长 42.99%;社区卫生服务中心 12.12 亿元,较上年同期增长 39.17%。

表 3－283　2022~2023 年上海市住院总费用情况

机 构 类 别	2023 年(亿元)	2022 年(亿元)	同比(±%)
总计	1 377.82	964.65	42.83
按类别分			
医院	1 358.43	950.01	42.99
公立医院	1 192.63	831.54	43.43
三级医院	1 004.20	703.88	42.67
市属三级	807.74	559.34	44.41
区属三级	196.46	144.54	35.92
二级医院	182.52	121.23	50.55
一级医院	3.74	3.17	17.97
未评级医院	2.17	3.26	−33.28
民营医院	165.80	118.47	39.95
二级医院	1.86	1.30	42.92
一级医院	0.08	—	—
未评级医院	163.86	117.17	39.85
社区卫生服务中心	12.12	8.71	39.17
按性质分			
公立医疗机构	1 209.32	844.54	43.19
民营医疗机构	165.95	118.63	39.89

（二）出院病人费用情况

1. 全市出院病人费用情况

如表 3–284、表 3–285,2023 年,全市出院病人人均医药费用 24 071.42 元,较上年同期下降 8.61%。日均医药费用 2 084.28 元,较上年同期增长 40.50%。住院费用药占比 22.78%,较上年同期减少 0.16 个百分点。

医院中,公立医院出院病人人均医药费用 23 535.94 元,较上年同期下降 5.25%。三级医院出院病人人均医药费用 23 937.45 元,较上年同期下降 2.22%;其中市属三级出院病人人均医药费用 24 981.64 元,较上年同期下降 1.98%;区属三级出院病人人均医药费用 20 471.50 元,较上年同期下降 3.49%。二级医院出院病人人均医药费用 21 237.44 元,较上年同期下降 17.22%。

民营医院出院病人人均医药费用 39 208.30 元,较上年同期下降 26.51%。其中二级医院出院病人人均医药费用 20 916.86 元,较上年同期下降 13.48%。

社区卫生服务中心出院病人人均医药费用 22 177.38 元,较上年同期下降 52.62%。

表 3–284　2022~2023 年上海市出院病人费用情况

机构类别	出院病人人均费用			出院病人日均费用		
	2023 年（元）	2022 年（元）	同比（±%）	2023 年	2022 年	同比（±%）
总计	24 071.42	26 339.34	−8.61	2 084.28	1 483.46	40.50
按类别分						
医院	24 667.55	26 806.39	−7.98	2 203.66	1 602.20	37.54
公立医院	23 535.94	24 839.42	−5.25	2 440.02	1 884.97	29.45
三级医院	23 937.45	24 481.42	−2.22	3 905.80	3 575.90	9.23
市属三级	24 981.64	25 487.34	−1.98	4 314.52	3 890.12	10.91
区属三级	20 471.50	21 212.12	−3.49	2 822.70	2 718.44	3.84
二级医院	21 237.44	25 655.71	−17.22	855.60	614.23	39.30
一级医院	82 984.64	87 531.49	−5.19	631.20	459.43	37.39
未评级医院	94 873.30	65 640.43	44.53	544.52	568.21	−4.17
民营医院	39 208.30	53 353.43	−26.51	1 261.28	824.78	52.92
二级医院	20 916.86	24 176.15	−13.48	2 339.42	1 737.66	34.63
一级医院	53 154.69	—	—	836.19	—	—
未评级医院	39 635.40	53 980.03	−26.57	1 254.29	820.64	52.84
社区卫生服务中心	22 177.38	46 807.49	−52.62	289.59	211.76	36.75
按性质分						
公立医疗机构	23 364.18	24 766.59	−5.66	2 275.12	1 692.41	34.43
民营医疗机构	39 188.93	53 249.55	−26.41	1 258.38	824.96	52.54

表 3 – 285　2022~2023 年上海市出院病人药费情况

机 构 类 别	出院病人人均药费			药 占 比		
	2023 年（元）	2022 年（元）	同比（±%）	2023 年	2022 年	同比（±%）
总计	5 483.83	6 041.51	−9.23	22.78	22.94	−0.16
按类别分						
医院	5 623.29	6 154.25	−8.63	22.80	22.96	−0.16
公立医院	5 273.49	5 688.95	−7.30	22.41	22.90	−0.49
三级医院	5 223.71	5 651.24	−7.57	21.82	23.08	−1.26
市属三级	5 239.59	5 659.22	−7.41	20.97	22.20	−1.23
区属三级	5 171.01	5 625.34	−8.08	25.26	26.52	−1.26
二级医院	5 420.70	5 734.80	−5.48	25.52	22.35	3.17
一级医院	13 444.97	15 527.38	−13.41	16.20	17.74	−1.54
未评级医院	23 113.46	11 229.28	105.83	24.36	17.11	7.25
民营医院	10 118.05	12 434.12	−18.63	25.81	23.31	2.50
二级医院	9 680.00	8 361.06	15.77	46.28	34.58	11.70
一级医院	7 161.36	—	—	13.47	—	—
未评级医院	10 128.97	12 521.60	−19.11	25.56	23.20	2.36
社区卫生服务中心	6 656.43	13 277.45	−49.87	30.01	28.37	1.64
按性质分						
公立医疗机构	5 243.16	5 679.47	−7.68	22.44	22.93	−0.49
民营医疗机构	10 108.31	12 406.28	−18.52	25.79	23.30	2.49

2. 各区出院病人费用情况

2023 年，全市各区出院病人费用情况详见表 3 – 286~表 3 – 290。

表 3 – 286　2022~2023 年上海市各区出院病人费用情况

行政区划	出院病人人均费用			出院病人日均费用			2023 年药占比（%）
	2023 年（元）	2022 年（元）	同比（±%）	2023 年（元）	2022 年（元）	同比（±%）	
黄浦区	25 508.19	26 244.19	−2.80	4 133.34	2 807.05	47.25	22.23
徐汇区	26 239.74	28 102.14	−6.63	4 058.75	2 571.40	57.84	21.00
长宁区	22 450.53	21 641.18	3.74	1 568.30	1 627.02	−3.61	21.28
静安区	21 112.97	22 508.26	−6.20	1 915.60	1 610.13	18.97	21.97
普陀区	23 012.60	26 031.05	−11.60	2 256.87	1 488.84	51.59	24.39
虹口区	23 351.06	27 346.36	−14.61	2 693.26	1 566.61	71.92	23.44
杨浦区	26 385.57	27 797.21	−5.08	2 782.29	2 362.54	17.77	20.91
闵行区	28 412.96	32 891.70	−13.62	708.92	853.81	−16.97	24.08

行政区划	出院病人人均费用			出院病人日均费用			2023 年药占比(%)
	2023 年(元)	2022 年(元)	同比(±%)	2023 年(元)	2022 年(元)	同比(±%)	
宝山区	21 711.88	27 545.97	−21.18	1 230.59	774.20	58.95	26.54
嘉定区	25 220.26	25 286.28	−0.26	1 003.31	1 331.34	−24.64	26.44
浦东新区	23 445.90	27 951.41	−16.12	1 823.59	1 045.48	74.43	24.29
金山区	18 566.63	20 873.71	−11.05	1 517.14	746.58	103.21	27.04
松江区	17 239.31	23 244.60	−25.84	1 287.83	503.28	155.89	18.06
青浦区	30 513.75	34 286.09	−11.00	1 680.38	819.62	105.02	25.30
奉贤区	18 870.85	27 011.93	−30.14	1 244.56	708.39	75.69	28.19
崇明区	15 985.19	17 257.86	−7.37	1 330.42	1 340.02	−0.72	29.20

表 3–287 2022~2023 年上海市各区公立医院出院病人费用情况

行政区划	出院病人人均费用			出院病人日均费用			2023 年药占比(%)
	2023 年(元)	2022 年(元)	同比(±%)	2023 年(元)	2022 年(元)	同比(±%)	
黄浦区	25 383.74	26 071.34	−2.64	4 261.66	2 973.22	43.33	22.31
徐汇区	25 715.25	27 243.71	−5.61	4 260.34	2 780.19	53.24	20.94
长宁区	23 059.83	21 817.81	5.69	1 738.42	1 984.07	−12.38	23.76
静安区	24 537.74	24 504.13	0.14	1 952.40	1 729.61	12.88	21.61
普陀区	19 912.58	21 727.24	−8.35	2 611.63	1 675.75	55.85	22.22
虹口区	22 930.49	25 518.84	−10.14	3 149.19	2 245.42	40.25	22.33
杨浦区	25 679.41	26 460.15	−2.95	3 582.33	3 592.23	−0.28	20.99
闵行区	22 597.42	19 695.08	14.74	587.77	1 636.65	−64.09	22.08
宝山区	18 895.36	22 132.57	−14.63	1 996.09	1 151.50	73.35	28.48
嘉定区	22 721.36	23 191.00	−2.03	1 304.69	2 193.24	−40.53	26.12
浦东新区	22 306.64	26 366.20	−15.40	2 021.09	1 098.38	84.01	22.82
金山区	18 850.11	21 072.59	−10.55	1 919.65	796.15	141.12	27.66
松江区	17 229.29	21 562.25	−20.10	1 582.83	558.95	183.18	18.38
青浦区	17 406.00	20 889.82	−16.68	2 013.26	812.03	147.93	28.94
奉贤区	16 714.23	21 826.59	−23.42	1 621.09	985.79	64.45	27.42
崇明区	15 922.89	16 652.69	−4.38	1 851.25	1 888.83	−1.99	29.82

表 3–288 2022~2023 年上海市各区属医疗机构出院病人费用情况

行政区划	出院病人人均费用			出院病人人均费用			2023 年药占比(%)
	2023 年(元)	2022 年(元)	同比(±%)	2023 年(元)	2022 年(元)	同比(±%)	
黄浦区	23 545.64	39 060.32	−39.72	1 640.76	584.71	180.61	32.46
徐汇区	24 826.56	32 928.33	−24.60	2 258.03	667.97	238.04	36.14

行政区划	出院病人人均费用			出院病人人均费用			2023年药占比(%)
	2023年(元)	2022年(元)	同比(±%)	2023年(元)	2022年(元)	同比(±%)	
长宁区	23 068.48	20 035.86	15.14	1 495.38	1 844.17	−18.91	21.28
静安区	22 211.37	26 501.72	−16.19	1 564.91	585.72	167.18	24.77
普陀区	20 289.88	25 785.06	−21.31	1 559.86	880.60	77.14	23.63
虹口区	23 071.03	26 622.81	−13.34	2 437.88	1 156.41	110.81	25.93
杨浦区	22 994.13	23 083.00	−0.39	1 369.12	1 454.00	−5.84	24.43
闵行区	22 410.03	19 832.31	13.00	905.51	1 106.78	−18.19	23.92
宝山区	18 584.11	22 218.72	−16.36	1 943.08	1 062.05	82.96	28.60
嘉定区	19 941.33	16 286.02	22.44	633.37	999.52	−36.63	21.08
浦东新区	21 249.13	25 138.41	−15.47	2 240.65	1 131.90	97.95	23.89
金山区	16 965.10	22 902.29	−25.92	1 458.18	641.24	127.40	22.02
松江区	13 924.12	18 494.41	−24.71	1 326.51	434.63	205.20	19.83
青浦区	17 400.80	21 187.63	−17.87	1 840.16	715.42	157.21	28.90
奉贤区	16 514.59	22 267.97	−25.84	1 346.37	797.57	68.81	27.38
崇明区	15 391.86	16 656.61	−7.59	1 604.03	1 626.21	−1.36	30.24

表3-289 2022~2023年上海市各区属医院出院病人费用情况

行政区划	出院病人人均费用			出院病人日均费用			2023年药占比(%)
	2023年(元)	2022年(元)	同比(±%)	2023年(元)	2022年(元)	同比(±%)	
黄浦区	23 133.99	38 090.02	−39.26	1 765.96	602.71	193.00	32.14
徐汇区	24 596.31	30 969.03	−20.58	2 779.46	811.73	242.41	36.05
长宁区	24 507.02	21 331.84	14.88	1 586.01	2 105.97	−24.69	21.56
静安区	21 809.23	25 774.95	−15.39	1 732.35	603.95	186.84	24.97
普陀区	20 278.92	24 932.09	−18.66	1 967.34	1 106.45	77.81	23.63
虹口区	23 045.01	26 543.38	−13.18	2 492.40	1 167.78	113.43	25.97
杨浦区	22 664.77	22 627.79	0.16	1 470.76	1 589.77	−7.49	24.11
闵行区	22 694.70	19 900.06	14.04	950.78	1 921.03	−50.51	24.19
宝山区	18 509.03	22 092.51	−16.22	2 119.05	1 123.25	88.65	28.62
嘉定区	20 289.95	16 791.87	20.83	808.36	1 569.79	−48.51	20.99
浦东新区	21 624.66	25 337.18	−14.65	2 654.02	1 334.67	98.85	23.70
金山区	17 604.26	23 257.23	−24.31	1 672.19	669.06	149.93	21.59
松江区	15 479.98	20 377.59	−24.03	1 616.23	525.81	207.38	20.17
青浦区	17 406.25	20 896.52	−16.70	2 030.24	814.03	149.41	28.94
奉贤区	16 714.23	21 826.59	−23.42	1 621.09	985.79	64.45	27.42
崇明区	15 922.89	16 652.69	−4.38	1 851.25	1 888.83	−1.99	29.82

表 3-290　2022~2023 年上海市各区社区卫生服务中心出院病人费用情况

行政区划	出院病人人均费用			出院病人日均费用			2023 年药占比（%）
	2023 年（元）	2022 年（元）	同比（±%）	2023 年（元）	2022 年（元）	同比（±%）	
黄浦区	40 934.09	77 930.40	-47.47	609.39	368.96	65.16	40.16
徐汇区	33 414.16	82 447.43	-59.47	367.13	249.12	47.37	38.52
长宁区	33 706.47	35 469.89	-4.97	555.28	512.57	8.33	26.76
静安区	39 001.03	59 914.68	-34.91	480.55	366.79	31.02	20.03
普陀区	53 345.04	122 776.42	-56.55	367.68	319.29	15.16	29.63
虹口区	33 446.14	53 748.42	-37.77	347.76	437.71	-20.55	14.64
杨浦区	38 824.69	55 330.01	-29.83	465.82	418.52	11.30	33.15
闵行区	21 817.92	30 609.88	-28.72	260.02	101.35	156.56	16.79
宝山区	23 700.92	34 421.65	-31.15	358.56	242.43	47.90	27.98
嘉定区	113 206.69	126 921.43	-10.81	164.15	169.02	-2.88	27.29
浦东新区	14 716.02	36 124.22	-59.26	243.93	181.01	34.76	36.35
金山区	7 905.37	11 957.93	-33.89	289.35	183.54	57.65	35.70
松江区	8 059.32	26 681.81	-69.79	285.09	147.60	93.15	23.17
青浦区	16 712.94	60 464.52	-72.36	138.23	107.61	28.45	23.67
奉贤区	11 213.08	54 299.01	-79.35	174.67	121.40	43.88	25.97
崇明区	6 456.81	16 949.62	-61.91	245.22	145.11	68.99	47.97

3. 二、三级医院出院病人费用情况

如表 3-291~表 3-293，三级综合医院出院病人人均医药费用最高为 34 490.96 元，最低 17 207.66 元；出院病人日均费用最高为 6 548.10 元，最低为 2 078.11 元；药占比最高为 39.62%，最低为 10.75%。

三级中医（中西医）医院出院病人人均医药费用最高为 22 757.19 元，最低 15 649.41 元；出院病人日均费用最高为 3 383.78 元，最低为 2 003.88 元。药占比（不含中药饮片收入）最高为 31.02%，最低为 21.16%。

表 3-291　2023 年上海市三级综合医院出院病人费用情况

顺位	机 构 名 称	出院病人人均费用（元）	出院病人日均费用（元）	药占比（%）
1	海军军医大学第一附属医院	34 490.96	5 770.07	19.33
2	复旦大学附属中山医院	33 363.97	6 548.10	22.22
3	上海交通大学医学院附属瑞金医院	32 592.92	4 626.79	21.39
4	复旦大学附属华山医院	31 295.11	5 110.14	21.70
5	海军军医大学第二附属医院	30 357.45	5 335.31	22.41
6	上海市第六人民医院	30 097.70	5 040.35	10.75
7	上海市徐汇区中心医院	28 888.24	3 748.75	39.62

续　表

顺位	机　构　名　称	出院病人人均费用(元)	出院病人日均费用(元)	药占比(%)
8	华东医院	27 644.83	2 697.20	27.98
9	上海市东方医院	26 381.88	4 174.34	19.69
10	上海交通大学医学院附属仁济医院	25 900.30	4 936.65	18.99
11	上海市第一人民医院	25 063.11	4 616.95	16.57
12	上海交通大学医学院附属新华医院	25 060.17	4 375.03	17.36
13	上海交通大学医学院附属第九人民医院	24 801.07	4 951.02	23.49
14	上海市同济医院	23 677.72	3 650.97	24.18
15	上海市老年医学中心	23 203.90	3 650.43	36.87
16	上海市第十人民医院	23 144.44	4 437.98	18.08
17	上海市同仁医院	21 771.94	3 263.70	21.06
18	上海市杨浦区中心医院	20 996.87	2 357.50	24.51
19	上海市浦东新区公利医院	20 800.13	2 695.05	24.61
20	上海市第五人民医院	20 216.63	2 670.11	19.87
21	上海市浦东医院	20 002.33	2 610.66	26.99
22	上海市普陀区中心医院	19 731.11	2 562.55	25.45
23	上海市浦东新区周浦医院	19 506.04	2 742.78	24.80
24	上海市静安区中心医院	18 988.60	2 078.11	25.76
25	复旦大学附属中山医院青浦分院	18 942.33	2 620.26	28.26
26	上海市闵行区中心医院	18 111.01	2 890.00	23.29
27	上海市浦东新区人民医院	18 057.01	2 295.37	28.90
28	复旦大学附属金山医院	17 698.00	2 648.42	21.53
29	上海市奉贤区中心医院	17 623.73	2 521.09	27.03
30	上海健康医学院附属崇明医院	17 619.18	2 172.56	29.53
31	上海市松江区中心医院	17 207.66	2 705.19	20.56

表 3 - 292　2023 年上海市三级中医(中西医)医院出院病人费用情况

顺位	机　构　名　称	出院病人人均费用(元)	出院病人日均费用(元)	药占比(%)
1	上海市第七人民医院	22 757.19	2 594.60	21.16
2	上海中医药大学附属岳阳中西医结合医院	18 364.86	2 743.84	26.94
3	上海市宝山区中西医结合医院	17 838.22	2 980.36	25.49
4	上海市中西医结合医院	17 678.77	2 003.88	29.03
5	上海中医药大学附属龙华医院	17 410.94	2 508.10	26.80
6	上海中医药大学附属曙光医院	17 387.37	3 383.78	26.08
7	上海市光华中西医结合医院	17 362.76	2 938.64	31.02
8	上海市中医医院	15 649.41	2 651.73	23.98

注：药占比不含中药饮片收入。

表 3-293　2023 年上海市三级专科医院出院病人费用情况

顺位	机 构 名 称	出院病人人均费用(元)	出院病人日均费用(元)	药占比(%)
1	上海市精神卫生中心	64 681.20	639.57	5.48
2	上海市养志康复医院	43 225.72	1 425.98	8.86
3	上海市胸科医院	26 802.00	8 749.03	24.13
4	海军军医大学第三附属医院	25 832.29	3 400.47	31.28
5	上海交通大学医学院附属上海儿童医学中心	23 763.91	4 162.49	18.24
6	上海市公共卫生临床中心	22 070.53	2 762.57	40.19
7	复旦大学附属肿瘤医院	21 566.90	5 034.03	24.43
8	上海市肺科医院	21 312.61	5 864.18	25.15
9	复旦大学附属儿科医院	18 349.96	2 979.67	14.54
10	复旦大学附属眼耳鼻喉科医院	14 889.04	5 371.74	11.34
11	上海市第一妇婴保健院	13 696.62	3 249.48	12.28
12	上海市儿童医院	13 322.55	3 029.17	12.71
13	复旦大学附属妇产科医院	13 173.98	3 964.65	17.62
14	同济大学附属口腔医院	12 861.00	3 672.23	10.29
15	上海市口腔医院	12 750.31	5 048.90	7.39
16	中国福利会国际和平妇幼保健院	10 999.65	3 063.33	16.14
17	上海市皮肤病医院	8 964.86	642.73	22.07
18	上海市眼病防治中心	7 516.65	7 516.65	3.63

　　如表 3-294、表 3-295,二级综合性医院中,出院病人人均医药费用最高为 42 040.56 元,最低 7 952.36 元;出院病人日均费用最高为 3 760.23 元,最低为 214.32 元;药占比最高为 46.28%,最低为 13.07%。

　　二级中医(中西医结合)医院中,出院病人人均医药费用最高为 36 990.97 元,最低为 9 425.33 元;出院病人日均费用最高为 2 084.06 元,最低为 773.13 元;药占比(不含中药饮片收入)最高为 50.09%,最低为 15.80%。

表 3-294　2023 年上海市二级综合医院出院病人费用情况

顺位	机 构 名 称	出院病人人均费用(元)	出院病人日均费用(元)	药占比(%)
1	上海市浦东新区老年医院	42 040.56	739.65	37.74
2	上海市公惠医院	31 950.62	876.00	26.45
3	上海航道医院	31 929.00	838.21	17.48
4	上海市第四人民医院	26 980.26	3 760.23	23.75
5	上海市静安区闸北中心医院	23 114.74	2 660.27	26.52
6	上海四一一医院	22 954.57	2 793.95	38.25
7	上海交通大学医学院附属瑞金医院卢湾分院	22 072.71	3 219.33	29.33

顺位	机 构 名 称	出院病人人均费用(元)	出院病人日均费用(元)	药占比(%)
8	上海市第八人民医院	21 796.64	2 443.93	31.98
9	上海市宝山区仁和医院	21 758.07	2 491.97	27.82
10	中国人民解放军海军特色医学中心	21 584.05	2 432.63	23.88
11	上海中冶医院	21 326.33	1 625.06	27.69
12	中国人民解放军海军第九〇五医院	21 274.92	1 975.92	28.91
13	中国人民武装警察部队上海市总队医院	21 067.21	1 573.31	29.11
14	上海曲阳医院	20 916.86	2 339.42	46.28
15	上海交通大学医学院附属第九人民医院黄浦分院	20 890.77	2 374.67	35.74
16	民航上海医院	20 384.27	2 140.50	30.82
17	上海市普陀区人民医院	20 137.71	2 011.26	19.11
18	上海市普陀区利群医院	19 819.18	2 069.80	25.34
19	上海市杨浦区市东医院	19 810.03	2 386.81	26.43
20	上海市静安区市北医院	19 737.99	2 113.66	24.68
21	上海市嘉定区中心医院	19 711.01	2 412.50	23.70
22	上海建工医院	19 266.49	1 943.29	25.20
23	上海市宝山区吴淞中心医院	18 976.04	2 486.51	30.81
24	上海电力医院	18 662.08	2 059.31	32.91
25	上海邮电医院	18 448.68	1 181.79	15.92
26	上海市嘉定区江桥医院	17 908.51	2 760.13	25.22
27	上海市第六人民医院金山分院	17 822.22	2 046.26	22.00
28	上海市虹口区江湾医院	17 406.60	1 156.94	30.31
29	上海市浦东新区浦南医院	16 293.39	2 234.21	23.60
30	上海沪东医院	16 083.76	1 311.84	24.29
31	上海市静安区北站医院	15 482.06	1 253.40	31.37
32	上海市第十人民医院崇明分院	15 207.68	1 791.47	29.28
33	上海市杨浦区控江医院	14 808.79	1 500.21	26.41
34	上海市徐汇区大华医院	14 623.43	1 517.61	31.07
35	上海市宝山区罗店医院	14 501.56	1 749.56	27.19
36	上海长航医院	14 202.38	1 766.47	35.63
37	上海市嘉定区南翔医院	13 857.78	1 607.57	24.79
38	上海市奉贤区奉城医院	13 678.74	2 268.71	27.63
39	上海市宝山区大场医院	13 154.60	2 364.65	35.56
40	上海市松江区九亭医院	12 705.34	1 722.08	26.39
41	上海市金山区亭林医院	12 632.45	2 154.58	17.44

续 表

顺位	机 构 名 称	出院病人人均费用(元)	出院病人日均费用(元)	药占比(%)
42	上海市监狱总医院	12 173.57	214.32	13.07
43	上海交通大学医学院附属新华医院长兴分院	12 139.12	1 997.82	24.68
44	上海市青浦区朱家角人民医院	11 606.84	1 126.98	33.81
45	上海市松江区泗泾医院	11 435.40	1 581.35	20.10
46	上海市嘉定区安亭医院	10 671.57	1 307.65	24.33
47	上海市崇明区第三人民医院	7 952.36	874.59	38.78

表 3 - 295　2023 年上海市二级中医(中西医)医院出院病人费用情况

顺位	机 构 名 称	出院病人人均费用(元)	出院病人日均费用(元)	药占比(%)
1	上海市黄浦区中西医结合医院	36 990.97	906.60	50.09
2	上海市长宁区天山中医医院	18 299.97	1 287.90	21.74
3	上海市普陀区中医医院	17 980.40	959.08	23.65
4	上海市杨浦区中医医院	15 509.53	1 467.20	24.63
5	上海市闵行区中西医结合医院	14 780.14	1 525.99	15.80
6	上海市浦东新区光明中医医院	14 624.20	2 084.06	36.98
7	上海市浦东新区中医医院	12 879.71	912.29	32.17
8	上海市黄浦区香山中医医院	12 508.72	1 196.15	19.15
9	上海市嘉定区中医医院	11 436.91	1 660.10	23.79
10	上海市奉贤区中医医院	11 430.93	1 295.84	31.84
11	上海市青浦区中医医院	10 787.42	1 048.89	34.62
12	上海市金山区中西医结合医院	10 364.64	1 122.09	22.18
13	上海市松江区方塔中医医院	10 249.23	1 289.93	22.33
14	上海市静安区中医医院	9 425.33	773.13	32.12

注: 药占比不含中药饮片收入。

第二节　住院服务利用 360°视图

一、住院人次占比及占比最高的住院原因

(一)总体概述

　　如表 3 - 296,2023 年,全市住院人次中,肿瘤(16.6%)、循环系统疾病(16.0%),以及消化系统疾病(11.3%)的住院人次占比最高。肿瘤的住院人次中,占比最高的病种是支气管和

肺的恶性肿瘤(2.1%),结肠、直肠、肛门和肛管良性肿瘤(1.2%),肝和肝内胆管的恶性肿瘤(1.0%),甲状腺的恶性肿瘤(0.9%),以及乳腺良性肿瘤(0.8%)。循环系统疾病的住院人次中,占比最高的病种是脑梗死(2.9%)、慢性缺血性心脏病(2.4%)、心绞痛(1.9%)、痔(0.9%),以及特发性原发性高血压(0.9%)。消化系统疾病的住院人次中,占比最高的病种是胆石病(1.8%)、肠的其他疾病(1.2%)、胃炎和十二指肠炎(0.8%)、腹股沟疝(0.6%),以及急性阑尾炎(0.5%)。

表 3 – 296　2023 年住院人次占比最高的住院原因

顺　位	疾病分类	病　种	占比(%)
1	肿瘤		16.6
		支气管和肺的恶性肿瘤	2.1
		结肠、直肠、肛门和肛管良性肿瘤	1.2
		肝和肝内胆管的恶性肿瘤	1.0
		甲状腺的恶性肿瘤	0.9
		乳腺良性肿瘤	0.8
2	循环系统疾病		16.0
		脑梗死	2.9
		慢性缺血性心脏病	2.4
		心绞痛	1.9
		痔	0.9
		特发性原发性高血压	0.9
3	消化系统疾病		11.3
		胆石病	1.8
		肠的其他疾病	1.2
		胃炎和十二指肠炎	0.8
		腹股沟疝	0.6
		急性阑尾炎	0.5

(二) 不同支付方式住院人次占比及占比最高的住院原因

2023 年,全市住院人次中,医保支付人口占比 68.3%,非医保支付人口 31.7%。

如表 3 – 297,医保支付人口住院人次中,循环系统疾病(17.8%)、肿瘤(14.1%),以及消化系统疾病(12.0%)的住院人次占比最高。循环系统疾病的住院人次中,占比最高的病种是脑梗死(3.6%)、慢性缺血性心脏病(2.6%)、心绞痛(2.2%)、痔(1.1%),以及特发性原发性高血压(1.0%)。肿瘤的住院人次中,占比最高的病种是结肠、直肠、肛门和肛管良性肿瘤(1.4%),支气管和肺的恶性肿瘤(1.3%),子宫平滑肌瘤(0.8%),甲状腺的恶性肿瘤(0.8%),以及乳腺良性肿瘤(0.8%)。消化系统疾病的住院人次中,占比最高的病种是胆石病(2.0%)、肠的其他疾病(1.4%)、胃炎和十二指肠炎(0.8%)、腹股沟疝(0.7%),以及急性阑尾炎(0.6%)。

表 3-297 2023 年医保支付人口住院人次占比最高的住院原因

顺　位	疾 病 分 类	病　种	占比(%)
1	循环系统疾病		17.8
		脑梗死	3.6
		慢性缺血性心脏病	2.6
		心绞痛	2.2
		痔	1.1
		特发性原发性高血压	1.0
2	肿瘤		14.1
		结肠、直肠、肛门和肛管良性肿瘤	1.4
		支气管和肺的恶性肿瘤	1.3
		子宫平滑肌瘤	0.8
		甲状腺的恶性肿瘤	0.8
		乳腺良性肿瘤	0.8
3	消化系统疾病		12.0
		胆石病	2.0
		肠的其他疾病	1.4
		胃炎和十二指肠炎	0.8
		腹股沟疝	0.7
		急性阑尾炎	0.6

如表 3-298,非医保支付人口住院人次中,肿瘤(22.5%)、循环系统疾病(11.7%),以及消化系统疾病(9.7%)的住院人次占比最高。肿瘤的住院人次中,占比最高的病种是支气管和肺的恶性肿瘤(4.0%)、肝和肝内胆管的恶性肿瘤(1.7%)、甲状腺的恶性肿瘤(1.1%)、乳房的恶性肿瘤(1.0%),以及呼吸和消化器官的继发性恶性肿瘤(0.9%)。循环系统疾病的住院人次中,占比最高的病种是慢性缺血性心脏病(1.9%)、心绞痛(1.4%)、脑梗死(1.4%)、特发性原发性高血压(0.7%),以及其他脑血管病(0.6%)。消化系统疾病的住院人次中,占比最高的病种是慢性缺血性心脏病(1.9%)、心绞痛(1.4%)、脑梗死(1.4%)、特发性原发性高血压(0.7%),以及其他脑血管病(0.6%)。

表 3-298 2023 年非医保支付人口住院人次占比最高的住院原因

顺　位	疾 病 分 类	病　种	占比(%)
1	肿瘤		22.5
		支气管和肺的恶性肿瘤	4.0
		肝和肝内胆管的恶性肿瘤	1.7
		甲状腺的恶性肿瘤	1.1
		乳房的恶性肿瘤	1.0
		呼吸和消化器官的继发性恶性肿瘤	0.9
2	循环系统疾病		11.7
		慢性缺血性心脏病	1.9
		心绞痛	1.4

顺　　位	疾病分类	病　　种	占比(%)
		脑梗死	1.4
		特发性原发性高血压	0.7
		其他脑血管病	0.6
3	消化系统疾病		9.7
		慢性缺血性心脏病	1.9
		心绞痛	1.4
		脑梗死	1.4
		特发性原发性高血压	0.7
		其他脑血管病	0.6

（三）不同性别人口住院人次占比及占比最高的住院原因

2023年,全市住院人次中,男性占比50.2%,女性49.8%,性别比为1.01。

如表3-299,男性住院人次中,循环系统疾病(18.3%)、肿瘤(15.9%),以及消化系统疾病(13.0%)的住院人次占比最高。循环系统疾病的住院人次中,占比最高的病种是脑梗死(3.3%)、慢性缺血性心脏病(2.8%)、心绞痛(2.4%)、脑血管病后遗症(0.9%),以及痔(0.9%)。肿瘤的住院人次中,占比最高的病种是支气管和肺的恶性肿瘤(2.3%)、肝和肝内胆管的恶性肿瘤(1.6%),结肠、直肠、肛门和肛管良性肿瘤(1.5%),前列腺的恶性肿瘤(0.8%),以及胃的恶性肿瘤(0.8%)。消化系统疾病的住院人次中,占比最高的病种是胆石病(1.7%)、肠的其他疾病(1.4%)、腹股沟疝(1.1%)、胃炎和十二指肠炎(0.7%),以及肛门及直肠区的裂瘘(0.7%)。

表3-299　2023年男性住院人次占比最高的住院原因

顺　　位	疾病分类	病　　种	占比(%)
1	循环系统疾病		18.3
		脑梗死	3.3
		慢性缺血性心脏病	2.8
		心绞痛	2.4
		脑血管病后遗症	0.9
		痔	0.9
2	肿瘤		15.9
		支气管和肺的恶性肿瘤	2.3
		肝和肝内胆管的恶性肿瘤	1.6
		结肠、直肠、肛门和肛管良性肿瘤	1.5
		前列腺的恶性肿瘤	0.8
		胃的恶性肿瘤	0.8
3	消化系统疾病		13.0
		胆石病	1.7
		肠的其他疾病	1.4

续 表

顺　　位	疾 病 分 类	病　　种	占比(%)
		腹股沟疝	1.1
		胃炎和十二指肠炎	0.7
		肛门及直肠区的裂瘘	0.7

如表3-300,女性住院人次中,肿瘤(17.3%)、循环系统疾病(13.8%),以及消化系统疾病(9.6%)的住院人次占比最高。肿瘤的住院人次中,占比最高的病种是支气管和肺的恶性肿瘤(1.9%)、乳腺良性肿瘤(1.5%)、子宫平滑肌瘤(1.4%)、乳房的恶性肿瘤(1.4%),以及甲状腺的恶性肿瘤(1.3%)。循环系统疾病的住院人次中,占比最高的病种是脑梗死(2.5%)、慢性缺血性心脏病(2.0%)、心绞痛(1.4%)、特发性原发性高血压(0.9%),以及痔(0.9%)。消化系统疾病的住院人次中,占比最高的病种是胆石病(1.9%)、肠的其他疾病(0.9%)、胃炎和十二指肠炎(0.9%)、胃和十二指肠的其他疾病(0.5%),以及急性阑尾炎(0.5%)。

表3-300　2023年女性住院人次占比最高的住院原因

顺　　位	疾 病 分 类	病　　种	占比(%)
1	肿瘤		17.3
		支气管和肺的恶性肿瘤	1.9
		乳腺良性肿瘤	1.5
		子宫平滑肌瘤	1.4
		乳房的恶性肿瘤	1.4
		甲状腺的恶性肿瘤	1.3
2	循环系统疾病		13.8
		脑梗死	2.5
		慢性缺血性心脏病	2.0
		心绞痛	1.4
		特发性原发性高血压	0.9
		痔	0.9
3	消化系统疾病		9.6
		胆石病	1.9
		肠的其他疾病	0.9
		胃炎和十二指肠炎	0.9
		胃和十二指肠的其他疾病	0.5
		急性阑尾炎	0.5

(四)不同年龄组人口住院人次占比及占比最高的住院原因

2023年,全市住院人次中,儿童住院人次占比5.9%,青年20.4%,中年21.4%,年轻老年人35.7%,老年人14.5%,长寿老年人2.1%。

　　如表3-301,儿童住院人次中,呼吸系统疾病(25.9%),先天畸形、变形和染色体异常(10.7%),以及神经系统疾病(8.9%)的住院人次占比最高。呼吸系统疾病的住院人次中,占比最高的病种是细菌性肺炎(10.1%)、病原体未特指的肺炎(7.9%)、扁桃体和腺样体慢性疾病(1.8%)、急性支气管炎(1.4%),以及急性下呼吸道感染(0.6%)。先天畸形、变形和染色体异常的住院人次中,占比最高的病种是心间隔先天性畸形(1.5%)、男性生殖器官的先天性畸形(1.4%)、周围循环系统的先天性畸形(0.7%)、大动脉先天性畸形(0.4%),以及睾丸未降(0.4%)。神经系统疾病的住院人次中,占比最高的病种是睡眠障碍(5.1%),癫痫(2.2%),脑的其他疾患(0.3%),脑炎、脊髓炎和脑脊髓炎(0.3%),以及脑积水(0.1%)。

表3-301　2023年儿童住院人次占比最高的住院原因

顺　　位	疾病分类	病　　种	占比(%)
1	呼吸系统疾病		25.9
		细菌性肺炎	10.1
		病原体未特指的肺炎	7.9
		扁桃体和腺样体慢性疾病	1.8
		急性支气管炎	1.4
		急性下呼吸道感染	0.6
2	先天畸形、变形和染色体异常		10.7
		心间隔先天性畸形	1.5
		男性生殖器官的先天性畸形	1.4
		周围循环系统的先天性畸形	0.7
		大动脉先天性畸形	0.4
		睾丸未降	0.4
3	神经系统疾病		8.9
		睡眠障碍	5.1
		癫痫	2.2
		脑的其他疾患	0.3
		脑炎、脊髓炎和脑脊髓炎	0.3
		脑积水	0.1

　　如表3-302,青年住院人次中,妊娠、分娩和产褥期(21.1%)、肿瘤(15.4%),以及消化系统疾病(12.1%)的住院人次占比最高。妊娠、分娩和产褥期的住院人次中,占比最高的病种是医疗性流产(3.7%)、为已知或可疑盆腔器官异常给予的孕产妇医疗(1.7%)、为其他已知或可疑胎儿问题给予的孕产妇医疗(1.5%)、可归类在他处的孕产妇的其他疾病(1.3%),以及异位妊娠(1.1%)。肿瘤住院的人次中,占比最高的病种是乳腺良性肿瘤(2.2%)、甲状腺的恶性肿瘤(2.1%)、子宫平滑肌瘤(1.6%)、支气管和肺的恶性肿瘤(0.8%),以及乳房的恶性肿瘤(0.7%)。消化系统疾病的住院人次中,占比最高的病种是胆石病(1.6%)、克罗恩病(节段性肠炎)(1.5%)、肛门及直肠区的裂瘘(1.2%)、急性阑尾炎(1.1%),以及肠的其他疾病(0.6%)。

表 3-302 2023 年青年住院人次占比最高的住院原因

顺 位	疾病分类	病 种	占比(%)
1	妊娠、分娩和产褥期		21.1
		医疗性流产	3.7
		为已知或可疑盆腔器官异常给予的孕产妇医疗	1.7
		为其他已知或可疑胎儿问题给予的孕产妇医疗	1.5
		可归类在他处的孕产妇的其他疾病	1.3
		异位妊娠	1.1
2	肿瘤		15.4
		乳腺良性肿瘤	2.2
		甲状腺的恶性肿瘤	2.1
		子宫平滑肌瘤	1.6
		支气管和肺的恶性肿瘤	0.8
		乳房的恶性肿瘤	0.7
3	消化系统疾病		12.1
		胆石病	1.6
		克罗恩病(节段性肠炎)	1.5
		肛门及直肠区的裂瘘	1.2
		急性阑尾炎	1.1
		肠的其他疾病	0.6

如表 3-303,中年住院人次中,肿瘤(24.2%)、消化系统疾病(13.4%),以及循环系统疾病(12.7%)的住院人次占比最高。肿瘤的住院人次中,占比最高的病种是支气管和肺的恶性肿瘤(2.9%),肝和肝内胆管的恶性肿瘤(1.9%),结肠、直肠、肛门和肛管良性肿瘤(1.7%),子宫平滑肌瘤(1.6%),以及甲状腺的恶性肿瘤(1.5%)。消化系统疾病的住院人次中,占比最高的病种是胆石病(2.3%)、肠的其他疾病(1.6%)、胃炎和十二指肠炎(1.3%)、肝纤维化和硬变(0.8%),以及胃和十二指肠的其他疾病(0.6%)。循环系统疾病的住院人次中,占比最高的病种是慢性缺血性心脏病(1.7%)、脑梗死(1.6%)、心绞痛(1.6%)、痔(1.2%),以及其他脑血管病(0.8%)。

表 3-303 2023 年中年住院人次占比最高的住院原因

顺 位	疾病分类	病 种	占比(%)
1	肿瘤		24.2
		支气管和肺的恶性肿瘤	2.9
		肝和肝内胆管的恶性肿瘤	1.9
		结肠、直肠、肛门和肛管良性肿瘤	1.7
		子宫平滑肌瘤	1.6
		甲状腺的恶性肿瘤	1.5

续　表

顺　位	疾病分类	病　种	占比(%)
2	消化系统疾病		13.4
		胆石病	2.3
		肠的其他疾病	1.6
		胃炎和十二指肠炎	1.3
		肝纤维化和硬变	0.8
		胃和十二指肠的其他疾病	0.6
3	循环系统疾病		12.7
		慢性缺血性心脏病	1.7
		脑梗死	1.6
		心绞痛	1.6
		痔	1.2
		其他脑血管病	0.8

如表 3-304,年轻老年人住院人次中,循环系统疾病(20.7%)、肿瘤(19.1%),以及消化系统疾病(11.7%)的住院人次占比最高。循环系统疾病的住院人次中,占比最高的病种是脑梗死(4.0%)、慢性缺血性心脏病(3.2%)、心绞痛(3.0%)、特发性原发性高血压(1.1%),以及心房颤动与心房扑动(1.0%)。肿瘤的住院人次中,占比最高的病种是支气管和肺的恶性肿瘤(3.2%),结肠、直肠、肛门和肛管良性肿瘤(2.1%),肝和肝内胆管的恶性肿瘤(1.3%),胃的恶性肿瘤(0.9%),以及结肠的恶性肿瘤(0.8%)。消化系统疾病的住院人次中,占比最高的病种是胆石病(2.1%)、肠的其他疾病(1.8%)、胃炎和十二指肠炎(0.8%)、腹股沟疝(0.8%),以及肝纤维化和硬变(0.6%)。

表 3-304　2023 年年轻老年人住院人次占比最高的住院原因

顺　位	疾病分类	病　种	占比(%)
1	循环系统疾病		20.7
		脑梗死	4.0
		慢性缺血性心脏病	3.2
		心绞痛	3.0
		特发性原发性高血压	1.1
		心房颤动与心房扑动	1.0
2	肿瘤		19.1
		支气管和肺的恶性肿瘤	3.2
		结肠、直肠、肛门和肛管良性肿瘤	2.1
		肝和肝内胆管的恶性肿瘤	1.3
		胃的恶性肿瘤	0.9
		结肠的恶性肿瘤	0.8
3	消化系统疾病		11.7
		胆石病	2.1
		肠的其他疾病	1.8
		胃炎和十二指肠炎	0.8
		腹股沟疝	0.8
		肝纤维化和硬变	0.6

如表 3–305,老年人住院人次中,循环系统疾病(28.3%)、呼吸系统疾病(18.1%),以及肿瘤(10.4%)的住院人次占比最高。循环系统疾病的住院人次中,占比最高的病种是脑梗死(6.7%)、慢性缺血性心脏病(4.5%)、心绞痛(3.1%)、脑血管病后遗症(2.2%),以及心力衰竭(2.1%)。呼吸系统疾病的住院人次中,占比最高的病种是细菌性肺炎(4.7%)、其他呼吸性疾患(3.4%)、病原体未特指的肺炎(3.0%)、慢性阻塞性肺病(2.4%),以及病毒性肺炎(1.2%)。肿瘤的住院人次中,占比最高的病种是支气管和肺的恶性肿瘤(1.6%),前列腺的恶性肿瘤(0.8%),结肠、直肠、肛门和肛管良性肿瘤(0.7%),胃的恶性肿瘤(0.7%),以及结肠的恶性肿瘤(0.7%)。

表 3–305　2023 年老年人住院人次占比最高的住院原因

顺　　位	疾病分类	病　　种	占比(%)
1	循环系统疾病		28.3
		脑梗死	6.7
		慢性缺血性心脏病	4.5
		心绞痛	3.1
		脑血管病后遗症	2.2
		心力衰竭	2.1
2	呼吸系统疾病		18.1
		细菌性肺炎	4.7
		其他呼吸性疾患	3.4
		病原体未特指的肺炎	3.0
		慢性阻塞性肺病	2.4
		病毒性肺炎	1.2
3	肿瘤		10.4
		支气管和肺的恶性肿瘤	1.6
		前列腺的恶性肿瘤	0.8
		结肠、直肠、肛门和肛管良性肿瘤	0.7
		胃的恶性肿瘤	0.7
		结肠的恶性肿瘤	0.7

如表 3–306,长寿老年人住院人次中,循环系统疾病(38.1%)、呼吸系统疾病(30.1%),以及消化系统疾病(6.3%)的住院人次占比最高。循环系统疾病的住院人次中,占比最高的病种是慢性缺血性心脏病(8.5%)、脑梗死(6.6%)、心力衰竭(4.5%)、脑血管病后遗症(4.0%),以及特发性原发性高血压(3.6%)。呼吸系统疾病的住院人次中,占比最高的病种是细菌性肺炎(7.6%)、其他呼吸性疾患(6.4%)、病原体未特指的肺炎(6.0%)、慢性阻塞性肺病(3.3%),以及病毒性肺炎(1.6%)。消化系统疾病的住院人次中,占比最高的病种是胆石病(1.6%)、消化系统其他疾病(1.0%)、无力性肠梗阻和肠梗阻(不伴有疝)(0.5%)、胃炎和十二指肠炎(0.4%),以及胆道的其他疾病(0.3%)。

表3-306 2023年长寿老年人住院人次占比最高的住院原因

顺　位	疾病分类	病　种	占比(%)
1	循环系统疾病		38.1
		慢性缺血性心脏病	8.5
		脑梗死	6.6
		心力衰竭	4.5
		脑血管病后遗症	4.0
		特发性原发性高血压	3.6
2	呼吸系统病		30.1
		细菌性肺炎	7.6
		其他呼吸性疾患	6.4
		病原体未特指的肺炎	6.0
		慢性阻塞性肺病	3.3
		病毒性肺炎	1.6
3	消化系统病		6.3
		胆石病	1.6
		消化系统其他疾病	1.0
		无力性肠梗阻和肠梗阻(不伴有疝)	0.5
		胃炎和十二指肠炎	0.4
		胆道的其他疾病	0.3

二、住院人次流向及主要住院原因

(一) 流向不同级别医疗机构住院人次及占比最高的住院原因

1. 总体概述[①]

如表3-307,流向市级三级医院住院人次中,占比最高的病种是支气管和肺的恶性肿瘤(3.1%)、慢性缺血性心脏病(2.0%)、胆石病(1.9%)、非胰岛素依赖型糖尿病(1.8%)、心绞痛(1.8%)、细菌性肺炎(1.6%)、肝和肝内胆管的恶性肿瘤(1.5%)、老年性白内障(1.5%)、脑梗死(1.4%),以及甲状腺的恶性肿瘤(1.2%)。

表3-307 2023年流向市级三级医院住院人次占比最高的病种

顺　位	病　种	占比(%)
1	支气管和肺的恶性肿瘤	3.1
2	慢性缺血性心脏病	2.0
3	胆石病	1.9
4	非胰岛素依赖型糖尿病	1.8

---

① 由于流向社区卫生服务中心(站)住院人次占比较低,因此重点关注流向市级三级医院、区属三级医院和区属二级医院的住院原因,下同。

续 表

顺 位	病 种	占比(%)
5	心绞痛	1.8
6	细菌性肺炎	1.6
7	肝和肝内胆管的恶性肿瘤	1.5
8	老年性白内障	1.5
9	脑梗死	1.4
10	甲状腺的恶性肿瘤	1.2

如表3-308,流向区属三级医院住院人次中,占比最高的病种是细菌性肺炎(4.6%)、脑梗死(4.0%)、非胰岛素依赖型糖尿病(3.9%)、慢性缺血性心脏病(2.9%)、病原体未特指的肺炎(2.5%)、胆石病(2.3%)、心绞痛(2.2%)、阻塞性和反流性尿路病(2.0%)、老年性白内障(1.8%),以及结肠、直肠、肛门和肛管良性肿瘤(1.8%)。

表3-308 2023年流向区属三级医院住院人次占比最高的病种

顺 位	病 种	占比(%)
1	细菌性肺炎	4.6
2	脑梗死	4.0
3	非胰岛素依赖型糖尿病	3.9
4	慢性缺血性心脏病	2.9
5	病原体未特指的肺炎	2.5
6	胆石病	2.3
7	心绞痛	2.2
8	阻塞性和反流性尿路病	2.0
9	老年性白内障	1.8
10	结肠、直肠、肛门和肛管良性肿瘤	1.8

如表3-309,流向区属二级医院住院人次中,占比最高的病种是脑梗死(6.3%)、细菌性肺炎(5.3%)、非胰岛素依赖型糖尿病(3.2%)、病原体未特指的肺炎(3.1%)、慢性缺血性心脏病(2.6%)、心绞痛(2.3%)、其他呼吸性疾患(2.2%)、医疗性流产(1.9%)、脑血管病后遗症(1.8%),以及痔(1.7%)。

表3-309 2023年流向区属二级医院住院人次占比最高的病种

顺 位	病 种	占比(%)
1	脑梗死	6.3
2	细菌性肺炎	5.3
3	非胰岛素依赖型糖尿病	3.2
4	病原体未特指的肺炎	3.1

续　表

顺　　位	病　　种	占比(%)
5	慢性缺血性心脏病	2.6
6	心绞痛	2.3
7	其他呼吸性疾患	2.2
8	医疗性流产	1.9
9	脑血管病后遗症	1.8
10	痔	1.7

2. 不同支付方式人口差异

如图3－41,2023年,全市医保支付人口住院人次流向市级三级医院占比58.6%,流向区属三级医院19.5%,流向区属二级医院20.5%,流向社区卫生服务中心(站)1.4%;非医保支付人口住院人次流向市级三级医院占比75.8%,流向区属三级医院12.1%,流向区属二级医院12.0%,流向社区卫生服务中心(站)0.2%。

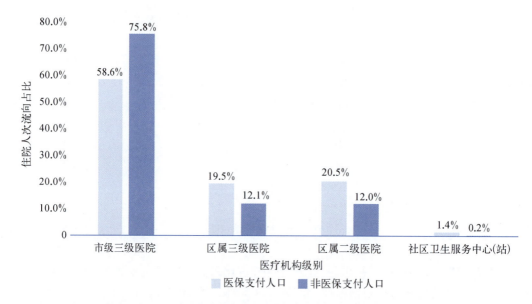

图3－41　2023年不同支付方式人口流向不同级别医疗机构住院人次占比

如表3－310,医保支付人口流向市级三级医院住院人次中,占比最高的病种是非胰岛素依赖型糖尿病(2.3%)、慢性缺血性心脏病(2.2%)、胆石病(2.1%)、心绞痛(2.0%),以及细菌性肺炎(1.9%);流向区属三级医院住院人次中,占比最高的病种是细菌性肺炎(4.8%)、脑梗死(4.4%)、非胰岛素依赖型糖尿病(4.3%)、慢性缺血性心脏病(3.0%),以及心绞痛(2.5%);流向区属二级医院住院人次中,占比最高的病种是脑梗死(7.1%)、细菌性肺炎(5.7%)、非胰岛素依赖型糖尿病(3.5%)、病原体未特指的肺炎(3.0%),以及慢性缺血性心脏病(2.8%)。

表 3-310　2023 年医保支付人口流向不同级别医院住院人次占比最高的病种

医疗机构级别	顺　位	病　　种	占比（%）
市级三级医院	1	非胰岛素依赖型糖尿病	2.3
	2	慢性缺血性心脏病	2.2
	3	胆石病	2.1
	4	心绞痛	2.0
	5	细菌性肺炎	1.9
区属三级医院	1	细菌性肺炎	4.8
	2	脑梗死	4.4
	3	非胰岛素依赖型糖尿病	4.3
	4	慢性缺血性心脏病	3.0
	5	心绞痛	2.5
区属二级医院	1	脑梗死	7.1
	2	细菌性肺炎	5.7
	3	非胰岛素依赖型糖尿病	3.5
	4	病原体未特指的肺炎	3.0
	5	慢性缺血性心脏病	2.8

　　如表 3-311,非医保支付人口流向市级三级医院住院人次中,占比最高的病种是支气管和肺的恶性肿瘤(5.3%)、肝和肝内胆管的恶性肿瘤(2.3%)、慢性缺血性心脏病(1.7%)、心绞痛(1.4%),以及胆石病(1.3%);流向区属三级医院住院人次中,占比最高的病种是细菌性肺炎(3.8%)、病原体未特指的肺炎(2.9%)、非胰岛素依赖型糖尿病(2.8%)、慢性缺血性心脏病(2.8%),以及脑梗死(2.7%);流向区属二级医院住院人次中,占比最高的病种是医疗性流产(5.1%)、病原体未特指的肺炎(3.8%)、细菌性肺炎(3.6%)、脑梗死(3.2%),以及非胰岛素依赖型糖尿病(2.0%)。

表 3-311　2023 年非医保支付人口流向不同级别医院住院人次占比最高的病种

医疗机构级别	顺　位	病　　种	占比（%）
市级三级医院	1	支气管和肺的恶性肿瘤	5.3
	2	肝和肝内胆管的恶性肿瘤	2.3
	3	慢性缺血性心脏病	1.7
	4	心绞痛	1.4
	5	胆石病	1.3
区属三级医院	1	细菌性肺炎	3.8
	2	病原体未特指的肺炎	2.9
	3	非胰岛素依赖型糖尿病	2.8
	4	慢性缺血性心脏病	2.8
	5	脑梗死	2.7
区属二级医院	1	医疗性流产	5.1
	2	病原体未特指的肺炎	3.8
	3	细菌性肺炎	3.6
	4	脑梗死	3.2
	5	非胰岛素依赖型糖尿病	2.0

3. 不同性别人口差异

如图 3－42,2023 年,全市男性住院人次流向市级三级医院占比 62.5%,流向区属三级医院 19.1%,流向区属二级医院 17.5%,流向社区卫生服务中心(站)0.9%;女性住院人次流向市级三级医院占比 61.1%,流向区属三级医院 18.2%,流向区属二级医院 19.6%,流向社区卫生服务中心(站)1.1%。

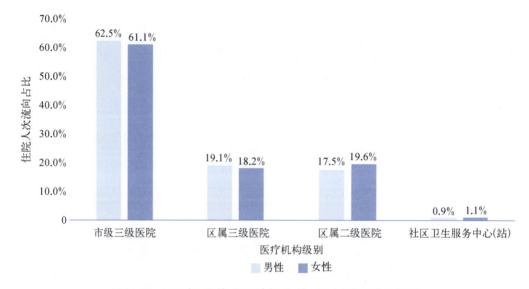

图 3－42 2023 年不同性别人口流行不同级别医疗机构住院人次占比

如表 3－312,男性流向市级三级医院住院人次中,占比最高的病种是支气管和肺的恶性肿瘤(3.3%)、慢性缺血性心脏病(2.7%)、肝和肝内胆管的恶性肿瘤(2.5%)、心绞痛(2.4%),以及非胰岛素依赖型糖尿病(2.2%);流向区属三级医院住院人次中,占比最高的病种是脑梗死(4.6%)、细菌性肺炎(4.5%)、非胰岛素依赖型糖尿病(4.4%)、慢性缺血性心脏病(3.1%),以及病原体未特指的肺炎(2.7%);流向区属二级医院住院人次中,占比最高的病种是脑梗死(7.0%)、细菌性肺炎(5.4%)、非胰岛素依赖型糖尿病(3.9%)、病原体未特指的肺炎(3.7%),以及慢性阻塞性肺病(2.7%)。

表 3－312 2023 年男性流向不同级别医院住院人次占比最高的病种

医疗机构级别	顺　位	病　　种	占比(%)
市级三级医院	1	支气管和肺的恶性肿瘤	3.3
	2	慢性缺血性心脏病	2.7
	3	肝和肝内胆管的恶性肿瘤	2.5
	4	心绞痛	2.4
	5	非胰岛素依赖型糖尿病	2.2
区属三级医院	1	脑梗死	4.6
	2	细菌性肺炎	4.5
	3	非胰岛素依赖型糖尿病	4.4
	4	慢性缺血性心脏病	3.1
	5	病原体未特指的肺炎	2.7

续　表

医疗机构级别	顺　位	病　种	占比（%）
区属二级医院	1	脑梗死	7.0
	2	细菌性肺炎	5.4
	3	非胰岛素依赖型糖尿病	3.9
	4	病原体未特指的肺炎	3.7
	5	慢性阻塞性肺病	2.7

　　如表3－313，女性流向市级三级医院住院人次中，占比最高的病种是支气管和肺的恶性肿瘤（2.9%）、胆石病（2.0%）、乳房的恶性肿瘤（1.9%）、乳腺良性肿瘤（1.9%），以及子宫平滑肌瘤（1.8%）；流向区属三级医院住院人次中，占比最高的病种是细菌性肺炎（4.7%）、脑梗死（3.4%）、非胰岛素依赖型糖尿病（3.4%）、慢性缺血性心脏病（2.8%），以及胆石病（2.4%）；流向区属二级医院住院人次中，占比最高的病种是脑梗死（5.8%）、细菌性肺炎（5.2%）、医疗性流产（3.6%）、慢性缺血性心脏病（2.7%），以及病原体未特指的肺炎（2.7%）。

表3－313　2023年女性流向不同级别医院住院人次占比最高的病种

医疗机构级别	顺　位	病　种	占比（%）
市级三级医院	1	支气管和肺的恶性肿瘤	2.9
	2	胆石病	2.0
	3	乳房的恶性肿瘤	1.9
	4	乳腺良性肿瘤	1.9
	5	子宫平滑肌瘤	1.8
区属三级医院	1	细菌性肺炎	4.7
	2	脑梗死	3.4
	3	非胰岛素依赖型糖尿病	3.4
	4	慢性缺血性心脏病	2.8
	5	胆石病	2.4
区属二级医院	1	脑梗死	5.8
	2	细菌性肺炎	5.2
	3	医疗性流产	3.6
	4	慢性缺血性心脏病	2.7
	5	病原体未特指的肺炎	2.7

4. 不同年龄组人口差异

　　如图3－43，2023年，全市儿童流向市级三级医院住院人次占比85.0%，流向区属三级医院7.1%，流向区属二级医院8.0%，流向社区卫生服务中心（站）0.007%；青年流向市级三级医院住院人次占比67.6%，流向区属三级医院14.9%，流向区属二级医院17.4%，流向社区卫生服务中心（站）0.1%；中年流向市级三级医院住院人次占比70.8%，流向区属三级医院15.0%，流向区属二级医院14.0%，流向社区卫生服务中心（站）0.2%；年轻老年人流向市级三级医院住院人次占比63.9%,流向区属三级医院17.9%,流向区属二级医院17.5%,流向社区卫生服务中心(站)0.7%;老年人流向市级三级医院住院人次占比46.4%,流向区属三级医院24.0%,流向区属二级医院25.9%,流向社区卫生服务中心(站)3.7%;长寿老年人流向市级三级医院住院人次占比25.5%,流向区属三级医院28.5%,流向区属二级医院38.2%,流向社区卫生服务中心(站)7.8%。

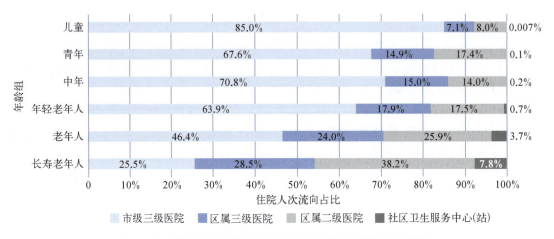

图3-43 2023年不同年龄组人口流向不同级别医疗机构住院人次占比

如表3-314,儿童流向市级三级医院住院人次中,占比最高的病种是细菌性肺炎(7.8%)、睡眠障碍(6.1%)、病原体未特指的肺炎(4.0%)、癫痫(2.5%),以及斜视(2.5%);流向区属三级医院住院人次中,占比最高的病种是细菌性肺炎(28.1%)、病原体未特指的肺炎(25.1%)、急性支气管炎(3.8%)、多发性和未特指部位的急性上呼吸道感染(3.4%),以及哮喘(2.7%);流向区属二级医院住院人次中,占比最高的病种是病原体未特指的肺炎(30.7%)、细菌性肺炎(16.5%)、急性支气管炎(6.9%)、其他和未特指原因所致的新生儿黄疸(6.4%),以及周围循环系统的其他先天性畸形(3.7%)。

表3-314 2023年儿童流向不同级别医院住院人次占比最高的病种

医疗机构级别	顺 位	病 种	占比(%)
市级三级医院	1	细菌性肺炎	7.8
	2	睡眠障碍	6.1
	3	病原体未特指的肺炎	4.0
	4	癫痫	2.5
	5	斜视	2.5
区属三级医院	1	细菌性肺炎	28.1
	2	病原体未特指的肺炎	25.1
	3	急性支气管炎	3.8
	4	多发性和未特指部位的急性上呼吸道感染	3.4
	5	哮喘	2.7

续 表

医疗机构级别	顺 位	病 种	占比(%)
区属二级医院	1	病原体未特指的肺炎	30.7
	2	细菌性肺炎	16.5
	3	急性支气管炎	6.9
	4	其他和未特指原因所致的新生儿黄疸	6.4
	5	周围循环系统的其他先天性畸形	3.7

如表3-315,青年流向市级三级医院住院人次中,占比最高的病种是甲状腺的恶性肿瘤(2.6%)、乳腺良性肿瘤(2.6%)、医疗性流产(2.1%)、子宫平滑肌瘤(2.0%),以及胆石病(1.7%);流向区属三级医院住院人次中,占比最高的病种是医疗性流产(4.9%)、细菌性肺炎(3.1%)、阻塞性和反流性尿路病(3.1%)、急性阑尾炎(2.6%),以及痔(2.5%);流向区属二级医院住院人次中,占比最高的病种是医疗性流产(9.0%)、细菌性肺炎(3.0%)、痔(2.8%)、为其他已知或可疑胎儿问题给予的孕产妇医疗(2.6%),以及为已知或可疑盆腔器官异常给予的孕产妇医疗(2.6%)。

表3-315 2023年青年流向不同级别医院住院人次占比最高的病种

医疗机构级别	顺 位	病 种	占比(%)
市级三级医院	1	甲状腺的恶性肿瘤	2.6
	2	乳腺良性肿瘤	2.6
	3	医疗性流产	2.1
	4	子宫平滑肌瘤	2.0
	5	胆石病	1.7
区属三级医院	1	医疗性流产	4.9
	2	细菌性肺炎	3.1
	3	阻塞性和反流性尿路病	3.1
	4	急性阑尾炎	2.6
	5	痔	2.5
区属二级医院	1	医疗性流产	9.0
	2	细菌性肺炎	3.0
	3	痔	2.8
	4	为其他已知或可疑胎儿问题给予的孕产妇医疗	2.6
	5	为已知或可疑盆腔器官异常给予的孕产妇医疗	2.6

如表3-316,中年流向市级三级医院住院人次中,占比最高的病种是支气管和肺的恶性肿瘤(4.0%)、肝和肝内胆管的恶性肿瘤(2.7%)、胆石病(2.2%)、非胰岛素依赖型糖尿病(1.9%),以及甲状腺的恶性肿瘤(1.8%);流向区属三级医院住院人次中,占比最高的病种是非胰岛素依赖型糖尿病(4.5%)、阻塞性和反流性尿路病(3.5%)、脑梗死(2.8%)、胆石病(2.8%),以及结肠、直肠、肛门和肛管良性肿瘤(2.5%);流向区属二级医院住院人次中,占比最高的病种是非胰岛素依赖型糖尿病(3.9%)、细菌性肺炎(3.4%)、阻塞性和反流性尿路病(3.3%)、脑梗死(3.2%),以及痔(2.9%)。

表 3－316 2023 年中年流向不同级别医院住院人次占比最高的病种

医疗机构级别	顺　位	病　种	占比（%）
市级三级医院	1	支气管和肺的恶性肿瘤	4.0
	2	肝和肝内胆管的恶性肿瘤	2.7
	3	胆石病	2.2
	4	非胰岛素依赖型糖尿病	1.9
	5	甲状腺的恶性肿瘤	1.8
区属三级医院	1	非胰岛素依赖型糖尿病	4.5
	2	阻塞性和反流性尿路病	3.5
	3	脑梗死	2.8
	4	胆石病	2.8
	5	结肠、直肠、肛门和肛管良性肿瘤	2.5
区属二级医院	1	非胰岛素依赖型糖尿病	3.9
	2	细菌性肺炎	3.4
	3	阻塞性和反流性尿路病	3.3
	4	脑梗死	3.2
	5	痔	2.9

　　如表 3－317,年轻老年人流向市级三级医院住院人次中,占比最高的病种是支气管和肺的恶性肿瘤(4.8%)、慢性缺血性心脏病(3.4%)、心绞痛(3.0%)、非胰岛素依赖型糖尿病(2.7%),以及老年性白内障(2.6%);流向区属三级医院住院人次中,占比最高的病种是非胰岛素依赖型糖尿病(5.2%)、脑梗死(5.0%)、慢性缺血性心脏病(3.4%)、细菌性肺炎(3.3%),以及心绞痛(3.2%);流向区属二级医院住院人次中,占比最高的病种是脑梗死(8.5%)、细菌性肺炎(4.8%)、非胰岛素依赖型糖尿病(4.6%)、心绞痛(3.0%),以及肠的其他疾病(2.7%)。

表 3－317 2023 年年轻老年人流向不同级别医院住院人次占比最高的病种

医疗机构级别	顺　位	病　种	占比（%）
市级三级医院	1	支气管和肺的恶性肿瘤	4.8
	2	慢性缺血性心脏病	3.4
	3	心绞痛	3.0
	4	非胰岛素依赖型糖尿病	2.7
	5	老年性白内障	2.6
区属三级医院	1	非胰岛素依赖型糖尿病	5.2
	2	脑梗死	5.0
	3	慢性缺血性心脏病	3.4
	4	细菌性肺炎	3.3
	5	心绞痛	3.2
区属二级医院	1	脑梗死	8.5
	2	细菌性肺炎	4.8
	3	非胰岛素依赖型糖尿病	4.6
	4	心绞痛	3.0
	5	肠的其他疾病	2.7

如表 3-318,老年人流向市级三级医院住院人次中,占比最高的病种是老年性白内障(4.7%)、慢性缺血性心脏病(3.9%)、脑梗死(3.6%)、心绞痛(3.2%),以及支气管和肺的恶性肿瘤(3.0%);流向区属三级医院住院人次中,占比最高的病种是脑梗死(6.8%)、细菌性肺炎(6.0%)、慢性缺血性心脏病(4.3%)、病原体未特指的肺炎(3.8%),以及非胰岛素依赖型糖尿病(3.6%);流向区属二级医院住院人次中,占比最高的病种是脑梗死(11.3%)、细菌性肺炎(7.0%)、慢性缺血性心脏病(4.8%)、病原体未特指的肺炎(4.3%),以及其他呼吸性疾患(4.1%)。

表 3-318　2023 年老年人流向不同级别医院住院人次占比最高的病种

医疗机构级别	顺　位	病　种	占比(%)
市级三级医院	1	老年性白内障	4.7
	2	慢性缺血性心脏病	3.9
	3	脑梗死	3.6
	4	心绞痛	3.2
	5	支气管和肺的恶性肿瘤	3.0
区属三级医院	1	脑梗死	6.8
	2	细菌性肺炎	6.0
	3	慢性缺血性心脏病	4.3
	4	病原体未特指的肺炎	3.8
	5	非胰岛素依赖型糖尿病	3.6
区属二级医院	1	脑梗死	11.3
	2	细菌性肺炎	7.0
	3	慢性缺血性心脏病	4.8
	4	病原体未特指的肺炎	4.3
	5	其他呼吸性疾患	4.1

如表 3-319,长寿老年人流向市级三级医院住院人次中,占比最高的病种是其他呼吸性疾患(8.7%)、细菌性肺炎(5.9%)、病原体未特指的肺炎(5.3%)、脑梗死(4.1%),以及慢性缺血性心脏病(4.1%);流向区属三级医院住院人次中,占比最高的病种是慢性缺血性心脏病(9.3%)、细菌性肺炎(8.5%)、病原体未特指的肺炎(6.6%)、心力衰竭(6.0%),以及脑梗死(5.6%);流向区属二级医院住院人次中,占比最高的病种是慢性缺血性心脏病(9.3%)、细菌性肺炎(8.5%)、病原体未特指的肺炎(6.6%)、心力衰竭(6.0%),以及脑梗死(5.6%)。

表 3-319　2023 年长寿老年人流向不同级别医院住院人次占比最高的病种

医疗机构级别	顺　位	病　种	占比(%)
市级三级医院	1	其他呼吸性疾患	8.7
	2	细菌性肺炎	5.9
	3	病原体未特指的肺炎	5.3
	4	脑梗死	4.1
	5	慢性缺血性心脏病	4.1

续　表

医疗机构级别	顺　位	病　　种	占比(%)
区属三级医院	1	慢性缺血性心脏病	9.3
	2	细菌性肺炎	8.5
	3	病原体未特指的肺炎	6.6
	4	心力衰竭	6.0
	5	脑梗死	5.6
区属二级医院	1	慢性缺血性心脏病	9.3
	2	细菌性肺炎	8.5
	3	病原体未特指的肺炎	6.6
	4	心力衰竭	6.0
	5	脑梗死	5.6

(二) 流向不同类别医疗机构住院人次及占比最高的住院原因

1. 总体概述

2023 年,全市 92.8% 的住院人次流向西医医院,7.2% 流向中医医院。

如表 3–320,流向西医医院住院人次中,占比最高的病种是细菌性肺炎(2.8%)、脑梗死(2.8%)、非胰岛素依赖型糖尿病(2.3%)、慢性缺血性心脏病(2.3%)、支气管和肺的恶性肿瘤(2.2%)、心绞痛(2.0%)、胆石病(1.9%)、病原体未特指的肺炎(1.6%)、老年性白内障(1.5%),以及其他呼吸性疾患(1.4%)。

表 3–320　2023 年流向西医医院住院人次占比最高的病种

顺　位	病　　种	占比(%)
1	细菌性肺炎	2.8
2	脑梗死	2.8
3	非胰岛素依赖型糖尿病	2.3
4	慢性缺血性心脏病	2.3
5	支气管和肺的恶性肿瘤	2.2
6	心绞痛	2.0
7	胆石病	1.9
8	病原体未特指的肺炎	1.6
9	老年性白内障	1.5
10	其他呼吸性疾患	1.4

如表 3–321,流向中医医院住院人次中,占比最高的病种是痔(6.2%)、细菌性肺炎(4.4%)、慢性肾衰竭(4.2%)、非胰岛素依赖型糖尿病(4.1%)、脑梗死(4.0%)、肛门及直肠区的裂瘘(3.3%)、其他椎间盘疾患(2.4%)、慢性缺血性心脏病(2.2%)、肠的其他疾病(2.2%),以及慢性病毒性肝炎(2.1%)。

表 3 – 321　2023 年流向中医医院住院人次占比最高的病种

顺　位	病　种	占比(%)
1	痔	6.2
2	细菌性肺炎	4.4
3	慢性肾衰竭	4.2
4	非胰岛素依赖型糖尿病	4.1
5	脑梗死	4.0
6	肛门及直肠区的裂瘘	3.3
7	其他椎间盘疾患	2.4
8	慢性缺血性心脏病	2.2
9	肠的其他疾病	2.2
10	慢性病毒性肝炎	2.1

2. 不同支付方式人口差异

如图 3 – 44,2023 年,全市医保支付人口流向西医医院住院人次占比 91.8%,流向中医医院 8.2%;非医保支付人口流向西医医院住院人次占比 94.9%,流向中医医院 5.1%。

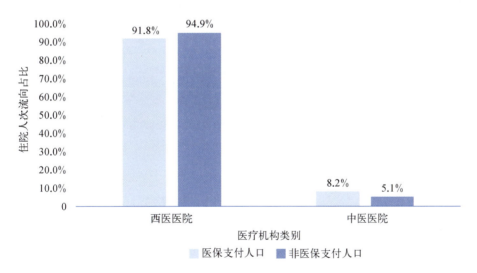

图 3 – 44　2023 年不同支付方式人口流向不同类别医疗机构住院人次占比

如表 3 – 322,医保支付人口流向西医医院住院人次中,占比最高的病种是脑梗死(3.4%)、细菌性肺炎(3.2%)、非胰岛素依赖型糖尿病(2.8%)、慢性缺血性心脏病(2.5%),以及心绞痛(2.3%);流向中医医院住院人次中,占比最高的病种是痔(6.8%)、细菌性肺炎(4.9%)、脑梗死(4.4%)、非胰岛素依赖型糖尿病(4.3%),以及慢性肾衰竭(4.0%)。

表 3‑322　2023 年医保支付人口流向不同类别医院住院人次占比最高的病种

医疗机构类别	顺　位	病　　种	占比（%）
西医医院	1	脑梗死	3.4
	2	细菌性肺炎	3.2
	3	非胰岛素依赖型糖尿病	2.8
	4	慢性缺血性心脏病	2.5
	5	心绞痛	2.3
中医医院	1	痔	6.8
	2	细菌性肺炎	4.9
	3	脑梗死	4.4
	4	非胰岛素依赖型糖尿病	4.3
	5	慢性肾衰竭	4.0

如表 3‑323，非医保支付人口流向西医医院住院人次中，占比最高的病种是支气管和肺的恶性肿瘤（4.2%）、慢性缺血性心脏病（1.9%）、细菌性肺炎（1.8%）、肝和肝内胆管的恶性肿瘤（1.8%），以及病原体未特指的肺炎（1.5%）；流向中医医院住院人次中，占比最高的病种是慢性肾衰竭（4.9%）、痔（3.8%）、非胰岛素依赖型糖尿病（3.3%）、肛门及直肠区的裂瘘（3.1%），以及细菌性肺炎（2.6%）。

表 3‑323　2023 年非医保支付人口流向不同类别医院住院人次占比最高的病种

医疗机构类别	顺　位	病　　种	占比（%）
西医医院	1	支气管和肺的恶性肿瘤	4.2
	2	慢性缺血性心脏病	1.9
	3	细菌性肺炎	1.8
	4	肝和肝内胆管的恶性肿瘤	1.8
	5	病原体未特指的肺炎	1.5
中医医院	1	慢性肾衰竭	4.9
	2	痔	3.8
	3	非胰岛素依赖型糖尿病	3.3
	4	肛门及直肠区的裂瘘	3.1
	5	细菌性肺炎	2.6

3. 不同性别人口差异

如图 3‑45，2023 年，全市男性流向西医医院住院人次占比 93.0%，流向中医医院 7.0%；女性流向西医医院住院人次占比 92.5%，流向中医医院 7.5%。

如表 3‑324，男性流向西医医院住院人次中，占比最高的病种是脑梗死（3.2%）、细菌性肺炎（2.8%）、非胰岛素依赖型糖尿病（2.8%）、慢性缺血性心脏病（2.7%），以及心绞痛（2.6%）；流向中医医院住院人次中，占比最高的病种是痔（5.7%）、肛门及直肠区的裂瘘（5.7%）、慢性肾衰竭（5.0%）、非胰岛素依赖型糖尿病（5.0%），以及脑梗死（4.3%）。

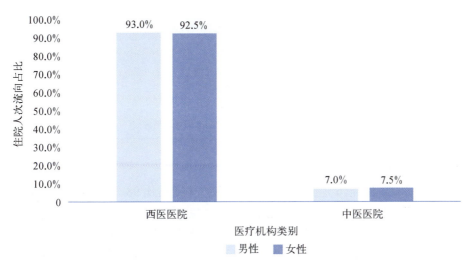

图 3-45 2023 年不同性别人口流向不同类别医疗机构住院人次占比

表 3-324 2023 年男性流向不同类别医院住院人次占比最高的病种

医疗机构类别	顺　位	病　　种	占比（%）
西医医院	1	脑梗死	3.2
	2	细菌性肺炎	2.8
	3	非胰岛素依赖型糖尿病	2.8
	4	慢性缺血性心脏病	2.7
	5	心绞痛	2.6
中医医院	1	痔	5.7
	2	肛门及直肠区的裂瘘	5.7
	3	慢性肾衰竭	5.0
	4	非胰岛素依赖型糖尿病	5.0
	5	脑梗死	4.3

　　如表 3-325，女性流向西医医院住院人次中，占比最高的病种是细菌性肺炎（2.7%）、脑梗死（2.4%）、支气管和肺的恶性肿瘤（2.0%）、胆石病（2.0%），以及非胰岛素依赖型糖尿病（1.9%）；流向中医医院住院人次中，占比最高的病种是痔（6.6%）、细菌性肺炎（4.5%）、脑梗死（3.6%）、慢性肾衰竭（3.4%），以及非胰岛素依赖型糖尿病（3.3%）。

表 3-325 2023 年女性流向不同类别医院住院人次占比最高的病种

医疗机构类别	顺　位	病　　种	占比（%）
西医医院	1	细菌性肺炎	2.7
	2	脑梗死	2.4
	3	支气管和肺的恶性肿瘤	2.0
	4	胆石病	2.0
	5	非胰岛素依赖型糖尿病	1.9

续　表

医疗机构类别	顺　位	病　　种	占比(%)
中医医院	1	痔	6.6
	2	细菌性肺炎	4.5
	3	脑梗死	3.6
	4	慢性肾衰竭	3.4
	5	非胰岛素依赖型糖尿病	3.3

4. 不同年龄组人口差异

如图3-46,2023年,全市儿童流向西医医院住院人次占比98.3%,流向中医医院1.7%;青年流向西医医院住院人次占比93.2%,流向中医医院6.8%;中年流向西医医院住院人次占比93.0%,流向中医医院7.0%;年轻老年人流向西医医院住院人次占比92.1%,流向中医医院7.9%;老年人流向西医医院住院人次占比91.4%,流向中医医院8.6%;长寿老年人流向西医医院住院人次占比92.4%,流向中医医院7.6%。

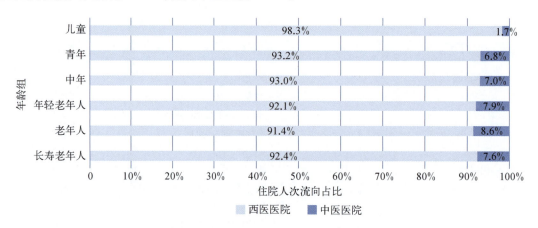

图3-46　2023年不同年龄组人口流向不同类别医疗机构住院人次占比

如表3-326,儿童流向西医医院住院人次中,占比最高的病种是细菌性肺炎(9.9%)、病原体未特指的肺炎(7.4%)、睡眠障碍(5.2%)、其他和未特指原因所致的新生儿黄疸(2.7%),以及癫痫(2.2%);流向中医医院住院人次中,占比最高的病种是病原体未特指的肺炎(38.2%)、细菌性肺炎(22.4%)、急性支气管炎(7.4%)、扁桃体和腺样体慢性疾病(4.1%),以及急性扁桃体炎(3.5%)。

表3-326　2023年儿童流向不同类别医院住院人次占比最高的病种

医疗机构类别	顺　位	病　　种	占比(%)
西医医院	1	细菌性肺炎	9.9
	2	病原体未特指的肺炎	7.4
	3	睡眠障碍	5.2
	4	其他和未特指原因所致的新生儿黄疸	2.7
	5	癫痫	2.2

续 表

医疗机构类别	顺 位	病 种	占比(%)
中医医院	1	病原体未特指的肺炎	38.2
	2	细菌性肺炎	22.4
	3	急性支气管炎	7.4
	4	扁桃体和腺样体慢性疾病	4.1
	5	急性扁桃体炎	3.5

如表 3-327,青年流向西医医院住院人次中,占比最高的病种是医疗性流产(3.9%)、甲状腺的恶性肿瘤(2.2%)、乳腺良性肿瘤(2.2%)、为已知或可疑盆腔器官异常给予的孕产妇医疗(1.8%),以及阻塞性和反流性尿路病(1.7%);流向中医医院住院人次中,占比最高的病种是痔(11.8%)、肛门及直肠区的裂瘘(10.1%)、慢性病毒性肝炎(5.3%)、细菌性肺炎(2.5%),以及乳腺良性肿瘤(2.4%)。

表 3-327 2023 年青年流向不同类别医院住院人次占比最高的病种

医疗机构类别	顺 位	病 种	占比(%)
西医医院	1	医疗性流产	3.9
	2	甲状腺的恶性肿瘤	2.2
	3	乳腺良性肿瘤	2.2
	4	为已知或可疑盆腔器官异常给予的孕产妇医疗	1.8
	5	阻塞性和反流性尿路病	1.7
中医医院	1	痔	11.8
	2	肛门及直肠区的裂瘘	10.1
	3	慢性病毒性肝炎	5.3
	4	细菌性肺炎	2.5
	5	乳腺良性肿瘤	2.4

如表 3-328,中年流向西医医院住院人次中,占比最高的病种是支气管和肺的恶性肿瘤(3.1%)、非胰岛素依赖型糖尿病(2.4%)、胆石病(2.3%)、阻塞性和反流性尿路病(2.1%),以及肝和肝内胆管的恶性肿瘤(2.1%);流向中医医院住院人次中,占比最高的病种是痔(7.8%)、非胰岛素依赖型糖尿病(4.6%)、慢性肾衰竭(4.6%)、慢性病毒性肝炎(3.3%),以及肠的其他疾病(3.2%)。

表 3-328 2023 年中年流向不同类别医院住院人次占比最高的病种

医疗机构类别	顺 位	病 种	占比(%)
西医医院	1	支气管和肺的恶性肿瘤	3.1
	2	非胰岛素依赖型糖尿病	2.4
	3	胆石病	2.3
	4	阻塞性和反流性尿路病	2.1
	5	肝和肝内胆管的恶性肿瘤	2.1

续　表

医疗机构类别	顺　位	病　种	占比(%)
中医医院	1	痔	7.8
	2	非胰岛素依赖型糖尿病	4.6
	3	慢性肾衰竭	4.6
	4	慢性病毒性肝炎	3.3
	5	肠的其他疾病	3.2

　　如表3-329,年轻老年人流向西医医院住院人次中,占比最高的病种是脑梗死(3.8%)、支气管和肺的恶性肿瘤(3.5%)、非胰岛素依赖型糖尿病(3.4%)、慢性缺血性心脏病(3.3%),以及心绞痛(3.2%);流向中医医院住院人次中,占比最高的病种是慢性肾衰竭(5.6%)、非胰岛素依赖型糖尿病(5.4%)、脑梗死(5.2%)、痔(4.8%),以及细菌性肺炎(3.8%)。

表3-329　2023年年轻老年人流向不同类别医院住院人次占比最高的病种

医疗机构类别	顺　位	病　种	占比(%)
西医医院	1	脑梗死	3.8
	2	支气管和肺的恶性肿瘤	3.5
	3	非胰岛素依赖型糖尿病	3.4
	4	慢性缺血性心脏病	3.3
	5	心绞痛	3.2
中医医院	1	慢性肾衰竭	5.6
	2	非胰岛素依赖型糖尿病	5.4
	3	脑梗死	5.2
	4	痔	4.8
	5	细菌性肺炎	3.8

　　如表3-330,老年人流向西医医院住院人次中,占比最高的病种是脑梗死(6.5%)、细菌性肺炎(4.4%)、慢性缺血性心脏病(4.2%)、老年性白内障(3.7%),以及其他呼吸性疾患(3.2%);流向中医医院住院人次中,占比最高的病种是脑梗死(8.4%)、细菌性肺炎(7.5%)、慢性缺血性心脏病(4.5%)、慢性肾衰竭(4.2%),以及非胰岛素依赖型糖尿病(4.1%)。

表3-330　2023年老年人流向不同类别医院住院人次占比最高的病种

医疗机构类别	顺　位	病　种	占比(%)
西医医院	1	脑梗死	6.5
	2	细菌性肺炎	4.4
	3	慢性缺血性心脏病	4.2
	4	老年性白内障	3.7
	5	其他呼吸性疾患	3.2

续 表

医疗机构类别	顺 位	病 种	占比（%）
中医医院	1	脑梗死	8.4
	2	细菌性肺炎	7.5
	3	慢性缺血性心脏病	4.5
	4	慢性肾衰竭	4.2
	5	非胰岛素依赖型糖尿病	4.1

如表3-331，长寿老年人流向西医医院住院人次中，占比最高的病种是慢性缺血性心脏病（7.8%）、细菌性肺炎（7.6%）、病原体未特指的肺炎（6.6%）、脑梗死（6.4%），以及其他呼吸性疾患（6.2%）；流向中医医院住院人次中，占比最高的病种是细菌性肺炎（12.3%）、脑梗死（8.2%）、慢性缺血性心脏病（6.7%）、心绞痛（5.9%），以及心力衰竭（4.8%）。

表3-331 2023年长寿老年人流向不同类别医院住院人次占比最高的病种

医疗机构类别	顺 位	病 种	占比（%）
西医医院	1	慢性缺血性心脏病	7.8
	2	细菌性肺炎	7.6
	3	病原体未特指的肺炎	6.6
	4	脑梗死	6.4
	5	其他呼吸性疾患	6.2
中医医院	1	细菌性肺炎	12.3
	2	脑梗死	8.2
	3	慢性缺血性心脏病	6.7
	4	心绞痛	5.9
	5	心力衰竭	4.8

三、住院人口平均住院天数[①]及住院天数最长的住院原因

（一）总体概述

如表3-332，2023年，全市住院人口因精神和行为疾患（31.9天[②]）、呼吸系统疾病（9.5天），以及循环系统疾病（8.8天）住院产生的平均住院天数最长。因精神和行为疾患住院产生的平均住院天数中，天数最长的病种是精神分裂症（31.9天）。因呼吸系统疾病住院产生的平均住院天数中，天数最长的病种是慢性支气管炎（12.6天）、病毒性肺炎（11.3天）、病原体未特指的肺炎（11.0天）、慢性阻塞性肺病（11.0天），以及其他呼吸性疾患（10.9天）。因循环系统疾病住院产生的平均住院天数中，天数最长的病种是脑血管病后遗症（18.6天）、颅内出血（14.7天）、脑梗死（11.2天）、心力衰竭（10.8天），以及主动脉动脉瘤和动脉壁夹层形成（10.8天）。

---

① 第二节中平均住院天数为剔除住院天数大于60天的住院人次后的计算结果。
② 第二节仅展示剔除住院天数大于60天的住院人次，且仅展示按住院人次占比排序，累计前80%的病种。

表 3 – 332　2023 年平均住院天数最长的住院原因

顺　位	疾病分类	病　种	平均住院天数(天)
1	精神和行为疾患		31.9
		精神分裂症	31.9
2	呼吸系统疾病		9.5
		慢性支气管炎	12.6
		病毒性肺炎	11.3
		病原体未特指的肺炎	11.0
		慢性阻塞性肺病	11.0
		其他呼吸性疾患	10.9
3	循环系统疾病		8.8
		脑血管病后遗症	18.6
		颅内出血	14.7
		脑梗死	11.2
		心力衰竭	10.8
		主动脉动脉瘤和动脉壁夹层形成	10.8

(二) 不同支付方式人口平均住院天数及住院天数最长的住院原因

2023 年,全市医保支付住院人口的平均住院天数为 5.8 天,非医保支付住院人口 6.6 天。

如表 3 – 333,医保支付人口因精神和行为疾患(33.3 天)、呼吸系统疾病(9.9 天),以及神经系统疾病(9.1 天)住院产生的平均住院天数最长。因精神和行为疾患住院产生的平均住院天数中,天数最长的病种是精神分裂症(33.3 天)。因呼吸系统疾病住院产生的平均住院天数中,天数最长的病种是慢性支气管炎(12.0 天)、病原体未特指的肺炎(11.9 天)、病毒性肺炎(11.3 天)、其他呼吸性疾患(11.2 天),以及慢性阻塞性肺病(10.9 天)。因神经系统疾病住院产生的平均住院天数中,天数最长的病种是偏瘫(19.0 天)、肌张力障碍(18.4 天)、帕金森病(9.9 天)、脑的其他疾患(9.9 天),以及短暂性大脑缺血性发作及相关综合征(8.4 天)。

表 3 – 333　2023 年医保支付人口平均住院天数最长的住院原因

顺　位	疾病分类	病　种	平均住院天数(天)
1	精神和行为疾患		33.3
		精神分裂症	33.3
2	呼吸系统疾病		9.9
		慢性支气管炎	12.0
		病原体未特指的肺炎	11.9
		病毒性肺炎	11.3
		其他呼吸性疾患	11.2
		慢性阻塞性肺病	10.9

续　表

顺　位	疾病分类	病　种	平均住院天数（天）
3	神经系统疾病		9.1
		偏瘫	19.0
		肌张力障碍	18.4
		帕金森病	9.9
		脑的其他疾患	9.9
		短暂性大脑缺血性发作及相关综合征	8.4

　　如表3-334，非医保支付人口因精神和行为疾患（30.4天），损伤、中毒和外因的某些其他后果（8.3天），以及呼吸系统疾病（8.2天）住院产生的平均住院天数最长。因精神和行为疾患住院产生的平均住院天数中，天数最长的病种是精神分裂症（30.4天）。因损伤、中毒和外因的某些其他后果住院产生的平均住院天数中，天数最长的病种是颅内损伤（11.5天）、股骨骨折（10.4天）、小腿骨折（9.8天）、腰部脊柱和骨盆骨折（9.0天），以及足骨折（8.9天）。因呼吸系统疾病住院产生的平均住院天数中，天数最长的病种是慢性支气管炎（16.8天）、慢性阻塞性肺病（11.8天）、病毒性肺炎（11.1天）、其他呼吸性疾患（9.8天），以及病原体未特指的肺炎（8.6天）。

表3-334　2023年非医保支付人口平均住院天数最长的住院原因

顺　位	疾病分类	病　种	平均住院天数（天）
1	精神和行为疾患		30.4
		精神分裂症	30.4
2	损伤、中毒和外因的某些其他后果		8.3
		颅内损伤	11.5
		股骨骨折	10.4
		小腿骨折	9.8
		腰部脊柱和骨盆骨折	9.0
		足骨折	8.9
3	呼吸系统疾病		8.2
		慢性支气管炎	16.8
		慢性阻塞性肺病	11.8
		病毒性肺炎	11.1
		其他呼吸性疾患	9.8
		病原体未特指的肺炎	8.6

（三）不同性别人口平均住院天数及住院天数最长的住院原因

　　2023年，全市男性平均住院天数为6.6天，女性6.1天。

　　如表3-335，男性因精神和行为疾患（32.0天）、呼吸系统疾病（9.8天），以及循环系统疾病（8.6天）住院产生的平均住院天数最长。因精神和行为疾患住院产生的平均住院天数中,天数最长的病种是精神分裂症(32.0 天)。因呼吸系统疾病住院产生的平均住院天数中,天数最长的病种是慢性支气管炎(12.7 天)、病毒性肺炎(11.8 天)、病原体未特指的肺炎(11.4 天)、其他呼吸性疾患(11.3 天),以及慢性阻塞性肺病(11.0 天)。因循环系统疾病住院产生的平均住院天数中,天数最长的病种是脑血管病后遗症(18.9 天)、颅内出血(14.8 天)、脑梗死(11.1 天)、主动脉动脉瘤和动脉壁夹层形成(10.8 天),以及心力衰竭(10.6 天)。

表 3–335 2023 年男性平均住院天数最长的住院原因

顺 位	疾 病 分 类	病 种	平均住院天数(天)
1	精神和行为疾患		32.0
		精神分裂症	32.0
2	呼吸系统疾病		9.8
		慢性支气管炎	12.7
		病毒性肺炎	11.8
		病原体未特指的肺炎	11.4
		其他呼吸性疾患	11.3
		慢性阻塞性肺病	11.0
3	循环系统疾病		8.6
		脑血管病后遗症	18.9
		颅内出血	14.8
		脑梗死	11.1
		主动脉动脉瘤和动脉壁夹层形成	10.8
		心力衰竭	10.6

如表 3–336,女性因精神和行为疾患(31.8 天)、呼吸系统疾病(9.2 天),以及循环系统疾病(9.0 天)住院产生的平均住院天数最长。因精神和行为疾患住院产生的平均住院天数中,天数最长的病种是精神分裂症(31.8 天)。因呼吸系统疾病住院产生的平均住院天数中,天数最长的病种是慢性支气管炎(12.4 天)、慢性阻塞性肺病(11.2 天)、病毒性肺炎(10.7 天)、病原体未特指的肺炎(10.6 天),以及其他呼吸性疾患(10.5 天)。因循环系统疾病住院产生的平均住院天数中,天数最长的病种是脑血管病后遗症(18.2 天)、颅内出血(14.5 天)、脑梗死(11.3 天)、心力衰竭(11.1 天),以及主动脉动脉瘤和动脉壁夹层形成(10.7 天)。

表 3–336 2023 年女性平均住院天数最长的住院原因

顺 位	疾 病 分 类	病 种	平均住院天数(天)
1	精神和行为疾患		31.8
		精神分裂症	31.8
2	呼吸系统疾病		9.2
		慢性支气管炎	12.4
		慢性阻塞性肺病	11.2
		病毒性肺炎	10.7
		病原体未特指的肺炎	10.6
		其他呼吸性疾患	10.5

续 表

顺　位	疾病分类	病　种	平均住院天数（天）
3	循环系统疾病		9.0
		脑血管病后遗症	18.2
		颅内出血	14.5
		脑梗死	11.3
		心力衰竭	11.1
		主动脉动脉瘤和动脉壁夹层形成	10.7

（四）不同年龄人口平均住院天数及住院天数最长的住院原因

2023 年,全市儿童平均住院天数为 5.2 天,青年 4.9 天,中年 5.4 天,年轻老年人 6.4 天,老年人 9.0 天,长寿老年人 14.1 天。

如表 3–337,儿童因精神和行为疾患(25.2 天)、传染病和寄生虫病(8.3 天),以及循环系统疾病(8.1 天)住院产生的平均住院天数最长。因精神和行为疾患住院产生的平均住院天数中,天数最长的病种是精神分裂症(25.2 天)。因传染病和寄生虫病住院产生的平均住院天数中,天数最长的病种是败血症(8.6 天)、细菌学或组织学未证实之呼吸系统结核病(5.4 天)、细菌学和组织学证实之呼吸系统结核病(5.2 天)、带状疱疹(5.0 天),以及慢性病毒性肝炎(2.4 天)。因循环系统疾病住院产生的平均住院天数中,天数最长的病种是急性心肌梗死(28.0 天)、主动脉动脉瘤和动脉壁夹层形成(21.0 天)、颅内出血(14.6 天)、静脉的其他疾患(14.5 天),以及慢性缺血性心脏病(13.4 天)。

表 3–337　2023 年儿童平均住院天数最长的住院原因

顺　位	疾病分类	病　种	平均住院天数（天）
1	精神和行为疾患		25.2
		精神分裂症	25.2
2	传染病和寄生虫病		8.3
		败血症	8.6
		细菌学或组织学未证实之呼吸系统结核病	5.4
		细菌学和组织学证实之呼吸系统结核病	5.2
		带状疱疹	5.0
		慢性病毒性肝炎	2.4
3	循环系统疾病		8.1
		急性心肌梗死	28.0
		主动脉动脉瘤和动脉壁夹层形成	21.0
		颅内出血	14.6
		静脉的其他疾患	14.5
		慢性缺血性心脏病	13.4

如表 3–338,青年因精神和行为疾患(32.1 天),损伤、中毒和外因的某些其他后果(6.9

天),以及循环系统疾病(6.4 天)住院产生的平均住院天数最长。因精神和行为疾患住院产生的平均住院天数中,天数最长的病种是精神分裂症(32.1 天)。因损伤、中毒和外因的某些其他后果住院产生的平均住院天数中,天数最长的病种是股骨骨折(10.7 天)、腰部脊柱和骨盆骨折(10.5 天)、颅内损伤(10.3 天),肋骨、胸骨和胸部脊柱骨折(8.8 天),以及小腿骨折(8.5 天)。因循环系统疾病住院产生的平均住院天数中,天数最长的病种是脑血管病后遗症(24.4 天)、颅内出血(14.9 天)、主动脉动脉瘤和动脉壁夹层形成(12.8 天)、脑梗死(9.7 天),以及心肌病(8.2 天)。

表 3–338 2023 年青年平均住院天数最长的住院原因

顺　位	疾病分类	病　种	平均住院天数(天)
1	精神和行为疾患		32.1
		精神分裂症	32.1
2	损伤、中毒和外因的某些其他后果		6.9
		股骨骨折	10.7
		腰部脊柱和骨盆骨折	10.5
		颅内损伤	10.3
		肋骨、胸骨和胸部脊柱骨折	8.8
		小腿骨折	8.5
3	循环系统疾病		6.4
		脑血管病后遗症	24.4
		颅内出血	14.9
		主动脉动脉瘤和动脉壁夹层形成	12.8
		脑梗死	9.7
		心肌病	8.2

如表 3–339,中年因精神和行为疾患(33.4 天)、神经系统疾病(8.7 天),以及损伤、中毒和外因的某些其他后果(8.0 天)住院产生的平均住院天数最长。因精神和行为疾患住院产生的平均住院天数中,天数最长的病种是精神分裂症(33.4 天)。因神经系统疾病住院产生的平均住院天数中,天数最长的病种是偏瘫(18.0 天)、肌张力障碍(13.9 天)、脑的其他疾患(9.6 天)、帕金森病(7.9 天),以及癫痫(7.3 天)。因损伤、中毒和外因的某些其他后果住院产生的平均住院天数中,天数最长的病种是颅内损伤(11.7 天)、股骨骨折(10.0 天)、小腿骨折(9.6 天)、腰部脊柱和骨盆骨折(9.3 天),以及肋骨、胸骨和胸部脊柱骨折(8.7 天)。

表 3–339 2023 年中年平均住院天数最长的住院原因

顺　位	疾病分类	病　种	平均住院天数(天)
1	精神和行为疾患		33.4
		精神分裂症	33.4
2	神经系统疾病		8.7
		偏瘫	18.0
		肌张力障碍	13.9

顺　位	疾病分类	病　种	平均住院天数（天）
		脑的其他疾患	9.6
		帕金森病	7.9
		癫痫	7.3
3	损伤、中毒和外因的某些其他后果		8.0
		颅内损伤	11.7
		股骨骨折	10.0
		小腿骨折	9.6
		腰部脊柱和骨盆骨折	9.3
		肋骨、胸骨和胸部脊柱骨折	8.7

如表 3-340，年轻老年人因精神和行为疾患（31.3 天）、神经系统疾病（10.8 天），以及呼吸系统疾病（9.6 天）住院产生的平均住院天数最长。因精神和行为疾患住院产生的平均住院天数中，天数最长的病种是精神分裂症（31.3 天）。因神经系统疾病住院产生的平均住院天数中，天数最长的病种是偏瘫（18.7 天）、肌张力障碍（17.3 天）、脑的其他疾患（9.4 天）、帕金森病（9.4 天），以及癫痫（9.2 天）。因呼吸系统疾病住院产生的平均住院天数中，天数最长的病种是病原体未特指的肺炎（12.8 天）、病毒性肺炎（10.9 天）、慢性支气管炎（10.3 天）、其他呼吸性疾患（10.1 天），以及慢性阻塞性肺病（10.1 天）。

表 3-340　2023 年年轻老年人平均住院天数最长的住院原因

顺　位	疾病分类	病　种	平均住院天数（天）
1	精神和行为疾患		31.3
		精神分裂症	31.3
2	神经系统疾病		10.8
		偏瘫	18.7
		肌张力障碍	17.3
		脑的其他疾患	9.4
		帕金森病	9.4
		癫痫	9.2
3	呼吸系统疾病		9.6
		病原体未特指的肺炎	12.8
		病毒性肺炎	10.9
		慢性支气管炎	10.3
		其他呼吸性疾患	10.1
		慢性阻塞性肺病	10.1

如表 3-341，老年人因精神和行为疾患（23.1 天）、神经系统疾病（12.8 天），以及呼吸系统疾病（12.1 天）住院产生的平均住院天数最长。因精神和行为疾患住院产生的平均住院天数中，天数最长的病种是精神分裂症（23.1 天）。因神经系统疾病住院产生的平均住院天数

中,天数最长的病种是肌张力障碍(19.9 天)、偏瘫(19.4 天)、帕金森病(12.1 天)、癫痫(11.2 天),以及脑的其他疾患(10.1 天)。因呼吸系统疾病住院产生的平均住院天数中,天数最长的病种是病原体未特指的肺炎(14.0 天)、其他呼吸性疾患(12.6 天)、病毒性肺炎(12.5 天)、慢性支气管炎(12.1 天),以及细菌性肺炎(11.8 天)。

表 3－341　2023 年老年人平均住院天数最长的住院原因

顺　位	疾病分类	病　种	平均住院天数(天)
1	精神和行为疾患		23.1
		精神分裂症	23.1
2	神经系统疾病		12.8
		肌张力障碍	19.9
		偏瘫	19.4
		帕金森病	12.1
		癫痫	11.2
		脑的其他疾患	10.1
3	呼吸系统疾病		12.1
		病原体未特指的肺炎	14.0
		其他呼吸性疾患	12.6
		病毒性肺炎	12.5
		慢性支气管炎	12.1
		细菌性肺炎	11.8

如表 3－342,长寿老年人因循环系统疾病(15.7 天)、神经系统疾病(15.0 天),以及内分泌、营养和代谢疾病(14.9 天)住院产生的平均住院天数最长。因循环系统疾病住院产生的平均住院天数中,天数最长的病种是脑血管病后遗症(19.4 天)、动脉粥样硬化症(17.8 天)、特发性原发性高血压(17.8 天)、其他脑血管病(17.3 天),以及慢性缺血性心脏病(16.6 天)。因神经系统疾病住院产生的平均住院天数中,天数最长的病种是帕金森病(22.9 天)、偏瘫(18.3 天)、肌张力障碍(16.7 天)、癫痫(15.3 天),以及短暂性大脑缺血性发作及相关综合征(13.2 天)。因内分泌、营养和代谢疾病住院产生的平均住院天数中,天数最长的病种是非胰岛素依赖型糖尿病(15.0 天)、未特指的糖尿病(14.3 天)、甲状腺毒症甲状腺功能亢进症(12.3 天),以及非毒性甲状腺肿(4.7 天)。

表 3－342　2023 年长寿老年人平均住院天数最长的住院原因

顺　位	疾病分类	病　种	平均住院天数(天)
1	循环系统疾病		15.7
		脑血管病后遗症	19.4
		动脉粥样硬化症	17.8
		特发性原发性高血压	17.8
		其他脑血管病	17.3
		慢性缺血性心脏病	16.6

续　表

顺　　位	疾病分类	病　　种	平均住院天数(天)
2	神经系统疾病		15.0
		帕金森病	22.9
		偏瘫	18.3
		肌张力障碍	16.7
		癫痫	15.3
		短暂性大脑缺血性发作及相关综合征	13.2
3	内分泌、营养和代谢疾病		14.9
		非胰岛素依赖型糖尿病	15.0
		未特指的糖尿病	14.3
		甲状腺毒症甲状腺功能亢进症	12.3
		非毒性甲状腺肿	4.7

(五) 住院人口在不同级别医院平均住院天数及住院天数最长的住院原因

1. 总体概述

如表3-343,2023年,全市住院人口在市级三级医院平均住院天数最长的病种是精神分裂症(32.2天)、偏瘫(19.4天)、脑的恶性肿瘤(16.8天)、良性脑膜肿瘤(14.9天)、颅内出血(13.7天)、脑血管病后遗症(13.1天)、败血症(12.9天)、胃的恶性肿瘤(12.1天)、慢性支气管炎(12.1天),以及胰脏的恶性肿瘤(12.0天)。

表3-343　2023年住院人口在市级三级医院平均住院天数最长的病种

顺　　位	病　　种	平均住院天数(天)
1	精神分裂症	32.2
2	偏瘫	19.4
3	脑的恶性肿瘤	16.8
4	良性脑膜肿瘤	14.9
5	颅内出血	13.7
6	脑血管病后遗症	13.1
7	败血症	12.9
8	胃的恶性肿瘤	12.1
9	慢性支气管炎	12.1
10	胰脏的恶性肿瘤	12.0

如表3-344,住院人口在区属三级医院平均住院天数最长的病种是脑的恶性肿瘤(18.0天)、脑血管病后遗症(18.0天)、精神分裂症(16.8天)、良性脑膜肿瘤(16.2天)、偏瘫(15.0天)、慢性支气管炎(14.6天)、直肠的恶性肿瘤(14.4天)、结肠的恶性肿瘤(14.2天)、颅内出血(14.1天),以及胰脏的恶性肿瘤(13.2天)。

表 3-344 2023 年住院人口在区属三级医院平均住院天数最长的病种

顺　位	病　　　种	平均住院天数(天)
1	脑的恶性肿瘤	18.0
2	脑血管病后遗症	18.0
3	精神分裂症	16.8
4	良性脑膜肿瘤	16.2
5	偏瘫	15.0
6	慢性支气管炎	14.6
7	直肠的恶性肿瘤	14.4
8	结肠的恶性肿瘤	14.2
9	颅内出血	14.1
10	胰脏的恶性肿瘤	13.2

　　如表 3-345,住院人口在区属二级医院平均住院天数最长的病种是精神分裂症(31.8天)、脑血管病后遗症(22.3 天)、脑的恶性肿瘤(22.2 天)、良性脑膜肿瘤(21.4 天)、肌张力障碍(20.9 天)、偏瘫(19.4 天)、细菌学或组织学未证实之呼吸系统结核病(18.0 天)、颅内出血(17.8 天)、细菌学和组织学证实之呼吸系统结核病(17.4 天),以及股骨骨折(16.4 天)。

表 3-345 2023 年住院人口在区属二级医院平均住院天数最长的病种

顺　位	病　　　种	平均住院天数(天)
1	精神分裂症	31.8
2	脑血管病后遗症	22.3
3	脑的恶性肿瘤	22.2
4	良性脑膜肿瘤	21.4
5	肌张力障碍	20.9
6	偏瘫	19.4
7	细菌学或组织学未证实之呼吸系统结核病	18.0
8	颅内出血	17.8
9	细菌学和组织学证实之呼吸系统结核病	17.4
10	股骨骨折	16.4

2. 不同支付方式人口差异

　　如图 3-47,2023 年,全市医保支付住院人口在市级三级医院平均住院天数为 5.4 天,区属三级医院 7.1 天,区属二级医院 9.1 天,社区卫生服务中心(站)14.0 天;非医保支付住院人口在市级三级医院平均住院天数为 5.2 天,区属三级医院 7.4 天,区属二级医院 7.9 天,社区卫生服务中心(站)12.9 天。

　　如表 3-346,医保支付人口在市级三级医院平均住院天数最长的病种是精神分裂症(35.0 天)、偏瘫(20.5 天)、脑的恶性肿瘤(16.6 天)、良性脑膜肿瘤(14.5 天),以及颅内出血

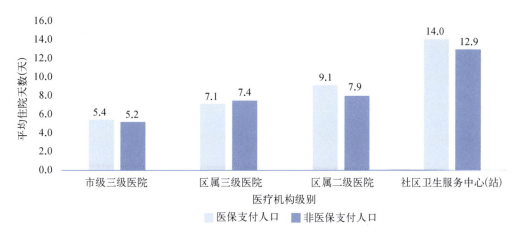

图 3-47 2023 年不同支付方式人口在不同级别医院平均住院天数

（14.0 天）；在区属三级医院平均住院天数最长的病种是脑血管病后遗症（18.7 天）、脑的恶性肿瘤（16.4 天）、偏瘫（16.0 天）、肌张力障碍（14.5 天），以及良性脑膜肿瘤（14.5 天）；在区属二级医院平均住院天数最长的病种是脑血管病后遗症（18.7 天）、脑的恶性肿瘤（16.4 天）、偏瘫（16.0 天）、肌张力障碍（14.5 天），以及良性脑膜肿瘤（14.5 天）。

表 3-346 2023 年医保支付人口在不同级别医疗机构平均住院天数最长的病种

医疗机构级别	顺 位	病 种	平均住院天数（天）
市级三级医院	1	精神分裂症	35.0
	2	偏瘫	20.5
	3	脑的恶性肿瘤	16.6
	4	良性脑膜肿瘤	14.5
	5	颅内出血	14.0
区属三级医院	1	脑血管病后遗症	18.7
	2	脑的恶性肿瘤	16.4
	3	偏瘫	16.0
	4	肌张力障碍	14.5
	5	良性脑膜肿瘤	14.5
区属二级医院	1	脑血管病后遗症	18.7
	2	脑的恶性肿瘤	16.4
	3	偏瘫	16.0
	4	肌张力障碍	14.5
	5	良性脑膜肿瘤	14.5

　　如表 3-347，非医保支付人口在市级三级医院平均住院天数最长的病种是精神分裂症（30.5 天）、偏瘫（18.2 天）、脑的恶性肿瘤（16.9 天）、良性脑膜肿瘤（15.3 天），以及慢性支气管炎（15.3 天）；在区属三级医院平均住院天数最长的病种是精神分裂症（21.1 天）、慢性支气管炎（21.1 天）、脑的恶性肿瘤（19.5 天）、良性脑膜肿瘤（18.8 天），以及脑血管病后遗症

（16.2天）；在区属二级医院平均住院天数最长的病种是精神分裂症（30.6天）、脑的恶性肿瘤（24.5天）、良性脑膜肿瘤（21.8天）、偏瘫（19.2天），以及细菌学或组织学未证实之呼吸系统结核病（17.1天）。

表3-347　2023年非医保支付人口在不同级别医疗机构平均住院天数最长的病种

医疗机构级别	顺 位	病 种	平均住院天数（天）
市级三级医院	1	精神分裂症	30.5
	2	偏瘫	18.2
	3	脑的恶性肿瘤	16.9
	4	良性脑膜肿瘤	15.3
	5	慢性支气管炎	15.3
区属三级医院	1	精神分裂症	21.1
	2	慢性支气管炎	21.1
	3	脑的恶性肿瘤	19.5
	4	良性脑膜肿瘤	18.8
	5	脑血管病后遗症	16.2
区属二级医院	1	精神分裂症	30.6
	2	脑的恶性肿瘤	24.5
	3	良性脑膜肿瘤	21.8
	4	偏瘫	19.2
	5	细菌学或组织学未证实之呼吸系统结核病	17.1

3. 不同性别人口差异

如图3-48，男性在市级三级医院平均住院天数为5.6天，区属三级医院7.5天，区属二级医院9.4天，社区卫生服务中心（站）13.8天；女性在市级三级医院平均住院天数为5.1天，区属三级医院6.8天，区属二级医院8.4天，社区卫生服务中心（站）14.0天。

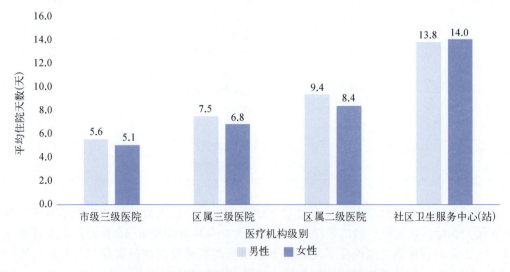

图3-48　2023年不同性别人口在不同级别医院平均住院天数

　　如表 3－348，男性在市级三级医院平均住院天数最长的病种是精神分裂症（32.0 天）、偏瘫（18.7 天）、脑的恶性肿瘤（16.6 天）、良性脑膜肿瘤（15.3 天），以及颅内出血（13.7 天）；在区属三级医院平均住院天数最长的病种是脑血管病后遗症（18.5 天）、脑的恶性肿瘤（17.7 天）、良性脑膜肿瘤（17.4 天）、慢性支气管炎（15.1 天），以及直肠的恶性肿瘤（15.0 天）；在区属二级医院平均住院天数最长的病种是精神分裂症（32.2 天）、良性脑膜肿瘤（24.2 天）、脑的恶性肿瘤（23.4 天）、脑血管病后遗症（22.7 天），以及肌张力障碍（21.0 天）。

表 3－348　2023 年男性在不同级别医疗机构平均住院天数最长的病种

医疗机构级别	顺　位	病　　种	平均住院天数（天）
市级三级医院	1	精神分裂症	32.0
	2	偏瘫	18.7
	3	脑的恶性肿瘤	16.6
	4	良性脑膜肿瘤	15.3
	5	颅内出血	13.7
区属三级医院	1	脑血管病后遗症	18.5
	2	脑的恶性肿瘤	17.7
	3	良性脑膜肿瘤	17.4
	4	慢性支气管炎	15.1
	5	直肠的恶性肿瘤	15.0
区属二级医院	1	精神分裂症	32.2
	2	良性脑膜肿瘤	24.2
	3	脑的恶性肿瘤	23.4
	4	脑血管病后遗症	22.7
	5	肌张力障碍	21.0

　　如表 3－349，女性在市级三级医院平均住院天数最长的病种是精神分裂症（32.4 天）、偏瘫（20.8 天）、脑的恶性肿瘤（17.0 天）、良性脑膜肿瘤（14.7 天），以及颅内出血（13.6 天）；在区属三级医院平均住院天数最长的病种是脑的恶性肿瘤（18.4 天）、精神分裂症（17.2 天）、脑血管病后遗症（17.0 天）、良性脑膜肿瘤（15.7 天），以及偏瘫（15.3 天）；在区属二级医院平均住院天数最长的病种是精神分裂症（31.4 天）、脑血管病后遗症（21.9 天）、肌张力障碍（20.8 天）、脑的恶性肿瘤（20.4 天），以及良性脑膜肿瘤（19.9 天）。

表 3－349　2023 年女性在不同级别医疗机构平均住院天数最长的病种

医疗机构级别	顺　位	病　　种	平均住院天数（天）
市级三级医院	1	精神分裂症	32.4
	2	偏瘫	20.8
	3	脑的恶性肿瘤	17.0
	4	良性脑膜肿瘤	14.7
	5	颅内出血	13.6

续　表

医疗机构级别	顺　位	病　种	平均住院天数(天)
区属三级医院	1	脑的恶性肿瘤	18.4
	2	精神分裂症	17.2
	3	脑血管病后遗症	17.0
	4	良性脑膜肿瘤	15.7
	5	偏瘫	15.3
区属二级医院	1	精神分裂症	31.4
	2	脑血管病后遗症	21.9
	3	肌张力障碍	20.8
	4	脑的恶性肿瘤	20.4
	5	良性脑膜肿瘤	19.9

4. 不同年龄组人口差异

如图3-49,2023年,全市儿童在市级三级医院平均住院天数为5.0天,区属三级医院5.5天,区属二级医院6.0天,社区卫生服务中心(站)11.0天;青年在市级三级医院平均住院天数为4.6天,区属三级医院5.3天,区属二级医院5.7天,社区卫生服务中心(站)11.7天;中年在市级三级医院平均住院天数为4.9天,区属三级医院6.3天,区属二级医院7.2天,社区卫生服务中心(站)11.6天;年轻老年人在市级三级医院平均住院天数为5.4天,区属三级医院7.1天,区属二级医院9.0天,社区卫生服务中心(站)12.9天;老年人在市级三级医院平均住院天数为7.1天,区属三级医院9.0天,区属二级医院11.9天,社区卫生服务中心(站)14.1天;长寿老年人在市级三级医院平均住院天数为12.8天,区属三级医院13.0天,区属二级医院15.3天,社区卫生服务中心(站)16.6天。

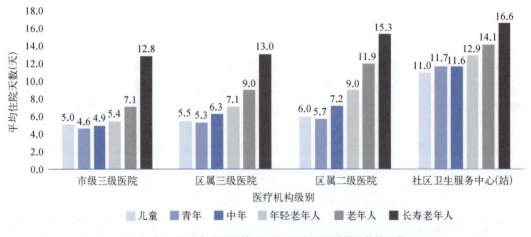

图3-49　2023年不同年龄人口在不同级别医院平均住院天数

如表3-350,儿童在市级三级医院平均住院天数最长的病种是急性心肌梗死(28.0天)、精神分裂症(25.4天)、主动脉动脉瘤和动脉壁夹层形成(21.0天)、弥漫性非霍奇金淋巴瘤(21.0天),以及前列腺的恶性肿瘤(19.3天);在区属三级医院平均住院天数最长的病种是脑血管病后遗症(31.8天)、精神分裂症(20.0天)、脑的其他疾患(18.6天)、腰部脊柱和骨盆骨折(15.1 天),以及甲状腺的恶性肿瘤(15.0 天);在区属二级医院平均住院天数最长的病种是脑血管病后遗症(33.0 天)、关节疾患(24.4 天)、偏瘫(24.0 天)、精神分裂症(23.0 天),以及脑的恶性肿瘤(22.5 天)。

表 3 - 350　2023 年儿童在不同级别医疗机构平均住院天数最长的病种

医疗机构级别	顺　位	病　　种	平均住院天数(天)
市级三级医院	1	急性心肌梗死	28.0
	2	精神分裂症	25.4
	3	主动脉动脉瘤和动脉壁夹层形成	21.0
	4	弥漫性非霍奇金淋巴瘤	21.0
	5	前列腺的恶性肿瘤	19.3
区属三级医院	1	脑血管病后遗症	31.8
	2	精神分裂症	20.0
	3	脑的其他疾患	18.6
	4	腰部脊柱和骨盆骨折	15.1
	5	甲状腺的恶性肿瘤	15.0
区属二级医院	1	脑血管病后遗症	33.0
	2	关节疾患	24.4
	3	偏瘫	24.0
	4	精神分裂症	23.0
	5	脑的恶性肿瘤	22.5

如表 3 - 351,青年在市级三级医院平均住院天数最长的病种是精神分裂症(32.1 天)、偏瘫(17.3 天)、脑的恶性肿瘤(17.1 天)、良性脑膜肿瘤(15.0 天),以及败血症(13.9 天);在区属三级医院平均住院天数最长的病种是脑血管病后遗症(29.9 天)、脑的恶性肿瘤(21.0 天)、颅内出血(15.1 天)、良性脑膜肿瘤(14.1 天),以及股骨骨折(13.8 天);在区属二级医院平均住院天数最长的病种是精神分裂症(32.4 天)、脑血管病后遗症(25.7 天)、良性脑膜肿瘤(21.5 天)、肌张力障碍(20.2 天),以及偏瘫(19.9 天)。

表 3 - 351　2023 年青年在不同级别医疗机构平均住院天数最长的病种

医疗机构级别	顺　位	病　　种	平均住院天数(天)
市级三级医院	1	精神分裂症	32.1
	2	偏瘫	17.3
	3	脑的恶性肿瘤	17.1
	4	良性脑膜肿瘤	15.0
	5	败血症	13.9
区属三级医院	1	脑血管病后遗症	29.9
	2	脑的恶性肿瘤	21.0
	3	颅内出血	15.1
	4	良性脑膜肿瘤	14.1
	5	股骨骨折	13.8

续　表

医疗机构级别	顺　位	病　　　种	平均住院天数(天)
区属二级医院	1	精神分裂症	32.4
	2	脑血管病后遗症	25.7
	3	良性脑膜肿瘤	21.5
	4	肌张力障碍	20.2
	5	偏瘫	19.9

如表 3－352,中年在市级三级医院平均住院天数最长的病种是精神分裂症(33.4 天)、偏瘫(19.2 天)、脑的恶性肿瘤(15.9 天)、良性脑膜肿瘤(14.7 天),以及败血症(14.1 天);在区属三级医院平均住院天数最长的病种是脑血管病后遗症(23.7 天)、脑的恶性肿瘤(17.7 天)、良性脑膜肿瘤(16.7 天)、多发性骨髓瘤和恶性浆细胞肿瘤(15.9 天),以及偏瘫(14.4 天);在区属二级医院平均住院天数最长的病种是精神分裂症(33.6 天)、良性脑膜肿瘤(22.9 天)、脑的恶性肿瘤(22.4 天)、脑血管病后遗症(22.0 天),以及肌张力障碍(20.7 天)。

表 3－352　2023 年中年在不同级别医疗机构平均住院天数最长的病种

医疗机构级别	顺　位	病　　　种	平均住院天数(天)
市级三级医院	1	精神分裂症	33.4
	2	偏瘫	19.2
	3	脑的恶性肿瘤	15.9
	4	良性脑膜肿瘤	14.7
	5	败血症	14.1
区属三级医院	1	脑血管病后遗症	23.7
	2	脑的恶性肿瘤	17.7
	3	良性脑膜肿瘤	16.7
	4	多发性骨髓瘤和恶性浆细胞肿瘤	15.9
	5	偏瘫	14.4
区属二级医院	1	精神分裂症	33.6
	2	良性脑膜肿瘤	22.9
	3	脑的恶性肿瘤	22.4
	4	脑血管病后遗症	22.0
	5	肌张力障碍	20.7

如表 3－353,年轻老年人在市级三级医院平均住院天数最长的病种是精神分裂症(35.4 天)、偏瘫(20.4 天)、脑的恶性肿瘤(16.4 天)、良性脑膜肿瘤(14.8 天),以及败血症(14.0 天);在区属三级医院平均住院天数最长的病种是脑的恶性肿瘤(18.3 天)、脑血管病后遗症(17.3 天)、良性脑膜肿瘤(16.9 天)、偏瘫(15.6 天),以及直肠的恶性肿瘤(14.3 天);在区属二级医院平均住院天数最长的病种是脑的恶性肿瘤(18.3 天)、脑血管病后遗症(17.3 天)、良性脑膜肿瘤(16.9 天)、偏瘫(15.6 天),以及直肠的恶性肿瘤(14.3 天)。

表 3 - 353　2023 年年轻老年人在不同级别医疗机构平均住院天数最长的病种

医疗机构级别	顺　位	病　种	平均住院天数(天)
市级三级医院	1	精神分裂症	35.4
	2	偏瘫	20.4
	3	脑的恶性肿瘤	16.4
	4	良性脑膜肿瘤	14.8
	5	败血症	14.0
区属三级医院	1	脑的恶性肿瘤	18.3
	2	脑血管病后遗症	17.3
	3	良性脑膜肿瘤	16.9
	4	偏瘫	15.6
	5	直肠的恶性肿瘤	14.3
区属二级医院	1	脑的恶性肿瘤	18.3
	2	脑血管病后遗症	17.3
	3	良性脑膜肿瘤	16.9
	4	偏瘫	15.6
	5	直肠的恶性肿瘤	14.3

如表 3 - 354,老年人在市级三级医院平均住院天数最长的病种是偏瘫(21.0 天)、精神分裂症(19.2 天)、脑的恶性肿瘤(17.1 天)、良性脑膜肿瘤(15.6 天),以及病原体未特指的肺炎(14.7 天);在区属三级医院平均住院天数最长的病种是精神分裂症(24.2 天)、偏瘫(16.6 天)、结肠的恶性肿瘤(16.4 天)、直肠的恶性肿瘤(16.3 天),以及脑血管病后遗症(14.7 天);在区属二级医院平均住院天数最长的病种是复发性和持续性血尿(25.4 天)、精神分裂症(25.0 天)、脑的恶性肿瘤(22.6 天)、脑血管病后遗症(22.2 天),以及肌张力障碍(22.1 天)。

表 3 - 354　2023 年老年人在不同级别医疗机构平均住院天数最长的病种

医疗机构级别	顺　位	病　种	平均住院天数(天)
市级三级医院	1	偏瘫	21.0
	2	精神分裂症	19.2
	3	脑的恶性肿瘤	17.1
	4	良性脑膜肿瘤	15.6
	5	病原体未特指的肺炎	14.7
区属三级医院	1	精神分裂症	24.2
	2	偏瘫	16.6
	3	结肠的恶性肿瘤	16.4
	4	直肠的恶性肿瘤	16.3
	5	脑血管病后遗症	14.7
区属二级医院	1	复发性和持续性血尿	25.4
	2	精神分裂症	25.0
	3	脑的恶性肿瘤	22.6
	4	脑血管病后遗症	22.2
	5	肌张力障碍	22.1

如表 3－355，长寿老年人在市级三级医院平均住院天数最长的病种是再生障碍性贫血（28.6 天）、帕金森病（27.3 天）、偏瘫（24.9 天）、颅骨和面骨骨折（23.0 天），以及慢性支气管炎（22.4 天）；在区属三级医院平均住院天数最长的病种是脊椎关节强硬（23.2 天）、动脉粥样硬化症（22.6 天）、慢性支气管炎（21.3 天）、膝内部紊乱（20.3 天），以及直肠的恶性肿瘤（20.1 天）；在区属二级医院平均住院天数最长的病种是肩和上臂水平的肌肉和肌腱损伤（33.0 天）、消化系统的其他和不明确部分的良性肿瘤（30.0 天）、细菌学或组织学未证实之呼吸系统结核病（23.3 天）、足骨折（23.0 天），以及心肌病（22.0 天）。

表 3－355　2023 年长寿老年人在不同级别医疗机构平均住院天数最长的病种

医疗机构级别	顺　位	病　种	平均住院天数（天）
市级三级医院	1	再生障碍性贫血	28.6
	2	帕金森病	27.3
	3	偏瘫	24.9
	4	颅骨和面骨骨折	23.0
	5	慢性支气管炎	22.4
区属三级医院	1	脊椎关节强硬	23.2
	2	动脉粥样硬化症	22.6
	3	慢性支气管炎	21.3
	4	膝内部紊乱	20.3
	5	直肠的恶性肿瘤	20.1
区属二级医院	1	肩和上臂水平的肌肉和肌腱损伤	33.0
	2	消化系统的其他和不明确部分的良性肿瘤	30.0
	3	细菌学或组织学未证实之呼吸系统结核病	23.3
	4	足骨折	23.0
	5	心肌病	22.0

（六）住院人口在不同类别医院平均住院天数及住院天数最长的住院原因

1．总体概述

2023 年，全市住院人口在西医医院平均住院天数为 6.3 天，中医医院 6.8 天。

如表 3－356，住院人口在西医医院平均住院天数最长的病种是精神分裂症（31.9 天）、脑血管病后遗症（20.5 天）、偏瘫（18.2 天）、脑的恶性肿瘤（17.1 天）、肌张力障碍（16.9 天）、良性脑膜肿瘤（15.3 天）、颅内出血（14.7 天）、慢性支气管炎（13.2 天）、胃的恶性肿瘤（12.5 天），以及败血症（12.5 天）。

表 3－356　2023 年住院人口在西医医院平均住院天数最长的病种

顺　位	病　种	平均住院天数（天）
1	精神分裂症	31.9
2	脑血管病后遗症	20.5
3	偏瘫	18.2

续 表

顺　位	病　　种	平均住院天数（天）
4	脑的恶性肿瘤	17.1
5	肌张力障碍	16.9
6	良性脑膜肿瘤	15.3
7	颅内出血	14.7
8	慢性支气管炎	13.2
9	胃的恶性肿瘤	12.5
10	败血症	12.5

如表 3-357，住院人口在中医医院平均住院天数最长的病种是偏瘫（22.1 天）、动脉粥样硬化症（16.1 天）、败血症（16.0 天）、脑的恶性肿瘤（15.7 天）、直肠的恶性肿瘤（14.9 天）、股骨骨折（14.1 天）、结肠的恶性肿瘤（13.5 天）、脑血管病后遗症（13.5 天）、颅内出血（13.4 天），以及肌张力障碍（13.0 天）。

表 3-357　2023 年住院人口在中医医院平均住院天数最长的病种

顺　位	病　　种	平均住院天数（天）
1	偏瘫	22.1
2	动脉粥样硬化症	16.1
3	败血症	16.0
4	脑的恶性肿瘤	15.7
5	直肠的恶性肿瘤	14.9
6	股骨骨折	14.1
7	结肠的恶性肿瘤	13.5
8	脑血管病后遗症	13.5
9	颅内出血	13.4
10	肌张力障碍	13.0

2. 不同支付方式人口差异

如图 3-50，2023 年，全市医保支付住院人口在西医医院平均住院天数为 6.6 天，中医医院 6.9 天；非医保支付住院人口在西医医院平均住院天数为 5.7 天，中医医院 6.6 天。

如表 3-358，医保支付人口在西医医院平均住院天数最长的病种是精神分裂症（33.4 天）、脑血管病后遗症（22.2 天）、偏瘫（18.7 天）、肌张力障碍（18.3 天），以及脑的恶性肿瘤（16.9 天）；在中医医院平均住院天数最长的病种是偏瘫（22.0 天）、肌张力障碍（17.1 天）、败血症（16.1 天）、脑的恶性肿瘤（15.3 天），以及股骨骨折（15.2 天）。

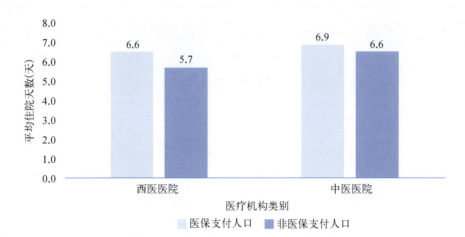

图 3-50　2023 年不同支付方式人口在不同类别医院平均住院天数

表 3-358　2023 年医保支付人口在不同类别医疗机构平均住院天数最长的病种

医疗机构类别	顺　位	病　　　种	平均住院天数（天）
西医医院	1	精神分裂症	33.4
	2	脑血管病后遗症	22.2
	3	偏瘫	18.7
	4	肌张力障碍	18.3
	5	脑的恶性肿瘤	16.9
中医医院	1	偏瘫	22.0
	2	肌张力障碍	17.1
	3	败血症	16.1
	4	脑的恶性肿瘤	15.3
	5	股骨骨折	15.2

如表 3-359,非医保支付人口在西医医院平均住院天数最长的病种是精神分裂症(30.4天)、慢性支气管炎(18.3天)、脑的恶性肿瘤(17.4天)、偏瘫(16.5天),以及良性脑膜肿瘤(16.0天);在中医医院平均住院天数最长的病种是偏瘫(22.7天)、动脉粥样硬化症(21.3天)、弥漫性非霍奇金淋巴瘤(18.0天)、主动脉动脉瘤和动脉壁夹层形成(17.8天),以及脑的恶性肿瘤(17.0天)。

表 3-359　2023 年非医保支付人口在不同类别医疗机构平均住院天数最长的病种

医疗机构类别	顺　位	病　　　种	平均住院天数（天）
西医医院	1	精神分裂症	30.4
	2	慢性支气管炎	18.3
	3	脑的恶性肿瘤	17.4
	4	偏瘫	16.5
	5	良性脑膜肿瘤	16.0

续 表

医疗机构类别	顺 位	病 种	平均住院天数(天)
中医医院	1	偏瘫	22.7
	2	动脉粥样硬化症	21.3
	3	弥漫性非霍奇金淋巴瘤	18.0
	4	主动脉动脉瘤和动脉壁夹层形成	17.8
	5	脑的恶性肿瘤	17.0

3. 不同性别人口差异

如图 3–51,2023 年,全市男性在西医医院平均住院天数为 6.6 天,中医医院 6.9 天;女性在西医医院平均住院天数为 6.0 天,中医医院 6.7 天。

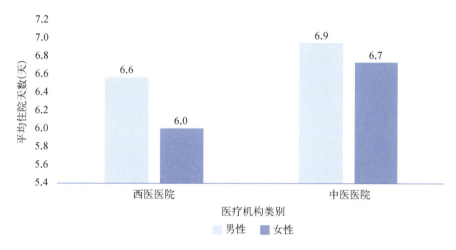

图 3–51 2023 年不同性别人口在不同类别医院平均住院天数

如表 3–360,男性在西医医院平均住院天数最长的病种是精神分裂症(32.1 天)、脑血管病后遗症(20.6 天)、偏瘫(18.0 天)、肌张力障碍(17.4 天),以及脑的恶性肿瘤(17.1 天);在中医医院平均住院天数最长的病种是偏瘫(22.1 天)、败血症(16.1 天)、动脉粥样硬化症(15.5 天)、直肠的恶性肿瘤(14.8 天),以及脑的恶性肿瘤(14.5 天)。

表 3–360 2023 年男性人口在不同类别医疗机构平均住院天数最长的病种

医疗机构类别	顺 位	病 种	平均住院天数(天)
西医医院	1	精神分裂症	32.1
	2	脑血管病后遗症	20.6
	3	偏瘫	18.0
	4	肌张力障碍	17.4
	5	脑的恶性肿瘤	17.1
中医医院	1	偏瘫	22.1
	2	败血症	16.1

续　表

医疗机构类别	顺　位	病　　种	平均住院天数（天）
	3	动脉粥样硬化症	15.5
	4	直肠的恶性肿瘤	14.8
	5	脑的恶性肿瘤	14.5

　　如表3-361，女性在西医医院平均住院天数最长的病种是精神分裂症（31.8天）、脑血管病后遗症（20.4天）、偏瘫（18.4天）、脑的恶性肿瘤（17.2天），以及肌张力障碍（16.4天）；在中医医院平均住院天数最长的病种是偏瘫（22.2天）、脑的恶性肿瘤（18.6天）、动脉粥样硬化症（16.9天）、主动脉动脉瘤和动脉壁夹层形成（16.2天），以及败血症（15.9天）。

表3-361　2023年女性在不同类别医疗机构平均住院天数最长的病种

医疗机构类别	顺　位	病　　种	平均住院天数（天）
西医医院	1	精神分裂症	31.8
	2	脑血管病后遗症	20.4
	3	偏瘫	18.4
	4	脑的恶性肿瘤	17.2
	5	肌张力障碍	16.4
中医医院	1	偏瘫	22.2
	2	脑的恶性肿瘤	18.6
	3	动脉粥样硬化症	16.9
	4	主动脉动脉瘤和动脉壁夹层形成	16.2
	5	败血症	15.9

4. 不同年龄组人口差异

　　如图3-52，2023年，全市儿童在西医医院平均住院天数为5.1天，中医医院5.7天；青年在西医医院平均住院天数为4.9天，中医医院4.7天；中年在西医医院平均住院天数为5.4

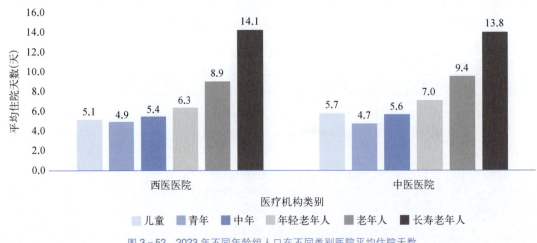

图3-52　2023年不同年龄组人口在不同类别医院平均住院天数

天,中医医院 5.6 天;年轻老年人在西医医院平均住院天数为 6.3 天,中医医院 7.0 天;老年人在西医医院平均住院天数为 8.9 天,中医医院 9.4 天;长寿老年人在西医医院平均住院天数为 14.1 天,中医医院 13.8 天。

如表 3-362,儿童在西医医院平均住院天数最长的病种是急性心肌梗死(28.0 天)、精神分裂症(25.2 天)、脑血管病后遗症(22.4 天)、主动脉动脉瘤和动脉壁夹层形成(21.0 天),以及弥漫性非霍奇金淋巴瘤(21.0 天);在中医医院平均住院天数最长的病种是其他椎间盘疾患(9.7 天)、系统性红斑狼疮(8.5 天)、皮肤和皮下组织其他局部感染(8.0 天)、其他间质性肺疾病(8.0 天),以及慢性鼻窦炎(7.0 天)。

表 3-362　2023 年儿童在不同类别医疗机构平均住院天数最长的病种

医疗机构类别	顺　位	病　　种	平均住院天数(天)
西医医院	1	急性心肌梗死	28.0
	2	精神分裂症	25.2
	3	脑血管病后遗症	22.4
	4	主动脉动脉瘤和动脉壁夹层形成	21.0
	5	弥漫性非霍奇金淋巴瘤	21.0
中医医院	1	其他椎间盘疾患	9.7
	2	系统性红斑狼疮	8.5
	3	皮肤和皮下组织其他局部感染	8.0
	4	其他间质性肺疾病	8.0
	5	慢性鼻窦炎	7.0

如表 3-363,青年在西医医院平均住院天数最长的病种是精神分裂症(32.1 天)、脑血管病后遗症(25.4 天)、脑的恶性肿瘤(17.4 天)、偏瘫(15.4 天),以及良性脑膜肿瘤(15.2 天);在中医医院平均住院天数最长的病种是偏瘫(20.8 天)、主动脉动脉瘤和动脉壁夹层形成(19.7 天)、脑的恶性肿瘤(15.3 天)、结肠的恶性肿瘤(14.7 天),以及弥漫性非霍奇金淋巴瘤(14.4 天)。

表 3-363　2023 年青年在不同类别医疗机构平均住院天数最长的病种

医疗机构类别	顺　位	病　　种	平均住院天数(天)
西医医院	1	精神分裂症	32.1
	2	脑血管病后遗症	25.4
	3	脑的恶性肿瘤	17.4
	4	偏瘫	15.4
	5	良性脑膜肿瘤	15.2
中医医院	1	偏瘫	20.8
	2	主动脉动脉瘤和动脉壁夹层形成	19.7
	3	脑的恶性肿瘤	15.3
	4	结肠的恶性肿瘤	14.7
	5	弥漫性非霍奇金淋巴瘤	14.4

如表3-364,中年在西医医院平均住院天数最长的病种是精神分裂症(33.4天)、脑血管病后遗症(20.8天)、偏瘫(17.7天)、脑的恶性肿瘤(16.3天),以及良性脑膜肿瘤(15.3天);在中医医院平均住院天数最长的病种是偏瘫(22.2天)、脑的恶性肿瘤(18.8天)、直肠的恶性肿瘤(15.5天)、弥漫性非霍奇金淋巴瘤(15.4天),以及主动脉动脉瘤和动脉壁夹层形成(13.7天)。

表3-364 2023年中年在不同类别医疗机构平均住院天数最长的病种

医疗机构类别	顺 位	病 种	平均住院天数(天)
西医医院	1	精神分裂症	33.4
	2	脑血管病后遗症	20.8
	3	偏瘫	17.7
	4	脑的恶性肿瘤	16.3
	5	良性脑膜肿瘤	15.3
中医医院	1	偏瘫	22.2
	2	脑的恶性肿瘤	18.8
	3	直肠的恶性肿瘤	15.5
	4	弥漫性非霍奇金淋巴瘤	15.4
	5	主动脉动脉瘤和动脉壁夹层形成	13.7

如表3-365,年轻老年人在西医医院平均住院天数最长的病种是精神分裂症(31.4天)、脑血管病后遗症(20.2天)、偏瘫(18.4天)、肌张力障碍(17.3天),以及脑的恶性肿瘤(17.2天);在中医医院平均住院天数最长的病种是偏瘫(22.8天)、精神分裂症(15.0天)、直肠的恶性肿瘤(14.6天)、败血症(14.4天),以及颅内出血(14.2天)。

表3-365 2023年年轻老年人在不同类别医疗机构平均住院天数最长的病种

医疗机构类别	顺 位	病 种	平均住院天数(天)
西医医院	1	精神分裂症	31.4
	2	脑血管病后遗症	20.2
	3	偏瘫	18.4
	4	肌张力障碍	17.3
	5	脑的恶性肿瘤	17.2
中医医院	1	偏瘫	22.8
	2	精神分裂症	15.0
	3	直肠的恶性肿瘤	14.6
	4	败血症	14.4
	5	颅内出血	14.2

如表3-366,老年人在西医医院平均住院天数最长的病种是精神分裂症(23.3天)、脑血管病后遗症(20.4天)、肌张力障碍(19.9天)、偏瘫(19.1天),以及脑的恶性肿瘤(17.0天);在中医医院平均住院天数最长的病种是偏瘫(21.8天)、脑的恶性肿瘤(18.3天)、败血症(17.7天)、直肠的恶性肿瘤(16.5天),以及结肠的恶性肿瘤(16.5天)。

表 3 – 366　2023 年老年人在不同类别医疗机构平均住院天数最长的病种

医疗机构类别	顺　位	病　　种	平均住院天数(天)
西医医院	1	精神分裂症	23.3
	2	脑血管病后遗症	20.4
	3	肌张力障碍	19.9
	4	偏瘫	19.1
	5	脑的恶性肿瘤	17.0
中医医院	1	偏瘫	21.8
	2	脑的恶性肿瘤	18.3
	3	败血症	17.7
	4	直肠的恶性肿瘤	16.5
	5	结肠的恶性肿瘤	16.5

　　如表 3 – 367,长寿老年人在西医医院平均住院天数最长的病种是帕金森病(22.6 天)、脑血管病后遗症(20.2 天)、其他脊椎病(19.6 天)、系统性红斑狼疮(19.3 天),以及慢性支气管炎(19.2 天);在中医医院平均住院天数最长的病种是动脉粥样硬化症(28.9 天)、再生障碍性贫血(27.0 天)、肛门和直肠的其他疾病(26.0 天)、哮喘(25.8 天),以及胃溃疡(21.2 天)。

表 3 – 367　2023 年长寿老年人在不同类别医疗机构平均住院天数最长的病种

医疗机构类别	顺　位	病　　种	平均住院天数(天)
西医医院	1	帕金森病	22.6
	2	脑血管病后遗症	20.2
	3	其他脊椎病	19.6
	4	系统性红斑狼疮	19.3
	5	慢性支气管炎	19.2
中医医院	1	动脉粥样硬化症	28.9
	2	再生障碍性贫血	27.0
	3	肛门和直肠的其他疾病	26.0
	4	哮喘	25.8
	5	胃溃疡	21.2

四、住院人口三级、四级和介入手术手术率[1]及手术量最多的手术名称

(一) 总体概述

　　如表 3 – 368,2023 年,全市住院人口手术量排名前十的手术名称[2]是白内障摘除伴人工晶体一期置入术、白内障超声乳化抽吸术、腹腔镜下胆囊切除术、经皮冠状动脉球囊扩张成形

---

[1]　计算方式:同一次住院就诊期间施行三级、四级和介入手术的住院人次累加求和/总住院人次。
[2]　仅展示三级、四级和介入手术的名称。

术、药物洗脱冠状动脉支架置入、宫腔镜子宫内膜病损切除术、经导管肝动脉栓塞术、腹腔镜下肠粘连松解术、乳房象限切除术,以及胸腔镜纵隔淋巴结清扫术。

表 3-368 2023 年住院人口手术量排名前十的手术名称

顺位	手术名称
1	白内障摘除伴人工晶体一期置入术
2	白内障超声乳化抽吸术
3	腹腔镜下胆囊切除术
4	经皮冠状动脉球囊扩张成形术
5	药物洗脱冠状动脉支架置入
6	宫腔镜子宫内膜病损切除术
7	经导管肝动脉栓塞术
8	腹腔镜下肠粘连松解术
9	乳房象限切除术
10	胸腔镜纵隔淋巴结清扫术

(二) 不同支付方式人口三级、四级和介入手术手术率及手术量排名前十的手术名称

2023 年,全市医保支付住院人口的三级、四级和介入手术手术率为 31.1%,非医保支付住院人口 26.1%。

如表 3-369,医保支付人口手术量排名前十的手术名称是白内障摘除伴人工晶体一期置入术、白内障超声乳化抽吸术、腹腔镜下胆囊切除术、经皮冠状动脉球囊扩张成形术、宫腔镜子宫内膜病损切除术、药物洗脱冠状动脉支架置入、腹腔镜下肠粘连松解术、乳房象限切除术、经皮冠状动脉药物球囊扩张成形术,以及腹腔镜下阑尾切除术。

表 3-369 2023 年医保支付人口手术量排名前十的手术名称

顺位	手术名称
1	白内障摘除伴人工晶体一期置入术
2	白内障超声乳化抽吸术
3	腹腔镜下胆囊切除术
4	经皮冠状动脉球囊扩张成形术
5	宫腔镜子宫内膜病损切除术
6	药物洗脱冠状动脉支架置入
7	腹腔镜下肠粘连松解术
8	乳房象限切除术
9	经皮冠状动脉药物球囊扩张成形术
10	腹腔镜下阑尾切除术

如表 3-370,非医保支付人口手术量排名前十的手术名称是胸腔镜纵隔淋巴结清扫术、

经导管肝动脉栓塞术、白内障摘除伴人工晶体一期置入术、白内障超声乳化抽吸术、胸腔镜下肺楔形切除术、胸腔镜下肺叶切除术、经皮冠状动脉球囊扩张成形术、胸腔镜下肺叶部分切除术、腹腔镜下胆囊切除术，以及药物洗脱冠状动脉支架置入。

表3-370　2023年非医保支付人口手术量排名前十的手术名称

顺　位	手　术　名　称
1	胸腔镜纵隔淋巴结清扫术
2	经导管肝动脉栓塞术
3	白内障摘除伴人工晶体一期置入术
4	白内障超声乳化抽吸术
5	胸腔镜下肺楔形切除术
6	胸腔镜下肺叶切除术
7	经皮冠状动脉球囊扩张成形术
8	胸腔镜下肺叶部分切除术
9	腹腔镜下胆囊切除术
10	药物洗脱冠状动脉支架置入

（三）不同性别人口三级、四级和介入手术手术率及手术量排名前十的手术名称

2023年，全市男性三级、四级和介入手术手术率为26.1%，女性29.3%。

如表3-371，男性手术量排名前十的手术名称是经皮冠状动脉球囊扩张成形术、白内障摘除伴人工晶体一期置入术、白内障超声乳化抽吸术、药物洗脱冠状动脉支架置入、经导管肝动脉栓塞术、腹腔镜下胆囊切除术、经皮冠状动脉药物球囊扩张成形术、胸腔镜纵隔淋巴结清扫术、胸腔镜下肺叶切除术，以及经尿道输尿管/肾盂激光碎石取石术。

表3-371　2023年男性手术量排名前十的手术名称

顺　位	手　术　名　称
1	经皮冠状动脉球囊扩张成形术
2	白内障摘除伴人工晶体一期置入术
3	白内障超声乳化抽吸术
4	药物洗脱冠状动脉支架置入
5	经导管肝动脉栓塞术
6	腹腔镜下胆囊切除术
7	经皮冠状动脉药物球囊扩张成形术
8	胸腔镜纵隔淋巴结清扫术
9	胸腔镜下肺叶切除术
10	经尿道输尿管/肾盂激光碎石取石术

如表3-372，女性手术量排名前十的手术名称是白内障摘除伴人工晶体一期置入术、白

内障超声乳化抽吸术、宫腔镜子宫内膜病损切除术、乳房象限切除术、腹腔镜下胆囊切除术、腹腔镜下肠粘连松解术、腹腔镜卵巢病损切除术、腹腔镜下盆腔粘连松解术、腹腔镜子宫病损切除术,以及单侧甲状腺切除伴甲状腺峡部切除术。

表3-372 2023年女性手术量排名前十的手术名称

顺　位	手　术　名　称
1	白内障摘除伴人工晶体一期置入术
2	白内障超声乳化抽吸术
3	宫腔镜子宫内膜病损切除术
4	乳房象限切除术
5	腹腔镜下胆囊切除术
6	腹腔镜下肠粘连松解术
7	腹腔镜卵巢病损切除术
8	腹腔镜下盆腔粘连松解术
9	腹腔镜子宫病损切除术
10	单侧甲状腺切除伴甲状腺峡部切除术

(四) 不同年龄人口三级、四级和介入手术手术率及手术量排名前十的手术名称

2023年,全市儿童三级、四级和介入手术手术率是25.9%,青年为31.0%,中年为33.0%,年轻老年人为27.2%,老年人为20.3%,长寿老年人为5.7%。

如表3-373,儿童手术量排名前十的手术名称是内镜下腺样体切除术、腭咽射频成形术、一条眼外肌的后徙术、腭咽成形术、视网膜病损激光凝固术、悬雍垂腭咽成形术、皮瓣修整术、两条或两条以上眼外肌的后徙术、阴茎延长术,以及悬雍垂-软腭-咽成形术(uvulopalatopharyngoplasty,UPPP)。

表3-373 2023年儿童手术量排名前十的手术名称

顺　位	手　术　名　称
1	内镜下腺样体切除术
2	腭咽射频成形术
3	一条眼外肌的后徙术
4	腭咽成形术
5	视网膜病损激光凝固术
6	悬雍垂腭咽成形术
7	皮瓣修整术
8	两条或两条以上眼外肌的后徙术
9	阴茎延长术
10	悬雍垂-软腭-咽成形术(UPPP)

如表3-374,青年手术量排名前十的手术名称是宫腔镜子宫内膜病损切除术、乳房象限

切除术、腹腔镜卵巢病损切除术、腹腔镜下胆囊切除术、腹腔镜子宫病损切除术、单侧甲状腺切除伴甲状腺峡部切除术、腹腔镜下盆腔粘连松解术、腹腔镜下阑尾切除术、可植入式隐形眼镜(implantable collamer lens,ICL)置入术,以及腹腔镜下肠粘连松解术。

表 3–374　2023 年青年手术量排名前十的手术名称

顺　位	手　术　名　称
1	宫腔镜子宫内膜病损切除术
2	乳房象限切除术
3	腹腔镜卵巢病损切除术
4	腹腔镜下胆囊切除术
5	腹腔镜子宫病损切除术
6	单侧甲状腺切除伴甲状腺峡部切除术
7	腹腔镜下盆腔粘连松解术
8	腹腔镜下阑尾切除术
9	可植入式隐形眼镜(ICL)置入术
10	腹腔镜下肠粘连松解术

如表 3–375,中年手术量排名前十的手术名称是腹腔镜下胆囊切除术、经导管肝动脉栓塞术、宫腔镜子宫内膜病损切除术、白内障摘除伴人工晶体一期置入术、经皮冠状动脉球囊扩张成形术、白内障超声乳化抽吸术、乳房象限切除术、腹腔镜下肠粘连松解术、腹腔镜经腹全子宫切除术,以及胸腔镜纵隔淋巴结清扫术。

表 3–375　2023 年中年手术量排名前十的手术名称

顺　位	手　术　名　称
1	腹腔镜下胆囊切除术
2	经导管肝动脉栓塞术
3	宫腔镜子宫内膜病损切除术
4	白内障摘除伴人工晶体一期置入术
5	经皮冠状动脉球囊扩张成形术
6	白内障超声乳化抽吸术
7	乳房象限切除术
8	腹腔镜下肠粘连松解术
9	腹腔镜经腹全子宫切除术
10	胸腔镜纵隔淋巴结清扫术

如表 3–376,年轻老年人手术量排名前十的手术名称是白内障摘除伴人工晶体一期置入术、白内障超声乳化抽吸术、经皮冠状动脉球囊扩张成形术、腹腔镜下胆囊切除术、药物洗脱冠状动脉支架置入、胸腔镜纵隔淋巴结清扫术、经皮冠状动脉药物球囊扩张成形术、经导管肝动脉栓塞术、胸腔镜下肺叶切除术,以及腹腔镜下肠粘连松解术。

表 3-376 2023 年年轻老年人手术量排名前十的手术名称

顺　位	手　术　名　称
1	白内障摘除伴人工晶体一期置入术
2	白内障超声乳化抽吸术
3	经皮冠状动脉球囊扩张成形术
4	腹腔镜下胆囊切除术
5	药物洗脱冠状动脉支架置入
6	胸腔镜纵隔淋巴结清扫术
7	经皮冠状动脉药物球囊扩张成形术
8	经导管肝动脉栓塞术
9	胸腔镜下肺叶切除术
10	腹腔镜下肠粘连松解术

如表 3-377,老年人手术量排名前十的手术名称是白内障摘除伴人工晶体一期置入术、白内障超声乳化抽吸术、经皮冠状动脉球囊扩张成形术、药物洗脱冠状动脉支架置入、经皮冠状动脉药物球囊扩张成形术、腹腔镜下胆囊切除术、经皮椎骨成形术、经导管心脏射频消融术、经导管肝动脉栓塞术,以及冠状动脉药物涂层支架置入术。

表 3-377 2023 年老年人手术量排名前十的手术名称

顺　位	手　术　名　称
1	白内障摘除伴人工晶体一期置入术
2	白内障超声乳化抽吸术
3	经皮冠状动脉球囊扩张成形术
4	药物洗脱冠状动脉支架置入
5	经皮冠状动脉药物球囊扩张成形术
6	腹腔镜下胆囊切除术
7	经皮椎骨成形术
8	经导管心脏射频消融术
9	经导管肝动脉栓塞术
10	冠状动脉药物涂层支架置入术

如表 3-378,长寿老年人手术量排名前十的手术名称是白内障摘除伴人工晶体一期置入术、白内障超声乳化抽吸术、股骨骨折闭合复位髓内针内固定术、人工股骨头置换术、经皮椎骨成形术、经皮冠状动脉球囊扩张成形术、股骨骨折切开复位髓内针内固定术、药物洗脱冠状动脉支架置入、下腔静脉滤器置入术,以及下肢动脉球囊扩张成形术。

表 3‑378　2023 年长寿老年人手术量排名前十的手术名称

顺　位	手　术　名　称
1	白内障摘除伴人工晶体一期置入术
2	白内障超声乳化抽吸术
3	股骨骨折闭合复位髓内针内固定术
4	人工股骨头置换术
5	经皮椎骨成形术
6	经皮冠状动脉球囊扩张成形术
7	股骨骨折切开复位髓内针内固定术
8	药物洗脱冠状动脉支架置入
9	下腔静脉滤器置入术
10	下肢动脉球囊扩张成形术

（五）住院人口在不同级别医院三级、四级和介入手术手术率及手术量排名前十的手术名称

1. 总体概述

2023 年,全市住院人口市级三级医院三级、四级和介入手术手术率为 33.5%,区属三级医院 20.2%,区属二级医院 14.0%,社区卫生服务中心 0.0。

如表 3‑379,住院人口在市级三级医院手术量排名前十的手术名称是白内障摘除伴人工晶体一期置入术、白内障超声乳化抽吸术、腹腔镜下胆囊切除术、经皮冠状动脉球囊扩张成形术、经导管肝动脉栓塞术、胸腔镜纵隔淋巴结清扫术、腹腔镜下肠粘连松解术、药物洗脱冠状动脉支架置入、乳房象限切除术,以及胸腔镜下肺楔形切除术。

表 3‑379　2023 年住院人口在市级三级医院手术量排名前十的手术名称

顺　位	手　术　名　称
1	白内障摘除伴人工晶体一期置入术
2	白内障超声乳化抽吸术
3	腹腔镜下胆囊切除术
4	经皮冠状动脉球囊扩张成形术
5	经导管肝动脉栓塞术
6	胸腔镜纵隔淋巴结清扫术
7	腹腔镜下肠粘连松解术
8	药物洗脱冠状动脉支架置入
9	乳房象限切除术
10	胸腔镜下肺楔形切除术

如表 3‑380,住院人口在区属三级医院手术量排名前十的手术名称是白内障超声乳化抽

吸术、白内障摘除伴人工晶体一期置入术、腹腔镜下胆囊切除术、经皮冠状动脉球囊扩张成形术、药物洗脱冠状动脉支架置入、腹腔镜下阑尾切除术、宫腔镜子宫内膜病损切除术、经皮冠状动脉药物球囊扩张成形术、乳房象限切除术,以及冠状动脉药物涂层支架置入术。

表3-380　2023 年住院人口在区属三级医院手术量排名前十的手术名称

顺　位	手　术　名　称
1	白内障超声乳化抽吸术
2	白内障摘除伴人工晶体一期置入术
3	腹腔镜下胆囊切除术
4	经皮冠状动脉球囊扩张成形术
5	药物洗脱冠状动脉支架置入
6	腹腔镜下阑尾切除术
7	宫腔镜子宫内膜病损切除术
8	经皮冠状动脉药物球囊扩张成形术
9	乳房象限切除术
10	冠状动脉药物涂层支架置入术

如表3-381,住院人口在区属二级医院手术量排名前十的手术名称是白内障摘除伴人工晶体一期置入术、宫腔镜子宫内膜病损切除术、白内障超声乳化抽吸术、腹腔镜下胆囊切除术、腹腔镜下阑尾切除术、经皮冠状动脉球囊扩张成形术、乳房象限切除术、经尿道输尿管/肾盂激光碎石取石术、药物洗脱冠状动脉支架置入,以及腹腔镜下肠粘连松解术。

表3-381　2023 年住院人口在区属二级医院手术量排名前十的手术名称

顺　位	手　术　名　称
1	白内障摘除伴人工晶体一期置入术
2	宫腔镜子宫内膜病损切除术
3	白内障超声乳化抽吸术
4	腹腔镜下胆囊切除术
5	腹腔镜下阑尾切除术
6	经皮冠状动脉球囊扩张成形术
7	乳房象限切除术
8	经尿道输尿管/肾盂激光碎石取石术
9	药物洗脱冠状动脉支架置入
10	腹腔镜下肠粘连松解术

2. 不同支付方式人口差异

如图3-53,2023 年,全市医保支付住院人口在市级三级医院三级、四级和介入手术手术率为32.7%,区属三级医院19.5%,区属二级医院13.9%,没有在社区卫生服务中心进行手术;非医保支付住院人口在市级三级医院三级、四级和介入手术手术率为 35.0%,区属三级医院 22.6%,区属二级医院 14.1%,没有在社区卫生服务中心进行手术。

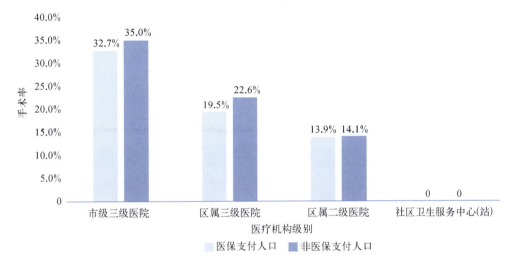

图 3-53 2023 年不同支付方式人口在不同级别医院手术率

如表 3-382,医保支付人口在市级三级医院手术量排名前五的手术名称是白内障摘除伴人工晶体一期置入术、白内障超声乳化抽吸术、腹腔镜下胆囊切除术、经皮冠状动脉球囊扩张成形术,以及药物洗脱冠状动脉支架置入;在区属三级医院手术量排名前五的手术名称是白内障超声乳化抽吸术、白内障摘除伴人工晶体一期置入术、腹腔镜下胆囊切除术、经皮冠状动脉球囊扩张成形术,以及药物洗脱冠状动脉支架置入;在区属二级医院手术量排名前五的手术名称是白内障摘除伴人工晶体一期置入术、白内障超声乳化抽吸术、腹腔镜下胆囊切除术、宫腔镜子宫内膜病损切除术,以及腹腔镜下阑尾切除术。

表 3-382 2023 年医保支付人口在不同级别医院手术量排名前五的手术名称

不同级别医院	顺 位	手 术 名 称
市级三级医院	1	白内障摘除伴人工晶体一期置入术
	2	白内障超声乳化抽吸术
	3	腹腔镜下胆囊切除术
	4	经皮冠状动脉球囊扩张成形术
	5	药物洗脱冠状动脉支架置入
区属三级医院	1	白内障超声乳化抽吸术
	2	白内障摘除伴人工晶体一期置入术
	3	腹腔镜下胆囊切除术
	4	经皮冠状动脉球囊扩张成形术
	5	药物洗脱冠状动脉支架置入
区属二级医院	1	白内障摘除伴人工晶体一期置入术
	2	白内障超声乳化抽吸术
	3	腹腔镜下胆囊切除术
	4	宫腔镜子宫内膜病损切除术
	5	腹腔镜下阑尾切除术

如表 3‑383,非医保支付人口在市级三级医院手术量排名前五的手术名称是胸腔镜纵隔淋巴结清扫术、经导管肝动脉栓塞术、胸腔镜下肺楔形切除术、胸腔镜下肺叶切除术,以及白内障摘除伴人工晶体一期置入术;在区属三级医院手术量排名前五的手术名称是白内障超声乳化抽吸术、白内障摘除伴人工晶体一期置入术、腹腔镜下胆囊切除术、经皮冠状动脉球囊扩张成形术,以及腹腔镜下阑尾切除术;在区属二级医院手术量排名前五的手术名称是腹腔镜下阑尾切除术、宫腔镜子宫内膜病损切除术、腹腔镜下胆囊切除术、白内障摘除伴人工晶体一期置入术,以及腰椎椎体间融合术(后入路)。

表 3‑383　2023 年非医保支付人口在不同级别医院手术量排名前五的手术名称

不同级别医院	顺　位	手　术　名　称
市级三级医院	1	胸腔镜纵隔淋巴结清扫术
	2	经导管肝动脉栓塞术
	3	胸腔镜下肺楔形切除术
	4	胸腔镜下肺叶切除术
	5	白内障摘除伴人工晶体一期置入术
区属三级医院	1	白内障超声乳化抽吸术
	2	白内障摘除伴人工晶体一期置入术
	3	腹腔镜下胆囊切除术
	4	经皮冠状动脉球囊扩张成形术
	5	腹腔镜下阑尾切除术
区属二级医院	1	腹腔镜下阑尾切除术
	2	宫腔镜子宫内膜病损切除术
	3	腹腔镜下胆囊切除术
	4	白内障摘除伴人工晶体一期置入术
	5	腰椎椎体间融合术(后入路)

3. 不同性别人口差异

如图 3‑54,2023 年,全市男性在市级三级医院三级、四级和介入手术手术率为 31.5%,区属三级医院 19.0%,区属二级医院 12.8%,没有在社区卫生服务中心进行手术;女性在市级三级医院三级、四级和介入手术手术率为 35.7%,区属三级医院 21.4%,区属二级医院 15.0%,没有在社区卫生服务中心进行手术。

如表 3‑384,男性在市级三级医院手术量排名前五的手术名称是经皮冠状动脉球囊扩张成形术、白内障摘除伴人工晶体一期置入术、白内障超声乳化抽吸术、经导管肝动脉栓塞术,以及药物洗脱冠状动脉支架置入;在区属三级医院手术量排名前五的手术名称是经皮冠状动脉球囊扩张成形术、白内障超声乳化抽吸术、白内障摘除伴人工晶体一期置入术、药物洗脱冠状动脉支架置入,以及腹腔镜下胆囊切除术;在区属二级医院手术量排名前五的手术名称是白内障摘除伴人工晶体一期置入术、经皮冠状动脉球囊扩张成形术、白内障超声乳化抽吸术、腹腔镜下胆囊切除术,以及腹腔镜下阑尾切除术。

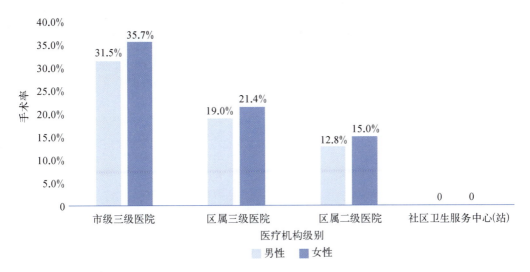

图 3-54　2023 年不同性别人口在不同级别医院手术率

表 3-384　2023 年男性在不同级别医院手术量排名前五的手术名称

不同级别医院	顺　位	手　术　名　称
市级三级医院	1	经皮冠状动脉球囊扩张成形术
	2	白内障摘除伴人工晶体一期置入术
	3	白内障超声乳化抽吸术
	4	经导管肝动脉栓塞术
	5	药物洗脱冠状动脉支架置入
区属三级医院	1	经皮冠状动脉球囊扩张成形术
	2	白内障超声乳化抽吸术
	3	白内障摘除伴人工晶体一期置入术
	4	药物洗脱冠状动脉支架置入
	5	腹腔镜下胆囊切除术
区属二级医院	1	白内障摘除伴人工晶体一期置入术
	2	经皮冠状动脉球囊扩张成形术
	3	白内障超声乳化抽吸术
	4	腹腔镜下胆囊切除术
	5	腹腔镜下阑尾切除术

　　如表 3-385,女性在市级三级医院手术量排名前五的手术名称是白内障摘除伴人工晶体一期置入术、白内障超声乳化抽吸术、乳房象限切除术、宫腔镜子宫内膜病损切除术,以及腹腔镜下胆囊切除术;在区属三级医院手术量排名前五的手术名称是白内障超声乳化抽吸术、白内障摘除伴人工晶体一期置入术、腹腔镜下胆囊切除术、宫腔镜子宫内膜病损切除术,以及乳房象限切除术;在区属二级医院手术量排名前五的手术名称是宫腔镜子宫内膜病损切除术、白内障摘除伴人工晶体一期置入术、白内障超声乳化抽吸术、腹腔镜下胆囊切除术,以及乳房象限切除术。

表 3－385　2023 年女性在不同级别医院手术量排名前五的手术名称

不同级别医院	顺　位	手　术　名　称
市级三级医院	1	白内障摘除伴人工晶体一期置入术
	2	白内障超声乳化抽吸术
	3	乳房象限切除术
	4	宫腔镜子宫内膜病损切除术
	5	腹腔镜下胆囊切除术
区属三级医院	1	白内障超声乳化抽吸术
	2	白内障摘除伴人工晶体一期置入术
	3	腹腔镜下胆囊切除术
	4	宫腔镜子宫内膜病损切除术
	5	乳房象限切除术
区属二级医院	1	宫腔镜子宫内膜病损切除术
	2	白内障摘除伴人工晶体一期置入术
	3	白内障超声乳化抽吸术
	4	腹腔镜下胆囊切除术
	5	乳房象限切除术

4. 不同年龄组人口差异

如图 3－55,2023 年,全市儿童在市级三级医院三级、四级和介入手术手术率为 29.6%,区属三级医院 4.2%,区属二级医院 4.9%,没有在社区卫生服务中心(站)进行手术;青年在市级三级医院三级、四级和介入手术手术率为 36.1%,区属三级医院 23.5%,区属二级医院 16.5%,没有在社区卫生服务中心(站)进行手术;中年在市级三级医院三级、四级和介入手术手术率为 36.7%,区属三级医院 25.6%,区属二级医院 20.6%,没有在社区卫生服务中心(站)进行手术;年轻老年人在市级三级医院三级、四级和介入手术手术率为 32.4%,区属三级医院 20.5%,区属二级医院 14.5%,没有在社区卫生服务中心(站)进行手术;老年人在市级三级医院三级、四级和介入手术手术率为 29.9%,区属三级医院 16.2%,区属二级医院 8.9%,没有在社区卫生服务中心(站)进行手术;长寿老年人在市级三级医院三级、四级和介入手术

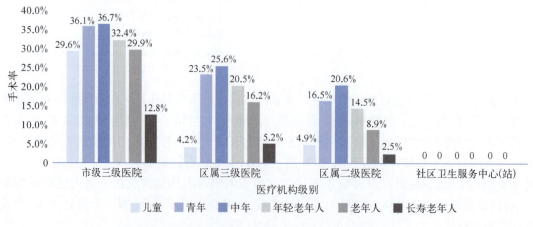

图 3－55　2023 年不同年龄组人口在不同级别医院手术率

手术率为12.8%,区属三级医院5.2%,区属二级医院2.5%,没有在社区卫生服务中心(站)进行手术。

如表3-386,儿童在市级三级医院手术量排名前五的手术名称是内镜下腺样体切除术、腭咽射频成形术、一条眼外肌的后徙术、腭咽成形术,以及视网膜病损激光凝固术;在区属三级医院手术量排名前五的手术名称是腹腔镜下阑尾切除术、一条眼外肌的后徙术、一条眼外肌的缩短术、内镜下腺样体切除术,以及阴茎延长术;在区属二级医院手术量排名前五的手术名称是经导管动静脉畸形介入栓塞术、阴茎矫直术、阴茎延长术、颞下颌关节成形术,以及前鼻孔成形术。

表3-386 2023年儿童在不同级别医院手术量排名前五的手术名称

不同级别医院	顺 位	手 术 名 称
市级三级医院	1	内镜下腺样体切除术
	2	腭咽射频成形术
	3	一条眼外肌的后徙术
	4	腭咽成形术
	5	视网膜病损激光凝固术
区属三级医院	1	腹腔镜下阑尾切除术
	2	一条眼外肌的后徙术
	3	一条眼外肌的缩短术
	4	内镜下腺样体切除术
	5	阴茎延长术
区属二级医院	1	经导管动静脉畸形介入栓塞术
	2	阴茎矫直术
	3	阴茎延长术
	4	颞下颌关节成形术
	5	前鼻孔成形术

如表3-387,青年在市级三级医院手术量排名前五的手术名称是腹腔镜卵巢病损切除术、乳房象限切除术、宫腔镜子宫内膜病损切除术、腹腔镜子宫病损切除术,以及单侧甲状腺切除伴甲状腺峡部切除术;在区属三级医院手术量排名前五的手术名称是腹腔镜下阑尾切除术、宫腔镜子宫内膜病损切除术、乳房象限切除术、腹腔镜下胆囊切除术,以及腹腔镜卵巢病损切除术;在区属二级医院手术量排名前五的手术名称是宫腔镜子宫内膜病损切除术、腹腔镜下阑尾切除术、腹腔镜卵巢病损切除术、腹腔镜下盆腔粘连松解术,以及腹腔镜子宫病损切除术。

表3-387 2023年青年在不同级别医院手术量排名前五的手术名称

不同级别医院	顺 位	手 术 名 称
市级三级医院	1	腹腔镜卵巢病损切除术
	2	乳房象限切除术
	3	宫腔镜子宫内膜病损切除术

不同级别医院	顺 位	手 术 名 称
	4	腹腔镜子宫病损切除术
	5	单侧甲状腺切除伴甲状腺峡部切除术
区属三级医院	1	腹腔镜下阑尾切除术
	2	宫腔镜子宫内膜病损切除术
	3	乳房象限切除术
	4	腹腔镜下胆囊切除术
	5	腹腔镜卵巢病损切除术
区属二级医院	1	宫腔镜子宫内膜病损切除术
	2	腹腔镜下阑尾切除术
	3	腹腔镜卵巢病损切除术
	4	腹腔镜下盆腔粘连松解术
	5	腹腔镜子宫病损切除术

如表 3-388,中年在市级三级医院手术量排名前五的手术名称是经导管肝动脉栓塞术、腹腔镜下胆囊切除术、白内障摘除伴人工晶体一期置入术、胸腔镜纵隔淋巴结清扫术,以及白内障超声乳化抽吸术;在区属三级医院手术量排名前五的手术名称是经导管肝动脉栓塞术、腹腔镜下胆囊切除术、白内障摘除伴人工晶体一期置入术、胸腔镜纵隔淋巴结清扫术,以及白内障超声乳化抽吸术;在区属二级医院手术量排名前五的手术名称是宫腔镜子宫内膜病损切除术、腹腔镜下胆囊切除术、腹腔镜下阑尾切除术、乳房象限切除术,以及经尿道输尿管/肾盂激光碎石取石术。

表 3-388 2023 年中年在不同级别医院手术量排名前五的手术名称

不同级别医院	顺 位	手 术 名 称
市级三级医院	1	经导管肝动脉栓塞术
	2	腹腔镜下胆囊切除术
	3	白内障摘除伴人工晶体一期置入术
	4	胸腔镜纵隔淋巴结清扫术
	5	白内障超声乳化抽吸术
区属三级医院	1	经导管肝动脉栓塞术
	2	腹腔镜下胆囊切除术
	3	白内障摘除伴人工晶体一期置入术
	4	胸腔镜纵隔淋巴结清扫术
	5	白内障超声乳化抽吸术
区属二级医院	1	宫腔镜子宫内膜病损切除术
	2	腹腔镜下胆囊切除术
	3	腹腔镜下阑尾切除术
	4	乳房象限切除术
	5	经尿道输尿管/肾盂激光碎石取石术

如表 3－389,年轻老年人在市级三级医院手术量排名前五的手术名称是白内障摘除伴人工晶体一期置入术、白内障超声乳化抽吸术、经皮冠状动脉球囊扩张成形术、胸腔镜纵隔淋巴结清扫术,以及药物洗脱冠状动脉支架置入;在区属三级医院手术量排名前五的手术名称是白内障超声乳化抽吸术、白内障摘除伴人工晶体一期置入术、经皮冠状动脉球囊扩张成形术、腹腔镜下胆囊切除术,以及药物洗脱冠状动脉支架置入;在区属二级医院手术量排名前五的手术名称是白内障摘除伴人工晶体一期置入术、白内障超声乳化抽吸术、腹腔镜下胆囊切除术、经皮冠状动脉球囊扩张成形术,以及药物洗脱冠状动脉支架置入。

表 3－389　2023 年年轻老年人在不同级别医院手术量排名前五的手术名称

不同级别医院	顺 位	手 术 名 称
市级三级医院	1	白内障摘除伴人工晶体一期置入术
	2	白内障超声乳化抽吸术
	3	经皮冠状动脉球囊扩张成形术
	4	胸腔镜纵隔淋巴结清扫术
	5	药物洗脱冠状动脉支架置入
区属三级医院	1	白内障超声乳化抽吸术
	2	白内障摘除伴人工晶体一期置入术
	3	经皮冠状动脉球囊扩张成形术
	4	腹腔镜下胆囊切除术
	5	药物洗脱冠状动脉支架置入
区属二级医院	1	白内障摘除伴人工晶体一期置入术
	2	白内障超声乳化抽吸术
	3	腹腔镜下胆囊切除术
	4	经皮冠状动脉球囊扩张成形术
	5	药物洗脱冠状动脉支架置入

如表 3－390,老年人在市级三级医院手术量排名前五的手术名称是白内障摘除伴人工晶体一期置入术、白内障超声乳化抽吸术、经皮冠状动脉球囊扩张成形术、药物洗脱冠状动脉支架置入,以及经皮冠状动脉药物球囊扩张成形术;在区属三级医院手术量排名前五的手术名称是白内障超声乳化抽吸术、白内障摘除伴人工晶体一期置入术、经皮冠状动脉球囊扩张成形术、药物洗脱冠状动脉支架置入,以及腹腔镜下胆囊切除术;在区属二级医院手术量排名前五的手术名称是白内障摘除伴人工晶体一期置入术、白内障超声乳化抽吸术、经皮冠状动脉球囊扩张成形术、药物洗脱冠状动脉支架置入,以及腹腔镜下胆囊切除术。

表 3－390　2023 年老年人在不同级别医院手术量排名前五的手术名称

不同级别医院	顺 位	手 术 名 称
市级三级医院	1	白内障摘除伴人工晶体一期置入术
	2	白内障超声乳化抽吸术
	3	经皮冠状动脉球囊扩张成形术
	4	药物洗脱冠状动脉支架置入
	5	经皮冠状动脉药物球囊扩张成形术

续　表

不同级别医院	顺　位	手　术　名　称
区属三级医院	1	白内障超声乳化抽吸术
	2	白内障摘除伴人工晶体一期置入术
	3	经皮冠状动脉球囊扩张成形术
	4	药物洗脱冠状动脉支架置入
	5	腹腔镜下胆囊切除术
区属二级医院	1	白内障摘除伴人工晶体一期置入术
	2	白内障超声乳化抽吸术
	3	经皮冠状动脉球囊扩张成形术
	4	药物洗脱冠状动脉支架置入
	5	腹腔镜下胆囊切除术

　　如表3-391,长寿老年人在市级三级医院手术量排名前五的手术名称是白内障摘除伴人工晶体一期置入术、白内障超声乳化抽吸术、股骨骨折闭合复位髓内针内固定术、人工股骨头置换术,以及经皮椎骨成形术;在区属三级医院手术量排名前五的手术名称是白内障超声乳化抽吸术、白内障摘除伴人工晶体一期置入术、股骨骨折闭合复位髓内针内固定术、人工股骨头置换术,以及经皮椎骨成形术;在区属二级医院手术量排名前五的手术名称是白内障摘除伴人工晶体一期置入术、白内障超声乳化抽吸术、股骨骨折闭合复位髓内针内固定术、人工股骨头置换术,以及经皮椎骨成形术。

表3-391　2023年长寿老年人在不同级别医院手术量排名前五的手术名称

不同级别医院	顺　位	手　术　名　称
市级三级医院	1	白内障摘除伴人工晶体一期置入术
	2	白内障超声乳化抽吸术
	3	股骨骨折闭合复位髓内针内固定术
	4	人工股骨头置换术
	5	经皮椎骨成形术
区属三级医院	1	白内障超声乳化抽吸术
	2	白内障摘除伴人工晶体一期置入术
	3	股骨骨折闭合复位髓内针内固定术
	4	人工股骨头置换术
	5	经皮椎骨成形术
区属二级医院	1	白内障摘除伴人工晶体一期置入术
	2	白内障超声乳化抽吸术
	3	股骨骨折闭合复位髓内针内固定术
	4	人工股骨头置换术
	5	经皮椎骨成形术

（六）住院人口在不同类别医院三级、四级和介入手术手术率及手术量排名前十的手术 名称

1. 总体概述

2023年，全市住院人口在西医医院三级、四级和介入手术手术率为28.8%，中医医院7.8%。

如表3–392，住院人口在西医医院手术量排名前十的手术名称是白内障摘除伴人工晶体一期置入术、白内障超声乳化抽吸术、腹腔镜下胆囊切除术、经皮冠状动脉球囊扩张成形术、药物洗脱冠状动脉支架置入、宫腔镜子宫内膜病损切除术、经导管肝动脉栓塞术、腹腔镜下肠粘连松解术、胸腔镜纵隔淋巴结清扫术，以及乳房象限切除术。

表3–392　2023年住院人口在西医医院手术量排名前十的手术名称

顺　位	手　术　名　称
1	白内障摘除伴人工晶体一期置入术
2	白内障超声乳化抽吸术
3	腹腔镜下胆囊切除术
4	经皮冠状动脉球囊扩张成形术
5	药物洗脱冠状动脉支架置入
6	宫腔镜子宫内膜病损切除术
7	经导管肝动脉栓塞术
8	腹腔镜下肠粘连松解术
9	胸腔镜纵隔淋巴结清扫术
10	乳房象限切除术

如表3–393，住院人口在中医医院手术量排名前十的手术名称是乳房象限切除术、白内障摘除伴人工晶体一期置入术、动静脉造瘘后球囊扩张（用于肾透析）、腹腔镜下胆囊切除术、白内障超声乳化抽吸术、宫腔镜子宫内膜病损切除术、经皮冠状动脉球囊扩张成形术、药物洗脱冠状动脉支架置入、腹腔镜下阑尾切除术，以及为肾透析的动静脉造瘘术。

表3–393　2023年住院人口在中医医院手术量排名前十的手术名称

顺　位	手　术　名　称
1	乳房象限切除术
2	白内障摘除伴人工晶体一期置入术
3	动静脉造瘘后球囊扩张（用于肾透析）
4	腹腔镜下胆囊切除术
5	白内障超声乳化抽吸术
6	宫腔镜子宫内膜病损切除术
7	经皮冠状动脉球囊扩张成形术
8	药物洗脱冠状动脉支架置入

续　表

顺　位	手　术　名　称
9	腹腔镜下阑尾切除术
10	为肾透析的动静脉造瘘术

2. 不同支付方式人口差异

如图3－56,2023年,全市医保支付住院人口在西医医院三级、四级和介入手术手术率为27.3%,中医医院7.2%;非医保支付住院人口在西医医院三级、四级和介入手术手术率为31.9%,中医医院9.9%。

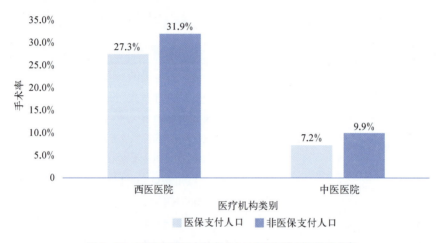

图3－56　2023年不同支付方式人口在不同类别医院手术率

如表3－394,医保支付人口在西医医院手术量排名前五的手术名称是白内障摘除伴人工晶体一期置入术、白内障超声乳化抽吸术、腹腔镜下胆囊切除术、经皮冠状动脉球囊扩张成形术,以及宫腔镜子宫内膜病损切除术;在中医医院手术量排名前五的手术名称是白内障摘除伴人工晶体一期置入术、腹腔镜下胆囊切除术、乳房象限切除术、白内障超声乳化抽吸术,以及宫腔镜子宫内膜病损切除术。

表3－394　2023年医保支付人口在不同类别医院手术量排名前五的手术名称

不同类别医院	顺　位	手　术　名　称
西医医院	1	白内障摘除伴人工晶体一期置入术
	2	白内障超声乳化抽吸术
	3	腹腔镜下胆囊切除术
	4	经皮冠状动脉球囊扩张成形术
	5	宫腔镜子宫内膜病损切除术
中医医院	1	白内障摘除伴人工晶体一期置入术
	2	腹腔镜下胆囊切除术
	3	乳房象限切除术
	4	白内障超声乳化抽吸术
	5	宫腔镜子宫内膜病损切除术

如表 3–395,非医保支付人口在西医医院手术量排名前五的手术名称是腹腔镜下阑尾切除术、宫腔镜子宫内膜病损切除术、腹腔镜下胆囊切除术、白内障摘除伴人工晶体一期置入术,以及腰椎椎体间融合术(后入路);在中医医院手术量排名前五的手术名称是乳房象限切除术、动静脉造瘘后球囊扩张(用于肾透析)、白内障摘除伴人工晶体一期置入术、经皮冠状动脉球囊扩张成形术,以及为肾透析的动静脉造瘘术。

表 3–395 2023 年非医保支付人口在不同类别医院手术量排名前五的手术名称

不同类别医院	顺 位	手 术 名 称
西医医院	1	腹腔镜下阑尾切除术
	2	宫腔镜子宫内膜病损切除术
	3	腹腔镜下胆囊切除术
	4	白内障摘除伴人工晶体一期置入术
	5	腰椎椎体间融合术(后入路)
中医医院	1	乳房象限切除术
	2	动静脉造瘘后球囊扩张(用于肾透析)
	3	白内障摘除伴人工晶体一期置入术
	4	经皮冠状动脉球囊扩张成形术
	5	为肾透析的动静脉造瘘术

3. 不同性别人口差异

如图 3–57,2023 年,全市男性在西医医院三级、四级和介入手术手术率为 27.2%,中医医院 6.9%;女性在西医医院三级、四级和介入手术手术率为 30.5%,中医医院 8.7%。

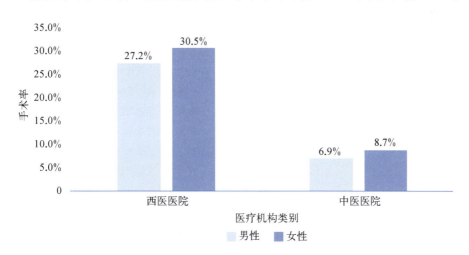

图 3–57 2023 年不同性别人口在不同类别医院手术率

如表 3–396,男性在西医医院手术量排名前五的手术名称是经皮冠状动脉球囊扩张成形术、白内障摘除伴人工晶体一期置入术、白内障超声乳化抽吸术、药物洗脱冠状动脉支架置入,以及经导管肝动脉栓塞术;在中医医院手术量排名前五的手术名称是经皮冠状动脉球囊扩张成形术、动静脉造瘘后球囊扩张（用于肾透析）、白内障摘除伴人工晶体一期置入术、腹腔镜下胆囊切除术，以及药物洗脱冠状动脉支架置入。

表 3－396　2023 年男性在不同类别医院手术量排名前五的手术名称

不同类别医院	顺　位	手　术　名　称
西医医院	1	经皮冠状动脉球囊扩张成形术
	2	白内障摘除伴人工晶体一期置入术
	3	白内障超声乳化抽吸术
	4	药物洗脱冠状动脉支架置入
	5	经导管肝动脉栓塞术
中医医院	1	经皮冠状动脉球囊扩张成形术
	2	动静脉造瘘后球囊扩张（用于肾透析）
	3	白内障摘除伴人工晶体一期置入术
	4	腹腔镜下胆囊切除术
	5	药物洗脱冠状动脉支架置入

如表 3－397，女性在西医医院手术量排名前五的手术名称是白内障摘除伴人工晶体一期置入术、白内障超声乳化抽吸术、宫腔镜子宫内膜病损切除术、腹腔镜下胆囊切除术，以及乳房象限切除术；在中医医院手术量排名前五的手术名称是乳房象限切除术、宫腔镜子宫内膜病损切除术、白内障摘除伴人工晶体一期置入术、腹腔镜下胆囊切除术，以及动静脉造瘘后球囊扩张（用于肾透析）。

表 3－397　2023 年女性在不同类别医院手术量排名前五的手术名称

不同类别医院	顺　位	手　术　名　称
西医医院	1	白内障摘除伴人工晶体一期置入术
	2	白内障超声乳化抽吸术
	3	宫腔镜子宫内膜病损切除术
	4	腹腔镜下胆囊切除术
	5	乳房象限切除术
中医医院	1	乳房象限切除术
	2	宫腔镜子宫内膜病损切除术
	3	白内障摘除伴人工晶体一期置入术
	4	腹腔镜下胆囊切除术
	5	动静脉造瘘后球囊扩张（用于肾透析）

4. 不同年龄组人口差异

如图 3－58，2023 年，全市儿童在西医医院三级、四级和介入手术手术率为 26.3%，中医医院 1.3%；青年在西医医院三级、四级和介入手术手术率为 32.0%，中医医院 11.2%；中年在西医医院三级、四级和介入手术手术率为 34.3%，中医医院 9.6%；年轻老年人在西医医院三级、四级和介入手术手术率为 28.5%,中医医院 6.9%;老年人在西医医院三级、四级和介入手术手术率为 21.3%,中医医院 5.6%;长寿老年人在西医医院三级、四级和介入手术手术率为 6.0%,中医医院 1.6%。

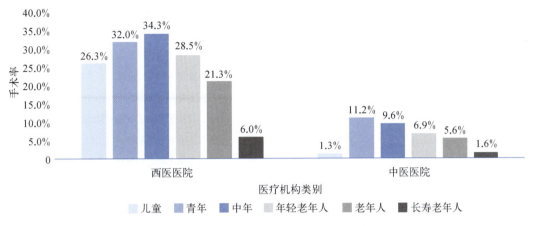

图 3-58 2023 年不同年龄组人口在不同类别医院手术率

如表 3-398,儿童在西医医院手术量排名前五的手术名称是内镜下腺样体切除术、腭咽射频成形术、一条眼外肌的后徙术、腭咽成形术,以及视网膜病损激光凝固术;在中医医院手术量排名前五的手术名称是内镜下腺样体切除术、乳房象限切除术、腹腔镜下阑尾切除术、腹腔镜下肾盂输尿管成形术,以及腹腔镜下输尿管膀胱吻合术。

表 3-398 2023 年儿童在不同类别医院手术量排名前五的手术名称

不同类别医院	顺 位	手 术 名 称
西医医院	1	内镜下腺样体切除术
	2	腭咽射频成形术
	3	一条眼外肌的后徙术
	4	腭咽成形术
	5	视网膜病损激光凝固术
中医医院	1	内镜下腺样体切除术
	2	乳房象限切除术
	3	腹腔镜下阑尾切除术
	4	腹腔镜下肾盂输尿管成形术
	5	腹腔镜下输尿管膀胱吻合术

如表 3-399,青年在西医医院手术量排名前五的手术名称是腹腔镜卵巢病损切除术、宫腔镜子宫内膜病损切除术、乳房象限切除术、腹腔镜子宫病损切除术,以及腹腔镜下胆囊切除术;在中医医院手术量排名前五的手术名称是乳房象限切除术、宫腔镜子宫内膜病损切除术、腹腔镜下阑尾切除术、腹腔镜下胆囊切除术,以及乳头成形术。

表 3‑399 2023 年青年在不同类别医院手术量排名前五的手术名称

不同类别医院	顺 位	手 术 名 称
西医医院	1	腹腔镜卵巢病损切除术
	2	宫腔镜子宫内膜病损切除术
	3	乳房象限切除术
	4	腹腔镜子宫病损切除术
	5	腹腔镜下胆囊切除术
中医医院	1	乳房象限切除术
	2	宫腔镜子宫内膜病损切除术
	3	腹腔镜下阑尾切除术
	4	腹腔镜下胆囊切除术
	5	乳头成形术

如表 3‑400,中年在西医医院手术量排名前五的手术名称是腹腔镜下胆囊切除术、经导管肝动脉栓塞术、宫腔镜子宫内膜病损切除术、白内障摘除伴人工晶体一期置入术,以及白内障超声乳化抽吸术;在中医医院手术量排名前五的手术名称是乳房象限切除术、动静脉造瘘后球囊扩张(用于肾透析)、腹腔镜下胆囊切除术、宫腔镜子宫内膜病损切除术,以及经皮冠状动脉球囊扩张成形术。

表 3‑400 2023 年中年在不同类别医院手术量排名前五的手术名称

不同类别医院	顺 位	手 术 名 称
西医医院	1	腹腔镜下胆囊切除术
	2	经导管肝动脉栓塞术
	3	宫腔镜子宫内膜病损切除术
	4	白内障摘除伴人工晶体一期置入术
	5	白内障超声乳化抽吸术
中医医院	1	乳房象限切除术
	2	动静脉造瘘后球囊扩张(用于肾透析)
	3	腹腔镜下胆囊切除术
	4	宫腔镜子宫内膜病损切除术
	5	经皮冠状动脉球囊扩张成形术

如表 3‑401,年轻老年人在西医医院手术量排名前五的手术名称是白内障摘除伴人工晶体一期置入术、白内障超声乳化抽吸术、经皮冠状动脉球囊扩张成形术、腹腔镜下胆囊切除术,以及药物洗脱冠状动脉支架置入;在中医医院手术量排名前五的手术名称是白内障摘除伴人工晶体一期置入术、动静脉造瘘后球囊扩张(用于肾透析)、白内障超声乳化抽吸术、腹腔镜下胆囊切除术,以及经皮冠状动脉球囊扩张成形术。

表 3-401 2023 年年轻老年人在不同类别医院手术量排名前五的手术名称

不同类别医院	顺 位	手 术 名 称
西医医院	1	白内障摘除伴人工晶体一期置入术
	2	白内障超声乳化抽吸术
	3	经皮冠状动脉球囊扩张成形术
	4	腹腔镜下胆囊切除术
	5	药物洗脱冠状动脉支架置入
中医医院	1	白内障摘除伴人工晶体一期置入术
	2	动静脉造瘘后球囊扩张（用于肾透析）
	3	白内障超声乳化抽吸术
	4	腹腔镜下胆囊切除术
	5	经皮冠状动脉球囊扩张成形术

如表 3-402，老年人在西医医院手术量排名前五的手术名称是白内障摘除伴人工晶体一期置入术、白内障超声乳化抽吸术、经皮冠状动脉球囊扩张成形术、药物洗脱冠状动脉支架置入，以及经皮冠状动脉药物球囊扩张成形术；在中医医院手术量排名前五的手术名称是白内障摘除伴人工晶体一期置入术、白内障超声乳化抽吸术、经皮冠状动脉球囊扩张成形术、药物洗脱冠状动脉支架置入，以及动静脉造瘘后球囊扩张（用于肾透析）。

表 3-402 2023 年老年人在不同类别医院手术量排名前五的手术名称

不同类别医院	顺 位	手 术 名 称
西医医院	1	白内障摘除伴人工晶体一期置入术
	2	白内障超声乳化抽吸术
	3	经皮冠状动脉球囊扩张成形术
	4	药物洗脱冠状动脉支架置入
	5	经皮冠状动脉药物球囊扩张成形术
中医医院	1	白内障摘除伴人工晶体一期置入术
	2	白内障超声乳化抽吸术
	3	经皮冠状动脉球囊扩张成形术
	4	药物洗脱冠状动脉支架置入
	5	动静脉造瘘后球囊扩张（用于肾透析）

如表 3-403，长寿老年人在西医医院手术量排名前五的手术名称是白内障摘除伴人工晶体一期置入术、白内障超声乳化抽吸术、股骨骨折闭合复位髓内针内固定术、人工股骨头置换术，以及经皮椎骨成形术；在中医医院手术量排名前五的手术名称是白内障摘除伴人工晶体一期置入术、经皮冠状动脉球囊扩张成形术、药物洗脱冠状动脉支架置入、经皮穿刺脊柱后凸成形术，以及白内障超声乳化抽吸术。

表 3 – 403　2023 年长寿老年人在不同类别医院手术量排名前五的手术名称

不同类别医院	顺　位	手　术　名　称
西医医院	1	白内障摘除伴人工晶体一期置入术
	2	白内障超声乳化抽吸术
	3	股骨骨折闭合复位髓内针内固定术
	4	人工股骨头置换术
	5	经皮椎骨成形术
中医医院	1	白内障摘除伴人工晶体一期置入术
	2	经皮冠状动脉球囊扩张成形术
	3	药物洗脱冠状动脉支架置入
	4	经皮穿刺脊柱后凸成形术
	5	白内障超声乳化抽吸术

第三节　住院费用 360°视图

一、住院费用占比及占比最高的住院原因

(一) 总体概述

如表 3 – 404,2023 年,全市住院人口因肿瘤(23.4%)、循环系统疾病(21.4%),以及损伤、中毒和外因的某些其他后果(9.5%)产生的费用占比最高。因肿瘤产生的住院费用中,占比最高的病种是支气管和肺的恶性肿瘤(4.2%)、肝和肝内胆管的恶性肿瘤(1.4%)、胃的恶性肿瘤(1.3%)、结肠的恶性肿瘤(1.2%),以及直肠的恶性肿瘤(0.9%)。因循环系统疾病产生的住院费用中,占比最高的病种是脑梗死(2.7%)、慢性缺血性心脏病(2.5%)、心绞痛(2.1%)、心房颤动与心房扑动(1.8%),以及其他脑血管病(1.2%)。因损伤、中毒和外因的某些其他后果产生的住院费用中,占比最高的病种是小腿骨折(1.6%)、股骨骨折(1.2%)、肩和上臂骨折(0.9%)、前臂骨折(0.8%),以及腰部脊柱和骨盆骨折(0.7%)。

表 3 – 404　2023 年住院费用占比最高的住院原因

顺　位	疾病分类	病　种	费用占比(%)
1	肿瘤		23.4
		支气管和肺的恶性肿瘤	4.2
		肝和肝内胆管的恶性肿瘤	1.4
		胃的恶性肿瘤	1.3
		结肠的恶性肿瘤	1.2
		直肠的恶性肿瘤	0.9
2	循环系统疾病		21.4
		脑梗死	2.7

顺　位	疾病分类	病　种	费用占比(%)
		慢性缺血性心脏病	2.5
		心绞痛	2.1
		心房颤动与心房扑动	1.8
		其他脑血管病	1.2
3	损伤、中毒和外因的某些其他后果		9.5
		小腿骨折	1.6
		股骨骨折	1.2
		肩和上臂骨折	0.9
		前臂骨折	0.8
		腰部脊柱和骨盆骨折	0.7

（二）不同支付方式住院费用占比及占比最高的住院原因

2023 年，全市医保支付人口住院费用占比 66.4%，非医保支付人口 33.6%。

由表 3-405，医保支付人口因循环系统疾病(23.6%)、肿瘤(19.3%)，以及呼吸系统疾病(9.2%)产生的费用占比最高。因循环系统疾病产生的住院费用中，占比最高的病种是脑梗死(3.5%)、慢性缺血性心脏病(2.7%)、心绞痛(2.3%)、心房颤动与心房扑动(1.9%)，以及脑血管病后遗症(1.3%)。因肿瘤产生的住院费用中，占比最高的病种是支气管和肺的恶性肿瘤(2.6%)、结肠的恶性肿瘤(1.2%)、胃的恶性肿瘤(1.1%)、肝和肝内胆管的恶性肿瘤(1.0%)，以及直肠的恶性肿瘤(0.8%)。因呼吸系统疾病产生的住院费用中，占比最高的病种是细菌性肺炎(2.4%)、病原体未特指的肺炎(1.9%)、其他呼吸性疾患(1.5%)、慢性阻塞性肺病(0.8%)，以及病毒性肺炎(0.5%)。

表 3-405　2023 年医保支付人口住院费用占比最高的住院原因

顺　位	疾病分类	病　种	费用占比(%)
1	循环系统疾病		23.6
		脑梗死	3.5
		慢性缺血性心脏病	2.7
		心绞痛	2.3
		心房颤动与心房扑动	1.9
		脑血管病后遗症	1.3
2	肿瘤		19.3
		支气管和肺的恶性肿瘤	2.6
		结肠的恶性肿瘤	1.2
		胃的恶性肿瘤	1.1
		肝和肝内胆管的恶性肿瘤	1.0
		直肠的恶性肿瘤	0.8

续　表

顺　位	疾病分类	病　种	费用占比(%)
3	呼吸系统疾病		9.2
		细菌性肺炎	2.4
		病原体未特指的肺炎	1.9
		其他呼吸性疾患	1.5
		慢性阻塞性肺病	0.8
		病毒性肺炎	0.5

由表3－406,非医保支付人口因肿瘤(31.9%)、循环系统疾病(16.7%),以及损伤、中毒和外因的某些其他后果(12.2%)产生的费用占比最高。因肿瘤产生的住院费用中,占比最高的病种是支气管和肺的恶性肿瘤(7.5%)、肝和肝内胆管的恶性肿瘤(2.4%)、胃的恶性肿瘤(1.9%)、结肠的恶性肿瘤(1.4%),以及直肠的恶性肿瘤(1.2%)。因循环系统疾病产生的住院费用中,占比最高的病种是慢性缺血性心脏病(2.0%)、心绞痛(1.5%)、心房颤动与心房扑动(1.5%)、脑梗死(1.2%),以及其他脑血管病(1.1%)。因损伤、中毒和外因的某些其他后果产生的住院费用中,占比最高的病种是小腿骨折(2.2%)、股骨骨折(1.0%)、肩和上臂骨折(1.0%)、腰部脊柱和骨盆骨折(1.0%),以及前臂骨折(0.9%)。

表3－406　2023年非医保支付人口住院费用占比最高的住院原因

顺　位	疾病分类	病　种	费用占比(%)
1	肿瘤		31.9
		支气管和肺的恶性肿瘤	7.5
		肝和肝内胆管的恶性肿瘤	2.4
		胃的恶性肿瘤	1.9
		结肠的恶性肿瘤	1.4
		直肠的恶性肿瘤	1.2
2	循环系统疾病		16.7
		慢性缺血性心脏病	2.0
		心绞痛	1.5
		心房颤动与心房扑动	1.5
		脑梗死	1.2
		其他脑血管病	1.1
3	损伤、中毒和外因的某些其他后果		12.2
		小腿骨折	2.2
		股骨骨折	1.0
		肩和上臂骨折	1.0
		腰部脊柱和骨盆骨折	1.0
		前臂骨折	0.9

（三）不同性别人口住院费用占比及占比最高的住院原因

2023 年,全市男性住院人口住院费用占比 54.2%,女性 45.8%,性别比为 1.18。

由表 3-407,男性因循环系统疾病(23.9%)、肿瘤(22.5%),以及呼吸系统疾病(9.3%)产生的费用占比最高。因循环系统疾病产生的住院费用中,占比最高的病种是脑梗死(3.0%)、慢性缺血性心脏病(2.9%)、心绞痛(2.5%)、心房颤动与心房扑动(1.9%),以及主动脉动脉瘤和动脉壁夹层形成(1.3%)。因肿瘤产生的住院费用中,占比最高的病种是支气管和肺的恶性肿瘤(3.8%)、肝和肝内胆管的恶性肿瘤(2.1%)、胃的恶性肿瘤(1.7%)、结肠的恶性肿瘤(1.4%),以及前列腺的恶性肿瘤(1.2%)。因呼吸系统疾病产生的住院费用中,占比最高的病种是病原体未特指的肺炎(2.1%)、细菌性肺炎(2.0%)、其他呼吸性疾患(1.5%)、慢性阻塞性肺病(1.0%),以及病毒性肺炎(0.4%)。

表 3-407 2023 年男性住院费用占比最高的住院原因

顺 位	疾病分类	病 种	费用占比(%)
1	循环系统疾病		23.9
		脑梗死	3.0
		慢性缺血性心脏病	2.9
		心绞痛	2.5
		心房颤动与心房扑动	1.9
		主动脉动脉瘤和动脉壁夹层形成	1.3
2	肿瘤		22.5
		支气管和肺的恶性肿瘤	3.8
		肝和肝内胆管的恶性肿瘤	2.1
		胃的恶性肿瘤	1.7
		结肠的恶性肿瘤	1.4
		前列腺的恶性肿瘤	1.2
3	呼吸系统疾病		9.3
		病原体未特指的肺炎	2.1
		细菌性肺炎	2.0
		其他呼吸性疾患	1.5
		慢性阻塞性肺病	1.0
		病毒性肺炎	0.4

由表 3-408,女性因肿瘤(24.4%)、循环系统疾病(18.4%),以及损伤、中毒和外因的某些其他后果(9.7%)产生的费用占比最高。因肿瘤产生的住院费用中,占比最高的病种是支气管和肺的恶性肿瘤(4.6%)、乳房的恶性肿瘤(1.5%)、子宫平滑肌瘤(1.4%)、甲状腺的恶性肿瘤(1.3%),以及结肠的恶性肿瘤(1.1%)。因循环系统疾病产生的住院费用中,占比最高的病种是脑梗死(2.5%)、慢性缺血性心脏病(2.0%)、心房颤动与心房扑动(1.6%)、其他脑血管病(1.5%),以及心绞痛(1.5%)。因损伤、中毒和外因的某些其他后果产生的住院费用中,占比最高的病种是股骨骨折(1.6%)、小腿骨折(1.6%)、肩和上臂骨折(1.0%)、前臂骨折(1.0%),以及腰部脊柱和骨盆骨折(0.9%)。

表 3–408 2023 年女性住院费用占比最高的住院原因

顺 位	疾病分类	病 种	费用占比(%)
1	肿瘤		24.4
		支气管和肺的恶性肿瘤	4.6
		乳房的恶性肿瘤	1.5
		子宫平滑肌瘤	1.4
		甲状腺的恶性肿瘤	1.3
		结肠的恶性肿瘤	1.1
2	循环系统疾病		18.4
		脑梗死	2.5
		慢性缺血性心脏病	2.0
		心房颤动与心房扑动	1.6
		其他脑血管病	1.5
		心绞痛	1.5
3	损伤、中毒和外因的某些其他后果		9.7
		股骨骨折	1.6
		小腿骨折	1.6
		肩和上臂骨折	1.0
		前臂骨折	1.0
		腰部脊柱和骨盆骨折	0.9

(四)不同年龄组人口住院费用占比及占比最高的住院原因

2023 年,全市住院人口产生的费用中,儿童占比 4.0%,青年 16.7%,中年 22.0%,年轻老年人 37.8%,老年人 16.6%,长寿老年人 3.0%。

由表 3–409,儿童因先天畸形、变形和染色体异常(21.8%)、呼吸系统疾病(12.8%),以及肿瘤(11.2%)产生的费用占比最高。因先天畸形、变形和染色体异常产生的住院费用中,占比最高的病种是心间隔先天性畸形(6.7%)、大动脉先天性畸形(1.7%),胆囊、胆管和肝先天性畸形(0.9%)、男性生殖器官的先天性畸形(0.9%),以及周围循环系统的先天性畸形(0.7%)。因呼吸系统疾病产生的住院费用中,占比最高的病种是细菌性肺炎(4.9%)、病原体未特指的肺炎(3.6%)、扁桃体和腺样体慢性疾病(1.1%)、急性支气管炎(0.4%),以及急性下呼吸道感染(0.4%)。因肿瘤产生的住院费用中,占比最高的病种是淋巴样白血病(1.8%)、脑的恶性肿瘤(1.4%)、黑色素细胞(0.8%)、任何部位的血管瘤和淋巴管瘤(0.6%),以及髓样白血病(0.5%)。

表 3–409 2023 年儿童住院费用占比最高的住院原因

顺 位	疾病分类	病 种	费用占比(%)
1	先天畸形、变形和染色体异常		21.8
		心间隔先天性畸形	6.7
		大动脉先天性畸形	1.7

顺 位	疾病分类	病 种	费用占比(%)
		胆囊、胆管和肝先天性畸形	0.9
		男性生殖器官的先天性畸形	0.9
		周围循环系统的先天性畸形	0.7
2	呼吸系统疾病		12.8
		细菌性肺炎	4.9
		病原体未特指的肺炎	3.6
		扁桃体和腺样体慢性疾病	1.1
		急性支气管炎	0.4
		急性下呼吸道感染	0.4
3	肿瘤		11.2
		淋巴样白血病	1.8
		脑的恶性肿瘤	1.4
		黑色素细胞	0.8
		任何部位的血管瘤和淋巴管瘤	0.6
		髓样白血病	0.5

由表3–410,青年因肿瘤(22.3%),损伤、中毒和外因的某些其他后果(13.5%),以及消化系统疾病(10.8%)产生的费用占比最高。因肿瘤产生的住院费用中,占比最高的病种是甲状腺的恶性肿瘤(2.5%)、支气管和肺的恶性肿瘤(2.2%)、子宫平滑肌瘤(1.9%)、乳腺良性肿瘤(1.0%),以及乳房的恶性肿瘤(0.9%)。因损伤、中毒和外因的某些其他后果产生的住院费用中,占比最高的病种是小腿骨折(2.7%)、膝的关节和韧带脱位、扭伤和劳损(1.6%)、肩和上臂骨折(1.3%)、前臂骨折(1.0%),以及足骨折(0.7%)。因消化系统疾病产生的住院费用中,占比最高的病种是胆石病(1.8%)、肛门及直肠区的裂瘘(1.0%)、牙面异常(包括咬合不正)(1.0%)、急性阑尾炎(1.0%),以及克罗恩病(节段性肠炎)(0.8%)。

表3–410 2023年青年住院费用占比最高的住院原因

顺 位	疾病分类	病 种	费用占比(%)
1	肿瘤		22.3
		甲状腺的恶性肿瘤	2.5
		支气管和肺的恶性肿瘤	2.2
		子宫平滑肌瘤	1.9
		乳腺良性肿瘤	1.0
		乳房的恶性肿瘤	0.9
2	损伤、中毒和外因的某些其他后果		13.5
		小腿骨折	2.7
		膝的关节和韧带脱位、扭伤和劳损	1.6
		肩和上臂骨折	1.3
		前臂骨折	1.0
		足骨折	0.7

续　表

顺　位	疾病分类	病　种	费用占比(%)
3	消化系统疾病		10.8
		胆石病	1.8
		肛门及直肠区的裂瘘	1.0
		牙面异常(包括咬合不正)	1.0
		急性阑尾炎	1.0
		克罗恩病(节段性肠炎)	0.8

　　由表3－411，中年因肿瘤(32.0%)、循环系统疾病(16.5%)，以及损伤、中毒和外因的某些其他后果(11.5%)产生的费用占比最高。因肿瘤产生的住院费用中，占比最高的病种是支气管和肺的恶性肿瘤(5.8%)、肝和肝内胆管的恶性肿瘤(2.6%)、胃的恶性肿瘤(1.3%)、子宫平滑肌瘤(1.3%)，以及甲状腺的恶性肿瘤(1.3%)。因循环系统疾病产生的住院费用中，占比最高的病种是其他脑血管病(1.7%)、慢性缺血性心脏病(1.6%)、心绞痛(1.6%)、脑梗死(1.4%)，以及心房颤动与心房扑动(1.2%)。因损伤、中毒和外因的某些其他后果产生的住院费用中，占比最高的病种是小腿骨折(2.3%)、肩和上臂骨折(1.0%)、肩和上臂水平的肌肉和肌腱损伤(0.9%)、前臂骨折(0.9%)，以及腰部脊柱和骨盆骨折(0.7%)。

表3－411　2023年中年住院费用占比最高的住院原因

顺　位	疾病分类	病　种	费用占比(%)
1	肿瘤		32.0
		支气管和肺的恶性肿瘤	5.8
		肝和肝内胆管的恶性肿瘤	2.6
		胃的恶性肿瘤	1.3
		子宫平滑肌瘤	1.3
		甲状腺的恶性肿瘤	1.3
2	循环系统疾病		16.5
		其他脑血管病	1.7
		慢性缺血性心脏病	1.6
		心绞痛	1.6
		脑梗死	1.4
		心房颤动与心房扑动	1.2
3	损伤、中毒和外因的某些其他后果		11.5
		小腿骨折	2.3
		肩和上臂骨折	1.0
		肩和上臂水平的肌肉和肌腱损伤	0.9
		前臂骨折	0.9
		腰部脊柱和骨盆骨折	0.7

由表3-412,年轻老年人因肿瘤(26.3%)、循环系统疾病(25.5%),以及消化系统疾病(8.0%)产生的费用占比最高。因肿瘤产生的住院费用中,占比最高的病种是支气管和肺的恶性肿瘤(5.8%)、胃的恶性肿瘤(2.0%)、肝和肝内胆管的恶性肿瘤(1.6%)、结肠的恶性肿瘤(1.6%),以及直肠的恶性肿瘤(1.2%)。因循环系统疾病产生的住院费用中,占比最高的病种是脑梗死(3.3%)、慢性缺血性心脏病(3.0%)、心绞痛(2.9%)、心房颤动与心房扑动(2.6%),以及其他脑血管病(1.3%)。因消化系统疾病产生的住院费用中,占比最高的病种是胆石病(1.9%)、肠的其他疾病(0.7%)、腹股沟疝(0.6%)、肝纤维化和硬变(0.5%),以及胆道的其他疾病(0.4%)。

表3-412 2023年年轻老年人住院费用占比最高的住院原因

顺　　位	疾病分类	病　　种	费用占比(%)
1	肿瘤		26.3
		支气管和肺的恶性肿瘤	5.8
		胃的恶性肿瘤	2.0
		肝和肝内胆管的恶性肿瘤	1.6
		结肠的恶性肿瘤	1.6
		直肠的恶性肿瘤	1.2
2	循环系统疾病		25.5
		脑梗死	3.3
		慢性缺血性心脏病	3.0
		心绞痛	2.9
		心房颤动与心房扑动	2.6
		其他脑血管病	1.3
3	消化系统疾病		8.0
		胆石病	1.9
		肠的其他疾病	0.7
		腹股沟疝	0.6
		肝纤维化和硬变	0.5
		胆道的其他疾病	0.4

由表3-413,老年人因循环系统疾病(32.7%)、呼吸系统疾病(16.2%),以及肿瘤(14.6%)产生的费用占比最高。因循环系统疾病产生的住院费用中,占比最高的病种是脑梗死(5.8%)、慢性缺血性心脏病(4.0%)、心房颤动与心房扑动(2.8%)、心绞痛(2.8%),以及脑血管病后遗症(2.4%)。因呼吸系统疾病产生的住院费用中,占比最高的病种是病原体未特指的肺炎(4.0%)、细菌性肺炎(4.0%)、其他呼吸性疾患(2.9%)、慢性阻塞性肺病(1.7%),以及病毒性肺炎(1.0%)。因肿瘤产生的住院费用中,占比最高的病种是支气管和肺的恶性肿瘤(2.5%)、结肠的恶性肿瘤(1.6%)、胃的恶性肿瘤(1.5%)、前列腺的恶性肿瘤(1.0%),以及直肠的恶性肿瘤(0.9%)。

表 3-413 2023 年老年人住院费用占比最高的住院原因

顺 位	疾病分类	病 种	费用占比(%)
1	循环系统疾病		32.7
		脑梗死	5.8
		慢性缺血性心脏病	4.0
		心房颤动与心房扑动	2.8
		心绞痛	2.8
		脑血管病后遗症	2.4
2	呼吸系统疾病		16.2
		病原体未特指的肺炎	4.0
		细菌性肺炎	4.0
		其他呼吸性疾患	2.9
		慢性阻塞性肺病	1.7
		病毒性肺炎	1.0
3	肿瘤		14.6
		支气管和肺的恶性肿瘤	2.5
		结肠的恶性肿瘤	1.6
		胃的恶性肿瘤	1.5
		前列腺的恶性肿瘤	1.0
		直肠的恶性肿瘤	0.9

由表 3-414,长寿老年人因循环系统疾病(38.3%)、呼吸系统疾病(31.5%),以及损伤、中毒和外因的某些其他后果(6.3%)产生的费用占比最高。因循环系统疾病产生的住院费用中,占比最高的病种是慢性缺血性心脏病(8.1%)、脑梗死(5.9%)、脑血管病后遗症(5.0%)、特发性原发性高血压(3.7%),以及心力衰竭(3.2%)。因呼吸系统疾病产生的住院费用中,占比最高的病种是病原体未特指的肺炎(8.6%)、其他呼吸性疾患(6.7%)、细菌性肺炎(6.5%)、慢性阻塞性肺病(3.1%),以及慢性支气管炎(1.5%)。因损伤、中毒和外因的某些其他后果产生的住院费用中,占比最高的病种是股骨骨折(3.9%),腰部脊柱和骨盆骨折(0.7%),肋骨、胸骨和胸部脊柱骨折(0.3%),肩和上臂骨折(0.3%),以及颅内损伤(0.3%)。

表 3-414 2023 年长寿老年人住院费用占比最高的住院原因

顺 位	疾病分类	病 种	费用占比(%)
1	循环系统疾病		38.3
		慢性缺血性心脏病	8.1
		脑梗死	5.9
		脑血管病后遗症	5.0
		特发性原发性高血压	3.7
		心力衰竭	3.2
2	呼吸系统疾病		31.5
		病原体未特指的肺炎	8.6

续　表

顺　位	疾病分类	病　种	费用占比(%)
		其他呼吸性疾患	6.7
		细菌性肺炎	6.5
		慢性阻塞性肺病	3.1
		慢性支气管炎	1.5
3	损伤、中毒和外因的某些其他后果		6.3
		股骨骨折	3.9
		腰部脊柱和骨盆骨折	0.7
		肋骨、胸骨和胸部脊柱骨折	0.3
		肩和上臂骨折	0.3
		颅内损伤	0.3

（五）住院人口在不同级别医院费用占比及占比最高的住院原因

1. 总体概述

由表3－415,2023年,全市住院人口在市级三级医院产生的住院费用中,占比最高的病种是支气管和肺的恶性肿瘤(5.8%)、慢性缺血性心脏病(2.2%)、肝和肝内胆管的恶性肿瘤(2.0%)、心房颤动与心房扑动(2.0%)、心绞痛(1.8%)、胆石病(1.7%)、胃的恶性肿瘤(1.7%)、脑梗死(1.5%)、小腿骨折(1.4%),以及结肠的恶性肿瘤(1.4%)。

表3－415　2023年住院人口在市级三级医院费用占比最高的病种

顺　位	病　种	费用占比(%)
1	支气管和肺的恶性肿瘤	5.8
2	慢性缺血性心脏病	2.2
3	肝和肝内胆管的恶性肿瘤	2.0
4	心房颤动与心房扑动	2.0
5	心绞痛	1.8
6	胆石病	1.7
7	胃的恶性肿瘤	1.7
8	脑梗死	1.5
9	小腿骨折	1.4
10	结肠的恶性肿瘤	1.4

由表3－416,住院人口在区属三级医院产生的住院费用中,费用占比最高的病种是脑梗死(4.4%)、细菌性肺炎(3.7%)、慢性缺血性心脏病(3.0%)、胆石病(2.9%)、心绞痛(2.9%)、病原体未特指的肺炎(2.7%)、非胰岛素依赖型糖尿病(2.7%)、小腿骨折(2.4%)、股骨骨折(2.0%),以及心房颤动与心房扑动(1.9%)。

表3-416 2023年住院人口在区属三级医院费用占比最高的病种

顺 位	病 种	费用占比(%)
1	脑梗死	4.4
2	细菌性肺炎	3.7
3	慢性缺血性心脏病	3.0
4	胆石病	2.9
5	心绞痛	2.9
6	病原体未特指的肺炎	2.7
7	非胰岛素依赖型糖尿病	2.7
8	小腿骨折	2.4
9	股骨骨折	2.0
10	心房颤动与心房扑动	1.9

如表3-417,住院人口在区属二级医院产生的住院费用中,占比最高的病种是精神分裂症(10.3%)、脑梗死(6.2%)、细菌性肺炎(4.3%)、病原体未特指的肺炎(3.0%)、脑血管病后遗症(2.7%)、慢性缺血性心脏病(2.7%)、心绞痛(2.5%)、非胰岛素依赖型糖尿病(2.2%)、其他呼吸性疾患(1.9%),以及小腿骨折(1.6%)。

表3-417 2023年住院人口在区属二级医院费用占比最高的病种

顺 位	病 种	费用占比(%)
1	精神分裂症	10.3
2	脑梗死	6.2
3	细菌性肺炎	4.3
4	病原体未特指的肺炎	3.0
5	脑血管病后遗症	2.7
6	慢性缺血性心脏病	2.7
7	心绞痛	2.5
8	非胰岛素依赖型糖尿病	2.2
9	其他呼吸性疾患	1.9
10	小腿骨折	1.6

2. 不同支付方式人口差异

如图3-59,2023年,全市医保支付人口产生的住院费用中,市级三级医院占比62.3%,区属三级医院17.0%,区属二级医院19.3%,社区卫生服务中心(站)1.4%;非医保支付人口产生的住院费用中,市级三级医院占比80.9%,区属三级医院10.4%,区属二级医院8.6%,社区卫生服务中心(站)0.1%。

如表3-418,医保支付人口在市级三级医院产生的住院费用中,占比最高的病种是支气管和肺的恶性肿瘤(3.7%)、慢性缺血性心脏病(2.4%)、心房颤动与心房扑动(2.2%)、心绞

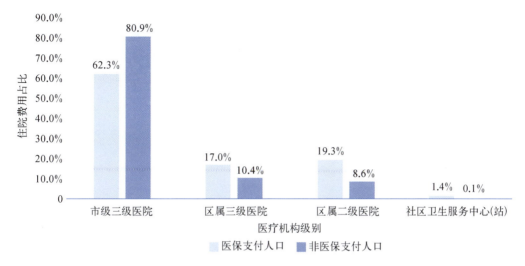

图 3-59　2023 年不同支付方式人口在不同级别医院住院费用占比

痛(2.0%),以及胆石病(2.0%);在区属三级医院产生的住院费用中,占比最高的病种是脑梗死(4.8%)、细菌性肺炎(4.2%)、心绞痛(3.3%)、胆石病(3.1%),以及慢性缺血性心脏病(3.0%);在区属二级医院产生的住院费用中,占比最高的病种是精神分裂症(11.5%)、脑梗死(6.8%)、细菌性肺炎(4.5%)、病原体未特指的肺炎(3.1%),以及脑血管病后遗症(3.0%)。

表 3-418　2023 年医保支付人口在不同级别医院住院费用占比最高的病种

医疗机构级别	顺　位	病　　种	费用占比(%)
市级三级医院	1	支气管和肺的恶性肿瘤	3.7
	2	慢性缺血性心脏病	2.4
	3	心房颤动与心房扑动	2.2
	4	心绞痛	2.0
	5	胆石病	2.0
区属三级医院	1	脑梗死	4.8
	2	细菌性肺炎	4.2
	3	心绞痛	3.3
	4	胆石病	3.1
	5	慢性缺血性心脏病	3.0
区属二级医院	1	精神分裂症	11.5
	2	脑梗死	6.8
	3	细菌性肺炎	4.5
	4	病原体未特指的肺炎	3.1
	5	脑血管病后遗症	3.0

　　如表 3-419,非医保支付人口在市级三级医院产生的住院费用中,占比最高的病种是支气管和肺的恶性肿瘤(9.1%)、肝和肝内胆管的恶性肿瘤(2.9%)、胃的恶性肿瘤(2.1%)、慢性缺血

性心脏病(1.8%),以及小腿骨折(1.7%);在区属三级医院产生的住院费用中,占比最高的病种是小腿骨折(5.0%)、慢性缺血性心脏病(3.2%)、颅内损伤(3.0%)、脑梗死(2.8%),以及肩和上臂骨折(2.4%);在区属二级医院产生的住院费用中,占比最高的病种是精神分裂症(4.3%)、小腿骨折(4.0%)、脑梗死(3.6%)、细菌性肺炎(2.8%),以及病原体未特指的肺炎(2.3%)。

表3－419　2023年非医保支付人口在不同级别医院住院费用占比最高的病种

医疗机构级别	顺　　位	病　　　　种	费用占比(%)
市级三级医院	1	支气管和肺的恶性肿瘤	9.1
	2	肝和肝内胆管的恶性肿瘤	2.9
	3	胃的恶性肿瘤	2.1
	4	慢性缺血性心脏病	1.8
	5	小腿骨折	1.7
区属三级医院	1	小腿骨折	5.0
	2	慢性缺血性心脏病	3.2
	3	颅内损伤	3.0
	4	脑梗死	2.8
	5	肩和上臂骨折	2.4
区属二级医院	1	精神分裂症	4.3
	2	小腿骨折	4.0
	3	脑梗死	3.6
	4	细菌性肺炎	2.8
	5	病原体未特指的肺炎	2.3

3. 不同性别人口差异

如图3－60,2023年,全市男性在市级三级医院住院费用占比67.8%,区属三级医院16.6%,区属二级医院14.9%,社区卫生服务中心(站)0.7%;女性在市级三级医院住院费用占比66.9%,区属三级医院16.1%,区属二级医院15.7%,社区卫生服务中心(站)1.4%。

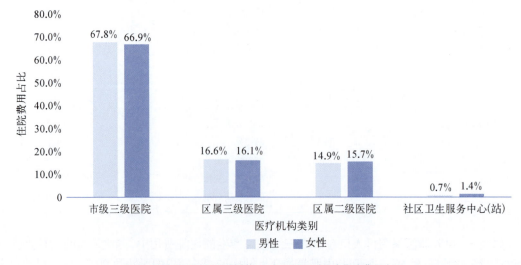

图3－60　2023年不同性别人口在不同级别医院住院费用占比

如表3-420,男性在市级三级医院产生的住院费用中,占比最高的病种是支气管和肺的恶性肿瘤(5.2%)、肝和肝内胆管的恶性肿瘤(3.0%)、慢性缺血性心脏病(2.9%)、心绞痛(2.4%),以及心房颤动与心房扑动(2.2%);在区属三级医院产生的住院费用中,占比最高的病种是脑梗死(4.7%)、细菌性肺炎(3.7%)、心绞痛(3.4%)、慢性缺血性心脏病(3.2%),以及病原体未特指的肺炎(3.0%);在区属二级医院产生的住院费用中,占比最高的病种是精神分裂症(12.1%)、脑梗死(6.4%)、细菌性肺炎(4.3%)、病原体未特指的肺炎(3.3%),以及脑血管病后遗症(2.9%)。

表3-420 2023年男性在不同级别医院住院费用占比最高的病种

医疗机构级别	顺 位	病 种	费用占比(%)
市级三级医院	1	支气管和肺的恶性肿瘤	5.2
	2	肝和肝内胆管的恶性肿瘤	3.0
	3	慢性缺血性心脏病	2.9
	4	心绞痛	2.4
	5	心房颤动与心房扑动	2.2
区属三级医院	1	脑梗死	4.7
	2	细菌性肺炎	3.7
	3	心绞痛	3.4
	4	慢性缺血性心脏病	3.2
	5	病原体未特指的肺炎	3.0
区属二级医院	1	精神分裂症	12.1
	2	脑梗死	6.4
	3	细菌性肺炎	4.3
	4	病原体未特指的肺炎	3.3
	5	脑血管病后遗症	2.9

如表3-421,女性在市级三级医院产生的住院费用中,占比最高的病种是支气管和肺的恶性肿瘤(6.5%)、胆石病(1.9%)、乳房的恶性肿瘤(1.8%)、其他脑血管病(1.7%),以及心房颤动与心房扑动(1.7%);在区属三级医院产生的住院费用中,占比最高的病种是脑梗死(3.9%)、细菌性肺炎(3.7%)、胆石病(3.3%)、慢性缺血性心脏病(2.8%),以及股骨骨折(2.7%);在区属二级医院产生的住院费用中,占比最高的病种是精神分裂症(8.3%)、脑梗死(6.1%)、细菌性肺炎(4.2%)、慢性缺血性心脏病(3.0%),以及病原体未特指的肺炎(2.6%)。

表3-421 2023年女性在不同级别医院住院费用占比最高的病种

医疗机构级别	顺 位	病 种	费用占比(%)
市级三级医院	1	支气管和肺的恶性肿瘤	6.5
	2	胆石病	1.9
	3	乳房的恶性肿瘤	1.8
	4	其他脑血管病	1.7
	5	心房颤动与心房扑动	1.7

续 表

医疗机构级别	顺 位	病 种	费用占比(%)
区属三级医院	1	脑梗死	3.9
	2	细菌性肺炎	3.7
	3	胆石病	3.3
	4	慢性缺血性心脏病	2.8
	5	股骨骨折	2.7
区属二级医院	1	精神分裂症	8.3
	2	脑梗死	6.1
	3	细菌性肺炎	4.2
	4	慢性缺血性心脏病	3.0
	5	病原体未特指的肺炎	2.6

4. 不同年龄组人口差异

如图3-61,2023年,全市儿童在市级三级医院产生的住院费用占比94.3%,区属三级医院2.5%,区属二级医院3.2%,社区卫生服务中心(站)0.001%;青年在市级三级医院产生的住院费用占比75.0%,区属三级医院11.7%,区属二级医院13.2%,社区卫生服务中心(站)0.02%;中年在市级三级医院产生的住院费用占比75.1%,区属三级医院12.3%,区属二级医院12.5%,社区卫生服务中心(站)0.1%;年轻老年人在市级三级医院产生的住院费用占比68.7%,区属三级医院15.2%,区属二级医院15.7%,社区卫生服务中心(站)0.5%;老年人在市级三级医院产生的住院费用占比53.3%,区属三级医院21.3%,区属二级医院22.3%,社区卫生服务中心(站)3.1%;长寿老年人在市级三级医院产生的住院费用占比33.9%,区属三级医院24.7%,区属二级医院32.7%,社区卫生服务中心(站)8.7%。

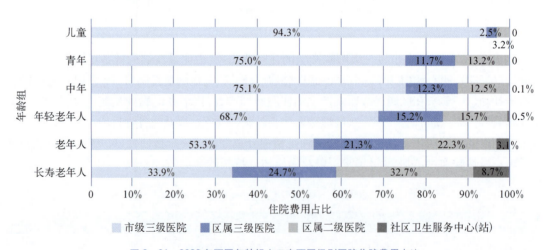

图 3-61 2023 年不同年龄组人口在不同级别医院住院费用占比

如表3-422,儿童在市级三级医院产生的住院费用中,占比最高的病种是心间隔先天性畸形(7.1%)、睡眠障碍(4.4%)、细菌性肺炎(4.2%)、病原体未特指的肺炎(2.7%),以及淋巴样白血病(1.9%);在区属三级医院产生的住院费用中,占比最高的病种是细菌性肺炎

（25.0%）、病原体未特指的肺炎（20.9%）、龋病（2.5%）、急性支气管炎（2.3%），以及黑色素细胞（2.3%）；在区属二级医院产生的住院费用中，占比最高的病种是病原体未特指的肺炎（17.9%）、周围循环系统的其他先天性畸形（12.6%）、细菌性肺炎（11.0%）、癫痫（5.4%），以及新生儿黄疸（4.1%）。

表 3-422 2023 年儿童在不同级别医院住院费用占比最高的病种

医疗机构级别	顺　位	病　种	费用占比(%)
市级三级医院	1	心间隔先天性畸形	7.1
	2	睡眠障碍	4.4
	3	细菌性肺炎	4.2
	4	病原体未特指的肺炎	2.7
	5	淋巴样白血病	1.9
区属三级医院	1	细菌性肺炎	25.0
	2	病原体未特指的肺炎	20.9
	3	龋病	2.5
	4	急性支气管炎	2.3
	5	黑色素细胞	2.3
区属二级医院	1	病原体未特指的肺炎	17.9
	2	周围循环系统的其他先天性畸形	12.6
	3	细菌性肺炎	11.0
	4	癫痫	5.4
	5	新生儿黄疸	4.1

如表 3-423，青年在市级三级医院产生的住院费用中，占比最高的病种是支气管和肺的恶性肿瘤（2.9%）、甲状腺的恶性肿瘤（2.8%）、小腿骨折（2.4%）、子宫平滑肌瘤（2.1%），以及膝的关节和韧带脱位、扭伤和劳损（1.9%）；在区属三级医院产生的住院费用中，占比最高的病种是小腿骨折（4.8%）、阻塞性和反流性尿路病（3.5%）、胆石病（3.1%）、急性阑尾炎（2.9%），以及肩和上臂骨折（2.7%）；在区属二级医院产生的住院费用中，占比最高的病种是精神分裂症（12.0%）、小腿骨折（3.0%）、阻塞性和反流性尿路病（2.6%）、痔（2.5%），以及细菌性肺炎（2.2%）。

表 3-423 2023 年青年在不同级别医院住院费用占比最高的病种

医疗机构级别	顺　位	病　种	费用占比(%)
市级三级医院	1	支气管和肺的恶性肿瘤	2.9
	2	甲状腺的恶性肿瘤	2.8
	3	小腿骨折	2.4
	4	子宫平滑肌瘤	2.1
	5	膝的关节和韧带脱位、扭伤和劳损	1.9
区属三级医院	1	小腿骨折	4.8
	2	阻塞性和反流性尿路病	3.5

续 表

医疗机构级别	顺 位	病 种	费用占比(%)
	3	胆石病	3.1
	4	急性阑尾炎	2.9
	5	肩和上臂骨折	2.7
区属二级医院	1	精神分裂症	12.0
	2	小腿骨折	3.0
	3	阻塞性和反流性尿路病	2.6
	4	痔	2.5
	5	细菌性肺炎	2.2

如表3-424,中年在市级三级医院产生的住院费用中,占比最高的病种是支气管和肺的恶性肿瘤(7.4%)、肝和肝内胆管的恶性肿瘤(3.4%)、其他脑血管病(1.9%)、小腿骨折(1.9%),以及胆石病(1.8%);在区属三级医院产生的住院费用中,占比最高的病种是小腿骨折(4.4%)、胆石病(3.3%)、阻塞性和反流性尿路病(3.1%)、脑梗死(3.0%),以及非胰岛素依赖型糖尿病(2.7%);在区属二级医院产生的住院费用中,占比最高的病种是精神分裂症(18.6%)、小腿骨折(3.1%)、脑梗死(2.6%)、阻塞性和反流性尿路病(2.6%),以及非胰岛素依赖型糖尿病(2.0%)。

表3-424 2023年中年在不同级别医院住院费用占比最高的病种

医疗机构级别	顺 位	病 种	费用占比(%)
市级三级医院	1	支气管和肺的恶性肿瘤	7.4
	2	肝和肝内胆管的恶性肿瘤	3.4
	3	其他脑血管病	1.9
	4	小腿骨折	1.9
	5	胆石病	1.8
区属三级医院	1	小腿骨折	4.4
	2	胆石病	3.3
	3	阻塞性和反流性尿路病	3.1
	4	脑梗死	3.0
	5	非胰岛素依赖型糖尿病	2.7
区属二级医院	1	精神分裂症	18.6
	2	小腿骨折	3.1
	3	脑梗死	2.6
	4	阻塞性和反流性尿路病	2.6
	5	非胰岛素依赖型糖尿病	2.0

如表3-425,年轻老年人在市级三级医院产生的住院费用中,占比最高的病种是支气管和肺的恶性肿瘤(8.0%)、慢性缺血性心脏病(3.1%)、心房颤动与心房扑动(3.0%)、心绞痛(2.7%),以及胃的恶性肿瘤(2.5%);在区属三级医院产生的住院费用中,占比最高的病种是

脑梗死（5.0%）、心绞痛（4.0%）、非胰岛素依赖型糖尿病（3.2%）、慢性缺血性心脏病（3.2%），以及胆石病（3.0%）；在区属二级医院产生的住院费用中，占比最高的病种是精神分裂症（12.3%）、脑梗死（7.2%）、细菌性肺炎（3.5%）、心绞痛（3.0%），以及脑血管病后遗症（2.9%）。

表3-425　2023年年轻老年人在不同级别医院住院费用占比最高的病种

医疗机构级别	顺　位	病　　种	费用占比（%）
市级三级医院	1	支气管和肺的恶性肿瘤	8.0
	2	慢性缺血性心脏病	3.1
	3	心房颤动与心房扑动	3.0
	4	心绞痛	2.7
	5	胃的恶性肿瘤	2.5
区属三级医院	1	脑梗死	5.0
	2	心绞痛	4.0
	3	非胰岛素依赖型糖尿病	3.2
	4	慢性缺血性心脏病	3.2
	5	胆石病	3.0
区属二级医院	1	精神分裂症	12.3
	2	脑梗死	7.2
	3	细菌性肺炎	3.5
	4	心绞痛	3.0
	5	脑血管病后遗症	2.9

如表3-426，老年人在市级三级医院产生的住院费用中，占比最高的病种是支气管和肺的恶性肿瘤（4.2%）、心房颤动与心房扑动（3.6%）、慢性缺血性心脏病（3.4%）、脑梗死（3.3%），以及病原体未特指的肺炎（3.3%）；在区属三级医院产生的住院费用中，占比最高的病种是脑梗死（6.4%）、细菌性肺炎（5.9%）、病原体未特指的肺炎（4.8%）、慢性缺血性心脏病（3.8%），以及股骨骨折（3.5%）；在区属二级医院产生的住院费用中，占比最高的病种是脑梗死（10.2%）、细菌性肺炎（6.7%）、病原体未特指的肺炎（5.2%）、慢性缺血性心脏病（4.4%），以及脑血管病后遗症（4.3%）。

表3-426　2023年老年人在不同级别医院住院费用占比最高的病种

医疗机构级别	顺　位	病　　种	费用占比（%）
市级三级医院	1	支气管和肺的恶性肿瘤	4.2
	2	心房颤动与心房扑动	3.6
	3	慢性缺血性心脏病	3.4
	4	脑梗死	3.3
	5	病原体未特指的肺炎	3.3
区属三级医院	1	脑梗死	6.4
	2	细菌性肺炎	5.9

医疗机构级别	顺　位	病　　种	费用占比(%)
	3	病原体未特指的肺炎	4.8
	4	慢性缺血性心脏病	3.8
	5	股骨骨折	3.5
区属二级医院	1	脑梗死	10.2
	2	细菌性肺炎	6.7
	3	病原体未特指的肺炎	5.2
	4	慢性缺血性心脏病	4.4
	5	脑血管病后遗症	4.3

如表 3－427,长寿老年人在市级三级医院产生的住院费用中,占比最高的病种是病原体未特指的肺炎(11.5%)、其他呼吸性疾患(9.6%)、股骨骨折(5.5%)、细菌性肺炎(4.8%),以及慢性缺血性心脏病(3.8%);在区属三级医院产生的住院费用中,占比最高的病种是病原体未特指的肺炎(11.5%)、其他呼吸性疾患(9.6%)、股骨骨折(5.5%)、细菌性肺炎(4.8%),以及慢性缺血性心脏病(3.8%);在区属二级医院产生的住院费用中,占比最高的病种是慢性缺血性心脏病(9.2%)、细菌性肺炎(8.8%)、脑梗死(8.3%)、病原体未特指的肺炎(7.8%),以及心绞痛(5.4%)。

表 3－427　2023 年长寿老年人在不同级别医院住院费用占比最高的病种

医疗机构级别	顺　位	病　　种	费用占比(%)
市级三级医院	1	病原体未特指的肺炎	11.5
	2	其他呼吸性疾患	9.6
	3	股骨骨折	5.5
	4	细菌性肺炎	4.8
	5	慢性缺血性心脏病	3.8
区属三级医院	1	病原体未特指的肺炎	11.5
	2	其他呼吸性疾患	9.6
	3	股骨骨折	5.5
	4	细菌性肺炎	4.8
	5	慢性缺血性心脏病	3.8
区属二级医院	1	慢性缺血性心脏病	9.2
	2	细菌性肺炎	8.8
	3	脑梗死	8.3
	4	病原体未特指的肺炎	7.8
	5	心绞痛	5.4

(六) 住院人口在不同类别医院费用占比及占比最高的住院原因

1. 总体概述

2023 年,全市住院人口在西医医院住院费用占比 94.9%,中医医院 5.1%。

由表 3－428，住院人口在西医医院产生的住院费用中，占比最高的病种是支气管和肺的恶性肿瘤（4.4%）、脑梗死（2.6%）、慢性缺血性心脏病（2.3%）、心绞痛（2.1%）、精神分裂症（2.0%）、心房颤动与心房扑动（1.8%）、胆石病（1.8%）、细菌性肺炎（1.8%）、病原体未特指的肺炎（1.7%），以及小腿骨折（1.6%）。

表 3－428　2023 年住院人口在西医医院费用占比最高的病种

顺　位	病　　种	费用占比（%）
1	支气管和肺的恶性肿瘤	4.4
2	脑梗死	2.6
3	慢性缺血性心脏病	2.3
4	心绞痛	2.1
5	精神分裂症	2.0
6	心房颤动与心房扑动	1.8
7	胆石病	1.8
8	细菌性肺炎	1.8
9	病原体未特指的肺炎	1.7
10	小腿骨折	1.6

由表 3－429，住院人口在中医医院产生的住院费用中，占比最高的病种是痔（5.8%）、细菌性肺炎（4.8%）、脑梗死（4.8%）、慢性肾衰竭（4.0%）、肛门及直肠区的裂瘘（3.7%）、非胰岛素依赖型糖尿病（3.6%）、慢性缺血性心脏病（2.9%）、其他椎间盘疾患（2.4%）、胆石病（2.2%），以及肝纤维化和硬变（2.0%）。

表 3－429　2023 年住院人口在中医医院费用占比最高的病种

顺　位	病　　种	费用占比（%）
1	痔	5.8
2	细菌性肺炎	4.8
3	脑梗死	4.8
4	慢性肾衰竭	4.0
5	肛门及直肠区的裂瘘	3.7
6	非胰岛素依赖型糖尿病	3.6
7	慢性缺血性心脏病	2.9
8	其他椎间盘疾患	2.4
9	胆石病	2.2
10	肝纤维化和硬变	2.0

2. 不同支付方式人口差异

如图 3－62，2023 年，全市医保支付人口在西医医院产生的住院费用占比 94.3%，中医医院5.7%;非医保支付人口在西医医院产生的住院费用占比96.2%,中医医院3.8%。

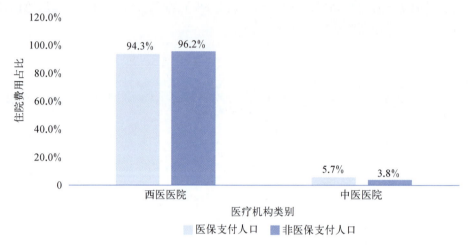

图 3-62　2023 年不同支付方式人口在不同类别医院住院费用占比

如表 3-430,医保支付人口在西医医院产生的住院费用中,占比最高的病种是脑梗死(3.3%)、精神分裂症(2.8%)、支气管和肺的恶性肿瘤(2.7%)、慢性缺血性心脏病(2.5%),以及心绞痛(2.4%);在中医医院产生的住院费用中,占比最高的病种是痔(6.7%)、细菌性肺炎(5.4%)、脑梗死(5.4%)、慢性肾衰竭(4.0%),以及非胰岛素依赖型糖尿病(3.9%)。

表 3-430　2023 年医保支付人口在不同类别医院住院费用占比最高的病种

医疗机构类别	顺　位	病　　种	费用占比(%)
西医医院	1	脑梗死	3.3
	2	精神分裂症	2.8
	3	支气管和肺的恶性肿瘤	2.7
	4	慢性缺血性心脏病	2.5
	5	心绞痛	2.4
中医医院	1	痔	6.7
	2	细菌性肺炎	5.4
	3	脑梗死	5.4
	4	慢性肾衰竭	4.0
	5	非胰岛素依赖型糖尿病	3.9

如表 3-431,非医保支付人口在西医医院产生的住院费用中,占比最高的病种是支气管和肺的恶性肿瘤(7.7%)、肝和肝内胆管的恶性肿瘤(2.4%)、小腿骨折(2.3%)、慢性缺血性心脏病(2.0%),以及胃的恶性肿瘤(1.9%);在中医医院产生的住院费用中,占比最高的病种是慢性肾衰竭(3.8%)、动脉粥样硬化症(3.4%)、痔(3.3%)、肛门及直肠区的裂瘘(3.1%),以及细菌性肺炎(2.9%)。

表 3-431　2023 年非医保支付人口在不同类别医院住院费用占比最高的病种

医疗机构类别	顺　位	病　种	费用占比(%)
西医医院	1	支气管和肺的恶性肿瘤	7.7
	2	肝和肝内胆管的恶性肿瘤	2.4
	3	小腿骨折	2.3
	4	慢性缺血性心脏病	2.0
	5	胃的恶性肿瘤	1.9
中医医院	1	慢性肾衰竭	3.8
	2	动脉粥样硬化症	3.4
	3	痔	3.3
	4	肛门及直肠区的裂瘘	3.1
	5	细菌性肺炎	2.9

3. 不同性别人口差异

如图 3-63,2023 年,全市男性在西医医院产生的住院费用占比 95.2%,中医医院 4.8%;女性在西医医院产生的住院费用占比 94.7%,中医医院 5.3%。

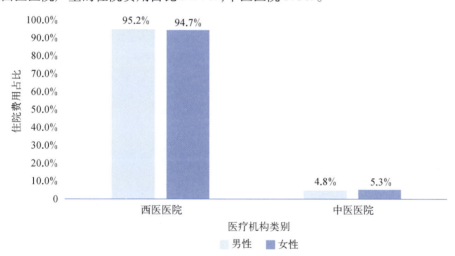

图 3-63　2023 年不同性别人口在不同类别医院住院费用占比

如表 3-432,男性在西医医院产生的住院费用中,占比最高的病种是支气管和肺的恶性肿瘤(4.0%)、脑梗死(2.8%)、慢性缺血性心脏病(2.8%)、心绞痛(2.6%),以及精神分裂症(2.3%);在中医医院产生的住院费用中,占比最高的病种是肛门及直肠区的裂瘘(5.9%)、脑梗死(5.1%)、痔(5.0%)、细菌性肺炎(4.8%),以及慢性肾衰竭(4.5%)。

表 3-432　2023 年男性在不同类别医院住院费用占比最高的病种

医疗机构类别	顺　位	病　种	费用占比(%)
西医医院	1	支气管和肺的恶性肿瘤	4.0
	2	脑梗死	2.8

续　表

医疗机构类别	顺　位	病　　种	费用占比(%)
	3	慢性缺血性心脏病	2.8
	4	心绞痛	2.6
	5	精神分裂症	2.3
中医医院	1	肛门及直肠区的裂瘘	5.9
	2	脑梗死	5.1
	3	痔	5.0
	4	细菌性肺炎	4.8
	5	慢性肾衰竭	4.5

　　如表3-433,女性在西医医院产生的住院费用中,占比最高的病种是支气管和肺的恶性肿瘤(4.9%)、脑梗死(2.2%)、胆石病(2.0%)、慢性缺血性心脏病(1.8%),以及细菌性肺炎(1.8%);在中医医院产生的住院费用中,占比最高的病种是痔(6.7%)、细菌性肺炎(4.9%)、脑梗死(4.5%)、慢性肾衰竭(3.4%),以及非胰岛素依赖型糖尿病(3.0%)。

表3-433　2023年女性在不同类别医院住院费用占比最高的病种

医疗机构类别	顺　位	病　　种	费用占比(%)
西医医院	1	支气管和肺的恶性肿瘤	4.9
	2	脑梗死	2.2
	3	胆石病	2.0
	4	慢性缺血性心脏病	1.8
	5	细菌性肺炎	1.8
中医医院	1	痔	6.7
	2	细菌性肺炎	4.9
	3	脑梗死	4.5
	4	慢性肾衰竭	3.4
	5	非胰岛素依赖型糖尿病	3.0

4. 不同年龄组人口差异

　　如图3-64,2023年,全市儿童在西医医院产生的住院费用占比99.4%,中医医院0.6%;青年在西医医院产生的住院费用占比95.3%,中医医院4.7%;中年在西医医院产生的住院费用占比95.5%,中医医院4.5%;年轻老年人在西医医院产生的住院费用占比94.6%,中医医院5.4%;老年人在西医医院产生的住院费用占比93.7%,中医医院6.3%;长寿老年人在西医医院产生的住院费用占比93.9%,中医医院6.1%。

　　如表3-434,儿童在西医医院产生的住院费用中,占比最高的病种是心间隔先天性畸形(6.8%)、细菌性肺炎(4.8%)、睡眠障碍(4.2%)、病原体未特指的肺炎(3.5%),以及淋巴样白血病(1.8%);在中医医院产生的住院费用中,占比最高的病种是病原体未特指的肺炎(27.5%)、细菌性肺炎(24.1%)、肛门及直肠区的裂瘘(10.4%)、胰腺的其他疾病(6.1%),以及急性支气管炎(4.5%)。

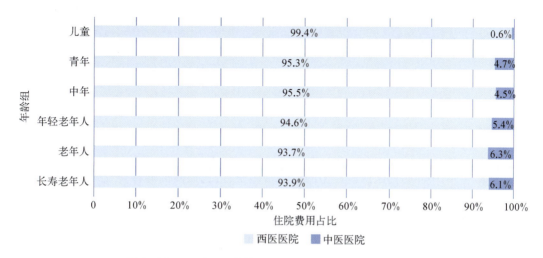

图 3-64　2023 年不同年龄组人口在不同类别医院住院费用占比

表 3-434　2023 年儿童在不同类别医院住院费用占比最高的病种

医疗机构类别	顺　位	病　　种	费用占比（%）
西医医院	1	心间隔先天性畸形	6.8
	2	细菌性肺炎	4.8
	3	睡眠障碍	4.2
	4	病原体未特指的肺炎	3.5
	5	淋巴样白血病	1.8
中医医院	1	病原体未特指的肺炎	27.5
	2	细菌性肺炎	24.1
	3	肛门及直肠区的裂瘘	10.4
	4	胰腺的其他疾病	6.1
	5	急性支气管炎	4.5

如表 3-435，青年在西医医院产生的住院费用中，占比最高的病种是小腿骨折（2.8%）、甲状腺的恶性肿瘤（2.6%）、支气管和肺的恶性肿瘤（2.3%）、精神分裂症（2.2%），以及子宫平滑肌瘤（1.9%）；在中医医院产生的住院费用中，占比最高的病种是痔（14.4%）、肛门及直肠区的裂瘘（14.3%）、慢性病毒性肝炎（3.4%）、乳房炎性疾患（3.0%），以及慢性肾衰竭（2.3%）。

表 3-435　2023 年青年在不同类别医院住院费用占比最高的病种

医疗机构类别	顺　位	病　　种	费用占比（%）
西医医院	1	小腿骨折	2.8
	2	甲状腺的恶性肿瘤	2.6
	3	支气管和肺的恶性肿瘤	2.3
	4	精神分裂症	2.2
	5	子宫平滑肌瘤	1.9

续　表

医疗机构类别	顺　位	病　　　种	费用占比(%)
中医医院	1	痔	14.4
	2	肛门及直肠区的裂瘘	14.3
	3	慢性病毒性肝炎	3.4
	4	乳房炎性疾患	3.0
	5	慢性肾衰竭	2.3

如表 3-436,中年在西医医院产生的住院费用中,占比最高的病种是支气管和肺的恶性肿瘤(6.0%)、肝和肝内胆管的恶性肿瘤(2.7%)、精神分裂症(2.6%)、小腿骨折(2.4%),以及胆石病(1.9%);在中医医院产生的住院费用中,占比最高的病种是痔(7.9%)、慢性肾衰竭(4.5%)、非胰岛素依赖型糖尿病(4.0%)、肛门及直肠区的裂瘘(3.8%),以及胆石病(3.0%)。

表 3-436　2023 年中年在不同类别医院住院费用占比最高的病种

医疗机构类别	顺　位	病　　　种	费用占比(%)
西医医院	1	支气管和肺的恶性肿瘤	6.0
	2	肝和肝内胆管的恶性肿瘤	2.7
	3	精神分裂症	2.6
	4	小腿骨折	2.4
	5	胆石病	1.9
中医医院	1	痔	7.9
	2	慢性肾衰竭	4.5
	3	非胰岛素依赖型糖尿病	4.0
	4	肛门及直肠区的裂瘘	3.8
	5	胆石病	3.0

如表 3-437,年轻老年人在西医医院产生的住院费用中,占比最高的病种是支气管和肺的恶性肿瘤(6.0%)、脑梗死(3.1%)、心绞痛(3.0%)、慢性缺血性心脏病(3.0%),以及心房颤动与心房扑动(2.7%);在中医医院产生的住院费用中,占比最高的病种是脑梗死(5.9%)、慢性肾衰竭(5.1%)、非胰岛素依赖型糖尿病(4.5%)、痔(4.2%),以及细菌性肺炎(4.0%)。

表 3-437　2023 年年轻老年人在不同类别医院住院费用占比最高的病种

医疗机构类别	顺　位	病　　　种	费用占比(%)
西医医院	1	支气管和肺的恶性肿瘤	6.0
	2	脑梗死	3.1
	3	心绞痛	3.0
	4	慢性缺血性心脏病	3.0
	5	心房颤动与心房扑动	2.7

医疗机构类别	顺　位	病　　种	费用占比(%)
中医医院	1	脑梗死	5.9
	2	慢性肾衰竭	5.1
	3	非胰岛素依赖型糖尿病	4.5
	4	痔	4.2
	5	细菌性肺炎	4.0

如表3-438,老年人在西医医院产生的住院费用中,占比最高的病种是脑梗死(5.5%)、病原体未特指的肺炎(4.2%)、细菌性肺炎(3.7%)、慢性缺血性心脏病(3.7%),以及股骨骨折(3.0%);在中医医院产生的住院费用中,占比最高的病种是细菌性肺炎(8.8%)、脑梗死(8.3%)、败血症(4.8%)、慢性缺血性心脏病(4.6%),以及慢性肾衰竭(3.7%)。

表3-438　2023年老年人在不同类别医院住院费用占比最高的病种

医疗机构类别	顺　位	病　　种	费用占比(%)
西医医院	1	脑梗死	5.5
	2	病原体未特指的肺炎	4.2
	3	细菌性肺炎	3.7
	4	慢性缺血性心脏病	3.7
	5	股骨骨折	3.0
中医医院	1	细菌性肺炎	8.8
	2	脑梗死	8.3
	3	败血症	4.8
	4	慢性缺血性心脏病	4.6
	5	慢性肾衰竭	3.7

如表3-439,长寿老年人在西医医院产生的住院费用中,占比最高的病种是病原体未特指的肺炎(9.6%)、慢性缺血性心脏病(7.2%)、细菌性肺炎(6.7%)、其他呼吸性疾患(6.7%),以及脑梗死(5.4%);在中医医院产生的住院费用中,占比最高的病种是动脉粥样硬化症(14.5%)、细菌性肺炎(13.0%)、脑梗死(7.2%)、败血症(5.8%),以及慢性缺血性心脏病(5.3%)。

表3-439　2023年长寿老年人在不同类别医院住院费用占比最高的病种

医疗机构类别	顺　位	病　　种	费用占比(%)
西医医院	1	病原体未特指的肺炎	9.6
	2	慢性缺血性心脏病	7.2
	3	细菌性肺炎	6.7
	4	其他呼吸性疾患	6.7
	5	脑梗死	5.4

续　表

医疗机构类别	顺　位	病　种	费用占比(%)
中医医院	1	动脉粥样硬化症	14.5
	2	细菌性肺炎	13.0
	3	脑梗死	7.2
	4	败血症	5.8
	5	慢性缺血性心脏病	5.3

二、住院次均费用及费用最高的住院原因

(一) 总体概述

如表 3-440,2023 年,全市住院人口因精神和行为疾患(216 215 元),损伤、中毒和外因的某些其他后果(48 519 元),以及先天畸形、变形和染色体异常(37 298 元)住院产生的次均费用最高。因精神和行为疾患住院产生的次均费用中,次均费用最高的病种是精神分裂症(216 215 元)。因损伤、中毒和外因的某些其他后果住院产生的次均费用中,次均费用最高的病种是小腿骨折(62 688 元)、股骨骨折(60 766 元)、肩和上臂骨折(54 228 元)、膝的关节和韧带脱位、扭伤和劳损(52 626 元),以及肩和上臂水平的肌肉和肌腱损伤(51 075 元)。因先天畸形、变形和染色体异常住院产生的次均费用中,次均费用最高的病种是心间隔先天性畸形(57 835 元)、周围循环系统的先天性畸形(19 451 元),以及心脏的先天性畸形(16 197 元)。

表 3-440　2023 年住院人口次均费用最高的住院原因

顺　位	疾病分类	病　种	次均费用(元)
1	精神和行为疾患		216 215
		精神分裂症	216 215
2	损伤、中毒和外因的某些其他后果		48 519
		小腿骨折	62 688
		股骨骨折	60 766
		肩和上臂骨折	54 228
		膝的关节和韧带脱位、扭伤和劳损	52 626
		肩和上臂水平的肌肉和肌腱损伤	51 075
3	先天畸形、变形和染色体异常		37 298
		心间隔先天性畸形	57 835
		周围循环系统的先天性畸形	19 451
		心脏的先天性畸形	16 197

(二) 不同支付方式人口住院次均费用及费用最高的住院原因

2023 年,全市医保支付人口住院次均费用为 22 570 元;非医保支付为 24 592 元。

如表 3-441,医保支付人口因精神和行为疾患(269 964 元),损伤、中毒和外因的某些其

他后果(48 791 元),以及先天畸形、变形和染色体异常(41 414 元)住院产生的次均费用最高。因精神和行为疾患住院产生的次均费用中,次均费用最高的病种是精神分裂症(269 964 元)。因损伤、中毒和外因的某些其他后果住院产生的次均费用中,次均费用最高的病种是小腿骨折(61 829 元)、股骨骨折(59 090 元)、肩和上臂骨折(56 368 元)、膝的关节和韧带脱位、扭伤和劳损(52 998 元),以及肩和上臂水平的肌肉和肌腱损伤(51 155 元)。因先天畸形、变形和染色体异常住院产生的次均费用中,次均费用最高的病种是心间隔先天性畸形(60 883 元)、周围循环系统的先天性畸形(17 527 元),以及心脏的先天性畸形(15 866 元)。

表 3 - 441 2023 年医保支付人口住院次均费用最高的住院原因

顺 位	疾 病 分 类	病 种	次均费用(元)
1	精神和行为疾患		269 964
		精神分裂症	269 964
2	损伤、中毒和外因的某些其他后果		48 791
		小腿骨折	61 829
		股骨骨折	59 090
		肩和上臂骨折	56 368
		膝的关节和韧带脱位、扭伤和劳损	52 998
		肩和上臂水平的肌肉和肌腱损伤	51 155
3	先天畸形、变形和染色体异常		41 414
		心间隔先天性畸形	60 883
		周围循环系统的先天性畸形	17 527
		心脏的先天性畸形	15 866

如表 3 - 442,非医保支付人口因损伤、中毒和外因的某些其他后果(48 133 元)、先天畸形、变形和染色体异常(41 414 元),以及肿瘤(40 803 元)住院产生的次均费用最高。因损伤、中毒和外因的某些其他后果住院产生的次均费用中,次均费用最高的病种是股骨骨折(65 567元)、小腿骨折(63 716 元)、腰部脊柱和骨盆骨折(53 953 元)、膝的关节和韧带脱位、扭伤和劳损(52 010 元),以及肩和上臂骨折(50 918 元)。因先天畸形、变形和染色体异常住院产生的次均费用中,次均费用最高的病种是心间隔先天性畸形(52 225 元)、周围循环系统的先天性畸形(19 780 元),以及心脏的先天性畸形(17 591 元)。因肿瘤住院产生的次均费用中,次均费用最高的病种是脑的恶性肿瘤(92 104 元)、良性脑膜肿瘤(84 669 元)、食道的恶性肿瘤(75 074 元)、直肠的恶性肿瘤(65 518 元),以及结肠的恶性肿瘤(63 915 元)。

表 3 - 442 2023 年非医保支付人口住院次均费用最高的住院原因

顺 位	疾 病 分 类	病 种	次均费用(元)
1	损伤、中毒和外因的某些其他后果		48 133
		股骨骨折	65 567
		小腿骨折	63 716
		腰部脊柱和骨盆骨折	53 953

续 表

顺 位	疾病分类	病 种	次均费用(元)
		膝的关节和韧带脱位、扭伤和劳损	52 010
		肩和上臂骨折	50 918
2	先天畸形、变形和染色体异常		41 414
		心间隔先天性畸形	52 225
		周围循环系统的先天性畸形	19 780
		心脏的先天性畸形	17 591
3	肿瘤		40 803
		脑的恶性肿瘤	92 104
		良性脑膜肿瘤	84 669
		食道的恶性肿瘤	75 074
		直肠的恶性肿瘤	65 518
		结肠的恶性肿瘤	63 915

（三）不同性别人口住院次均费用及费用最高的住院原因

2023 年,全市男性住院次均费用为 25 065 元,女性为 21 342 元,性别比为 1.17。

如表 3－443,男性因精神和行为疾患(246 192 元),损伤、中毒和外因的某些其他后果(48 537 元),以及肿瘤(39 835 元)住院产生的次均费用最高。因精神和行为疾患住院产生的次均费用中,次均费用最高的病种是精神分裂症(246 192 元)。因损伤、中毒和外因的某些其他后果住院产生的次均费用中,次均费用最高的病种是股骨骨折(64 161 元)、小腿骨折(63 757 元)、膝的关节和韧带脱位、扭伤和劳损(54 804 元)、腰部脊柱和骨盆骨折(54 246 元),以及肩和上臂骨折(51 739 元)。因肿瘤住院产生的次均费用中,次均费用最高的病种是脑的恶性肿瘤(91 347 元)、良性脑膜肿瘤(87 709 元)、食道的恶性肿瘤(70 588 元)、直肠的恶性肿瘤(62 721 元),以及结肠的恶性肿瘤(61 571 元)。

表 3－443　2023 年男性住院次均费用最高的住院原因

顺 位	疾病分类	病 种	次均费用(元)
1	精神和行为疾患		246 192
		精神分裂症	246 192
2	损伤、中毒和外因的某些其他后果		48 537
		股骨骨折	64 161
		小腿骨折	63 757
		膝的关节和韧带脱位、扭伤和劳损	54 804
		腰部脊柱和骨盆骨折	54 246
		肩和上臂骨折	51 739
3	肿瘤		39 835
		脑的恶性肿瘤	91 347
		良性脑膜肿瘤	87 709

续　表

顺　位	疾病分类	病　种	次均费用(元)
		食道的恶性肿瘤	70 588
		直肠的恶性肿瘤	62 721
		结肠的恶性肿瘤	61 571

　　如表3-444,女性因精神和行为疾患(181 880元),损伤、中毒和外因的某些其他后果(48 502元),以及先天畸形、变形和染色体异常(36 370元)住院产生的次均费用最高。因精神和行为疾患住院产生的次均费用中,次均费用最高的病种是精神分裂症(181 880元)。因损伤、中毒和外因的某些其他后果住院产生的次均费用中,次均费用最高的病种是小腿骨折(61 458元)、股骨骨折(58 760元)、肩和上臂骨折(56 721元)、肩和上臂水平的肌肉和肌腱损伤(51 469元),以及膝的关节和韧带脱位、扭伤和劳损(49 789元)。因先天畸形、变形和染色体异常住院产生的次均费用中,次均费用最高的病种是心间隔先天性畸形(55 284元)、周围循环系统的先天性畸形(18 498元),以及心脏的先天性畸形(16 094元)。

表3-444　2023年女性住院次均费用最高的住院原因

顺　位	疾病分类	病　种	次均费用(元)
1	精神和行为疾患		181 880
		精神分裂症	181 880
2	损伤、中毒和外因的某些其他后果		48 502
		小腿骨折	61 458
		股骨骨折	58 760
		肩和上臂骨折	56 721
		肩和上臂水平的肌肉和肌腱损伤	51 469
		膝的关节和韧带脱位、扭伤和劳损	49 789
3	先天畸形、变形和染色体异常		36 370
		心间隔先天性畸形	55 284
		周围循环系统的先天性畸形	18 498
		心脏的先天性畸形	16 094

（四）不同年龄人口住院次均费用及费用最高的住院原因

　　2023年,全市儿童住院次均费用为15 705元,青年18 930元,中年23 796元,年轻老年人24 623元,老年人26 566元,长寿老年人32 944元。

　　如表3-445,儿童因先天畸形、变形和染色体异常(54 508元),精神和行为疾患(44 365元),以及循环系统疾病(34 217元)住院产生的次均费用最高。因先天畸形、变形和染色体异常住院产生的次均费用中,次均费用最高的病种是心间隔先天性畸形(70 878元)、心脏的先天性畸形(59 018元),以及周围循环系统的先天性畸形(17 606元)。因精神和行为疾患住院产生的次均费用中,次均费用最高的病种是精神分裂症(44 365元)。因循环系统疾病住院产生的次均费用中,次均费用最高的病种是主动脉动脉瘤和动脉壁夹层形成(209 069元)、脑血管病后遗症(72 852 元)、颅内出血(55 423 元)、其他脑血管病(53 854 元),以及急性心肌梗死(45 747 元)。

表 3-445　2023 年儿童住院次均费用最高的住院原因

顺　位	疾病分类	病　种	次均费用(元)
1	先天畸形、变形和染色体异常		54 508
		心间隔先天性畸形	70 878
		心脏的先天性畸形	59 018
		周围循环系统的先天性畸形	17 606
2	精神和行为疾患		44 365
		精神分裂症	44 365
3	循环系统疾病		34 217
		主动脉动脉瘤和动脉壁夹层形成	209 069
		脑血管病后遗症	72 852
		颅内出血	55 423
		其他脑血管病	53 854
		急性心肌梗死	45 747

如表 3-446,青年因精神和行为疾患(101 336 元),损伤、中毒和外因的某些其他后果(47 390 元),以及先天畸形、变形和染色体异常(31 372 元)住院产生的次均费用最高。因精神和行为疾患住院产生的次均费用中,次均费用最高的病种是精神分裂症(101 336 元)。因损伤、中毒和外因的某些其他后果住院产生的次均费用中,次均费用最高的病种是股骨骨折(75 614 元)、腰部脊柱和骨盆骨折(66 305 元)、小腿骨折(61 950 元)、膝的关节和韧带脱位、扭伤和劳损(56 899 元),以及肩和上臂骨折(52 283 元)。因先天畸形、变形和染色体异常住院产生的次均费用中,次均费用最高的病种是心间隔先天性畸形(44 078 元)、周围循环系统的先天性畸形(20 838 元),以及心脏的先天性畸形(16 471 元)。

表 3-446　2023 年青年住院次均费用最高的住院原因

顺　位	疾病分类	病　种	次均费用(元)
1	精神和行为疾患		101 336
		精神分裂症	101 336
2	损伤、中毒和外因的某些其他后果		47 390
		股骨骨折	75 614
		腰部脊柱和骨盆骨折	66 305
		小腿骨折	61 950
		膝的关节和韧带脱位、扭伤和劳损	56 899
		肩和上臂骨折	52 283
3	先天畸形、变形和染色体异常		31 372
		心间隔先天性畸形	44 078
		周围循环系统的先天性畸形	20 838
		心脏的先天性畸形	16 471

如表 3－447,中年因精神和行为疾患(245 291 元),损伤、中毒和外因的某些其他后果(49 201 元),以及肿瘤(35 783 元)住院产生的次均费用最高。因精神和行为疾患住院产生的次均费用中,次均费用最高的病种是精神分裂症(245 291 元)。因损伤、中毒和外因的某些其他后果住院产生的次均费用中,次均费用最高的病种是股骨骨折(65 704 元)、小腿骨折(64 449 元)、肩和上臂骨折(54 748 元)、腰部脊柱和骨盆骨折(53 121 元),以及肩和上臂水平的肌肉和肌腱损伤(49 930 元)。因肿瘤住院产生的次均费用中,次均费用最高的病种是脑的恶性肿瘤(91 543 元)、良性脑膜肿瘤(82 956 元)、食道的恶性肿瘤(71 765 元)、直肠的恶性肿瘤(60 421 元),以及胃的恶性肿瘤(58 673 元)。

表 3－447　2023 年中年住院次均费用最高的住院原因

顺 位	疾 病 分 类	病 种	次均费用(元)
1	精神和行为疾患		245 291
		精神分裂症	245 291
2	损伤、中毒和外因的某些其他后果		49 201
		股骨骨折	65 704
		小腿骨折	64 449
		肩和上臂骨折	54 748
		腰部脊柱和骨盆骨折	53 121
		肩和上臂水平的肌肉和肌腱损伤	49 930
3	肿瘤		35 783
		脑的恶性肿瘤	91 543
		良性脑膜肿瘤	82 956
		食道的恶性肿瘤	71 765
		直肠的恶性肿瘤	60 421
		胃的恶性肿瘤	58 673

如表 3－448,年轻老年人因精神和行为疾患(323 334 元),损伤、中毒和外因的某些其他后果(50 577 元),以及肿瘤(39 781 元)住院产生的次均费用最高。因精神和行为疾患住院产生的次均费用中,次均费用最高的病种是精神分裂症(323 334 元)。因损伤、中毒和外因的某些其他后果住院产生的次均费用中,次均费用最高的病种是小腿骨折(64 434 元)、股骨骨折(61 237 元)、肩和上臂骨折(59 474 元)、肩和上臂水平的肌肉和肌腱损伤(53 569 元),以及前臂骨折(51 346 元)。因肿瘤住院产生的次均费用中,次均费用最高的病种是脑的恶性肿瘤(92 226 元)、良性脑膜肿瘤(85 325 元)、食道的恶性肿瘤(72 119 元)、直肠的恶性肿瘤(61 957 元),以及胃的恶性肿瘤(60 241 元)。

表 3－448　2023 年年轻老年人住院次均费用最高的住院原因

顺 位	疾 病 分 类	病 种	次均费用(元)
1	精神和行为疾患		323 334
		精神分裂症	323 334

顺　位	疾病分类	病　种	次均费用(元)
2	损伤、中毒和外因的某些其他后果		50 577
		小腿骨折	64 434
		股骨骨折	61 237
		肩和上臂骨折	59 474
		肩和上臂水平的肌肉和肌腱损伤	53 569
		前臂骨折	51 346
3	肿瘤		39 781
		脑的恶性肿瘤	92 226
		良性脑膜肿瘤	85 325
		食道的恶性肿瘤	72 119
		直肠的恶性肿瘤	61 957
		胃的恶性肿瘤	60 241

如表 3 - 449,老年人因精神和行为疾患(353 582 元),损伤、中毒和外因的某些其他后果(49 193 元),以及肿瘤(40 797 元)住院产生的次均费用最高。因精神和行为疾患住院产生的次均费用中,次均费用最高的病种是精神分裂症(353 582 元)。因损伤、中毒和外因的某些其他后果住院产生的次均费用中,次均费用最高的病种是肩和上臂骨折(61 994 元)、小腿骨折(60 345 元)、股骨骨折(57 999 元)、前臂骨折(53 497 元),以及肩和上臂水平的肌肉和肌腱损伤(51 402 元)。因肿瘤住院产生的次均费用中,次均费用最高的病种是脑的恶性肿瘤(86 468 元)、良性脑膜肿瘤(78 609 元)、结肠的恶性肿瘤(66 825 元)、直肠的恶性肿瘤(64 535 元),以及胃的恶性肿瘤(60 677 元)。

表 3 - 449　2023 年老年人住院次均费用最高的住院原因

顺　位	疾病分类	病　种	次均费用(元)
1	精神和行为疾患		353 582
		精神分裂症	353 582
2	损伤、中毒和外因的某些其他后果		49 193
		肩和上臂骨折	61 994
		小腿骨折	60 345
		股骨骨折	57 999
		前臂骨折	53 497
		肩和上臂水平的肌肉和肌腱损伤	51 402
3	肿瘤		40 797
		脑的恶性肿瘤	86 468
		良性脑膜肿瘤	78 609
		结肠的恶性肿瘤	66 825
		直肠的恶性肿瘤	64 535
		胃的恶性肿瘤	60 677

如表 3-450,长寿老年人因精神和行为疾患(1 163 993 元),损伤、中毒和外因的某些其他后果(50 713 元),以及传染病和寄生虫病(43 318 元)住院产生的次均费用最高。因精神和行为疾患住院产生的次均费用中,次均费用最高的病种是精神分裂症(1 163 993 元)。因损伤、中毒和外因的某些其他后果住院产生的次均费用中,次均费用最高的病种是肩和上臂水平的肌肉和肌腱损伤(84 010 元)、股骨骨折(58 457 元)、肩和上臂骨折(55 376 元)、腰部脊柱和骨盆骨折(43 919 元),以及小腿骨折(42 742 元)。因传染病和寄生虫病住院产生的次均费用中,次均费用最高的病种是败血症(46 773 元)、细菌学和组织学证实之呼吸系统结核病(30 900 元)、细菌学或组织学未证实之呼吸系统结核病(22 317 元)、带状疱疹(13 504 元),以及慢性病毒性肝炎(10 523 元)。

表 3-450　2023 年长寿老年人住院次均费用最高的住院原因

顺 位	疾 病 分 类	病 种	次均费用(元)
1	精神和行为疾患		1 163 993
		精神分裂症	1 163 993
2	损伤、中毒和外因的某些其他后果		50 713
		肩和上臂水平的肌肉和肌腱损伤	84 010
		股骨骨折	58 457
		肩和上臂骨折	55 376
		腰部脊柱和骨盆骨折	43 919
		小腿骨折	42 742
3	传染病和寄生虫病		43 318
		败血症	46 773
		细菌学和组织学证实之呼吸系统结核病	30 900
		细菌学或组织学未证实之呼吸系统结核病	22 317
		带状疱疹	13 504
		慢性病毒性肝炎	10 523

(五) 住院人口在不同级别医院次均费用及费用最高的住院原因

1. 总体概述

如表 3-451,2023 年,全市住院人口在市级三级医院住院次均费用最高的病种是主动脉动脉瘤和动脉壁夹层形成(192 523 元)、精神分裂症(105 562 元)、帕金森病(105 174 元)、脑的恶性肿瘤(93 360 元)、良性脑膜肿瘤(85 269 元)、食道的恶性肿瘤(75 184 元)、心房颤动与心房扑动(73 756 元)、动脉粥样硬化症(73 113 元)、其他脑血管病(68 486 元),以及颅内出血(68 203 元)。

表 3-451　2023 年住院人口在市级三级医院次均费用最高的病种

顺 位	病 种	次均费用(元)
1	主动脉动脉瘤和动脉壁夹层形成	192 523
2	精神分裂症	105 562

顺　位	病　种	次均费用(元)
3	帕金森病	105 174
4	脑的恶性肿瘤	93 360
5	良性脑膜肿瘤	85 269
6	食道的恶性肿瘤	75 184
7	心房颤动与心房扑动	73 756
8	动脉粥样硬化症	73 113
9	其他脑血管病	68 486
10	颅内出血	68 203

如表 3－452,住院人口在区属三级医院住院次均费用最高的病种是主动脉动脉瘤和动脉壁夹层形成(111 679 元)、脑的恶性肿瘤(85 235 元)、良性脑膜肿瘤(78 831 元)、股骨骨折(62 361 元)、动脉粥样硬化症(60 186 元)、小腿骨折(59 829 元)、结肠的恶性肿瘤(58 427 元)、中耳和呼吸系统原位癌(56 788 元)、直肠的恶性肿瘤(56 698 元),以及心房颤动与心房扑动(55 193 元)。

表 3－452　2023 年住院人口在区属三级医院次均费用最高的病种

顺　位	病　种	次均费用(元)
1	主动脉动脉瘤和动脉壁夹层形成	111 679
2	脑的恶性肿瘤	85 235
3	良性脑膜肿瘤	78 831
4	股骨骨折	62 361
5	动脉粥样硬化症	60 186
6	小腿骨折	59 829
7	结肠的恶性肿瘤	58 427
8	中耳和呼吸系统原位癌	56 788
9	直肠的恶性肿瘤	56 698
10	心房颤动与心房扑动	55 193

如表 3－453,住院人口在区属二级医院住院次均费用最高的病种是精神分裂症(266 384 元)、主动脉动脉瘤和动脉壁夹层形成(132 626 元)、中耳和呼吸系统原位癌(74 436 元)、良性脑膜肿瘤(73 587 元)、脑的恶性肿瘤(72 144 元)、动脉粥样硬化症(59 944 元)、股骨骨折(55 453 元)、其他脊椎病(54 601 元)、小腿骨折(54 600 元),以及肩和上臂骨折(51 028 元)。

表 3－453　2023 年住院人口在区属二级医院次均费用最高的病种

顺　位	病　种	次均费用(元)
1	精神分裂症	266 384
2	主动脉动脉瘤和动脉壁夹层形成	132 626

续　表

顺　　位	病　　　种	次均费用(元)
3	中耳和呼吸系统原位癌	74 436
4	良性脑膜肿瘤	73 587
5	脑的恶性肿瘤	72 144
6	动脉粥样硬化症	59 944
7	股骨骨折	55 453
8	其他脊椎病	54 601
9	小腿骨折	54 600
10	肩和上臂骨折	51 028

2. 不同支付方式人口差异

如表 3-454,2023 年,全市医保支付人口在市级三级医院产生的次均费用为 23 994 元,区属三级医院 19 682 元,区属二级医院 21 225 元,社区卫生服务中心(站)22 751 元;非医保支付人口在市级三级医院产生的次均费用为 26 272 元,区属三级医院 21 140 元,区属二级医院 17 632 元,社区卫生服务中心(站)12 235 元。

表 3-454　2023 年不同支付方式人口在不同级别医院住院次均费用　　　　　(单位：元)

支付方式	市级三级医院	区属三级医院	区属二级医院	社区卫生服务中心(站)
医保支付	23 994	19 682	21 225	22 751
非医保支付	26 272	21 140	17 632	12 235

如表 3-455,医保支付人口在市级三级医院住院产生的次均费用中,次均费用最高的病种是主动脉动脉瘤和动脉壁夹层形成(196 420 元)、精神分裂症(160 815 元)、帕金森病(116 606 元)、脑的恶性肿瘤(93 770 元),以及良性脑膜肿瘤(85 811 元);在区属三级医院住院产生的次均费用中,次均费用最高的病种是主动脉动脉瘤和动脉壁夹层形成(106 046 元)、脑的恶性肿瘤(87 934 元)、良性脑膜肿瘤(73 843 元)、股骨骨折(62 168 元),以及小腿骨折(60 121 元);在区属二级医院住院产生的次均费用中,次均费用最高的病种是精神分裂症(299 368 元)、主动脉动脉瘤和动脉壁夹层形成(141 114 元)、中耳和呼吸系统原位癌(74 832 元)、良性脑膜肿瘤(62 480 元),以及脑的恶性肿瘤(60 851 元)。

表 3-455　2023 年医保支付人口在不同级别医院住院次均费用最高的病种

医疗机构级别	顺　　位	病　　　种	次均费用(元)
市级三级医院	1	主动脉动脉瘤和动脉壁夹层形成	196 420
	2	精神分裂症	160 815
	3	帕金森病	116 606
	4	脑的恶性肿瘤	93 770
	5	良性脑膜肿瘤	85 811

续　表

医疗机构级别	顺　位	病　　种	次均费用(元)
区属三级医院	1	主动脉动脉瘤和动脉壁夹层形成	106 046
	2	脑的恶性肿瘤	87 934
	3	良性脑膜肿瘤	73 843
	4	股骨骨折	62 168
	5	小腿骨折	60 121
区属二级医院	1	精神分裂症	299 368
	2	主动脉动脉瘤和动脉壁夹层形成	141 114
	3	中耳和呼吸系统原位癌	74 832
	4	良性脑膜肿瘤	62 480
	5	脑的恶性肿瘤	60 851

　　如表3－456,非医保支付人口在市级三级医院住院产生的次均费用中,次均费用最高的病种是主动脉动脉瘤和动脉壁夹层形成(184 429元)、脑的恶性肿瘤(92 825元)、良性脑膜肿瘤(84 466元)、心房颤动与心房扑动(79 221元),以及食道的恶性肿瘤(76 689元);在区属三级医院住院产生的次均费用中,次均费用最高的病种是主动脉动脉瘤和动脉壁夹层形成(133 497元)、良性脑膜肿瘤(86 717元)、脑的恶性肿瘤(82 624元)、动脉粥样硬化症(79 638元),以及其他和未指定的不确定或未知行为的肿瘤(70 015元);在区属二级医院住院产生的次均费用中,次均费用最高的病种是精神分裂症(108 935元)、脑的恶性肿瘤(91 504元)、良性脑膜肿瘤(87 298元)、主动脉动脉瘤和动脉壁夹层形成(76 530元),以及入脑前动脉的闭塞和狭窄(76 059元)。

表3－456　2023年非医保支付人口在不同级别医院住院次均费用最高的病种

医疗机构级别	顺　位	病　　种	次均费用(元)
市级三级医院	1	主动脉动脉瘤和动脉壁夹层形成	184 429
	2	脑的恶性肿瘤	92 825
	3	良性脑膜肿瘤	84 466
	4	心房颤动与心房扑动	79 221
	5	食道的恶性肿瘤	76 689
区属三级医院	1	主动脉动脉瘤和动脉壁夹层形成	133 497
	2	良性脑膜肿瘤	86 717
	3	脑的恶性肿瘤	82 624
	4	动脉粥样硬化症	79 638
	5	其他和未指定的不确定或未知行为的肿瘤	70 015
区属二级医院	1	精神分裂症	108 935
	2	脑的恶性肿瘤	91 504
	3	良性脑膜肿瘤	87 298
	4	主动脉动脉瘤和动脉壁夹层形成	76 530
	5	入脑前动脉的闭塞和狭窄	76 059

3. 不同性别人口差异

如表 3–457,2023 年,全市男性在市级三级医院产生的次均费用为 26 725 元,区属三级医院 21 393 元,区属二级医院 22 838 元,社区卫生服务中心(站)18 897 元;女性在市级三级医院产生的次均费用为 22 914 元,区属三级医院 18 543 元,区属二级医院 18 318 元,社区卫生服务中心(站)24 892 元。

表 3–457　2023 年不同性别人口在不同级别医院住院次均费用　　　　　　(单位: 元)

性　　别	市级三级医院	区属三级医院	区属二级医院	社区卫生服务中心(站)
男性	26 725	21 393	22 838	18 897
女性	22 914	18 543	18 318	24 892

如表 3–458,男性在市级三级医院住院产生的次均费用中,次均费用最高的病种是主动脉动脉瘤和动脉壁夹层形成(198 817 元)、精神分裂症(122 292 元)、帕金森病(102 037 元)、脑的恶性肿瘤(93 121 元),以及良性脑膜肿瘤(90 035 元);在区属三级医院住院产生的次均费用中,次均费用最高的病种是主动脉动脉瘤和动脉壁夹层形成(118 199 元)、良性脑膜肿瘤(86 937 元)、脑的恶性肿瘤(78 505 元)、动脉粥样硬化症(66 803 元),以及股骨骨折(63 272 元);在区属二级医院住院产生的次均费用中,次均费用最高的病种是精神分裂症(289 637 元)、主动脉动脉瘤和动脉壁夹层形成(136 559 元)、脑的恶性肿瘤(80 909 元)、良性脑膜肿瘤(75 403 元),以及中耳和呼吸系统原位癌(70 762 元)。

表 3–458　2023 年男性在不同级别医院住院次均费用最高的病种

医疗机构级别	顺　　位	病　　种	次均费用(元)
市级三级医院	1	主动脉动脉瘤和动脉壁夹层形成	198 817
	2	精神分裂症	122 292
	3	帕金森病	102 037
	4	脑的恶性肿瘤	93 121
	5	良性脑膜肿瘤	90 035
区属三级医院	1	主动脉动脉瘤和动脉壁夹层形成	118 199
	2	良性脑膜肿瘤	86 937
	3	脑的恶性肿瘤	78 505
	4	动脉粥样硬化症	66 803
	5	股骨骨折	63 272
区属二级医院	1	精神分裂症	289 637
	2	主动脉动脉瘤和动脉壁夹层形成	136 559
	3	脑的恶性肿瘤	80 909
	4	良性脑膜肿瘤	75 403
	5	中耳和呼吸系统原位癌	70 762

如表 3–459,女性在市级三级医院住院产生的次均费用中,次均费用最高的病种是

主动脉动脉瘤和动脉壁夹层形成(168 037 元)、帕金森病(109 107 元)、脑的恶性肿瘤(93 671 元)、精神分裂症(91 868 元),以及良性脑膜肿瘤(83 556 元);在区属三级医院住院产生的次均费用中,次均费用最高的病种是脑的恶性肿瘤(93 600 元)、主动脉动脉瘤和动脉壁夹层形成(90 347 元)、良性脑膜肿瘤(75 111 元)、股骨骨折(61 806 元),以及中耳和呼吸系统原位癌(60 296 元);在区属二级医院住院产生的次均费用中,次均费用最高的病种是精神分裂症(235 161 元)、主动脉动脉瘤和动脉壁夹层形成(116 892 元)、中耳和呼吸系统原位癌(76 760 元)、良性脑膜肿瘤(72 726 元),以及脑的恶性肿瘤(58 492 元)。

表 3 – 459   2023 年女性在不同级别医院住院次均费用最高的病种

医疗机构级别	顺 位	病 种	次均费用(元)
市级三级医院	1	主动脉动脉瘤和动脉壁夹层形成	168 037
	2	帕金森病	109 107
	3	脑的恶性肿瘤	93 671
	4	精神分裂症	91 868
	5	良性脑膜肿瘤	83 556
区属三级医院	1	脑的恶性肿瘤	93 600
	2	主动脉动脉瘤和动脉壁夹层形成	90 347
	3	良性脑膜肿瘤	75 111
	4	股骨骨折	61 806
	5	中耳和呼吸系统原位癌	60 296
区属二级医院	1	精神分裂症	235 161
	2	主动脉动脉瘤和动脉壁夹层形成	116 892
	3	中耳和呼吸系统原位癌	76 760
	4	良性脑膜肿瘤	72 726
	5	脑的恶性肿瘤	58 492

4. 不同年龄组人口差异

如表 3 – 460,2023 年,全市儿童在市级三级医院产生的次均费用为 17 437 元,区属三级医院 5 593 元,区属二级医院 6 212 元,社区卫生服务中心(站)3 421 元;青年在市级三级医院产生的次均费用为 21 020 元,区属三级医院 14 830 元,区属二级医院 14 374 元,社区卫生服务中心(站)7 295 元;中年在市级三级医院产生的次均费用为 25 231 元,区属三级医院 19 579 元,区属二级医院 21 215 元,社区卫生服务中心(站)9 845 元;年轻老年人在市级三级医院产生的次均费用为 26 445 元,区属三级医院 20 900 元,区属二级医院 22 158 元,社区卫生服务中心(站)15 352 元;老年人在市级三级医院产生的次均费用为 30 470 元,区属三级医院 23 577 元,区属二级医院 22 951 元,社区卫生服务中心(站)22 239 元;长寿老年人在市级三级医院产生的次均费用为 43 739 元,区属三级医院 28 564 元,区属二级医院 28 187 元,社区卫生服务中心(站)36 916 元。

表 3 - 460　2023 年不同年龄组人口在不同级别医院住院次均费用　　　　（单位：元）

年 龄 组	市级三级医院	区属三级医院	区属二级医院	社区卫生服务中心（站）
儿童	17 437	5 593	6 212	3 421
青年	21 020	14 830	14 374	7 295
中年	25 231	19 579	21 215	9 845
年轻老年人	26 445	20 900	22 158	15 352
老年人	30 470	23 577	22 951	22 239
长寿老年人	43 739	28 564	28 187	36 916

如表 3 - 461，儿童在市级三级医院住院产生的次均费用中，次均费用最高的病种是主动脉动脉瘤和动脉壁夹层形成（209 069 元）、弥漫性非霍奇金淋巴瘤（120 510 元）、脑的恶性肿瘤（91 991 元）、良性脑膜肿瘤（86 594 元），以及胰脏的恶性肿瘤（77 058 元）；在区属三级医院住院产生的次均费用中，次均费用最高的病种是股骨骨折（99 943 元）、脑血管病后遗症（85 833 元）、膝的关节和韧带脱位、扭伤和劳损（64 650 元）、脑的恶性肿瘤（54 071 元），以及足骨折（45 627 元）；在区属二级医院住院产生的次均费用中，次均费用最高的病种是脑的恶性肿瘤（62 857 元）、颅内出血（54 649 元）、脑血管病后遗症（52 018 元）、癫痫（51 454 元），以及小腿骨折（41 087 元）。

表 3 - 461　2023 年儿童在不同级别医院住院次均费用最高的病种

医疗机构级别	顺 位	病 种	次均费用(元)
市级三级医院	1	主动脉动脉瘤和动脉壁夹层形成	209 069
	2	弥漫性非霍奇金淋巴瘤	120 510
	3	脑的恶性肿瘤	91 991
	4	良性脑膜肿瘤	86 594
	5	胰脏的恶性肿瘤	77 058
区属三级医院	1	股骨骨折	99 943
	2	脑血管病后遗症	85 833
	3	膝的关节和韧带脱位、扭伤和劳损	64 650
	4	脑的恶性肿瘤	54 071
	5	足骨折	45 627
区属二级医院	1	脑的恶性肿瘤	62 857
	2	颅内出血	54 649
	3	脑血管病后遗症	52 018
	4	癫痫	51 454
	5	小腿骨折	41 087

如表 3 - 462，青年在市级三级医院住院产生的次均费用中，次均费用最高的病种是主动脉动脉瘤和动脉壁夹层形成（197 468 元）、帕金森病（103 305 元）、脑的恶性肿瘤（91 895 元）、良性脑膜肿瘤（85 282 元），以及腰部脊柱和骨盆骨折（81 423 元）；在区属三级医院住院产生

的次均费用中,次均费用最高的病种是主动脉动脉瘤和动脉壁夹层形成(107 421 元)、脑的恶性肿瘤(96 827 元)、良性脑膜肿瘤(82 399 元)、股骨骨折(73 932 元),以及帕金森病(73 546元);在区属二级医院住院产生的次均费用中,次均费用最高的病种是主动脉动脉瘤和动脉壁夹层形成(210 633 元)、精神分裂症(151 417 元)、帕金森病(129 842 元)、脑的恶性肿瘤(75 321 元),以及中耳和呼吸系统原位癌(72 893 元)。

表 3-462　2023 年青年在不同级别医院住院次均费用最高的病种

医疗机构级别	顺　位	病　　种	次均费用(元)
市级三级医院	1	主动脉动脉瘤和动脉壁夹层形成	197 468
	2	帕金森病	103 305
	3	脑的恶性肿瘤	91 895
	4	良性脑膜肿瘤	85 282
	5	腰部脊柱和骨盆骨折	81 423
区属三级医院	1	主动脉动脉瘤和动脉壁夹层形成	107 421
	2	脑的恶性肿瘤	96 827
	3	良性脑膜肿瘤	82 399
	4	股骨骨折	73 932
	5	帕金森病	73 546
区属二级医院	1	主动脉动脉瘤和动脉壁夹层形成	210 633
	2	精神分裂症	151 417
	3	帕金森病	129 842
	4	脑的恶性肿瘤	75 321
	5	中耳和呼吸系统原位癌	72 893

如表 3-463,中年在市级三级医院住院产生的次均费用中,次均费用最高的病种是主动脉动脉瘤和动脉壁夹层形成(179 418 元)、帕金森病(124 605 元)、精神分裂症(98 566 元)、脑的恶性肿瘤(93 605 元),以及良性脑膜肿瘤(83 672 元);在区属三级医院住院产生的次均费用中,次均费用最高的病种是主动脉动脉瘤和动脉壁夹层形成(116 156 元)、脑的恶性肿瘤(81 757 元)、良性脑膜肿瘤(79 497 元)、其他和未指定的不确定或未知行为的肿瘤(66 424元),以及帕金森病(62 152 元);在区属二级医院住院产生的次均费用中,次均费用最高的病种是精神分裂症(280 619 元)、帕金森病(107 072 元)、良性脑膜肿瘤(79 923 元)、主动脉动脉瘤和动脉壁夹层形成(76 289 元),以及中耳和呼吸系统原位癌(72 342 元)。

表 3-463　2023 年中年在不同级别医院住院次均费用最高的病种

医疗机构级别	顺　位	病　　种	次均费用(元)
市级三级医院	1	主动脉动脉瘤和动脉壁夹层形成	179 418
	2	帕金森病	124 605
	3	精神分裂症	98 566
	4	脑的恶性肿瘤	93 605
	5	良性脑膜肿瘤	83 672

续　表

医疗机构级别	顺　位	病　　　种	次均费用(元)
区属三级医院	1	主动脉动脉瘤和动脉壁夹层形成	116 156
	2	脑的恶性肿瘤	81 757
	3	良性脑膜肿瘤	79 497
	4	其他和未指定的不确定或未知行为的肿瘤	66 424
	5	帕金森病	62 152
区属二级医院	1	精神分裂症	280 619
	2	帕金森病	107 072
	3	良性脑膜肿瘤	79 923
	4	主动脉动脉瘤和动脉壁夹层形成	76 289
	5	中耳和呼吸系统原位癌	72 342

如表3-464,年轻老年人在市级三级医院住院产生的次均费用中,次均费用最高的病种是精神分裂症(255 132 元)、主动脉动脉瘤和动脉壁夹层形成(199 799 元)、帕金森病(112 415 元)、脑的恶性肿瘤(95 117 元),以及良性脑膜肿瘤(86 541 元);在区属三级医院住院产生的次均费用中,次均费用最高的病种是主动脉动脉瘤和动脉壁夹层形成(117 489 元)、脑的恶性肿瘤(89 224 元)、良性脑膜肿瘤(80 688 元)、小腿骨折(63 959 元),以及心房颤动与心房扑动(63 300 元);在区属二级医院住院产生的次均费用中,次均费用最高的病种是精神分裂症(336 600 元)、主动脉动脉瘤和动脉壁夹层形成(141 614 元)、良性脑膜肿瘤(81 193 元)、中耳和呼吸系统原位癌(77 753 元),以及脑的恶性肿瘤(69 257 元)。

表3-464　2023年年轻老年人在不同级别医院住院次均费用最高的病种

医疗机构级别	顺　位	病　　　种	次均费用(元)
市级三级医院	1	精神分裂症	255 132
	2	主动脉动脉瘤和动脉壁夹层形成	199 799
	3	帕金森病	112 415
	4	脑的恶性肿瘤	95 117
	5	良性脑膜肿瘤	86 541
区属三级医院	1	主动脉动脉瘤和动脉壁夹层形成	117 489
	2	脑的恶性肿瘤	89 224
	3	良性脑膜肿瘤	80 688
	4	小腿骨折	63 959
	5	心房颤动与心房扑动	63 300
区属二级医院	1	精神分裂症	336 600
	2	主动脉动脉瘤和动脉壁夹层形成	141 614
	3	良性脑膜肿瘤	81 193
	4	中耳和呼吸系统原位癌	77 753
	5	脑的恶性肿瘤	69 257

如表 3－465,老年人在市级三级医院住院产生的次均费用中,次均费用最高的病种是精神分裂症(520 257 元)、主动脉动脉瘤和动脉壁夹层形成(190 895 元)、脑的恶性肿瘤(96 351 元)、良性脑膜肿瘤(89 924 元),以及败血症(77 021 元);在区属三级医院住院产生的次均费用中,次均费用最高的病种是主动脉动脉瘤和动脉壁夹层形成(108 659 元)、良性脑膜肿瘤(67 591 元)、结肠的恶性肿瘤(65 778 元)、动脉粥样硬化症(63 749 元),以及股骨骨折(61 740 元);在区属二级医院住院产生的次均费用中,次均费用最高的病种是精神分裂症(326 662 元)、主动脉动脉瘤和动脉壁夹层形成(126 004 元)、脑的恶性肿瘤(89 687 元)、中耳和呼吸系统原位癌(67 134 元),以及动脉粥样硬化症(63 671 元)。

表 3－465　2023 年老年人在不同级别医院住院次均费用最高的病种

医疗机构级别	顺　位	病　　　种	次均费用(元)
市级三级医院	1	精神分裂症	520 257
	2	主动脉动脉瘤和动脉壁夹层形成	190 895
	3	脑的恶性肿瘤	96 351
	4	良性脑膜肿瘤	89 924
	5	败血症	77 021
区属三级医院	1	主动脉动脉瘤和动脉壁夹层形成	108 659
	2	良性脑膜肿瘤	67 591
	3	结肠的恶性肿瘤	65 778
	4	动脉粥样硬化症	63 749
	5	股骨骨折	61 740
区属二级医院	1	精神分裂症	326 662
	2	主动脉动脉瘤和动脉壁夹层形成	126 004
	3	脑的恶性肿瘤	89 687
	4	中耳和呼吸系统原位癌	67 134
	5	动脉粥样硬化症	63 671

如表 3－466,长寿老年人在市级三级医院住院产生的次均费用中,次均费用最高的病种是精神分裂症(2 203 141 元)、阵发性心动过速(207 634 元)、肩和上臂水平的肌肉和肌腱损伤(154 758 元)、主动脉动脉瘤和动脉壁夹层形成(127 523 元),以及结肠的恶性肿瘤(103 873 元);在区属三级医院住院产生的次均费用中,次均费用最高的病种是脑的恶性肿瘤(260 727 元)、声带和喉疾病(206 282 元)、动脉粥样硬化症(78 404 元)、肩和上臂骨折(64 356 元),以及直肠的恶性肿瘤(62 524 元);在区属二级医院住院产生的次均费用中,次均费用最高的病种是精神分裂症(384 633 元)、主动脉动脉瘤和动脉壁夹层形成(175 011 元)、心脏的先天性畸形(75 349 元)、消化系统的其他和不明确部分的良性肿瘤(64 078 元),以及股骨骨折(52 624 元)。

表 3 - 466　2023 年长寿老年人在不同级别医院住院次均费用最高的病种

医疗机构级别	顺　　位	病　　　　种	次均费用(元)
市级三级医院	1	精神分裂症	2 203 141
	2	阵发性心动过速	207 634
	3	肩和上臂水平的肌肉和肌腱损伤	154 758
	4	主动脉动脉瘤和动脉壁夹层形成	127 523
	5	结肠的恶性肿瘤	103 873
区属三级医院	1	脑的恶性肿瘤	260 727
	2	声带和喉疾病	206 282
	3	动脉粥样硬化症	78 404
	4	肩和上臂骨折	64 356
	5	直肠的恶性肿瘤	62 524
区属二级医院	1	精神分裂症	384 633
	2	主动脉动脉瘤和动脉壁夹层形成	175 011
	3	心脏的先天性畸形	75 349
	4	消化系统的其他和不明确部分的良性肿瘤	64 078
	5	股骨骨折	52 624

（六）住院人口在不同类别医院次均费用及费用最高的住院原因

1. 总体概述

2023 年,全市住院人口在西医医院产生的次均费用为 23 749 元,中医医院 16 279 元。

如表 3 - 467,住院人口在西医医院住院次均费用最高的病种是精神分裂症(216 687 元)、主动脉动脉瘤和动脉壁夹层形成(185 038 元)、脑的恶性肿瘤(92 020 元)、帕金森病(90 060 元)、良性脑膜肿瘤(84 332 元)、动脉粥样硬化症(73 626 元)、食道的恶性肿瘤(70 773 元)、心房颤动与心房扑动(69 024 元)、小腿骨折(63 338 元),以及股骨骨折(62 019 元)。

表 3 - 467　2023 年住院人口在西医医院次均费用最高的病种

顺　　位	病　　　　种	次均费用(元)
1	精神分裂症	216 687
2	主动脉动脉瘤和动脉壁夹层形成	185 038
3	脑的恶性肿瘤	92 020
4	帕金森病	90 060
5	良性脑膜肿瘤	84 332
6	动脉粥样硬化症	73 626
7	食道的恶性肿瘤	70 773
8	心房颤动与心房扑动	69 024
9	小腿骨折	63 338
10	股骨骨折	62 019

如表 3-468，住院人口在中医医院住院次均费用最高的病种是主动脉动脉瘤和动脉壁夹层形成（158 720 元）、败血症（77 825 元）、股骨骨折（59 662 元）、直肠的恶性肿瘤（59 638 元）、小腿骨折（55 944 元）、肾的恶性肿瘤（不含肾盂）（55 821 元）、结肠的恶性肿瘤（55 239 元）、肩和上臂骨折（54 914 元）、脑的恶性肿瘤（49 422 元），以及中耳和呼吸系统原位癌（49 128 元）。

表 3-468　2023 年住院人口在中医医院次均费用最高的病种

顺　　位	病　　　种	次均费用(元)
1	主动脉动脉瘤和动脉壁夹层形成	158 720
2	败血症	77 825
3	股骨骨折	59 662
4	直肠的恶性肿瘤	59 638
5	小腿骨折	55 944
6	肾的恶性肿瘤(不含肾盂)	55 821
7	结肠的恶性肿瘤	55 239
8	肩和上臂骨折	54 914
9	脑的恶性肿瘤	49 422
10	中耳和呼吸系统原位癌	49 128

2. 不同支付方式人口差异

如表 3-469，2023 年，全市医保支付人口在西医医院产生的次均住院费用为 23 182 元，中医医院 15 698 元；非医保支付人口在西医医院产生的次均住院费用为 24 934 元，中医医院 18 273 元。

表 3-469　2023 年不同支付方式人口在不同类别医院住院次均费用　　　　（单位：元）

支 付 方 式	西医医院	中医医院
医保支付	23 182	15 698
非医保支付	24 934	18 273

如表 3-470，医保支付人口在西医医院住院产生的次均费用中，次均费用最高的病种是精神分裂症（270 507 元）、主动脉动脉瘤和动脉壁夹层形成（187 176 元）、帕金森病（95 267 元）、脑的恶性肿瘤（91 798 元），以及良性脑膜肿瘤（83 976 元）；在中医医院住院产生的次均费用中，次均费用最高的病种是主动脉动脉瘤和动脉壁夹层形成（133 411 元）、败血症（76 073 元）、中耳和呼吸系统原位癌（66 101 元）、股骨骨折（57 535 元），以及肩和上臂骨折（56 170 元）。

表 3-470　2023 年医保支付人口在不同类别医院住院次均费用最高的病种

医疗机构类别	顺　位	病　　　种	次均费用(元)
西医医院	1	精神分裂症	270 507
	2	主动脉动脉瘤和动脉壁夹层形成	187 176

续　表

医疗机构类别	顺　位	病　　种	次均费用(元)
	3	帕金森病	95 267
	4	脑的恶性肿瘤	91 798
	5	良性脑膜肿瘤	83 976
中医医院	1	主动脉动脉瘤和动脉壁夹层形成	133 411
	2	败血症	76 073
	3	中耳和呼吸系统原位癌	66 101
	4	股骨骨折	57 535
	5	肩和上臂骨折	56 170

　　如表 3-471,非医保支付人口在西医医院住院产生的次均费用中,次均费用最高的病种是主动脉动脉瘤和动脉壁夹层形成(180 263 元)、脑的恶性肿瘤(92 307 元)、良性脑膜肿瘤(84 855 元)、精神分裂症(77 063 元),以及心房颤动与心房扑动(76 370 元);在中医医院住院产生的次均费用中,次均费用最高的病种是主动脉动脉瘤和动脉壁夹层形成(201 429 元)、败血症(87 544 元)、动脉粥样硬化症(77 932 元)、直肠的恶性肿瘤(71 403 元),以及心间隔先天性畸形(67 140 元)。

表 3-471　2023 年非医保支付人口在不同类别医院住院次均费用最高的病种

医疗机构类别	顺　位	病　　种	次均费用(元)
西医医院	1	主动脉动脉瘤和动脉壁夹层形成	180 263
	2	脑的恶性肿瘤	92 307
	3	良性脑膜肿瘤	84 855
	4	精神分裂症	77 063
	5	心房颤动与心房扑动	76 370
中医医院	1	主动脉动脉瘤和动脉壁夹层形成	201 429
	2	败血症	87 544
	3	动脉粥样硬化症	77 932
	4	直肠的恶性肿瘤	71 403
	5	心间隔先天性畸形	67 140

3. 不同性别人口差异

　　如表 3-472,男性在西医医院产生的次均费用为 25 639 元,中医医院 17 398 元;女性在西医医院产生的次均费用为 21 835 元,中医医院 15 230 元。

表 3-472　2023 年不同支付方式人口在不同类别医院住院次均费用　　　　　　(单位:元)

性　　别	西医医院	中医医院
男性	25 639	17 398
女性	21 835	15 230

如表 3－473，男性在西医医院住院产生的次均费用中，次均费用最高的病种是精神分裂症(246 508 元)、主动脉动脉瘤和动脉壁夹层形成(191 445 元)、脑的恶性肿瘤(91 929 元)、良性脑膜肿瘤(88 988 元)，以及帕金森病(84 824 元)；在中医医院住院产生的次均费用中，次均费用最高的病种是主动脉动脉瘤和动脉壁夹层形成(164 693 元)、败血症(80 011 元)、股骨骨折(61 740 元)、直肠的恶性肿瘤(58 326 元)，以及脑的恶性肿瘤(57 694 元)。

表 3－473　2023 年男性在不同类别医院住院次均费用最高的病种

医疗机构类别	顺 位	病 种	次均费用(元)
西医医院	1	精神分裂症	246 508
	2	主动脉动脉瘤和动脉壁夹层形成	191 445
	3	脑的恶性肿瘤	91 929
	4	良性脑膜肿瘤	88 988
	5	帕金森病	84 824
中医医院	1	主动脉动脉瘤和动脉壁夹层形成	164 693
	2	败血症	80 011
	3	股骨骨折	61 740
	4	直肠的恶性肿瘤	58 326
	5	脑的恶性肿瘤	57 694

如表 3－474，女性在西医医院住院产生的次均费用中，次均费用最高的病种是精神分裂症(182 454 元)、主动脉动脉瘤和动脉壁夹层形成(160 394 元)、帕金森病(96 928 元)、脑的恶性肿瘤(92 138 元)，以及良性脑膜肿瘤(82 600 元)；在中医医院住院产生的次均费用中，次均费用最高的病种是主动脉动脉瘤和动脉壁夹层形成(136 153 元)、败血症(74 756 元)、中耳和呼吸系统原位癌(63 469 元)、直肠的恶性肿瘤(61 950 元)，以及股骨骨折(58 293 元)。

表 3－474　2023 年女性在不同类别医院住院次均费用最高的病种

医疗机构类别	顺 位	病 种	次均费用(元)
西医医院	1	精神分裂症	182 454
	2	主动脉动脉瘤和动脉壁夹层形成	160 394
	3	帕金森病	96 928
	4	脑的恶性肿瘤	92 138
	5	良性脑膜肿瘤	82 600
中医医院	1	主动脉动脉瘤和动脉壁夹层形成	136 153
	2	败血症	74 756
	3	中耳和呼吸系统原位癌	63 469
	4	直肠的恶性肿瘤	61 950
	5	股骨骨折	58 293

4. 不同年龄组人口差异

如表 3－475，2023 年，全市儿童在西医医院产生的住院次均费用为 15 885 元，中医医院

5 207 元;青年在西医医院产生的住院次均费用为 19 360 元,中医医院 13 055 元;中年在西医医院产生的住院次均费用为 24 438 元,中医医院 15 233 元;年轻老年人在西医医院产生的住院次均费用为 25 295 元,中医医院 16 816 元;老年人在西医医院产生的住院次均费用为 27 225 元,中医医院 19 535 元;长寿老年人在西医医院产生的住院次均费用为 33 480 元,中医医院 26 388 元。

表 3－475　2023 年不同年龄组人口在不同类别医院住院次均费用　　　　（单位：元）

年龄组	西医医院	中医医院
儿童	15 885	5 207
青年	19 360	13 055
中年	24 438	15 233
年轻老年人	25 295	16 816
老年人	27 225	19 535
长寿老年人	33 480	26 388

如表 3－476,儿童在西医医院住院产生的次均费用中,次均费用最高的病种是主动脉动脉瘤和动脉壁夹层形成(209 069 元)、弥漫性非霍奇金淋巴瘤(120 510 元)、脑的恶性肿瘤(90 880 元)、良性脑膜肿瘤(86 594 元),以及胰脏的恶性肿瘤(77 058 元);在中医医院住院产生的次均费用中,次均费用最高的病种是小腿骨折(62 911 元)、肩和上臂骨折(51 109 元)、阵发性心动过速(51 085 元)、其他和未指定的不确定或未知行为的肿瘤(44 189 元),以及肾和输尿管的其他疾患(42 521 元)。

表 3－476　2023 年儿童在不同类别医院住院次均费用最高的病种

医疗机构类别	顺位	病种	次均费用(元)
西医医院	1	主动脉动脉瘤和动脉壁夹层形成	209 069
	2	弥漫性非霍奇金淋巴瘤	120 510
	3	脑的恶性肿瘤	90 880
	4	良性脑膜肿瘤	86 594
	5	胰脏的恶性肿瘤	77 058
中医医院	1	小腿骨折	62 911
	2	肩和上臂骨折	51 109
	3	阵发性心动过速	51 085
	4	其他和未指定的不确定或未知行为的肿瘤	44 189
	5	肾和输尿管的其他疾患	42 521

如表 3－477,青年在西医医院住院产生的次均费用中,次均费用最高的病种是主动脉动脉瘤和动脉壁夹层形成(192 683 元)、帕金森病(106 033 元)、精神分裂症(101 336 元)、脑的恶性肿瘤(91 378 元),以及良性脑膜肿瘤(84 391 元);在中医医院住院产生的次均费用中,次均费用最高的病种是主动脉动脉瘤和动脉壁夹层形成(219 056 元)、股骨骨折(77 743 元)、入

脑前动脉的闭塞和狭窄(76 395 元)、呼吸和消化器官的继发性恶性肿瘤(73 970 元),以及脑的恶性肿瘤(71 119 元)。

表 3–477　2023 年青年在不同类别医院住院次均费用最高的病种

医疗机构类别	顺 位	病 种	次均费用(元)
西医医院	1	主动脉动脉瘤和动脉壁夹层形成	192 683
	2	帕金森病	106 033
	3	精神分裂症	101 336
	4	脑的恶性肿瘤	91 378
	5	良性脑膜肿瘤	84 391
中医医院	1	主动脉动脉瘤和动脉壁夹层形成	219 056
	2	股骨骨折	77 743
	3	入脑前动脉的闭塞和狭窄	76 395
	4	呼吸和消化器官的继发性恶性肿瘤	73 970
	5	脑的恶性肿瘤	71 119

如表 3–478,中年在西医医院住院产生的次均费用中,次均费用最高的病种是精神分裂症(245 852 元)、主动脉动脉瘤和动脉壁夹层形成(173 051 元)、帕金森病(129 100 元)、脑的恶性肿瘤(91 742 元),以及良性脑膜肿瘤(83 217 元);在中医医院住院产生的次均费用中,次均费用最高的病种是主动脉动脉瘤和动脉壁夹层形成(203 507 元)、脑的恶性肿瘤(92 446 元)、中耳和呼吸系统原位癌(75 282 元)、肌张力障碍(65 321 元),以及直肠的恶性肿瘤(64 642 元)。

表 3–478　2023 年中年在不同类别医院住院次均费用最高的病种

医疗机构类别	顺 位	病 种	次均费用(元)
西医医院	1	精神分裂症	245 852
	2	主动脉动脉瘤和动脉壁夹层形成	173 051
	3	帕金森病	129 100
	4	脑的恶性肿瘤	91 742
	5	良性脑膜肿瘤	83 217
中医医院	1	主动脉动脉瘤和动脉壁夹层形成	203 507
	2	脑的恶性肿瘤	92 446
	3	中耳和呼吸系统原位癌	75 282
	4	肌张力障碍	65 321
	5	直肠的恶性肿瘤	64 642

如表 3–479,年轻老年人在西医医院住院产生的次均费用中,次均费用最高的病种是精神分裂症(325 027 元)、主动脉动脉瘤和动脉壁夹层形成(193 490 元)、帕金森病(101 737 元)、脑的恶性肿瘤(93 521 元),以及良性脑膜肿瘤(86 092 元);在中医医院住院产生的次均费用中,次均费用最高的病种是主动脉动脉瘤和动脉壁夹层形成(134 569 元)、败血症(69 983 元)、股骨骨折(60 854 元)、肩和上臂骨折(57 993 元),以及直肠的恶性肿瘤(57 436 元)。

表 3–479　2023 年年轻老年人在不同类别医院住院次均费用最高的病种

医疗机构类别	顺　位	病　　　种	次均费用(元)
西医医院	1	精神分裂症	325 027
	2	主动脉动脉瘤和动脉壁夹层形成	193 490
	3	帕金森病	101 737
	4	脑的恶性肿瘤	93 521
	5	良性脑膜肿瘤	86 092
中医医院	1	主动脉动脉瘤和动脉壁夹层形成	134 569
	2	败血症	69 983
	3	股骨骨折	60 854
	4	肩和上臂骨折	57 993
	5	直肠的恶性肿瘤	57 436

如表 3–480,老年人在西医医院住院产生的次均费用中,次均费用最高的病种是精神分裂症(354 713 元)、主动脉动脉瘤和动脉壁夹层形成(179 000 元)、脑的恶性肿瘤(91 389 元)、良性脑膜肿瘤(81 935 元),以及动脉粥样硬化症(76 923 元);在中医医院住院产生的次均费用中,次均费用最高的病种是主动脉动脉瘤和动脉壁夹层形成(136 659 元)、败血症(86 398 元)、结肠的恶性肿瘤(63 146 元)、直肠的恶性肿瘤(62 653 元),以及股骨骨折(61 309 元)。

表 3–480　2023 年老年人在不同类别医院住院次均费用最高的病种

医疗机构类别	顺　位	病　　　种	次均费用(元)
西医医院	1	精神分裂症	354 713
	2	主动脉动脉瘤和动脉壁夹层形成	179 000
	3	脑的恶性肿瘤	91 389
	4	良性脑膜肿瘤	81 935
	5	动脉粥样硬化症	76 923
中医医院	1	主动脉动脉瘤和动脉壁夹层形成	136 659
	2	败血症	86 398
	3	结肠的恶性肿瘤	63 146
	4	直肠的恶性肿瘤	62 653
	5	股骨骨折	61 309

如表 3–481,长寿老年人在西医医院住院产生的次均费用中,次均费用最高的病种是精神分裂症(1 163 993 元)、脑的恶性肿瘤(178 361 元)、主动脉动脉瘤和动脉壁夹层形成(121 752 元)、肩和上臂水平的肌肉和肌腱损伤(97 532 元),以及阵发性心动过速(96 618 元);在中医医院住院产生的次均费用中,次均费用最高的病种是呼吸和消化器官的继发性恶性肿瘤(156 988 元)、阵发性心动过速(87 948 元)、动脉粥样硬化症(87 815 元)、胃溃疡(80 474 元),以及败血症(72 802 元)。

表 3-481　2023 年长寿老年人在不同类别医院住院次均费用最高的病种

医疗机构类别	顺　位	病　种	次均费用(元)
西医医院	1	精神分裂症	1 163 993
	2	脑的恶性肿瘤	178 361
	3	主动脉动脉瘤和动脉壁夹层形成	121 752
	4	肩和上臂水平的肌肉和肌腱损伤	97 532
	5	阵发性心动过速	96 618
中医医院	1	呼吸和消化器官的继发性恶性肿瘤	156 988
	2	阵发性心动过速	87 948
	3	动脉粥样硬化症	87 815
	4	胃溃疡	80 474
	5	败血症	72 802

三、住院年人均费用及费用最高的住院原因

(一) 总体概述

如表 3-482,2023 年,全市住院人口因精神和行为疾患(248 569 元),损伤、中毒和外因的某些其他后果(51 972 元),以及肿瘤(41 258 元)住院产生的年人均费用最高。因精神和行为疾患住院产生的年人均费用中,年人均费用最高的病种是精神分裂症(248 569 元)。因损伤、中毒和外因的某些其他后果住院产生的年人均费用中,年人均费用最高的病种是股骨骨折(67 371 元)、小腿骨折(67 069 元)、肩和上臂骨折(56 115 元)、膝的关节和韧带脱位、扭伤和劳损(54 176 元),以及肩和上臂水平的肌肉和肌腱损伤(53 077 元)。因肿瘤住院产生的年人均费用中,年人均费用最高的病种是脑的恶性肿瘤(97 347 元)、良性脑膜肿瘤(87 868 元)、食道的恶性肿瘤(82 095 元)、直肠的恶性肿瘤(71 009 元),以及胰脏的恶性肿瘤(69 529 元)。

表 3-482　2023 年住院人口年人均费用最高的住院原因

顺　位	疾病分类	病　种	年人均费用(元)
1	精神和行为疾患		248 569
		精神分裂症	248 569
2	损伤、中毒和外因的某些其他后果		51 972
		股骨骨折	67 371
		小腿骨折	67 069
		肩和上臂骨折	56 115
		膝的关节和韧带脱位、扭伤和劳损	54 176
		肩和上臂水平的肌肉和肌腱损伤	53 077
3	肿瘤		41 258
		脑的恶性肿瘤	97 347
		良性脑膜肿瘤	87 868
		食道的恶性肿瘤	82 095
		直肠的恶性肿瘤	71 009
		胰脏的恶性肿瘤	69 529

（二）不同支付方式人口住院年人均费用及费用最高的住院原因

2023 年,全市医保支付人口住院年人均费用为 36 067 元;非医保支付为 38 350 元。

如表 3 - 483,医保支付人口因精神和行为疾患(313 929 元),损伤、中毒和外因的某些其他后果(51 921 元),以及先天畸形、变形和染色体异常(42 504 元)住院产生的年人均费用最高。因精神和行为疾患住院产生的年人均费用中,年人均费用最高的病种是精神分裂症(313 929 元)。因损伤、中毒和外因的某些其他后果住院产生的年人均费用中,年人均费用最高的病种是股骨骨折(65 396 元)、小腿骨折(65 262 元)、肩和上臂骨折(58 072 元)、膝的关节和韧带脱位、扭伤和劳损(54 466 元),以及肩和上臂水平的肌肉和肌腱损伤(53 248 元)。因先天畸形、变形和染色体异常住院产生的年人均费用中,年人均费用最高的病种是心间隔先天性畸形(62 107 元)、周围循环系统的先天性畸形(19 624 元),以及心脏的先天性畸形(16 165 元)。

表 3 - 483　2023 年医保支付人口住院年人均费用最高的住院原因

顺　位	疾病分类	病　种	年人均费用(元)
1	精神和行为疾患		313 929
		精神分裂症	313 929
2	损伤、中毒和外因的某些其他后果		51 921
		股骨骨折	65 396
		小腿骨折	65 262
		肩和上臂骨折	58 072
		膝的关节和韧带脱位、扭伤和劳损	54 466
		肩和上臂水平的肌肉和肌腱损伤	53 248
3	先天畸形、变形和染色体异常		42 504
		心间隔先天性畸形	62 107
		周围循环系统的先天性畸形	19 624
		心脏的先天性畸形	16 165

如表 3 - 484,非医保支付人口因精神和行为疾患(83 069 元),损伤、中毒和外因的某些其他后果(51 138 元),以及循环系统疾病(47 474 元)住院产生的年人均费用最高。因精神和行为疾患住院产生的年人均费用中,年人均费用最高的病种是精神分裂症(83 069 元)。因损伤、中毒和外因的某些其他后果住院产生的年人均费用中,年人均费用最高的病种是股骨骨折(70 203 元)、小腿骨折(67 940 元)、腰部脊柱和骨盆骨折(57 130 元)、膝的关节和韧带脱位、扭伤和劳损(53 292 元),以及肩和上臂水平的肌肉和肌腱损伤(52 386 元)。因循环系统疾病住院产生的年人均费用中,年人均费用最高的病种是主动脉动脉瘤和动脉壁夹层形成(191 515 元)、动脉粥样硬化症(101 854 元)、心房颤动与心房扑动(82 936 元)、其他脑血管病(68 316 元),以及颅内出血(63 386 元)。

表 3 - 484　2023 年非医保支付人口住院年人均费用最高的住院原因

顺　位	疾病分类	病　种	年人均费用(元)
1	精神和行为疾患		83 069
		精神分裂症	83 069

顺　位	疾病分类	病　种	年人均费用(元)
2	损伤、中毒和外因的某些其他后果		51 138
		股骨骨折	70 203
		小腿骨折	67 940
		腰部脊柱和骨盆骨折	57 130
		膝的关节和韧带脱位、扭伤和劳损	53 292
		肩和上臂水平的肌肉和肌腱损伤	52 386
3	循环系统疾病		47 474
		主动脉动脉瘤和动脉壁夹层形成	191 515
		动脉粥样硬化症	101 854
		心房颤动与心房扑动	82 936
		其他脑血管病	68 316
		颅内出血	63 386

（三）不同性别人口住院年人均费用及费用最高的住院原因

2023 年,全市男性住院年人均费用为 42 753 元,女性为 33 211 元,性别比为 1. 29。

如表 3 – 485,男性因精神和行为疾患(282 617 元),损伤、中毒和外因的某些其他后果(51 870 元),以及肿瘤(48 281 元)住院产生的年人均费用最高。因精神和行为疾患住院产生的年人均费用中,年人均费用最高的病种是精神分裂症(282 617 元)。因损伤、中毒和外因的某些其他后果住院产生的年人均费用中,年人均费用最高的病种是股骨骨折(69 991 元)、小腿骨折(68 420 元)、腰部脊柱和骨盆骨折(58 250 元)、膝的关节和韧带脱位、扭伤和劳损(56 284 元),以及肩和上臂骨折(53 342 元)。因肿瘤住院产生的年人均费用中,年人均费用最高的病种是脑的恶性肿瘤(96 676 元)、良性脑膜肿瘤(92 233 元)、食道的恶性肿瘤(83 884元)、直肠的恶性肿瘤(72 747 元),以及弥漫性非霍奇金淋巴瘤(70 461 元)。

表 3 – 485　2023 年男性住院年人均费用最高的住院原因

顺　位	疾病分类	病　种	年人均费用(元)
1	精神和行为疾患		282 617
		精神分裂症	282 617
2	损伤、中毒和外因的某些其他后果		51 870
		股骨骨折	69 991
		小腿骨折	68 420
		腰部脊柱和骨盆骨折	58 250
		膝的关节和韧带脱位、扭伤和劳损	56 284
		肩和上臂骨折	53 342
3	肿瘤		48 281
		脑的恶性肿瘤	96 676
		良性脑膜肿瘤	92 233

续　表

顺　　位	疾病分类	病　　种	年人均费用(元)
		食道的恶性肿瘤	83 884
		直肠的恶性肿瘤	72 747
		弥漫性非霍奇金淋巴瘤	70 461

如表3-486,女性因精神和行为疾患(209 393元),损伤、中毒和外因的某些其他后果(52 066元),以及先天畸形、变形和染色体异常(38 832元)住院产生的年人均费用最高。因精神和行为疾患住院产生的年人均费用中,年人均费用最高的病种是精神分裂症(209 393元)。因损伤、中毒和外因的某些其他后果住院产生的年人均费用中,年人均费用最高的病种是股骨骨折(65 783元)、小腿骨折(65 526元)、肩和上臂骨折(58 914元)、肩和上臂水平的肌肉和肌腱损伤(53 546元),以及膝的关节和韧带脱位、扭伤和劳损(51 415元)。因先天畸形、变形和染色体异常住院产生的年人均费用中,年人均费用最高的病种是心间隔先天性畸形(56 525元)、周围循环系统的先天性畸形(22 627元),以及心脏的先天性畸形(16 467元)。

表3-486　2023年女性住院年人均费用最高的住院原因

顺　　位	疾病分类	病　　种	年人均费用(元)
1	精神和行为疾患		209 393
		精神分裂症	209 393
2	损伤、中毒和外因的某些其他后果		52 066
		股骨骨折	65 783
		小腿骨折	65 526
		肩和上臂骨折	58 914
		肩和上臂水平的肌肉和肌腱损伤	53 546
		膝的关节和韧带脱位、扭伤和劳损	51 415
3	先天畸形、变形和染色体异常		38 832
		心间隔先天性畸形	56 525
		周围循环系统的先天性畸形	22 627
		心脏的先天性畸形	16 467

(四) 不同年龄人口住院年人均费用及费用最高的住院原因

2023年,全市儿童住院年人均费用为21 095元,青年25 578元,中年38 321元,年轻老年人44 621元,老年人46 967元,长寿老年人67 009元。

如表3-487,儿童因先天畸形、变形和染色体异常(60 003元),精神和行为疾患(57 675元),以及循环系统疾病(39 880元)住院产生的年人均费用最高。因先天畸形、变形和染色体异常住院产生的年人均费用中,年人均费用最高的病种是心间隔先天性畸形(71 951元)、心脏的先天性畸形(60 602元),以及周围循环系统的先天性畸形(23 132元)。因精神和行为疾患住院产生的年人均费用中,年人均费用最高的病种是精神分裂症(57 675元)。因循环系统疾病住院产生的年人均费用中,年人均费用最高的病种是主动脉动脉瘤和动脉壁夹层形成

（209 069 元）、脑血管病后遗症（103 527 元）、其他脑血管病（68 177 元）、颅内出血（60 201 元），以及心肌病（56 353 元）。

表 3－487　2023 年儿童住院年人均费用最高的住院原因

顺　　位	疾 病 分 类	病　　种	年人均费用(元)
1	先天畸形、变形和染色体异常		60 003
		心间隔先天性畸形	71 951
		心脏的先天性畸形	60 602
		周围循环系统的先天性畸形	23 132
2	精神和行为疾患		57 675
		精神分裂症	57 675
3	循环系统疾病		39 880
		主动脉动脉瘤和动脉壁夹层形成	209 069
		脑血管病后遗症	103 527
		其他脑血管病	68 177
		颅内出血	60 201
		心肌病	56 353

　　如表 3－488，青年因精神和行为疾患（110 811 元），损伤、中毒和外因的某些其他后果（50 042 元），以及血液及造血器官疾病和某些涉及免疫系统的疾患（39 015 元）住院产生的年人均费用最高。因精神和行为疾患住院产生的年人均费用中，年人均费用最高的病种是精神分裂症（110 811 元）。因损伤、中毒和外因的某些其他后果住院产生的年人均费用中，年人均费用最高的病种是股骨骨折（80 925 元）、腰部脊柱和骨盆骨折（70 503 元）、小腿骨折（66 407 元）、膝的关节和韧带脱位、扭伤和劳损（58 447 元），以及肩和上臂骨折（53 825 元）。因血液及造血器官疾病和某些涉及免疫系统的疾患住院产生的年人均费用中，年人均费用最高的病种是再生障碍性贫血（51 439 元），以及紫癜及其他出血情况（27 051 元）。

表 3－488　2023 年青年住院年人均费用最高的住院原因

顺　　位	疾 病 分 类	病　　种	年人均费用(元)
1	精神和行为疾患		110 811
		精神分裂症	110 811
2	损伤、中毒和外因的某些其他后果		50 042
		股骨骨折	80 925
		腰部脊柱和骨盆骨折	70 503
		小腿骨折	66 407
		膝的关节和韧带脱位、扭伤和劳损	58 447
		肩和上臂骨折	53 825
3	血液及造血器官疾病和某些涉及免疫系统的疾患		39 015
		再生障碍性贫血	51 439
		紫癜及其他出血情况	27 051

如表 3-489,中年因精神和行为疾患(276 979 元),损伤、中毒和外因的某些其他后果(52 172 元),以及肿瘤(41 046 元)住院产生的年人均费用最高。因精神和行为疾患住院产生的年人均费用中,年人均费用最高的病种是精神分裂症(276 979 元)。因损伤、中毒和外因的某些其他后果住院产生的年人均费用中,年人均费用最高的病种是股骨骨折(70 727 元)、小腿骨折(69 235 元)、腰部脊柱和骨盆骨折(56 641 元)、肩和上臂骨折(56 386 元),以及肩和上臂水平的肌肉和肌腱损伤(51 549 元)。因肿瘤住院产生的年人均费用中,年人均费用最高的病种是脑的恶性肿瘤(96 131 元)、良性脑膜肿瘤(86 466 元)、食道的恶性肿瘤(84 894 元)、多发性骨髓瘤和恶性浆细胞肿瘤(73 272 元),以及胰脏的恶性肿瘤(69 289 元)。

表 3-489　2023 年中年住院年人均费用最高的住院原因

顺　　位	疾病分类	病　　种	年人均费用(元)
1	精神和行为疾患		276 979
		精神分裂症	276 979
2	损伤、中毒和外因的某些其他后果		52 172
		股骨骨折	70 727
		小腿骨折	69 235
		腰部脊柱和骨盆骨折	56 641
		肩和上臂骨折	56 386
		肩和上臂水平的肌肉和肌腱损伤	51 549
3	肿瘤		41 046
		脑的恶性肿瘤	96 131
		良性脑膜肿瘤	86 466
		食道的恶性肿瘤	84 894
		多发性骨髓瘤和恶性浆细胞肿瘤	73 272
		胰脏的恶性肿瘤	69 289

如表 3-490,年轻老年人因精神和行为疾患(387 343 元),损伤、中毒和外因的某些其他后果(53 995 元),以及肿瘤(47 502 元)住院产生的年人均费用最高。因精神和行为疾患住院产生的年人均费用中,年人均费用最高的病种是精神分裂症(387 343 元)。因损伤、中毒和外因的某些其他后果住院产生的年人均费用中,年人均费用最高的病种是小腿骨折(68 642 元)、股骨骨折(66 166 元)、肩和上臂骨折(61 651 元)、肩和上臂水平的肌肉和肌腱损伤(55 790 元),以及前臂骨折(52 568 元)。因肿瘤住院产生的年人均费用中,年人均费用最高的病种是脑的恶性肿瘤(98 143 元)、良性脑膜肿瘤(90 045 元)、食道的恶性肿瘤(84 999 元)、直肠的恶性肿瘤(71 731 元),以及多发性骨髓瘤和恶性浆细胞肿瘤(70 528 元)。

表 3-490　2023 年年轻老年人住院年人均费用最高的住院原因

顺　　位	疾病分类	病　　种	年人均费用(元)
1	精神和行为疾患		387 343
		精神分裂症	387 343

顺　位	疾病分类	病　种	年人均费用(元)
2	损伤、中毒和外因的某些其他后果		53 995
		小腿骨折	68 642
		股骨骨折	66 166
		肩和上臂骨折	61 651
		肩和上臂水平的肌肉和肌腱损伤	55 790
		前臂骨折	52 568
3	肿瘤		47 502
		脑的恶性肿瘤	98 143
		良性脑膜肿瘤	90 045
		食道的恶性肿瘤	84 999
		直肠的恶性肿瘤	71 731
		多发性骨髓瘤和恶性浆细胞肿瘤	70 528

如表3－491,老年人因精神和行为疾患(471 702元),损伤、中毒和外因的某些其他后果(54 178元),以及肿瘤(49 605元)住院产生的年人均费用最高。因精神和行为疾患住院产生的年人均费用中,年人均费用最高的病种是精神分裂症(471 702元)。因损伤、中毒和外因的某些其他后果住院产生的年人均费用中,年人均费用最高的病种是肩和上臂骨折(65 791元)、股骨骨折(65 012元)、小腿骨折(64 567元)、前臂骨折(55 114元),以及肩和上臂水平的肌肉和肌腱损伤(54 068元)。因肿瘤住院产生的年人均费用中,年人均费用最高的病种是脑的恶性肿瘤(95 867元)、良性脑膜肿瘤(84 180元)、结肠的恶性肿瘤(76 225元)、直肠的恶性肿瘤(73 998元),以及胃的恶性肿瘤(70 882元)。

表3－491　2023年老年人住院年人均费用最高的住院原因

顺　位	疾病分类	病　种	年人均费用(元)
1	精神和行为疾患		471 702
		精神分裂症	471 702
2	损伤、中毒和外因的某些其他后果		54 178
		肩和上臂骨折	65 791
		股骨骨折	65 012
		小腿骨折	64 567
		前臂骨折	55 114
		肩和上臂水平的肌肉和肌腱损伤	54 068
3	肿瘤		49 605
		脑的恶性肿瘤	95 867
		良性脑膜肿瘤	84 180
		结肠的恶性肿瘤	76 225
		直肠的恶性肿瘤	73 998
		胃的恶性肿瘤	70 882

如表 3-492,长寿老年人因精神和行为疾患(1 163 993 元),内分泌、营养和代谢疾病(69 207 元),以及循环系统疾病(68 545 元)住院产生的年人均费用最高。因精神和行为疾患住院产生的年人均费用中,年人均费用最高的病种是精神分裂症(1 163 993 元)。因内分泌、营养和代谢疾病住院产生的年人均费用中,年人均费用最高的病种是非胰岛素依赖型糖尿病(70 030 元)、未特指的糖尿病(46 147 元)、甲状腺毒症甲状腺功能亢进症(23 928 元),以及非毒性甲状腺肿(11 542 元)。因循环系统疾病住院产生的年人均费用中,年人均费用最高的病种是动脉粥样硬化症(148 777 元)、主动脉动脉瘤和动脉壁夹层形成(136 510 元)、阵发性心动过速(109 866 元)、脑血管病后遗症(91 058 元),以及其他脑血管病(79 746 元)。

表 3-492 2023 年长寿老年人住院年人均费用最高的住院原因

顺　位	疾病分类	病　种	年人均费用(元)
1	精神和行为疾患		1 163 993
		精神分裂症	1 163 993
2	内分泌、营养和代谢疾病		69 207
		非胰岛素依赖型糖尿病	70 030
		未特指的糖尿病	46 147
		甲状腺毒症甲状腺功能亢进症	23 928
		非毒性甲状腺肿	11 542
3	循环系统疾病		68 545
		动脉粥样硬化症	148 777
		主动脉动脉瘤和动脉壁夹层形成	136 510
		阵发性心动过速	109 866
		脑血管病后遗症	91 058
		其他脑血管病	79 746

(五) 住院人口在不同级别医院年人均费用及费用最高的住院原因

1. 总体概述

如表 3-493,2023 年,全市住院人口在市级三级医院住院年人均费用最高的病种是主动脉动脉瘤和动脉壁夹层形成(205 600 元)、帕金森病(126 497 元)、精神分裂症(115 934 元)、偏瘫(102 672 元)、脑的恶性肿瘤(97 494 元)、动脉粥样硬化症(90 901 元)、良性脑膜肿瘤(87 519 元)、食道的恶性肿瘤(84 530 元)、心房颤动与心房扑动(81 770 元),以及其他脑血管病(75 644 元)。

表 3-493 2023 年住院人口在市级三级医院年人均费用最高的病种

顺　位	病　种	年人均费用(元)
1	主动脉动脉瘤和动脉壁夹层形成	205 600
2	帕金森病	126 497
3	精神分裂症	115 934
4	偏瘫	102 672

续 表

顺　位	病　　种	年人均费用(元)
5	脑的恶性肿瘤	97 494
6	动脉粥样硬化症	90 901
7	良性脑膜肿瘤	87 519
8	食道的恶性肿瘤	84 530
9	心房颤动与心房扑动	81 770
10	其他脑血管病	75 644

如表 3–494,住院人口在区属三级医院住院年人均费用最高的病种是主动脉动脉瘤和动脉壁夹层形成(114 661 元)、脑的恶性肿瘤(88 556 元)、良性脑膜肿瘤(84 722 元)、动脉粥样硬化症(71 274 元)、弥漫性非霍奇金淋巴瘤(64 567 元)、股骨骨折(63 973 元)、结肠的恶性肿瘤(63 707 元)、直肠的恶性肿瘤(62 181 元)、脑血管病后遗症(60 595 元),以及心房颤动与心房扑动(60 481 元)。

表 3–494　2023 年住院人口在区属三级医院年人均费用最高的病种

顺　位	病　　种	年人均费用(元)
1	主动脉动脉瘤和动脉壁夹层形成	114 661
2	脑的恶性肿瘤	88 556
3	良性脑膜肿瘤	84 722
4	动脉粥样硬化症	71 274
5	弥漫性非霍奇金淋巴瘤	64 567
6	股骨骨折	63 973
7	结肠的恶性肿瘤	63 707
8	直肠的恶性肿瘤	62 181
9	脑血管病后遗症	60 595
10	心房颤动与心房扑动	60 481

如表 3–495,住院人口在区属二级医院住院年人均费用最高的病种是精神分裂症(306 784 元)、主动脉动脉瘤和动脉壁夹层形成(141 522 元)、脑的恶性肿瘤(85 291 元)、良性脑膜肿瘤(81 891 元)、动脉粥样硬化症(77 778 元)、中耳和呼吸系统原位癌(74 436 元)、脑血管病后遗症(72 968 元)、肌张力障碍(66 981 元)、其他脊椎病(61 971 元),以及股骨骨折(61 093 元)。

表 3–495　2023 年住院人口在区属二级医院年人均费用最高的病种

顺　位	病　　种	年人均费用(元)
1	精神分裂症	306 784
2	主动脉动脉瘤和动脉壁夹层形成	141 522

续 表

顺　　位	病　　种	年人均费用(元)
3	脑的恶性肿瘤	85 291
4	良性脑膜肿瘤	81 891
5	动脉粥样硬化症	77 778
6	中耳和呼吸系统原位癌	74 436
7	脑血管病后遗症	72 968
8	肌张力障碍	66 981
9	其他脊椎病	61 971
10	股骨骨折	61 093

2. 不同支付方式人口差异

如表 3-496,2023 年,全市医保支付人口在市级三级医院产生的年人均费用为 36 345 元,区属三级医院 28 013 元,区属二级医院 30 422 元,社区卫生服务中心(站)29 532 元;非医保支付人口在市级三级医院产生的年人均费用为 40 828 元,区属三级医院 28 011 元,区属二级医院 25 121 元,社区卫生服务中心(站)15 682 元。

表 3-496　2023 年不同支付方式人口在不同级别医院住院年人均费用　　　　(单位:元)

支 付 方 式	市级三级医院	区属三级医院	区属二级医院	社区卫生服务中心(站)
医保支付	36 345	28 013	30 422	29 532
非医保支付	40 828	28 011	25 121	15 682

如表 3-497,医保支付人口在市级三级医院住院产生的年人均费用中,年人均费用最高的病种是主动脉动脉瘤和动脉壁夹层形成(209 561 元)、精神分裂症(179 577 元)、帕金森病(133 311 元)、脑的恶性肿瘤(96 676 元),以及动脉粥样硬化症(90 118 元);在区属三级医院住院产生的年人均费用中,年人均费用最高的病种是主动脉动脉瘤和动脉壁夹层形成(109 634 元)、脑的恶性肿瘤(90 228 元)、良性脑膜肿瘤(81 802 元)、弥漫性非霍奇金淋巴瘤(64 891 元),以及结肠的恶性肿瘤(63 933 元);在区属二级医院住院产生的年人均费用中,年人均费用最高的病种是精神分裂症(346 237 元)、主动脉动脉瘤和动脉壁夹层形成(151 052 元)、脑的恶性肿瘤(77 447 元)、动脉粥样硬化症(75 992 元),以及中耳和呼吸系统原位癌(74 832 元)。

表 3-497　2023 年医保支付人口在不同级别医院住院年人均费用最高的病种

医疗机构级别	顺　位	病　　种	年人均费用(元)
市级三级医院	1	主动脉动脉瘤和动脉壁夹层形成	209 561
	2	精神分裂症	179 577
	3	帕金森病	133 311
	4	脑的恶性肿瘤	96 676
	5	动脉粥样硬化症	90 118

续　表

医疗机构级别	顺　位	病　　种	年人均费用(元)
区属三级医院	1	主动脉动脉瘤和动脉壁夹层形成	109 634
	2	脑的恶性肿瘤	90 228
	3	良性脑膜肿瘤	81 802
	4	弥漫性非霍奇金淋巴瘤	64 891
	5	结肠的恶性肿瘤	63 933
区属二级医院	1	精神分裂症	346 237
	2	主动脉动脉瘤和动脉壁夹层形成	151 052
	3	脑的恶性肿瘤	77 447
	4	动脉粥样硬化症	75 992
	5	中耳和呼吸系统原位癌	74 832

如表 3-498,非医保支付人口在市级三级医院住院产生的年人均费用中,年人均费用最高的病种是主动脉动脉瘤和动脉壁夹层形成(193 918 元)、偏瘫(143 545 元)、帕金森病(96 693 元)、脑的恶性肿瘤(95 950 元),以及动脉粥样硬化症(90 891 元);在区属三级医院住院产生的年人均费用中,年人均费用最高的病种是主动脉动脉瘤和动脉壁夹层形成(133 497 元)、动脉粥样硬化症(108 278 元)、良性脑膜肿瘤(88 225 元)、慢性支气管炎(87 919 元),以及脑的恶性肿瘤(86 155 元);在区属二级医院住院产生的年人均费用中,年人均费用最高的病种是精神分裂症(117 720 元)、肌张力障碍(102 742 元)、良性脑膜肿瘤(95 505 元)、脑的恶性肿瘤(93 410 元),以及动脉粥样硬化症(89 137 元)。

表 3-498　2023 年非医保支付人口在不同级别医院住院年人均费用最高的病种

医疗机构级别	顺　位	病　　种	年人均费用(元)
市级三级医院	1	主动脉动脉瘤和动脉壁夹层形成	193 918
	2	偏瘫	143 545
	3	帕金森病	96 693
	4	脑的恶性肿瘤	95 950
	5	动脉粥样硬化症	90 891
区属三级医院	1	主动脉动脉瘤和动脉壁夹层形成	133 497
	2	动脉粥样硬化症	108 278
	3	良性脑膜肿瘤	88 225
	4	慢性支气管炎	87 919
	5	脑的恶性肿瘤	86 155
区属二级医院	1	精神分裂症	117 720
	2	肌张力障碍	102 742
	3	良性脑膜肿瘤	95 505
	4	脑的恶性肿瘤	93 410
	5	动脉粥样硬化症	89 137

3. 不同性别人口差异

如表 3–499,2023 年,全市男性在市级三级医院产生的年人均费用为 43 831 元,区属三级医院 30 896 元,区属二级医院 34 204 元,社区卫生服务中心(站)24 775 元;女性在市级三级医院产生的年人均费用为 34 214 元,区属三级医院 25 656 元,区属二级医院 25 830 元,社区卫生服务中心(站)32 753 元。

表 3–499 2023 年不同性别人口在不同级别医院住院年人均费用　　　　　(单位:元)

性　别	市级三级医院	区属三级医院	区属二级医院	社区卫生服务中心(站)
男性	43 831	30 896	34 204	24 775
女性	34 214	25 656	25 830	32 753

如表 3–500,男性在市级三级医院住院产生的年人均费用中,年人均费用最高的病种是主动脉动脉瘤和动脉壁夹层形成(212 518 元)、精神分裂症(132 678 元)、帕金森病(123 912 元)、偏瘫(103 012 元),以及动脉粥样硬化症(97 887 元);在区属三级医院住院产生的年人均费用中,年人均费用最高的病种是主动脉动脉瘤和动脉壁夹层形成(120 472 元)、良性脑膜肿瘤(92 798 元)、脑的恶性肿瘤(84 203 元)、动脉粥样硬化症(80 358 元),以及股骨骨折(64 740 元);在区属二级医院住院产生的年人均费用中,年人均费用最高的病种是精神分裂症(333 937 元)、主动脉动脉瘤和动脉壁夹层形成(147 064 元)、脑的恶性肿瘤(92 959 元)、动脉粥样硬化症(79 881 元),以及良性脑膜肿瘤(77 944 元)。

表 3–500 2023 年男性在不同级别医院住院年人均费用最高的病种

医疗机构级别	顺　位	病　种	年人均费用(元)
市级三级医院	1	主动脉动脉瘤和动脉壁夹层形成	212 518
	2	精神分裂症	132 678
	3	帕金森病	123 912
	4	偏瘫	103 012
	5	动脉粥样硬化症	97 887
区属三级医院	1	主动脉动脉瘤和动脉壁夹层形成	120 472
	2	良性脑膜肿瘤	92 798
	3	脑的恶性肿瘤	84 203
	4	动脉粥样硬化症	80 358
	5	股骨骨折	64 740
区属二级医院	1	精神分裂症	333 937
	2	主动脉动脉瘤和动脉壁夹层形成	147 064
	3	脑的恶性肿瘤	92 959
	4	动脉粥样硬化症	79 881
	5	良性脑膜肿瘤	77 944

如表 3–501,女性在市级三级医院住院产生的年人均费用中,年人均费用最高的病种是主动脉动脉瘤和动脉壁夹层形成(178 809 元)、帕金森病(129 669 元)、偏瘫

（101 960 元）、精神分裂症（101 920 元），以及脑的恶性肿瘤（98 681 元）；在区属三级医院住院产生的年人均费用中，年人均费用最高的病种是主动脉动脉瘤和动脉壁夹层形成（95 040 元）、脑的恶性肿瘤（93 600 元）、良性脑膜肿瘤（80 979 元）、弥漫性非霍奇金淋巴瘤（65 977 元），以及股骨骨折（63 482 元）；在区属二级医院住院产生的年人均费用中，年人均费用最高的病种是精神分裂症（270 310 元）、主动脉动脉瘤和动脉壁夹层形成（120 330 元）、良性脑膜肿瘤（83 982 元）、中耳和呼吸系统原位癌（76 760 元），以及脑血管病后遗症（75 865 元）。

表 3–501　2023 年女性在不同级别医院住院年人均费用最高的病种

医疗机构级别	顺　位	病　　种	年人均费用(元)
市级三级医院	1	主动脉动脉瘤和动脉壁夹层形成	178 809
	2	帕金森病	129 669
	3	偏瘫	101 960
	4	精神分裂症	101 920
	5	脑的恶性肿瘤	98 681
区属三级医院	1	主动脉动脉瘤和动脉壁夹层形成	95 040
	2	脑的恶性肿瘤	93 600
	3	良性脑膜肿瘤	80 979
	4	弥漫性非霍奇金淋巴瘤	65 977
	5	股骨骨折	63 482
区属二级医院	1	精神分裂症	270 310
	2	主动脉动脉瘤和动脉壁夹层形成	120 330
	3	良性脑膜肿瘤	83 982
	4	中耳和呼吸系统原位癌	76 760
	5	脑血管病后遗症	75 865

4. 不同年龄组人口差异

如表 3–502，2023 年，全市儿童在市级三级医院产生的年人均费用为 23 584 元，区属三级医院 6 083 元，区属二级医院 7 950 元，社区卫生服务中心(站)3 421 元；青年在市级三级医院产生的年人均费用为 28 115 元，区属三级医院 18 050 元，区属二级医院 17 820 元，社区卫生服务中心(站)8 119 元；中年在市级三级医院产生的年人均费用为 40 487 元，区属三级医院 26 460 元，区属二级医院 28 838 元，社区卫生服务中心(站)11 530 元；年轻老年人在市级三级医院产生的年人均费用为 46 190 元，区属三级医院 31 465 元，区属二级医院 33 347 元，社区卫生服务中心(站)19 105 元；老年人在市级三级医院产生的年人均费用为 48 663 元，区属三级医院 35 240 元，区属二级医院 36 451 元，社区卫生服务中心(站)29 573 元；长寿老年人在市级三级医院产生的年人均费用为 70 189 元，区属三级医院 52 392 元，区属二级医院 59 027 元，社区卫生服务中心(站)50 983 元。

表 3 – 502　2023 年不同年龄组人口在不同级别医院住院年人均费用　　　　（单位：元）

年　龄　组	市级三级医院	区属三级医院	区属二级医院	社区卫生服务中心（站）
儿童	23 584	6 083	7 950	3 421
青年	28 115	18 050	17 820	8 119
中年	40 487	26 460	28 838	11 530
年轻老年人	46 190	31 465	33 347	19 105
老年人	48 663	35 240	36 451	29 573
长寿老年人	70 189	52 392	59 027	50 983

如表 3 – 503，儿童在市级三级医院住院产生的年人均费用中，年人均费用最高的病种是主动脉动脉瘤和动脉壁夹层形成（209 069 元）、弥漫性非霍奇金淋巴瘤（162 963 元）、脑的恶性肿瘤（103 936 元）、脑血管病后遗症（89 512 元），以及良性脑膜肿瘤（86 594 元）；在区属三级医院住院产生的年人均费用中，年人均费用最高的病种是脑血管病后遗症（150 208 元）、股骨骨折（99 943 元），膝的关节和韧带脱位、扭伤和劳损（64 650 元），再生障碍性贫血（56 434 元），以及脑的恶性肿瘤（54 071 元）；在区属二级医院住院产生的年人均费用中，年人均费用最高的病种是脑血管病后遗症（104 036 元）、颅内出血（72 866 元）、脑的恶性肿瘤（69 841 元）、癫痫（63 361 元），以及小腿骨折（41 087 元）。

表 3 – 503　2023 年儿童在不同级别医院住院年人均费用最高的病种

医疗机构级别	顺　　位	病　　　　种	年人均费用（元）
市级三级医院	1	主动脉动脉瘤和动脉壁夹层形成	209 069
	2	弥漫性非霍奇金淋巴瘤	162 963
	3	脑的恶性肿瘤	103 936
	4	脑血管病后遗症	89 512
	5	良性脑膜肿瘤	86 594
区属三级医院	1	脑血管病后遗症	150 208
	2	股骨骨折	99 943
	3	膝的关节和韧带脱位、扭伤和劳损	64 650
	4	再生障碍性贫血	56 434
	5	脑的恶性肿瘤	54 071
区属二级医院	1	脑血管病后遗症	104 036
	2	颅内出血	72 866
	3	脑的恶性肿瘤	69 841
	4	癫痫	63 361
	5	小腿骨折	41 087

如表 3 – 504，青年在市级三级医院住院产生的年人均费用中，年人均费用最高的病种是主动脉动脉瘤和动脉壁夹层形成（220 672 元）、帕金森病（126 672 元）、偏瘫（117 775 元）、脑的恶性肿瘤（94 111 元），以及良性脑膜肿瘤（87 053 元）；在区属三级医院住院产生的年人均

费用中,年人均费用最高的病种是主动脉动脉瘤和动脉壁夹层形成(111 400 元)、脑的恶性肿瘤(96 827 元)、良性脑膜肿瘤(90 373 元)、脑血管病后遗症(87 450 元),以及股骨骨折(75 049 元);在区属二级医院住院产生的年人均费用中,年人均费用最高的病种是主动脉动脉瘤和动脉壁夹层形成(210 633 元)、精神分裂症(164 404 元)、帕金森病(129 842 元)、脑的恶性肿瘤(85 085 元),以及中耳和呼吸系统原位癌(72 893 元)。

表 3–504　2023 年青年在不同级别医院住院年人均费用最高的病种

医疗机构级别	顺　位	病　　　种	年人均费用(元)
市级三级医院	1	主动脉动脉瘤和动脉壁夹层形成	220 672
	2	帕金森病	126 672
	3	偏瘫	117 775
	4	脑的恶性肿瘤	94 111
	5	良性脑膜肿瘤	87 053
区属三级医院	1	主动脉动脉瘤和动脉壁夹层形成	111 400
	2	脑的恶性肿瘤	96 827
	3	良性脑膜肿瘤	90 373
	4	脑血管病后遗症	87 450
	5	股骨骨折	75 049
区属二级医院	1	主动脉动脉瘤和动脉壁夹层形成	210 633
	2	精神分裂症	164 404
	3	帕金森病	129 842
	4	脑的恶性肿瘤	85 085
	5	中耳和呼吸系统原位癌	72 893

如表 3–505,中年在市级三级医院住院产生的年人均费用中,年人均费用最高的病种是主动脉动脉瘤和动脉壁夹层形成(193 730 元)、帕金森病(153 795 元)、偏瘫(136 909 元)、精神分裂症(106 618 元),以及脑的恶性肿瘤(96 725 元);在区属三级医院住院产生的年人均费用中,年人均费用最高的病种是主动脉动脉瘤和动脉壁夹层形成(116 156 元)、良性脑膜肿瘤(85 829 元)、脑的恶性肿瘤(83 801 元)、多发性骨髓瘤和恶性浆细胞肿瘤(75 465 元),以及其他和未指定的不确定或未知行为的肿瘤(69 606 元);在区属二级医院住院产生的年人均费用中,年人均费用最高的病种是精神分裂症(316 138 元)、帕金森病(118 711 元)、脑的恶性肿瘤(91 204 元)、主动脉动脉瘤和动脉壁夹层形成(81 940 元),以及良性脑膜肿瘤(80 764 元)。

表 3–505　2023 年中年在不同级别医院住院年人均费用最高的病种

医疗机构级别	顺　位	病　　　种	年人均费用(元)
市级三级医院	1	主动脉动脉瘤和动脉壁夹层形成	193 730
	2	帕金森病	153 795
	3	偏瘫	136 909
	4	精神分裂症	106 618
	5	脑的恶性肿瘤	96 725

医疗机构级别	顺 位	病 种	年人均费用(元)
区属三级医院	1	主动脉动脉瘤和动脉壁夹层形成	116 156
	2	良性脑膜肿瘤	85 829
	3	脑的恶性肿瘤	83 801
	4	多发性骨髓瘤和恶性浆细胞肿瘤	75 465
	5	其他和未指定的不确定或未知行为的肿瘤	69 606
区属二级医院	1	精神分裂症	316 138
	2	帕金森病	118 711
	3	脑的恶性肿瘤	91 204
	4	主动脉动脉瘤和动脉壁夹层形成	81 940
	5	良性脑膜肿瘤	80 764

如表 3-506,年轻老年人在市级三级医院住院产生的年人均费用中,年人均费用最高的病种是精神分裂症(292 674 元)、主动脉动脉瘤和动脉壁夹层形成(210 764 元)、帕金森病(133 944 元)、偏瘫(100 007 元),以及脑的恶性肿瘤(97 896 元);在区属三级医院住院产生的年人均费用中,年人均费用最高的病种是主动脉动脉瘤和动脉壁夹层形成(120 221 元)、脑的恶性肿瘤(94 473 元)、良性脑膜肿瘤(86 067 元)、心房颤动与心房扑动(68 104 元),以及小腿骨折(64 665 元);在区属二级医院住院产生的年人均费用中,年人均费用最高的病种是精神分裂症(400 037 元)、主动脉动脉瘤和动脉壁夹层形成(149 592 元)、良性脑膜肿瘤(94 980 元)、脑的恶性肿瘤(83 793 元),以及动脉粥样硬化症(80 608 元)。

表 3-506 2023 年年轻老年人在不同级别医院住院年人均费用最高的病种

医疗机构级别	顺 位	病 种	年人均费用(元)
市级三级医院	1	精神分裂症	292 674
	2	主动脉动脉瘤和动脉壁夹层形成	210 764
	3	帕金森病	133 944
	4	偏瘫	100 007
	5	脑的恶性肿瘤	97 896
区属三级医院	1	主动脉动脉瘤和动脉壁夹层形成	120 221
	2	脑的恶性肿瘤	94 473
	3	良性脑膜肿瘤	86 067
	4	心房颤动与心房扑动	68 104
	5	小腿骨折	64 665
区属二级医院	1	精神分裂症	400 037
	2	主动脉动脉瘤和动脉壁夹层形成	149 592
	3	良性脑膜肿瘤	94 980
	4	脑的恶性肿瘤	83 793
	5	动脉粥样硬化症	80 608

如表 3－507，老年人在市级三级医院住院产生的年人均费用中，年人均费用最高的病种是精神分裂症（762 569 元）、主动脉动脉瘤和动脉壁夹层形成（200 616 元）、脑的恶性肿瘤（100 284 元）、动脉粥样硬化症（94 158 元），以及良性脑膜肿瘤（92 779 元）；在区属三级医院住院产生的年人均费用中，年人均费用最高的病种是精神分裂症（177 095 元）、主动脉动脉瘤和动脉壁夹层形成（113 224 元）、动脉粥样硬化症（74 357 元）、结肠的恶性肿瘤（71 945 元），以及弥漫性非霍奇金淋巴瘤（68 021 元）；在区属二级医院住院产生的年人均费用中，年人均费用最高的病种是精神分裂症（416 687 元）、主动脉动脉瘤和动脉壁夹层形成（139 408 元）、脑的恶性肿瘤（94 669 元）、动脉粥样硬化症（81 421 元），以及脑血管病后遗症（75 992 元）。

表 3－507　2023 年老年人在不同级别医院住院年人均费用最高的病种

医疗机构级别	顺　位	病　　种	年人均费用（元）
市级三级医院	1	精神分裂症	762 569
	2	主动脉动脉瘤和动脉壁夹层形成	200 616
	3	脑的恶性肿瘤	100 284
	4	动脉粥样硬化症	94 158
	5	良性脑膜肿瘤	92 779
区属三级医院	1	精神分裂症	177 095
	2	主动脉动脉瘤和动脉壁夹层形成	113 224
	3	动脉粥样硬化症	74 357
	4	结肠的恶性肿瘤	71 945
	5	弥漫性非霍奇金淋巴瘤	68 021
区属二级医院	1	精神分裂症	416 687
	2	主动脉动脉瘤和动脉壁夹层形成	139 408
	3	脑的恶性肿瘤	94 669
	4	动脉粥样硬化症	81 421
	5	脑血管病后遗症	75 992

如表 3－508，长寿老年人在市级三级医院住院产生的年人均费用中，年人均费用最高的病种是精神分裂症（2 203 141 元）、阵发性心动过速（207 634 元）、肩和上臂水平的肌肉和肌腱损伤（154 758 元）、主动脉动脉瘤和动脉壁夹层形成（147 527 元），以及再生障碍性贫血（146 817 元）；在区属三级医院住院产生的年人均费用中，年人均费用最高的病种是声带和喉疾病（618 845 元）、脑的恶性肿瘤（260 727 元）、良性脑膜肿瘤（174 306 元）、动脉粥样硬化症（132 455 元），以及慢性支气管炎（97 044 元）；在区属二级医院住院产生的年人均费用中，年人均费用最高的病种是膝的关节和韧带脱位、扭伤和劳损（429 221 元）、精神分裂症（384 633 元）、肌张力障碍（193 968 元）、主动脉动脉瘤和动脉壁夹层形成（175 011 元），以及特发性原发性高血压（99 342 元）。

表 3–508　2023 年长寿老年人在不同级别医院住院年人均费用最高的病种

医疗机构级别	顺　位	病　　　种	年人均费用(元)
市级三级医院	1	精神分裂症	2 203 141
	2	阵发性心动过速	207 634
	3	肩和上臂水平的肌肉和肌腱损伤	154 758
	4	主动脉动脉瘤和动脉壁夹层形成	147 527
	5	再生障碍性贫血	146 817
区属三级医院	1	声带和喉疾病	618 845
	2	脑的恶性肿瘤	260 727
	3	良性脑膜肿瘤	174 306
	4	动脉粥样硬化症	132 455
	5	慢性支气管炎	97 044
区属二级医院	1	膝的关节和韧带脱位、扭伤和劳损	429 221
	2	精神分裂症	384 633
	3	肌张力障碍	193 968
	4	主动脉动脉瘤和动脉壁夹层形成	175 011
	5	特发性原发性高血压	99 342

（六）住院人口在不同类别医院年人均费用及费用最高的住院原因

1. 总体概述

2023 年,全市住院人口在西医医院产生的年人均费用为 37 745 元,中医医院 30 625 元。

如表 3–509,住院人口在西医医院住院年人均费用最高的病种是精神分裂症(248 930 元)、主动脉动脉瘤和动脉壁夹层形成(200 976 元)、帕金森病(106 846 元)、脑的恶性肿瘤(97 448 元)、动脉粥样硬化症(90 594 元)、良性脑膜肿瘤(88 184 元)、食道的恶性肿瘤(82 739 元)、心房颤动与心房扑动(77 573 元)、直肠的恶性肿瘤(70 779 元),以及脑血管病后遗症(70 210 元)。

表 3–509　2023 年住院人口在西医医院年人均费用最高的病种

顺　位	病　　　种	年人均费用(元)
1	精神分裂症	248 930
2	主动脉动脉瘤和动脉壁夹层形成	200 976
3	帕金森病	106 846
4	脑的恶性肿瘤	97 448
5	动脉粥样硬化症	90 594
6	良性脑膜肿瘤	88 184
7	食道的恶性肿瘤	82 739
8	心房颤动与心房扑动	77 573
9	直肠的恶性肿瘤	70 779
10	脑血管病后遗症	70 210

如表 3-510,住院人口在中医医院住院年人均费用最高的病种是主动脉动脉瘤和动脉壁夹层形成(206 816 元)、败血症(126 679 元)、动脉粥样硬化症(106 958 元)、直肠的恶性肿瘤(79 347 元)、股骨骨折(73 783 元)、结肠的恶性肿瘤(72 959 元)、脑的恶性肿瘤(72 957 元)、克罗恩病(节段性肠炎)(70 587 元)、中耳和呼吸系统原位癌(70 184 元),以及其他部位的继发性恶性肿瘤(64 357 元)。

表 3-510　2023 年住院人口在中医医院年人均费用最高的病种

顺　位	病　种	年人均费用(元)
1	主动脉动脉瘤和动脉壁夹层形成	206 816
2	败血症	126 679
3	动脉粥样硬化症	106 958
4	直肠的恶性肿瘤	79 347
5	股骨骨折	73 783
6	结肠的恶性肿瘤	72 959
7	脑的恶性肿瘤	72 957
8	克罗恩病(节段性肠炎)	70 587
9	中耳和呼吸系统原位癌	70 184
10	其他部位的继发性恶性肿瘤	64 357

2. 不同支付方式人口差异

如表 3-511,2023 年,全市医保支付人口在西医医院产生的次均住院费用为 36 039 元,中医医院 28 875 元;非医保支付人口在西医医院产生的次均住院费用为 38 236 元,中医医院 36 542 元。

表 3-511　2023 年不同支付方式人口在不同类别医院住院年人均费用　　　　　　(单位:元)

支付方式	西医医院	中医医院
医保支付	36 039	28 875
非医保支付	38 236	36 542

如表 3-512,医保支付人口在西医医院住院产生的年人均费用中,年人均费用最高的病种是精神分裂症(314 407 元)、主动脉动脉瘤和动脉壁夹层形成(203 250 元)、帕金森病(108 402 元)、脑的恶性肿瘤(96 274 元),以及动脉粥样硬化症(90 594 元);在中医医院住院产生的年人均费用中,年人均费用最高的病种是主动脉动脉瘤和动脉壁夹层形成(163 731 元)、败血症(123 588 元)、中耳和呼吸系统原位癌(88 134 元)、脑的恶性肿瘤(75 376 元),以及股骨骨折(73 754 元)。

表 3-512　2023 年医保支付人口在不同类别医院住院年人均费用最高的病种

医疗机构类别	顺　位	病　种	年人均费用(元)
西医医院	1	精神分裂症	314 407
	2	主动脉动脉瘤和动脉壁夹层形成	203 250

续 表

医疗机构类别	顺 位	病 种	年人均费用(元)
	3	帕金森病	108 402
	4	脑的恶性肿瘤	96 274
	5	动脉粥样硬化症	90 594
中医医院	1	主动脉动脉瘤和动脉壁夹层形成	163 731
	2	败血症	123 588
	3	中耳和呼吸系统原位癌	88 134
	4	脑的恶性肿瘤	75 376
	5	股骨骨折	73 754

如表 3-513,非医保支付人口在西医医院住院产生的年人均费用中,年人均费用最高的病种是主动脉动脉瘤和动脉壁夹层形成(190 742 元)、脑的恶性肿瘤(95 759 元)、帕金森病(90 952 元)、动脉粥样硬化症(87 775 元),以及良性脑膜肿瘤(87 203 元);在中医医院住院产生的年人均费用中,年人均费用最高的病种是主动脉动脉瘤和动脉壁夹层形成(292 987 元)、动脉粥样硬化症(227 230 元)、败血症(144 049 元)、肌张力障碍(113 835 元),以及直肠的恶性肿瘤(103 055 元)。

表 3-513 2023 年非医保支付人口在不同类别医院住院年人均费用最高的病种

医疗机构类别	顺 位	病 种	年人均费用(元)
西医医院	1	主动脉动脉瘤和动脉壁夹层形成	190 742
	2	脑的恶性肿瘤	95 759
	3	帕金森病	90 952
	4	动脉粥样硬化症	87 775
	5	良性脑膜肿瘤	87 203
中医医院	1	主动脉动脉瘤和动脉壁夹层形成	292 987
	2	动脉粥样硬化症	227 230
	3	败血症	144 049
	4	肌张力障碍	113 835
	5	直肠的恶性肿瘤	103 055

3. 不同性别人口差异

如表 3-514,男性在西医医院产生的年人均费用为 42 766 元,中医医院 33 209 元;女性在西医医院产生的年人均费用为 33 117 元,中医医院 28 268 元。

表 3-514 2023 年不同支付方式人口在不同类别医院住院年人均费用　　　　(单位:元)

性 别	西 医 医 院	中 医 医 院
男性	42 766	33 209
女性	33 117	28 268

如表3－515,男性在西医医院住院产生的年人均费用中,年人均费用最高的病种是精神分裂症(282 846 元)、主动脉动脉瘤和动脉壁夹层形成(207 986 元)、帕金森病(101 382 元)、动脉粥样硬化症(97 059 元),以及脑的恶性肿瘤(96 815 元);在中医医院住院产生的年人均费用中,年人均费用最高的病种是主动脉动脉瘤和动脉壁夹层形成(215 368 元)、败血症(133 096 元)、动脉粥样硬化症(122 718 元)、其他和未指定的不确定或未知行为的肿瘤(79 722 元),以及脑的恶性肿瘤(79 329 元)。

表 3－515   2023 年男性在不同类别医院住院年人均费用最高的病种

医疗机构类别	顺 位	病 种	年人均费用(元)
西医医院	1	精神分裂症	282 846
	2	主动脉动脉瘤和动脉壁夹层形成	207 986
	3	帕金森病	101 382
	4	动脉粥样硬化症	97 059
	5	脑的恶性肿瘤	96 815
中医医院	1	主动脉动脉瘤和动脉壁夹层形成	215 368
	2	败血症	133 096
	3	动脉粥样硬化症	122 718
	4	其他和未指定的不确定或未知行为的肿瘤	79 722
	5	脑的恶性肿瘤	79 329

如表3－516,女性在西医医院住院产生的年人均费用中,年人均费用最高的病种是精神分裂症(209 841 元)、主动脉动脉瘤和动脉壁夹层形成(174 045 元)、帕金森病(113 892 元)、脑的恶性肿瘤(98 288 元),以及良性脑膜肿瘤(86 406 元);在中医医院住院产生的年人均费用中,年人均费用最高的病种是主动脉动脉瘤和动脉壁夹层形成(175 054 元)、败血症(118 124 元)、中耳和呼吸系统原位癌(95 203 元)、动脉粥样硬化症(88 353 元),以及直肠的恶性肿瘤(83 757 元)。

表 3－516   2023 年女性在不同类别医院住院年人均费用最高的病种

医疗机构类别	顺 位	病 种	年人均费用(元)
西医医院	1	精神分裂症	209 841
	2	主动脉动脉瘤和动脉壁夹层形成	174 045
	3	帕金森病	113 892
	4	脑的恶性肿瘤	98 288
	5	良性脑膜肿瘤	86 406
中医医院	1	主动脉动脉瘤和动脉壁夹层形成	175 054
	2	败血症	118 124
	3	中耳和呼吸系统原位癌	95 203
	4	动脉粥样硬化症	88 353
	5	直肠的恶性肿瘤	83 757

4. 不同年龄组人口差异

如表 3-517,2023 年,全市儿童在西医医院产生的住院年人均费用为 21 323 元,中医医院 6 651 元;青年在西医医院产生的住院年人均费用为 25 718 元,中医医院 20 921 元;中年在西医医院产生的住院年人均费用为 38 649 元,中医医院 27 699 元;年轻老年人在西医医院产生的住院年人均费用为 44 524 元,中医医院 34 622 元;老年人在西医医院产生的住院年人均费用为 46 497 元,中医医院 38 194 元;长寿老年人在西医医院产生的住院年人均费用为 66 421 元,中医医院 56 064 元。

表 3-517　2023 年不同年龄组人口在不同类别医院住院年人均费用　　　　(单位:元)

年 龄 组	西 医 医 院	中 医 医 院
儿童	21 323	6 651
青年	25 718	20 921
中年	38 649	27 699
年轻老年人	44 524	34 622
老年人	46 497	38 194
长寿老年人	66 421	56 064

如表 3-518,儿童在西医医院住院产生的年人均费用中,年人均费用最高的病种是主动脉动脉瘤和动脉壁夹层形成(209 069 元)、弥漫性非霍奇金淋巴瘤(162 963 元)、脑血管病后遗症(108 780 元)、脑的恶性肿瘤(103 884 元),以及良性脑膜肿瘤(86 594 元);在中医医院住院产生的年人均费用中,年人均费用最高的病种是小腿骨折(62 911 元)、肩和上臂骨折(51 109 元)、阵发性心动过速(51 085 元)、其他和未指定的不确定或未知行为的肿瘤(44 189 元),以及溃疡性结肠炎(43 571 元)。

表 3-518　2023 年儿童在不同类别医院住院年人均费用最高的病种

医疗机构类别	顺 位	病 种	年人均费用(元)
西医医院	1	主动脉动脉瘤和动脉壁夹层形成	209 069
	2	弥漫性非霍奇金淋巴瘤	162 963
	3	脑血管病后遗症	108 780
	4	脑的恶性肿瘤	103 884
	5	良性脑膜肿瘤	86 594
中医医院	1	小腿骨折	62 911
	2	肩和上臂骨折	51 109
	3	阵发性心动过速	51 085
	4	其他和未指定的不确定或未知行为的肿瘤	44 189
	5	溃疡性结肠炎	43 571

如表 3-519,青年在西医医院住院产生的年人均费用中,年人均费用最高的病种是主动脉动脉瘤和动脉壁夹层形成(216 404 元)、帕金森病(123 706 元)、精神分裂症(110 811 元)、

脑的恶性肿瘤(94 607 元),以及良性脑膜肿瘤(87 782 元);在中医医院住院产生的年人均费用中,年人均费用最高的病种是主动脉动脉瘤和动脉壁夹层形成(255 565 元)、帕金森病(160 239 元)、肌张力障碍(100 759 元)、脑的恶性肿瘤(94 826 元),以及直肠的恶性肿瘤(88 123 元)。

表 3-519　2023 年青年在不同类别医院住院年人均费用最高的病种

医疗机构类别	顺　位	病　　种	年人均费用(元)
西医医院	1	主动脉动脉瘤和动脉壁夹层形成	216 404
	2	帕金森病	123 706
	3	精神分裂症	110 811
	4	脑的恶性肿瘤	94 607
	5	良性脑膜肿瘤	87 782
中医医院	1	主动脉动脉瘤和动脉壁夹层形成	255 565
	2	帕金森病	160 239
	3	肌张力障碍	100 759
	4	脑的恶性肿瘤	94 826
	5	直肠的恶性肿瘤	88 123

如表 3-520,中年在西医医院住院产生的年人均费用中,年人均费用最高的病种是精神分裂症(277 436 元)、主动脉动脉瘤和动脉壁夹层形成(191 247 元)、帕金森病(153 919 元)、脑的恶性肿瘤(96 068 元),以及良性脑膜肿瘤(86 519 元);在中医医院住院产生的年人均费用中,年人均费用最高的病种是主动脉动脉瘤和动脉壁夹层形成(244 209 元)、脑的恶性肿瘤(123 261 元)、肌张力障碍(122 123 元)、败血症(90 380 元),以及直肠的恶性肿瘤(87 873 元)。

表 3-520　2023 年中年在不同类别医院住院年人均费用最高的病种

医疗机构类别	顺　位	病　　种	年人均费用(元)
西医医院	1	精神分裂症	277 436
	2	主动脉动脉瘤和动脉壁夹层形成	191 247
	3	帕金森病	153 919
	4	脑的恶性肿瘤	96 068
	5	良性脑膜肿瘤	86 519
中医医院	1	主动脉动脉瘤和动脉壁夹层形成	244 209
	2	脑的恶性肿瘤	123 261
	3	肌张力障碍	122 123
	4	败血症	90 380
	5	直肠的恶性肿瘤	87 873

如表 3-521,年轻老年人在西医医院住院产生的年人均费用中,年人均费用最高的病种是精神分裂症(388 588 元)、主动脉动脉瘤和动脉壁夹层形成(207 187 元)、帕金森病

（118 487 元）、脑的恶性肿瘤（97 966 元），以及动脉粥样硬化症（94 449 元）；在中医医院住院产生的年人均费用中，年人均费用最高的病种是主动脉动脉瘤和动脉壁夹层形成（188 397元）、败血症（113 187 元）、中耳和呼吸系统原位癌（83 461 元）、克罗恩病（节段性肠炎）（80 401 元），以及其他和未指定的不确定或未知行为的肿瘤（80 393 元）。

表 3 – 521   2023 年年轻老年人在不同类别医院住院年人均费用最高的病种

医疗机构类别	顺　位	病　　　种	年人均费用(元)
西医医院	1	精神分裂症	388 588
	2	主动脉动脉瘤和动脉壁夹层形成	207 187
	3	帕金森病	118 487
	4	脑的恶性肿瘤	97 966
	5	动脉粥样硬化症	94 449
中医医院	1	主动脉动脉瘤和动脉壁夹层形成	188 397
	2	败血症	113 187
	3	中耳和呼吸系统原位癌	83 461
	4	克罗恩病(节段性肠炎)	80 401
	5	其他和未指定的不确定或未知行为的肿瘤	80 393

如表 3 – 522，老年人在西医医院住院产生的年人均费用中，年人均费用最高的病种是精神分裂症（473 734 元）、主动脉动脉瘤和动脉壁夹层形成（191 940 元）、脑的恶性肿瘤（98 063元）、动脉粥样硬化症（96 796 元），以及良性脑膜肿瘤（87 375 元）；在中医医院住院产生的年人均费用中，年人均费用最高的病种是主动脉动脉瘤和动脉壁夹层形成（182 212 元）、败血症（144 239 元）、癫痫（84 925 元）、结肠的恶性肿瘤（82 541 元），以及动脉粥样硬化症（80 659 元）。

表 3 – 522   2023 年老年人在不同类别医院住院年人均费用最高的病种

医疗机构类别	顺　位	病　　　种	年人均费用(元)
西医医院	1	精神分裂症	473 734
	2	主动脉动脉瘤和动脉壁夹层形成	191 940
	3	脑的恶性肿瘤	98 063
	4	动脉粥样硬化症	96 796
	5	良性脑膜肿瘤	87 375
中医医院	1	主动脉动脉瘤和动脉壁夹层形成	182 212
	2	败血症	144 239
	3	癫痫	84 925
	4	结肠的恶性肿瘤	82 541
	5	动脉粥样硬化症	80 659

如表 3 – 523，长寿老年人在西医医院住院产生的年人均费用中，年人均费用最高的病种是精神分裂症（1 163 993 元），膝的关节和韧带脱位、扭伤和劳损（222 369 元）、脑的恶性肿瘤

(178 361 元)、肌张力障碍(162 372 元),以及主动脉动脉瘤和动脉壁夹层形成(136 510 元);在中医医院住院产生的年人均费用中,年人均费用最高的病种是动脉粥样硬化症(323 232元)、其他部位的继发性恶性肿瘤(266 043 元)、呼吸和消化器官的继发性恶性肿瘤(156 988元)、阵发性心动过速(131 921 元),以及败血症(118 481 元)。

表 3-523　2023 年长寿老年人在不同类别医院住院年人均费用最高的病种

医疗机构类别	顺 位	病 种	年人均费用(元)
西医医院	1	精神分裂症	1 163 993
	2	膝的关节和韧带脱位、扭伤和劳损	222 369
	3	脑的恶性肿瘤	178 361
	4	肌张力障碍	162 372
	5	主动脉动脉瘤和动脉壁夹层形成	136 510
中医医院	1	动脉粥样硬化症	323 232
	2	其他部位的继发性恶性肿瘤	266 043
	3	呼吸和消化器官的继发性恶性肿瘤	156 988
	4	阵发性心动过速	131 921
	5	败血症	118 481

四、住院药费占比

(一) 不同支付方式人口住院药费占比

2023 年,全市医保支付人口住院药费占比 22.9%,高于非医保支付人口(21.7%)。

(二) 不同性别人口住院药费占比

2023 年,全市男性住院药费占比 23.6%,高于女性(21.2%)。

(三) 不同年龄组人口住院药费占比

2023 年,全市儿童住院药费占比 13.7%,青年 18.2%,中年 21.7%,年轻老年人 23.1%,老年人 26.3%,长寿老年人 34.5%。

(四) 住院人口在不同级别医院住院药费占比

1. 总体概述

2023 年,住院人口在市级三级医院住院药费占比 21.0%,区属三级医院 25.3%,区属二级医院 25.5%,社区卫生服务中心(站)30.0%。

2. 不同支付方式人口差异

如图 3-65,2023 年,全市医保支付人口在市级三级医院住院药费占比 21.3%,区属三级医院 26.3%,区属二级医院 24.7%,社区卫生服务中心(站)30.1%;非医保支付人口在市级三级医院住院药费占比 20.8%,区属三级医院 25.2%,区属二级医院 26.4%,社区卫生服务中心(站)28.8%。

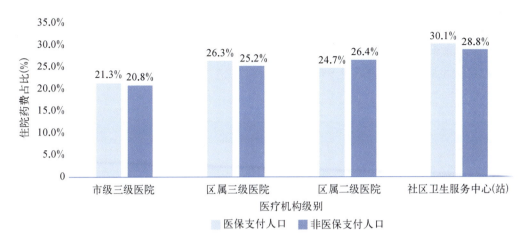

图 3－65　2023 年不同支付方式人口在不同级别医院住院药费占比

3. 不同性别人口差异

如图 3－66,2023 年,全市男性在市级三级医院住院药费占比 22.4%,区属三级医院 26.1%,区属二级医院 25.8%,社区卫生服务中心(站)30.4%;女性在市级三级医院住院药费占比 19.3%,区属三级医院 24.3%,区属二级医院 25.2%,社区卫生服务中心(站)29.8%。

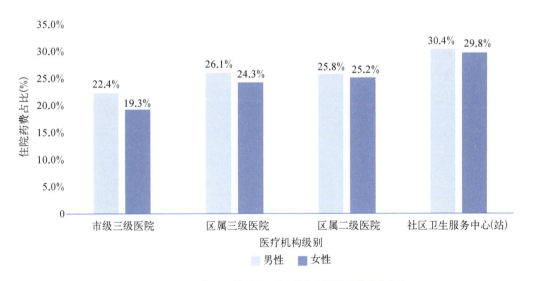

图 3－66　2023 年不同性别人口在不同级别医院住院药费占比

4. 不同年龄组人口差异

如表 3－524,2023 年,全市儿童在市级三级医院住院药费占比 13.6%,区属三级医院 13.9%,区属二级医院 16.6%,社区卫生服务中心(站)30.9%;青年在市级三级医院住院药费占比 17.8%,区属三级医院 20.0%,区属二级医院 19.0%,社区卫生服务中心(站)31.9%;中年在市级三级医院住院药费占比 21.5%,区属三级医院 22.8%,区属二级医院 21.6%,社区卫生服务中心(站)30.3%;年轻老年人在市级三级医院住院药费占比 22.2%,区属三级医院

25.8%,区属二级医院24.5%,社区卫生服务中心(站)29.8%;老年人在市级三级医院住院药费占比23.6%,区属三级医院29.8%,区属二级医院29.2%,社区卫生服务中心(站)30.2%;长寿老年人在市级三级医院住院药费占比30.6%,区属三级医院39.3%,区属二级医院36.1%,社区卫生服务中心(站)29.9%。

表3–524 2023年不同年龄组人口在不同级别医院住院药费占比　　　　(单位:%)

年 龄 组	市级三级医院	区属三级医院	区属二级医院	社区卫生服务中心(站)
儿童	13.6	13.9	16.6	30.9
青年	17.8	20.0	19.0	31.9
中年	21.5	22.8	21.6	30.3
年轻老年人	22.2	25.8	24.5	29.8
老年人	23.6	29.8	29.2	30.2
长寿老年人	30.6	39.3	36.1	29.9

(五)住院人口在不同类别医院住院药费占比

1. 总体概述

2023年,全市住院人口在西医医院住院药费占比22.1%,中医医院30.7%。

2. 不同支付方式人口差异

如图3–67,2023年,全市医保支付人口在不同类别医院药费占比均高于非医保支付人口。医保支付人口在西医医院住院药费占比22.4%,中医医院31.2%;非医保支付人口在西医医院住院药费占比21.4%,中医医院29.3%。

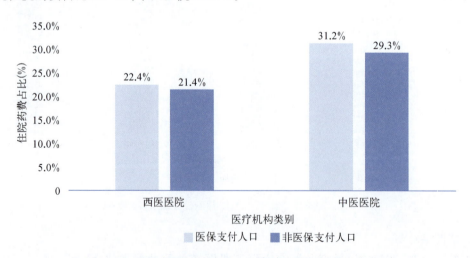

图3–67 2023年不同支付方式人口在不同类别医院住院药费占比

3. 不同性别人口差异

如图3–68,男性在不同类别医院住院药费占比均高于女性。男性在西医医院住院药费占比23.2%,中医医院31.2%;女性在西医医院住院药费占比20.7%,中医医院30.2%。

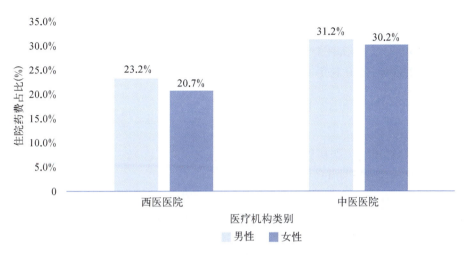

图 3 - 68　2023 年不同性别人口在不同类别医院住院药费占比

4. 不同年龄组人口差异

如表 3 - 525,2023 年,全市儿童在西医医院住院药费占比 13.7%,中医医院 20.1%;青年在西医医院住院药费占比 18.0%,中医医院 23.5%;中年在西医医院住院药费占比 21.4%,中医医院 28.7%;年轻老年人在西医医院住院药费占比 22.6%,中医医院 32.0%;老年人在西医医院住院药费占比 25.8%,中医医院 34.6%;长寿老年人在西医医院住院药费占比 34.3%,中医医院 37.0%。

表 3 - 525　2023 年不同年龄组人口在不同类别医院住院药费占比　　　　　　(单位:%)

年 龄 组	西 医 医 院	中 医 医 院
儿童	13.7	20.1
青年	18.0	23.5
中年	21.4	28.7
年轻老年人	22.6	32.0
老年人	25.8	34.6
长寿老年人	34.3	37.0

五、住院耗材费占比

(一) 不同支付方式人口住院耗材费占比

2023 年,全市医保支付人口住院耗材费占比 27.2%,高于非医保支付人口(30.1%)。

(二) 不同性别人口住院耗材费占比

2023 年,全市男性住院耗材费占比 28.5%,高于女性(27.8%)。

（三）不同年龄组人口住院耗材费占比

2023 年,全市儿童住院耗材费占比 17.5%,青年 29.0%,中年 31.0%,年轻老年人 30.3%,老年人 24.6%,长寿老年人 9.4%。

（四）住院人口在不同级别医院住院耗材费占比

1. 总体概述

住院就诊人口在市级三级医院住院耗材费占比 31.3%,区属三级医院 27.8%,区属二级医院 16.5%,社区卫生服务中心(站)0.7%。

2. 不同支付方式人口差异

如图 3-69,2023 年,全市医保支付人口在市级三级医院住院耗材费占比 31.4%,区属三级医院 27.0%,区属二级医院 15.6%,社区卫生服务中心(站)0.7%;非医保支付人口在市级三级医院住院耗材费占比 31.1%,区属三级医院 30.2%,区属二级医院 20.3%,社区卫生服务中心(站)0.6%。

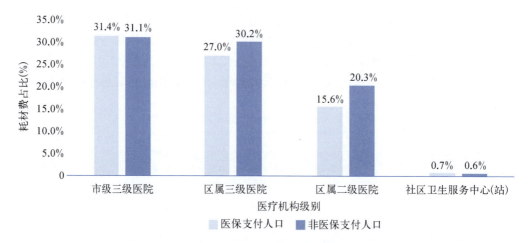

图 3-69 2023 年不同支付方式人口在不同级别医院住院耗材费占比

3. 不同性别人口差异

如图 3-70,2023 年,全市男性在市级三级医院住院耗材费占比 31.6%,区属三级医院 27.7%,区属二级医院 16.6%,社区卫生服务中心(站)0.8%;女性在市级三级医院住院耗材费占比 31.0%,区属三级医院 27.8%,区属二级医院 16.3%,社区卫生服务中心(站)0.7%。

4. 不同年龄组人口差异

如表 3-526,2023 年,全市儿童在市级三级医院住院耗材费占比 17.7%,区属三级医院 14.3%,区属二级医院 16.2%,社区卫生服务中心(站)1.0%;青年在市级三级医院住院耗材费占比 30.3%,区属三级医院 30.7%,区属二级医院 20.0%,社区卫生服务中心(站)1.1%;中年在市级三级医院住院耗材费占比 32.7%,区属三级医院 32.4%,区属二级医院 19.8%,社区卫生服务中心(站)0.7%;年轻老年人在市级三级医院住院耗材费占比 33.6%,区属三级医院 29.2%,区属二级医院 17.7%,社区卫生服务中心(站)0.8%;老年人在市级三级医院住院耗

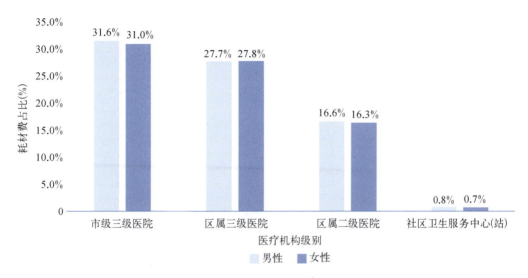

图 3－70　2023 年不同性别人口在不同级别医院住院耗材费占比

材费占比 31.1%,区属三级医院 24.1%,区属二级医院 12.8%,社区卫生服务中心(站)0.8%;
长寿老年人在市级三级医院住院耗材费占比 14.2%,区属三级医院 10.9%,区属二级医院
5.5%,社区卫生服务中心(站)0.7%。

表 3－526　2023 年不同年龄组人口在不同级别医院住院耗材费占比　　　　　(单位: %)

年 龄 组	市级三级医院	区属三级医院	区属二级医院	社区卫生服务中心(站)
儿童	17.7	14.3	16.2	1.0
青年	30.3	30.7	20.0	1.1
中年	32.7	32.4	19.8	0.7
年轻老年人	33.6	29.2	17.7	0.8
老年人	31.1	24.1	12.8	0.8
长寿老年人	14.2	10.9	5.5	0.7

(五) 住院人口在不同类别医院住院耗材费占比

1. 总体概述

2023 年,全市住院人口在西医医院住院耗材费占比 28.8%,中医医院 15.9%。

2. 不同支付方式人口差异

如图 3－71,2023 年,全市医保支付人口在不同类别医院耗材费占比均高于非医保支付
人口。医保支付人口在西医医院住院耗材费占比 27.9%,中医医院 14.9%;非医保支付人口
在西医医院住院耗材费占比 30.5%,中医医院 18.9%。

3. 不同性别人口差异

如图 3－72,男性在不同类别医院住院耗材费占比均高于女性。男性在西医医院住院耗
材费占比 30.5%,中医医院 18.9%;女性在西医医院住院耗材费占比 28.5%,中医医院 15.0%。

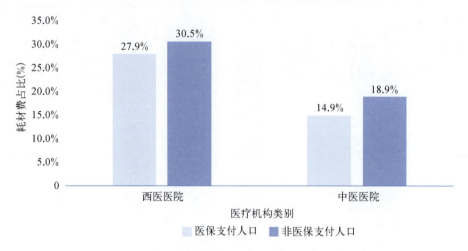

图 3-71　2023 年不同支付方式人口在不同类别医院住院耗材费占比

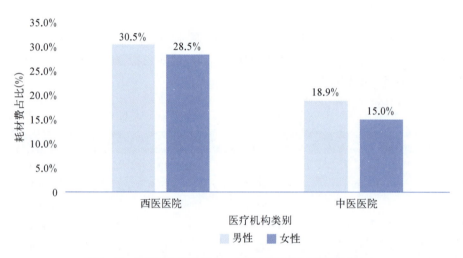

图 3-72　2023 年不同性别人口在不同类别医院住院耗材费占比

4. 不同年龄组人口差异

如表 3-527,2023 年,全市儿童在西医医院住院耗材费占比 17.6%,中医医院 11.2%;青年在西医医院住院耗材费占比 29.3%,中医医院 22.9%;中年在西医医院住院耗材费占比 31.6%,中医医院 18.6%;年轻老年人在西医医院住院耗材费占比 31.2%,中医医院 14.8%;老年人在西医医院住院耗材费占比 25.4%,中医医院 11.9%;长寿老年人在西医医院住院耗材费占比 9.6%,中医医院 6.1%。

表 3-527　2023 年不同年龄组人口在不同类别医院住院耗材费占比　　　　　　　（单位：%）

年 龄 组	西 医 医 院	中 医 医 院
儿童	17.6	11.2
青年	29.3	22.9

年　龄　组	西医医院	中医医院
中年	31.6	18.6
年轻老年人	31.2	14.8
老年人	25.4	11.9
长寿老年人	9.6	6.1